500种
常见中药材
彩色图鉴

张中华 编著

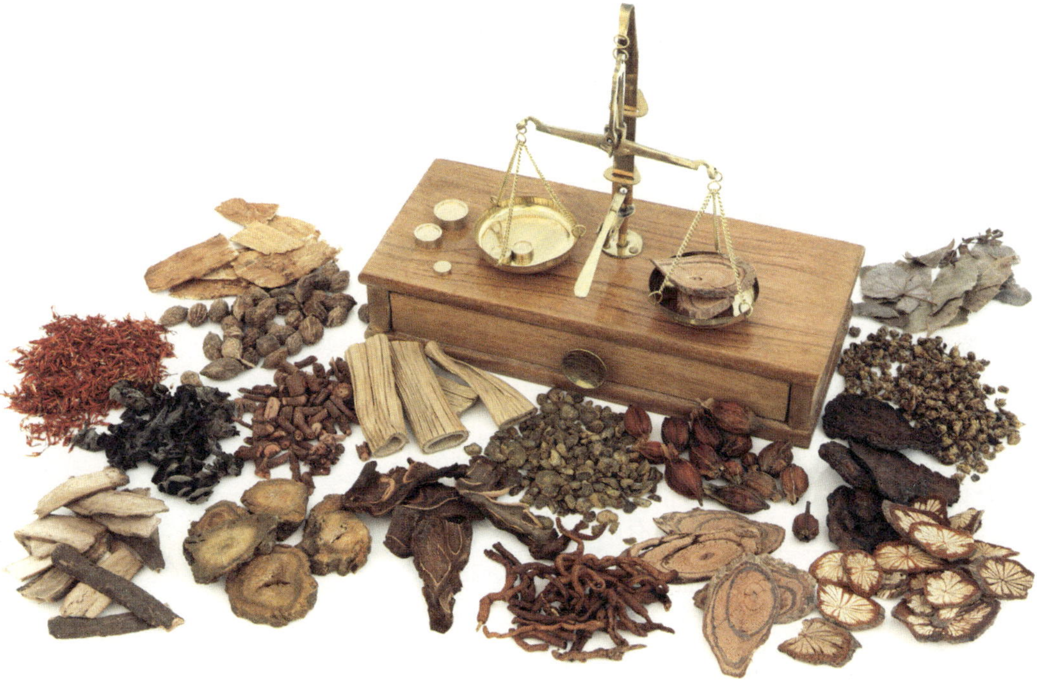

江苏凤凰科学技术出版社·南京

图书在版编目（CIP）数据

500种常见中药材彩色图鉴/张中华编著.— 南京：江苏凤凰科学技术出版社，2021.10
ISBN 978-7-5713-2417-9

Ⅰ.①5… Ⅱ.①张… Ⅲ.①中药材—图谱 Ⅳ.①R282-64

中国版本图书馆CIP数据核字(2021)第199433号

500种常见中药材彩色图鉴

编　　　著	张中华
责 任 编 辑	冼惠仪
责 任 校 对	仲　敏
责 任 监 制	方　晨

出版发行	江苏凤凰科学技术出版社
出版社地址	南京市湖南路1号A楼，邮编：210009
出版社网址	http://www.pspress.cn
印　　刷	河南瑞之光印刷股份有限公司

开　　本	718 mm×1 000 mm　1/16
印　　张	20
字　　数	150 000
版　　次	2021年10月第1版
印　　次	2021年10月第1次印刷

标 准 书 号	ISBN 978-7-5713-2417-9
定　　价	68.00元

图书如有印装质量问题，可随时向我社印务部调换。

前言

中医药在我国有着五千多年的历史，是我国优秀的文化遗产，其自身有着完整的系统及博大精深的理论内涵。中药材以其安全、有效、毒副作用小等特点而为广大患者所接受。中药材标本兼治，在调整人体内环境方面有着独特的优势，在亚健康和疑难杂症方面都有特殊的功效。

中药材对人的身体的调理是一个"慢养"的过程，在日常生活当中，我们不仅可以利用中药材治疗疾病，也可以用中药材来调养身体，达到补益脏腑、调和气血、平衡阴阳、增进健康的目的。

我们在平时会经常听到人参、枸杞子、红花、西洋参、当归、阿胶、何首乌、金银花、黄连、藿香、三七、胖大海等中药材的名字，有时也会到药店购买它们。对于它们的作用，我们也多少有些了解，例如枸杞子、胖大海等可用来泡茶饮用，而蜂蜜、大枣、核桃仁、桑葚、百合、黑豆、生姜、葱白、菊花、葫芦、花椒、胡椒等不仅是常见的食物和调料，还是一种中药材。

《500种常见中药材彩色图鉴》共分为19个章节，收录了500种常见的中药材，对每味中药材的别名、药材来源、性味归经、用法用量、功效主治、实用妙方等方面都做了详细阐述。此外，本书还对如何辨认中药材，以及在家使用中药材如泡酒、泡茶、熬汤、煮粥、炒菜等方面都做了详细介绍。

本书配有高清彩色图片，图文并茂，用牵线标示出中药材明显的局部特征，使读者能够快速、准确地认识与鉴别常用中药材，具有较高的科学性与参考价值。

让我们一起走进中药材的世界，领略中医药神奇的功效和魅力吧！相信本书能帮你增加对中药材的认识和了解，给你和你的家人带来健康和幸福。

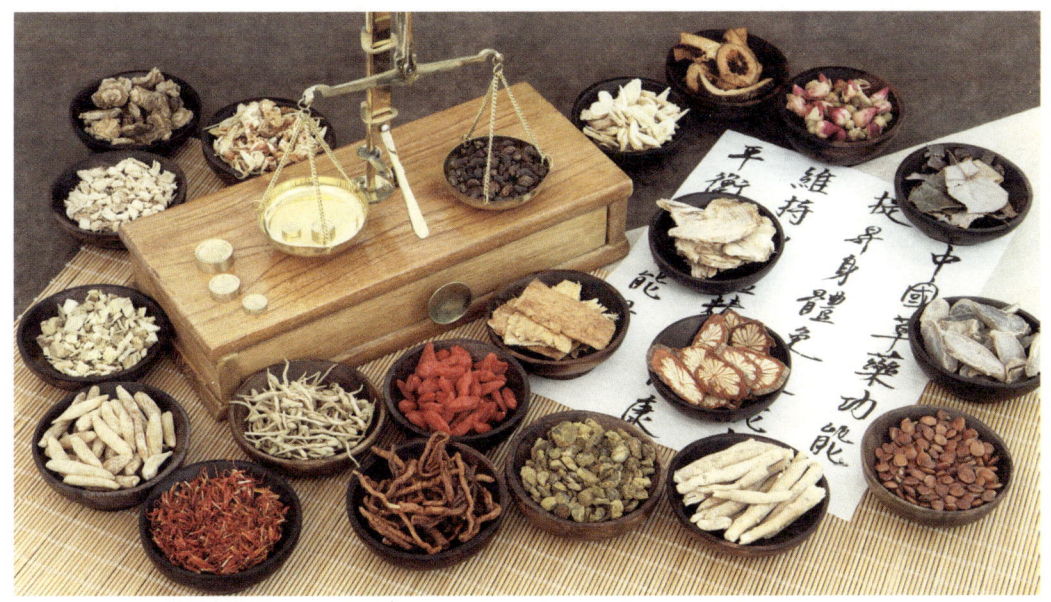

目录

第一章
清热药

8 芦根	31 鸭跖草	56 重楼
9 绿豆	32 木蝴蝶	57 大血藤
10 谷精草	33 翻白草	58 龙舌兰
10 天花粉	34 白花蛇舌草	58 落葵
11 石膏	34 山慈菇	59 猕猴桃
11 决明子	35 白蔹	59 芙蓉花
12 赤芍	35 龙葵	60 玄参
13 青蒿	36 锦灯笼	61 胡黄连
14 苦参	37 马齿苋	62 茄子
14 三颗针	38 四季青	62 蛇莓
15 寒水石	38 千里光	63 石蒜
15 淡竹叶	40 生地黄	63 丝瓜
16 夏枯草	41 银柴胡	64 黄柏
17 青葙子	41 白薇	65 秦皮
18 半边莲	42 马鞭草	66 甜瓜
18 紫花地丁	42 枸骨叶	66 万寿菊
19 百香果	43 大青叶	67 乌蔹莓
19 西瓜皮	44 鬼针草	67 无花果
20 金银花	44 木棉花	68 牡丹皮
21 穿心莲	45 杠板归	69 地骨皮
22 连翘	45 积雪草	70 仙人掌
23 知母	46 白药子	70 苋菜
24 地锦草	46 葛花	71 川木通
24 青果	47 贯众	71 一点红
25 金荞麦	48 蒲公英	72 射干
25 龙胆	49 败酱草	73 山豆根
26 漏芦	50 冬瓜	74 一年蓬
27 土茯苓	50 佛甲草	74 迎春花
28 鱼腥草	51 八角莲	75 玉簪
29 白头翁	51 八仙草	75 长春花
30 金果榄	52 黄连	76 油桐叶
30 马勃	53 板蓝根	76 朱砂根
31 拳参	54 虎耳草	77 孔雀草
	54 黄芩	77 苦瓜
	55 野菊花	78 黄芩

第二章
解表药

- 80　麻黄
- 81　柴胡
- 82　紫苏
- 82　细辛
- 83　生姜
- 84　香薷
- 85　荆芥
- 86　防风
- 87　羌活
- 88　白芷
- 89　藁本
- 89　苍耳子
- 90　辛夷
- 91　胡荽
- 92　桑叶
- 93　薄荷
- 94　牛蒡子
- 95　蝉蜕
- 96　葱白
- 96　鹅不食草
- 97　蔓荆子
- 97　淡豆豉
- 98　菊花
- 99　桂枝
- 100　升麻
- 101　葛根
- 102　浮萍
- 102　木贼

第三章
泻下药

- 104　大黄
- 105　火麻仁
- 105　郁李仁
- 106　松子仁
- 106　甘遂
- 107　京大戟
- 107　商陆
- 108　芦荟
- 109　千金子
- 109　蓖麻
- 110　牵牛子
- 110　巴豆

第四章
利水渗湿药

- 112　茯苓
- 113　薏苡仁
- 113　猪苓
- 114　木槿
- 114　紫藤
- 115　泽漆
- 115　荠菜
- 116　车前子
- 116　滑石
- 117　木通
- 117　通草
- 118　瞿麦
- 118　萹蓄
- 119　地肤子
- 119　海金沙
- 120　石韦
- 120　灯心草
- 121　草薢
- 121　茵陈
- 122　金钱草
- 122　虎杖
- 123　垂盆草
- 123　鸡骨草
- 124　黄蜀葵花
- 124　葫芦
- 125　冬葵子
- 125　金针菜
- 126　泽泻
- 126　冬瓜皮

第五章
祛风湿药

- 128　独活
- 128　威灵仙
- 129　川乌
- 129　桑寄生
- 130　狗脊
- 130　防己
- 131　蚕沙
- 131　伸筋草
- 132　海风藤
- 132　青风藤
- 133　路路通
- 133　秦艽
- 134　桑枝
- 134　豨莶草
- 135　海桐皮
- 135　络石藤
- 136　雷公藤
- 136　油松节
- 137　穿山龙
- 137　丝瓜络
- 138　五加皮
- 138　木瓜
- 139　石楠叶
- 139　鹿衔草
- 140　两面针
- 140　老鹳草
- 141　薜荔藤
- 141　豆瓣绿
- 142　凤仙花
- 142　茳草
- 143　接骨草
- 143　杨柳

144	马尾松
144	毛茛
145	爬山虎
145	芹菜
146	水蓼根
146	月见草

第六章
化湿药

148	佩兰
148	苍术
149	厚朴
149	砂仁
150	藿香
151	豆蔻
151	草豆蔻
152	草果
152	红豆蔻

第七章
温里药

154	干姜
154	附子
155	肉桂
156	小茴香
157	丁香
158	吴茱萸
158	高良姜
159	胡椒
159	花椒
160	荜茇
160	辣椒

第八章
理气药

162	陈皮
162	青皮
163	枳实
163	木香
164	沉香
164	檀香
165	川楝子
165	乌药
166	荔枝核
166	香附
167	佛手
167	玫瑰花
168	薤白
168	大腹皮
169	甘松
169	九香虫
170	刀豆
170	柿蒂
171	橘核
171	梅花
172	八角茴香
172	荔枝
173	罗勒
173	茉莉花
174	烟草
174	艳山姜

第九章
活血化瘀药

176	川芎
177	延胡索
177	郁金
178	姜黄
178	乳香
179	没药
179	五灵脂
180	丹参
181	桃仁
181	土鳖虫
182	牛膝
182	鸡血藤
183	王不留行
183	月季花
184	益母草
185	三棱
185	水蛭
186	马钱子
186	苏木
187	骨碎补
187	血竭
188	儿茶
188	莪术
189	红花
190	穿山甲
190	番红花
191	凌霄花
191	泽兰
192	金盏菊
192	栗子
193	牡丹花
193	苏铁花
194	银杏叶
194	大花曼陀罗

第十章
止血药

196	大蓟
196	小蓟
197	侧柏叶
197	蒲黄
198	地榆
199	三七
200	茜草
200	白茅根
201	苎麻
201	羊蹄
202	花蕊石
202	降香

203	白及
203	仙鹤草
204	紫珠
204	棕榈炭
205	艾叶
206	血余炭
206	藕节
207	槐角
207	炮姜
208	檵木
208	杜鹃花
209	槐花
210	黑木耳
210	千屈菜
211	山茶花
211	石榴花
212	蜀葵花
212	朱蕉

第十一章
驱虫药

214	使君子
214	榧子
215	槟榔
216	南瓜子
217	鹤草芽
217	雷丸
218	苦楝皮
218	芜荑

第十二章
消食药

220	山楂
221	莱菔子
222	稻芽
222	鸡内金
223	神曲
223	麦芽
224	鸡矢藤
225	隔山消
225	阿魏
226	狗尾草
226	梧桐子

第十三章
安神药

228	朱砂
228	磁石
229	龙骨
229	琥珀
230	灵芝
231	柏子仁
232	酸枣仁
232	合欢皮
233	缬草
233	小麦
234	合欢花
235	首乌藤
235	远志
236	龙齿
236	含羞草

第十四章
开窍药

238	冰片
238	苏合香
239	安息香
239	猪牙皂
240	石菖蒲

第十五章
平肝息风药

242	石决明
242	珍珠母
243	牡蛎
244	紫贝齿
244	代赭石
245	刺蒺藜
245	罗布麻叶
246	生铁落
246	珍珠
247	天麻
248	地龙
248	全蝎
249	蜈蚣
249	钩藤
250	僵蚕

第十六章
化痰止咳平喘药

252	半夏
252	白芥子
253	胆南星
253	白附子
254	天南星
254	皂荚
255	旋覆花
255	猫爪草
256	白前
256	川贝母
257	浙贝母
257	瓜蒌
258	竹茹
258	天竺黄
259	前胡
259	桔梗
260	胖大海
260	海藻
261	昆布
261	海浮石
262	瓦楞子
262	杏仁
263	紫苏子
263	百部

264	紫菀
264	款冬花
265	芥子
265	枇杷叶
266	桑白皮
266	葶苈子
267	白果
267	罗汉果
268	矮地茶
268	胡颓子叶
269	马兜铃
269	吊兰
270	鼠麴草
270	云实

第十七章
收涩药

272	麻黄根
272	浮小麦
273	椿皮
273	乌梅
274	五倍子
274	罂粟壳
275	诃子
275	石榴皮
276	肉豆蔻
276	山茱萸
277	覆盆子
277	桑螵蛸
278	金樱子
278	海螵蛸
279	莲子
280	芡实
281	五味子
281	鸡冠花
282	莲子心
282	木香花

第十八章
补虚药

284	人参
284	西洋参
285	党参
285	太子参
286	黄芪
286	白术
287	山药
287	白扁豆
288	甘草
288	大枣
289	刺五加
289	绞股蓝
290	红景天
290	葫芦巴
291	蜂蜜
291	鹿茸
292	淫羊藿
292	巴戟天
293	仙茅
293	杜仲
294	续断
294	肉苁蓉
295	锁阳
295	补骨脂
296	益智仁
296	菟丝子
297	沙苑子
297	蛤蚧
298	核桃仁
298	冬虫夏草
299	黄精
299	枸杞子
300	海马
300	当归

301	熟地黄
301	白芍
302	阿胶
302	何首乌
303	龙眼肉
303	北沙参
304	南沙参
304	百合
305	麦冬
305	天冬
306	石斛
306	玉竹
307	沙棘
307	韭菜子
308	女贞子
308	桑葚
309	黑芝麻
309	龟甲
310	鳖甲
310	墨旱莲
311	鹿角霜
311	紫梢花
312	鹿药
312	土人参

第十九章
攻毒杀虫止痒药

314	白矾
314	蛇床子
315	樟脑
315	木鳖子
316	大风子
316	硫黄
317	雄黄
317	蜂房
318	大蒜
318	野棉花

第一章
清热药

只要是药性寒凉，以清泄里热为主要功效的药物，都是清热药。因此《黄帝内经》中有"热者寒之"的说法。清热药主要用于治疗热病高热、痈肿疮毒及咽喉肿痛、目赤肿痛等各种里热证候。清热药大部分药性寒凉，味多苦，或甘，或咸，或辛，多归肺、胃、心、肝经，以及大肠经。不过这类药物容易伤脾胃，所以脾胃气虚、食少便溏者应慎用。

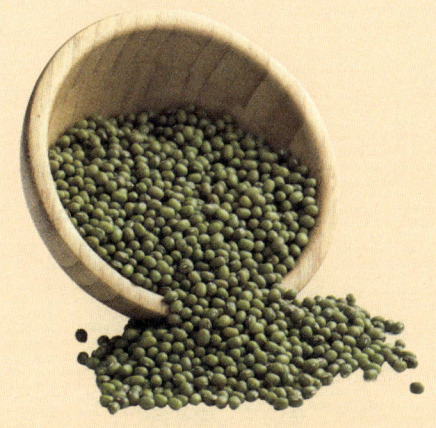

别名 苇根、芦柴根、芦头、芦芽根、苇子根　　来源 禾本科植物芦苇的新鲜或干燥根茎

芦根

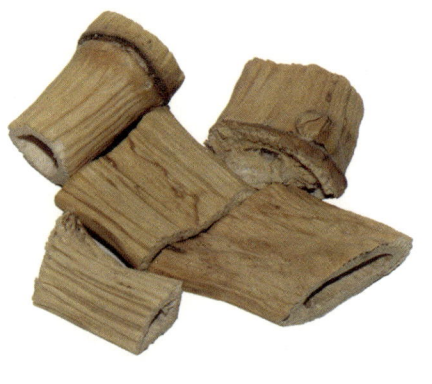

性味归经
- 性寒，味甘；归肺、胃经。

用法用量
- 煎服，干品15～30克（鲜品加倍）或鲜品捣汁；外用适量，煎汤洗。

功效主治
- 清热泻火，生津止渴，除烦，止呕，利尿。用于热病烦渴、肺热咳嗽、胃热呕吐、肺痈、热淋涩痛等症。

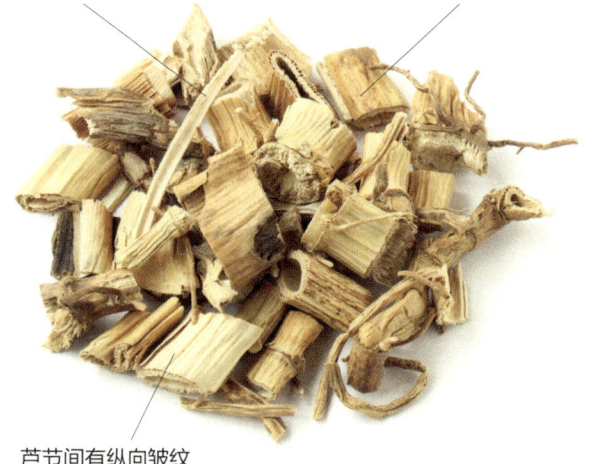

黄白色，有光泽

呈压扁的圆柱形

芦节间有纵向皱纹

家用养生
- 泡茶：菊花6克，芦根20克。将二者用开水沏后饮用，可用于风热型感冒。也可水煎取汁，代茶饮。
- 煮粥：芦根20克，大米50克。将芦根洗净，水煎，去渣取汁。大米淘洗干净，加水熬至快熟时，倒入药汁，煮熟食用。可清热除烦。
- 打汁：梨、鲜芦根、荸荠、麦冬、莲藕各适量。将以上材料共打汁，饮用。可滋阴生津。

实用妙方

治积热、耗气伤阴、胸膈烦壅、呕哕、食不下：芦根60克，麦冬90克，人参、黄芪、陈皮、竹茹各30克。将以上6味药材研成细末，每服30克，加适量生姜煎汁，去渣，加入10毫升蜂蜜、18毫升生地黄汁，再煎，分2次服，不拘时服。（《太平圣惠方》芦根引子）

治肺燥干咳及肺胃有热而烦渴者：鲜芦根汁25毫升，梨汁30毫升，荸荠汁、莲藕汁各20毫升，麦冬汁10毫升。将以上5汁放入锅内，加入适量清水，置大火上煮沸后转小火再煮30分钟即可，代茶频饮。（《温病条辨》五汁饮）

治慢性支气管炎属痰热证：芦根15克，薏苡仁20克，冬瓜子10克，桃仁8克，葶苈子6克，苦丁茶3克。将以上药材加水煎服，每日1剂，分2次服，7日为1个疗程。

治肾结石：芦根60克，天花粉、苍术、车前子、猪苓各30克，炙甘草15克，厚朴20克。将以上药材加水煎服，每日服3～4次。

别名 青小豆、菉豆、植豆　　**来源** 豆科一年生草本植物绿豆的种子

绿豆

性味归经
- 性寒，味甘；归心、胃经。

用法用量
- 煎汤、研末或生研绞汁，15～30克，大剂量可用至120克；外用适量，研末调敷。

功效主治
- 清热解毒，利水消肿，消暑止渴。用于暑热烦渴、感冒发热、痰热哮喘、头痛目赤、疮疡痈肿等症。

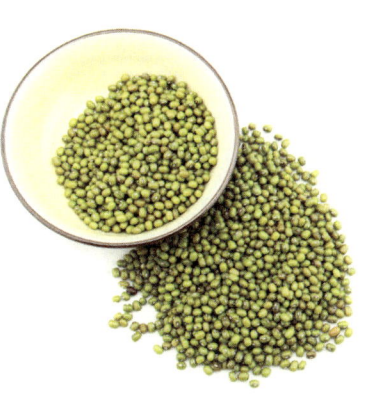

家用养生
- 煮汤：绿豆30克，海带50克，红糖适量。将绿豆和海带洗净，放入砂锅中，加清水煮熟，以红糖调味。可治面部痤疮。
- 煮汤：绿豆50克，甘草10克，红糖适量。将绿豆、甘草洗净，放入砂锅中，加入清水和红糖煮汤。可以醒酒。
- 煎汤：绿豆适量，加水煎煮，饮服。可以解暑、解酒毒。

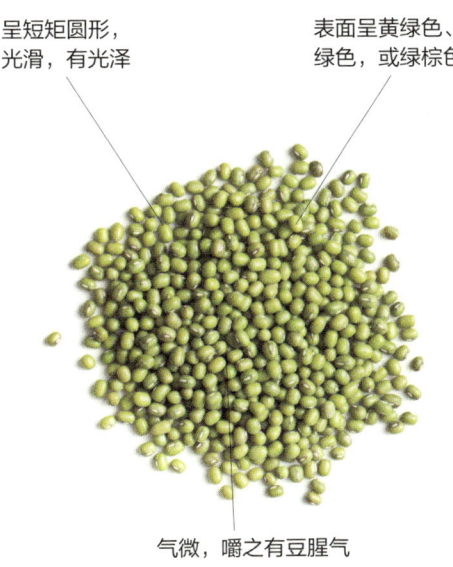

呈短矩圆形，光滑，有光泽

表面呈黄绿色、暗绿色，或绿棕色

气微，嚼之有豆腥气

🗒 实用妙方

治雀斑、酒刺、白屑风等： 甘松、山柰、茅香各15克，僵蚕、白及、白蔹、白附子、天花粉、绿豆粉、香白芷（去皮弦）各30克，防风、寒陵香、藁本、肥皂子荚核各9克。以上药材研为细末，每日早、晚蘸末搽面。（《外科证治全书》玉容散）

治皮肤粗糙： 楮实子150克，肥白及30克，升麻（白）、连皮砂仁、山柰、丁香（白）各15克，甘松21克，糯米2500克，绿豆1000克，皂角1500克。以上药材与糯米共研为末，搅匀后早、晚取末外搽。（《鲁府禁方》莹肌如玉散）

治小儿遍身火丹并赤游肿： 绿豆、大黄各适量。将以上药材共研为末，以薄荷蜜水调涂于患处。（《普济方》）

治痘疮及麻疹： 绿豆、赤小豆、黑豆各30克，甘草15克。将以上药材共煮至熟，空腹时随意饮用。

别名 谷精珠、文星草、佛顶珠、珍珠草　　**来源** 谷精草科植物谷精草的干燥带花茎的头状花序

谷精草

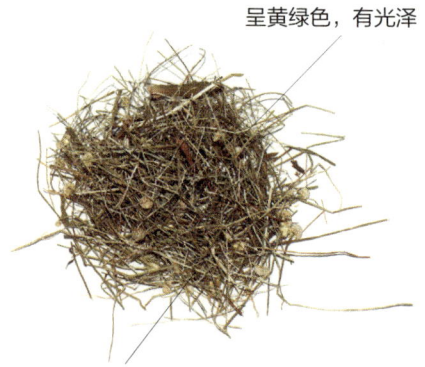

呈黄绿色，有光泽

质柔软，不易折断

性味归经
- 性平，味辛、甘；归肝、肺经。

用法用量
- 煎汤，9～12克，或入丸、散；外用适量，煎汤外洗或烧存性，研末外撒、吹鼻、烧烟熏鼻。

功效主治
- 疏散风热，明目，退翳。用于风热头痛、风热目赤、目痛羞明、眼生翳膜。

实用妙方

治夜盲症： 谷精草、真蛤粉、夜明砂各12克，猪肝60克。将前3味药材研为末，再将猪肝切片，掺于药内煎煮，肝、药细嚼食之，汤缓缓咽下。（《银海精微》猪肝散）

治目赤肿痛： 谷精草、荠菜、紫金牛各15克。将以上药材加水煎服。（《湖南药物志》）

治感冒见发热头痛、咽炎： 谷精草9～12克，加水煎服。（《陕甘宁青中草药选》）

治鼻衄： 谷精草适量，捣罗为末，以热面汤调后服用。（《圣惠方》）

别名 瓜蒌根、瑞雪、楼根、瓜蒌粉、蒌粉、屎瓜根　　**来源** 葫芦科植物瓜蒌或双边瓜蒌的干燥根

天花粉

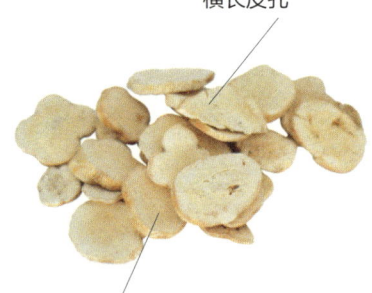

外皮有纵皱纹及横长皮孔

质坚实，断面淡黄白色

性味归经
- 性寒，味甘、苦；归肺、胃经。

用法用量：
- 煎汤，9～15克，或入丸、散；外用适量，研末撒或调敷。

功效主治：
- 生津止渴，降火，润燥，消肿。用于肺热燥咳、肺燥咳血、痈肿、热病烦渴、疮疡肿毒等症。

实用妙方

治湿热下注、肝肾阴虚、小便赤涩等： 天花粉、川芎、当归、白芍、生地黄、柴胡、龙胆草、栀子、黄芩各3克，泽泻、木通、甘草各1.5克。以上药材加水煎服。（《华佗神方》华佗治囊痈方）

治消渴、阴虚咳嗽等： 天冬6克，麦冬9克，天花粉、黄芩、知母、荷叶、人参、甘草各1.5克。将以上药材加水煎服。（《医学心悟》二冬汤）

别名 细石、细理石、寒水石、软石膏、白虎　　**来源** 含水硫酸钙的矿石

石膏

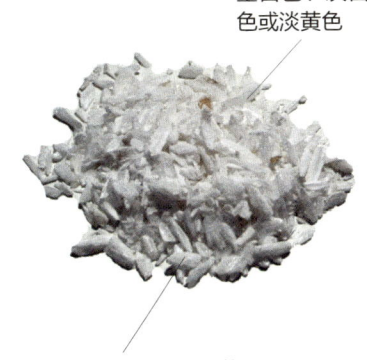

呈白色、灰白色或淡黄色

呈长块状或不规则的块状

性味归经
- 性大寒，味甘、辛；归肺、胃经。

用法用量
- 生石膏煎服；煅石膏研成末撒敷在患处，15～50克。

功效主治
- 清热泻火，清肺胃热，除烦止渴。用于心烦、急性喘促、喘咳等症。

实用妙方

治中暑受湿、发热头痛、腹痛满闷等： 石膏、厚朴、麻黄各9克，杏仁、半夏各10克，五味子、干姜各6克，细辛3克，小麦30克。以上药材研末，每服9克，以温汤调下。（《金匮要略》厚朴麻黄汤）

治流行性乙型脑炎、过敏性紫癜等： 生石膏30克，知母12克，生甘草、玄参各10克，犀角2～6克，粳米9克。以上材料加水煎服。（《温病条辨》化斑汤）

别名 炒决明、马蹄决明、草决明、野青豆、马蹄子　　**来源** 豆科植物决明或小决明的干燥成熟种子

决明子

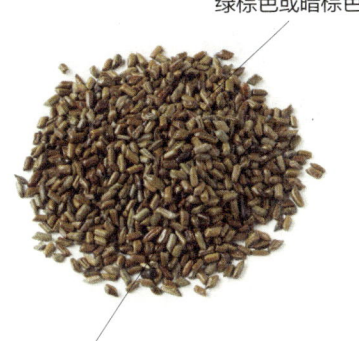

绿棕色或暗棕色

呈四方形或短圆柱形

性味归经
- 性寒，味辛、苦；归肝、胆经。

用法用量
- 煎汤，9～15克，或研末，泡茶饮；外用适量，研末敷。

功效主治
- 清肝明目，利水，通便，降血压，清热泻火。用于头痛、眩晕、高血压、目赤涩痛、脚气等症。

实用妙方

治目赤涩痛： 决明子、绿茶、枸杞子、菊花、蜂蜜各适量。将以上材料加沸水冲茶饮用。

治视物不清、视力下降： 决明子、地肤子、刺蒺藜、青葙子、黄连、覆盆子、菟丝子各1克，茺蔚子、芡实、萤火虫（去翅、足）各0.3克，生干地黄30克，车前子、甜瓜子、细辛各15克。以上药材研细末，炼蜜为丸，每服20丸，以温酒送下。（《普济方》地肤子丸）

别名 木芍药、红芍药、赤芍药、毛果赤芍　　**来源** 毛茛科植物芍药、川赤芍的不去外皮的干燥根

赤芍

性味归经
- 性微寒，味苦；归肝经。

用法用量
- 煎汤，5～10克，或入丸、散。

功效主治
- 清热凉血，祛瘀，消肿，止痛。用于目赤肿痛、痈肿疮毒、腹痛、痛经、闭经、吐血、跌打损伤等症。

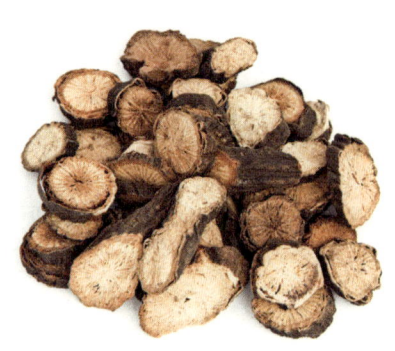

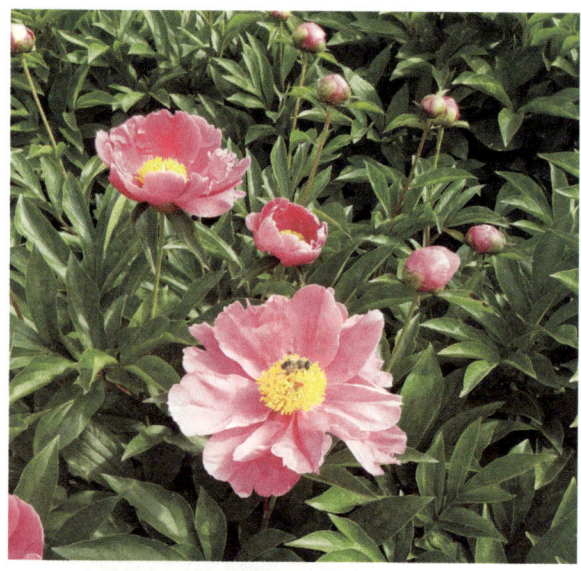

炮制：除去根茎、须根及泥沙，晒干

家用养生

- 煎汤：赤芍、熟地黄各10克，当归12克，川芎6克。以上药材水煎服。可治月经不调、闭经。

- 煎汤：赤芍100克，生甘草50克。以上药材水煎服，每日1剂，分2次服。可治乳腺炎。

- 代茶饮：赤芍10克，大枣（去核）10枚，红茶5克。赤芍加水烧开后，加大枣煮10分钟，加入红茶。可治痛经。

- 外敷：赤芍花25克，杏仁、白芷、僵蚕各30克，冬瓜子50克。以上药材共研细末，每次5克，加水调糊，敷面10分钟，每晚1次。可洁面祛斑。

实用妙方

治产后恶露不尽、胞衣不下、产后瘀血等： 赤芍、熟地黄、当归尾、蒲黄、肉桂、干姜、炙甘草各120克，黑豆15克。将以上药材共研为散，每服6克，以温酒调下。（《太平惠民和剂局方》黑神散）

治自汗盗汗、肾阴亏虚等： 赤芍、赤茯苓、甘草、当归、陈皮、茯苓、厚朴各4.5克，人参、黄芪、生地黄、白术各9克，天冬、麦冬、白芍、知母、黄柏、五味子、柴胡、地骨皮、熟地黄各3克，生姜3片，大枣5枚。以上药材加水煎服。（《十药神书》保真汤）

治高血压、心律失常、高脂血症、慢性肝炎、肝硬化、呃逆、肾病综合征、性功能障碍、痛经、乳腺增生、过敏性紫癜、哮喘等： 桃仁12克，红花、当归、生地黄、牛膝各9克，赤芍、枳壳各6克，川芎、桔梗各5克，柴胡、甘草各3克。以上药材加水煎服。（《医林改错》血府逐瘀汤）

别名 草蒿、黑蒿、臭蒿、苦蒿、香蒿、蒿子、香苦草　　**来源** 菊科植物黄花蒿的干燥地上部分

青蒿

- 性寒，味苦、辛；归肝、胆、肾经。

用法用量
- 煎汤，6～15克，大剂量可用至20～40克，绞汁或入丸、散；外用适量，研末调敷、捣敷或煎水洗。

功效主治
- 清热解暑，凉血，止咳化痰，截疟。用于痢疾、疥疮、暑邪发热、疟疾寒热、湿热黄疸等症。

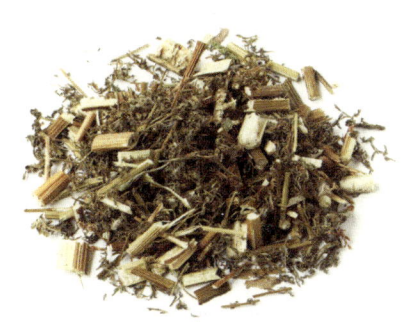

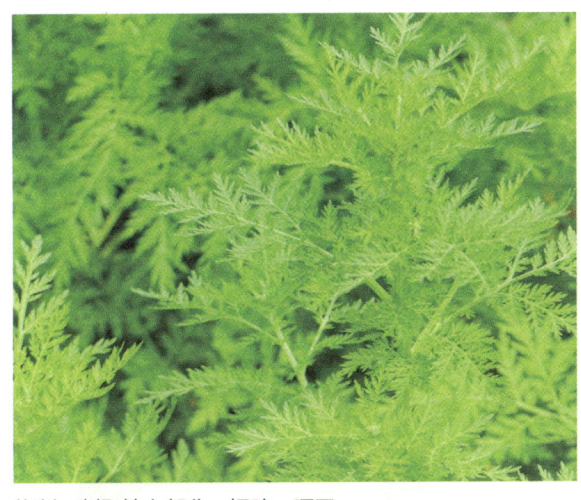

炮制：割取地上部分，切碎，晒干

家用养生

- 漱口：青蒿适量，水煎，去渣取汁。以药汁经常漱口，可治牙龈肿痛。
- 外敷：青蒿适量，洗净捣烂，涂抹于患处，用纱布包好。每日更换1次，可治疥疮，防治皮肤瘙痒。
- 煎汤：青蒿、金银花、连翘各等份。以上药材加水煎服。可防治夏季暑热。
- 研末：青蒿、荜茇各等份。将青蒿焙黄，再和荜茇研成细末。每次2克，每日早、中、晚饭前以白开水冲服。可治阑尾炎、胃痛。

实用妙方

治骨蒸劳热、五心烦热及盗汗等： 青蒿、胡黄连、秦艽、鳖甲、地骨皮、知母各3克，银柴胡5克，甘草2克。将以上药材加水60毫升，煎至8分，即可服用。（《证治准绳》清骨散）

治温病后期、小儿夏季热、肾结核及盗汗等： 青蒿、知母各6克，鳖甲15克，细生地黄12克，牡丹皮9克。将以上药材加水煎服。（《温病条辨》青蒿鳖甲汤）

治疟疾寒热： 青蒿6克，竹茹、茯苓、碧玉散、黄芩各9克，法半夏、枳壳各5克。将以上药材加水煎服。

治夏季高热： 青蒿20克，黄芩、竹茹、制半夏、赤茯苓各10克，碧玉散20克，枳壳、陈皮各6克。以上药材加水煎服，每日1剂。

治月经先期、月经过多、倒经、经行下利、经行浮肿等： 青蒿6克，牡丹皮、白芍、熟地黄各9克，地骨皮15克，茯苓3克，黄柏1.5克。以上药材加水煎服。（《傅青主女科》清经散）

别名 地槐、苦骨、野槐、山槐、川参、牛参、地参　　**来源** 豆科植物苦参的根

苦参

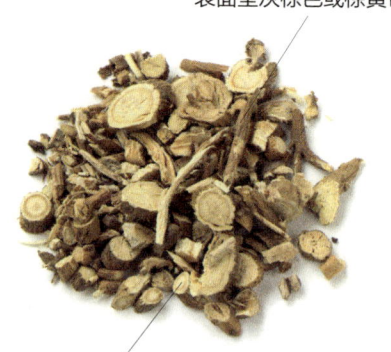

表面呈灰棕色或棕黄色

切面呈黄白色，有放射状纹理和裂隙

性味归经
- 性寒，味苦；归心、肝、胃、大肠、膀胱经。

用法用量
- 煎汤，3～10克；外用适量，煎水洗。

功效主治
- 清热，燥湿，利尿。用于热毒血痢、赤白带下、小儿肺炎、脱肛、小便不利、肠炎等症。

实用妙方

治肾虚血燥所致的脂溢性脱发： 胡麻仁、炒苍术、牛膝、石菖蒲、苦参、何首乌、天花粉、威灵仙各60克，当归、川芎、生甘草各30克。以上药材研成细末，加陈酒煮糊丸，每服6克，日服2次。

治瘙痒性皮肤病： 苦参、菊花各60克，蛇床子、金银花各30克，黄柏、地肤子、菖蒲、白芷各15克。以上药材加水煎煮，去渣，加猪胆汁4～5枚，清洗患处。（《疡科心得集》苦参汤）

别名 铜针刺、子檗、小柏、山石榴　　**来源** 小檗科植物刺黑珠、小黄连刺、细叶小檗等的根或茎皮

三颗针

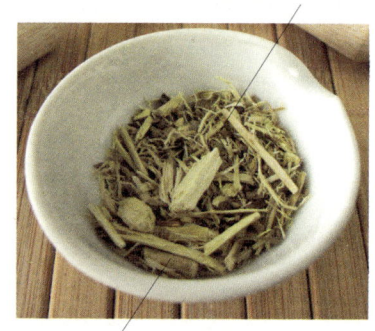

表面呈黄棕色，粗糙

质坚硬，折断面具纤维性

性味归经
- 性寒，味苦；归肝、胃、大肠经。

用法用量
- 煎汤，15～30克，或泡酒；外用适量，研末调敷。

功效主治
- 清热，泻火，利湿，解毒，散瘀。用于赤痢、黄疸、咽痛、目赤、跌打损伤、湿疹、痈肿疮毒等症。

实用妙方

治鼻咽癌、胃癌、肺癌等证属毒热型者： 白英、野菊花、臭牡丹各30克，白花蛇舌草20克，三颗针、苦参、白头翁、七叶一枝花各15克。以上药材水煎服。（《肿瘤的诊断与防治》白英菊花饮）

治痢疾、肠炎、腹泻： 三颗针、秦皮、白头翁、黄连各9克，木香、陈皮各6克。水煎服。

治痈肿疮毒： 三颗针、紫花地丁、金银花、蒲公英各12克。以上药材加水煎服。

别名 凝水石、白水石、凌水石、水石　　**来源** 天然沉积矿物单斜晶系硫酸钙或三方晶系碳酸钙矿石

寒水石

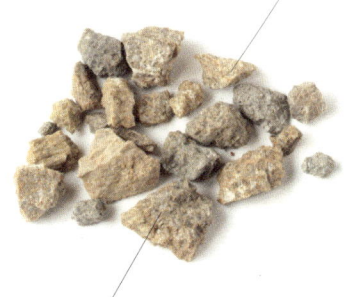

多为规则的块状结晶，常呈斜方柱形

有棱角，呈白色或黄色

性味归经
- 性寒，味辛、咸；归心、胃、肾经。

用法用量
- 煎汤或入丸、散，9～15克；外用适量，研末搽或调敷。

功效主治
- 清热泻火，利窍，消肿。用于时行热病、积热烦渴、吐泻、水肿、齿衄、烫伤、丹毒等症。

📖 实用妙方

治瘫痫、风瘫： 大黄、干姜、龙骨各56克，桂枝42克，甘草、牡蛎各28克，寒水石、滑石、赤石脂、白石脂、紫石英、石膏各84克。以上药材研细末，每服6～9克，水煎服。(《金匮要略》风引汤)

治中暑受湿，见发热头痛、小便不利、腹痛满闷等症： 茯苓、泽泻各30克，猪苓、白术、肉桂各15克，炙甘草、石膏、寒水石各60克，滑石120克。上药研末，每服9克，温汤调服。(《宣明论方》桂苓甘露散)

别名 竹叶、淡竹、地竹、山鸡采、山鸡米、迷身草、金竹叶　　**来源** 禾本科植物淡竹的叶

淡竹叶

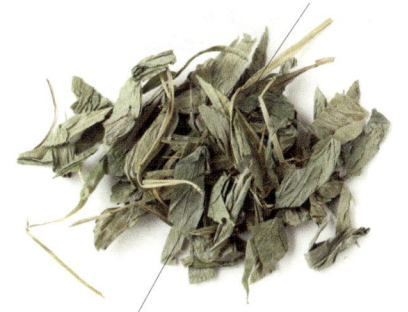

表面呈浅绿色或黄绿色

叶多皱缩卷曲

性味归经
- 性寒，味甘、淡；归心、胃、小肠经。

用法用量
- 煎汤，9～15克。

功效主治
- 清热除烦，生津利尿。用于热病口渴、小便赤涩、口糜舌疮、牙龈肿痛、淋浊等症。

📖 实用妙方

治精极实热、眼视无明、齿焦发落、通身虚热： 淡竹叶(切)30克，茯苓9克，黄芩、甘草、麦冬、大黄各6克，牛地黄(切)15克，生姜18克，芍药12克。将以上药材切成小块，加水900毫升，煮至300毫升，去渣，分2次服。(《备急千金要方》竹叶黄芩汤)

治风湿感冒： 淡竹叶12克，杏仁、连翘各10克，薄荷(后下)3克。以上药材加水煎服。

第一章 清热药

别名 钱线夏枯草、枯草穗、夏枯花、燕面、榔头草、牛枯草　　**来源** 唇形科植物夏枯草的干燥果穗

夏枯草

性味归经
- 性寒，味辛、苦；归肝、胆经。

用法用量
- 煎汤，6～15克，熬膏或入丸、散；外用适量，煎水洗或捣烂敷。

功效主治
- 清肝，利尿，明目，消肿，散结解毒。用于目赤肿痛、头痛眩晕、筋骨疼痛、血崩等症。

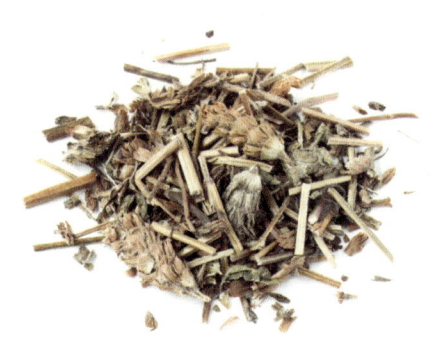

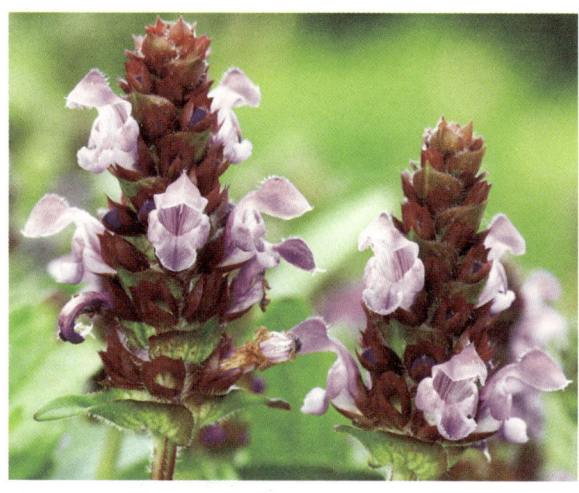

采收：5～6月，当花穗变成棕褐色时割起全草，剪下花穗

家用养生
- 绞汁：夏枯草鲜品适量，捣烂，绞汁服1碗。可治产后血晕。
- 制枕头：夏枯草、甘草各适量。以上药材作枕头填充物。可清肝去火、明目，适合肝火内盛的青少年使用。
- 外敷：鲜夏枯草适量，洗净后入口嚼碎，敷在伤处。可治外伤。
- 煮粥：夏枯草、当归、香附各10克，大米50克，红糖适量。将以上药材和大米加水煎煮20分钟，加红糖调味服用。可散瘀血。

实用妙方

治瘰疬、瘰疬等： 夏枯草750克，当归、白芍、玄参、乌药、浙贝母、僵蚕各15克，香附30克，昆布、桔梗、陈皮、川芎、甘草各9克，红花6克。以上药材水煎取浓汁，加白蜜250毫升，熬炼成膏。每服9～15克，日服2次。（《医宗宝鉴》夏枯草膏）

治疮痈肿痛、乳痈初起等阳证： 连翘15克，金银花、土贝母、蒲公英、夏枯草各9克，大血藤20克。将以上药材加入清水煎煮，去渣，温服。（《景岳全书》连翘金贝煎）

治口眼歪斜： 夏枯草、防风、钓钩藤各3克，胆南星1.5克。以上药材加水煎，以酒冲服，临睡前服。（《滇南本草》）

治头目眩晕： 鲜夏枯草60克，冰糖15克。以上药材以开水冲炖，饭后服。（《闽东本草》）

治羊痫风、高血压： 鲜夏枯草90克，冬蜜30毫升。以上药材以开水冲炖，饭后服。（《闽东本草》）

治急性扁桃体炎、咽喉疼痛： 鲜夏枯草全草60～90克，加水煎服。（《草医草药简便验方汇编》）

别名 牛尾花子、野鸡冠花、狼尾花、鸡冠苋、大尾鸡冠花　　**来源** 苋科植物青葙的种子

青葙子

性味归经
- 性寒，味苦；归肝经。

用法用量
- 煎汤，3～15克；外用适量，研末调敷或捣汁灌鼻。

功效主治
- 清肝火，明目退翳。用于风疹身痒、痔疮、高血压、头晕目眩、结膜炎、赤痢、目赤肿痛等症。

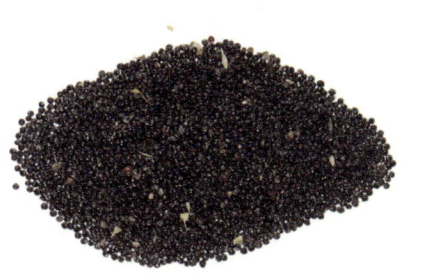

家用养生
- 煎汤：青葙子、木贼、千里光各15克，冬桑叶12克，白菊花7.5克，鲜枸杞叶20克。将以上药材加水煎煮，分2次服。可治角膜炎。
- 煎汤：青葙子15～30克，加水煎服。可治头风痛。
- 冲服：青葙子15克，乌枣30克。将以上材料以开水冲炖，饭前服。可治夜盲、目翳。
- 炖汤：青葙子15克，鸡肝适量。将以上材料加水炖服。可治风热流泪。

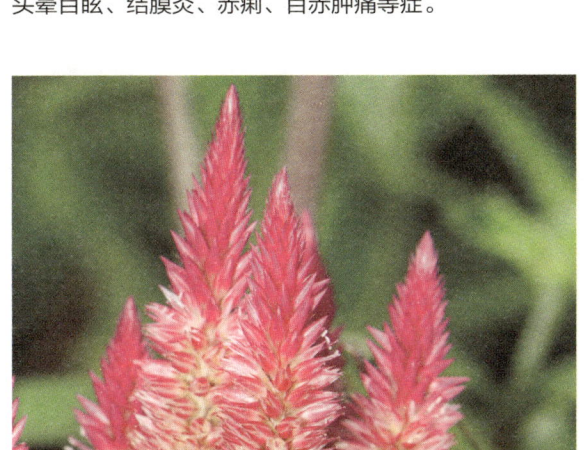

采收：7～9月种子成熟，摘取果穗晒干，搓出种子

实用妙方

治视力障碍、白内障等眼病： 熟地黄60克，山茱萸、山药、茯苓、泽泻、牡丹皮、五味子、枸杞子、沙苑子、决明子、青葙子、茺蔚子、菟丝子、覆盆子、车前子各15克。以上药材共研为细末；醋制龟板30克，另研细末；灵磁石30克，火煅醋淬3次，另研细；加沉香粉3克，不见火。诸药和匀，炼蜜为丸。每日早、晚各服9克，淡盐汤送服。（《蒲辅周医疗经验》九子地黄丸）

治白内障、玻璃体混浊、视神经萎缩、夜盲症、青光眼、视网膜病变、高血压致眩晕、暴盲症、流泪症等： 天冬、人参、茯苓各60克，麦冬、熟地黄、生地黄各30克，石斛13克，五味子、菟丝子、枸杞子、牛膝、山药、甘菊花、决明子、杏仁各23克，炙甘草、枳壳、川芎、肉苁蓉、刺蒺藜、青葙子、防风、黄连、犀角、羚羊角各15克。以上药材研为细末，炼蜜和丸，每丸10克，每日早、晚各服1丸，淡盐汤送服。（《原体启微》石斛夜光丸）

别名 急解索、蛇利草、细米草、奶儿草、半边花、金菊草、瓜仁草　　**来源** 桔梗科植物半边莲的带根全草

半边莲

性味归经
- 性平，味辛；归心、肺、小肠经。

用法用量
- 煎汤，15～30克，或捣汁；外用适量，捣敷或捣汁调涂。

功效主治
- 清热解毒，利水消肿。用于黄疸、水肿、泄泻、痢疾、疔疮、肿毒、湿疹、跌打扭伤等症。

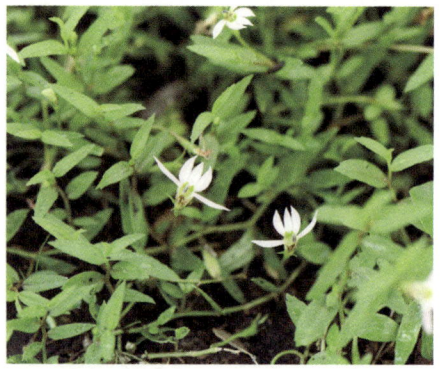

叶互生，椭圆状披针形至条形，先端急尖

📖 实用妙方

治黄疸： 半边莲、白茅根各30克。以上药材洗净，水煎去渣，分2次温服。

治热毒疔疮： 半边莲、蒲公英各15克。以上药材洗净，水煎去渣，温服。

治水肿、腹水： 半边莲、泽泻、茯苓各15克。以上药材分别洗净，水煎去渣，温服。

治跌打扭伤、肿痛： 半边莲适量，洗净，水煎去渣。将药棉放在药液中浸透，取出贴于患处。

别名 地丁、地丁草、铧头草、紫地丁、堇堇草、光瓣堇菜　　**来源** 堇菜科植物紫花地丁的干燥全草

紫花地丁

性味归经
- 性寒，味苦、辛；归心、肝经。

用法用量
- 煎汤，12～25克；外用鲜品适量，捣烂外敷。

功效主治
- 清热消肿，凉血，解毒。用于疔疮、痈肿、黄疸、目赤、痢疾、喉痹、毒蛇咬伤等症。

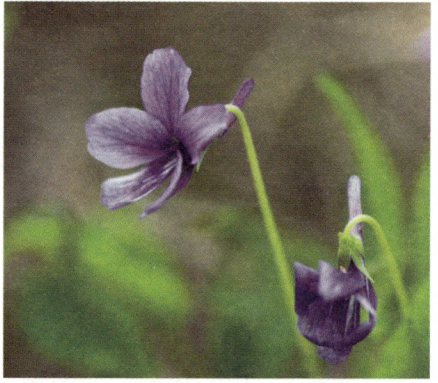

花多为紫堇色或淡紫色，花瓣长圆状倒卵形

📖 实用妙方

治疔疮初起、发热恶寒、痈疡疔肿： 紫花地丁、野菊花、蒲公英、紫背天葵子各6克，金银花15克。将以上药材水煎去渣，热服，盖上被子至出汗。（《医宗金鉴》五味消毒饮）

治脱疽及局部皮色黯红、肿胀： 紫花地丁、黄芪、金钗石斛、当归、牛膝各30克，金银花90克，菊花、蒲公英各15克，人参、甘草各9克。以上药材加水煎服。（《外科真诠》顾步汤）

别名 西番莲、时计果、西番果、鸡蛋果　　**来源** 西番莲科植物西番莲的果实

百香果

性味归经
- 性微凉，味甘、酸；归心、大肠经。

用法用量
- 煎汤，18.5～35克；外用适量，捣烂外敷。

功效主治
- 清热润燥，润肺，止痛，生津止渴，清咽祛痰。用于咽痛、热咳、水肿、阴道炎、结膜炎等。

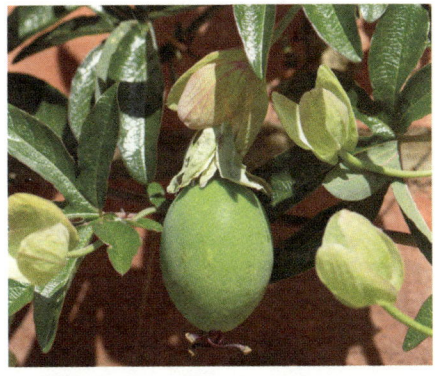

浆果呈卵球形，直径3～4厘米，熟时紫色

📖 实用妙方

治痈疮脚烂： 百香果适量，捣烂外敷患部。

治经来腹痛： 百香果1～2个，白薇根10克。以上药材泡酒服。

治喉咙有痰： 百香果、桑叶各18.8克，枇杷叶（去毛）11.3克，小金英30克，冰糖适量。以上药材加水煎2次，加冰糖溶化，分2次服。

别名 西瓜翠衣、瓜皮、西瓜青、西瓜翠　　**来源** 葫芦科植物西瓜的外层干燥果皮

西瓜皮

性味归经
- 性寒，味甘、淡；归胃、心、膀胱经。

用法用量
- 煎汤，9～30克，或焙干研末；外用适量，烧存性，研末撒。

功效主治
- 清热，解暑，除烦止渴，利尿，消肿。用于暑热烦渴、热盛津伤、小便不利、口疮等症。

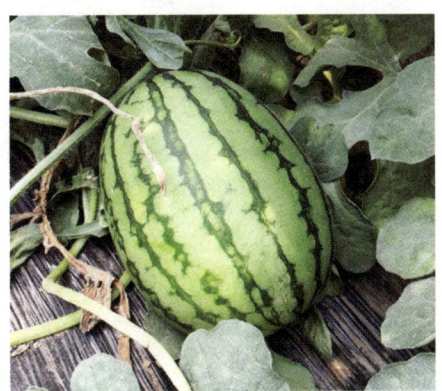

炮制：削去内层柔软部分，洗净晒干

📖 实用妙方

治小儿夏季热： 鲜西瓜皮56克，荷梗、石膏各11.3克，青蒿、竹叶心各5.6克。将以上药材加水煎煮，分次服。或西瓜皮15克，金银花、太子参各10克，茯苓12克，扁豆花6克，鲜荷叶半张，以上药材煎汤服用。

治夏天夹湿感冒： 西瓜皮、鲜芦根各20克，生姜12克，葱白3根。以上药材加水煎煮，去渣温服。

第一章 清热药

别名 山银花、金银藤、银花、忍冬藤　　**来源** 忍冬科植物忍冬及同属植物的干燥花蕾或初开的花

金银花

性味归经
- 性寒，味甘、辛、苦；归肺、胃、心、大肠经。

用法用量
- 煎汤，10～20克，或入丸、散；外用适量，捣敷。

功效主治
- 清热解毒，凉血止血，抗炎，散风热。用于外感风热或温病初起的表证未解、疮痈肿毒、咽喉肿痛等症。

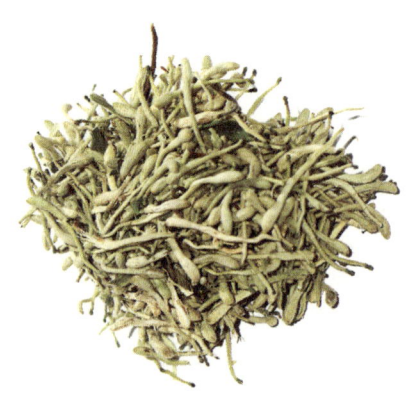

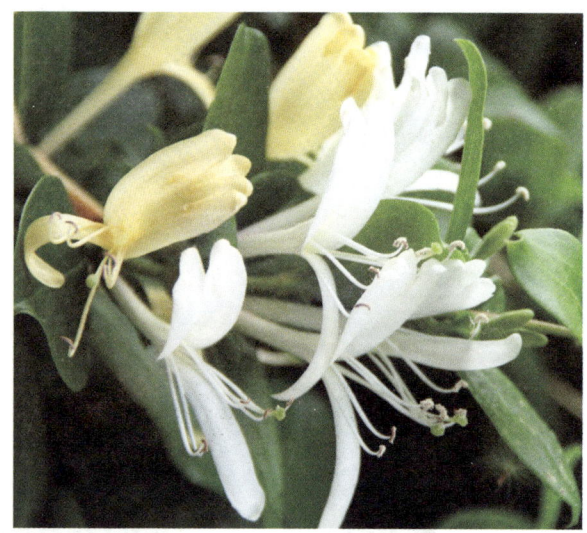

采收：一般在5月中下旬或6月中下旬采收

家用养生
- 研末：将20克金银花入铁锅烘干研末，再以糖水或蜜水调服。可治暑热泻痢。
- 冲泡：山楂15克，金银花5克，冰糖适量。以上材料入沸水，冲泡饮用。可润肤、抗衰老。
- 煎汤：马兰头、金银花各50克，甘草10克。以上药材加水煎服。可预防流行性感冒。
- 煮粥：金银花10克，绿豆、大米各50克，红糖适量。将二者共煮粥，加入冰糖拌匀。可清火解毒。
- 代茶饮：金银花9克，以开水冲泡，代茶饮。可降血脂、防中暑。

实用妙方

治积热上冲、咽喉肿痛、乳蛾、喉痹、喉痛、木舌、大便秘结等：桔梗、金银花、玄参、连翘、栀子、黄芩、黄连、甘草、牛蒡子、薄荷、防风、荆芥各3克，朴硝、大黄各6克。将以上药材共研为粗末，加水煎煮，去渣温服。（《古今医鉴》清咽利膈散）

治疮疡未溃、局部肿胀、色白微红、因元气虚弱失于补托者：党参、黄芪、茯苓、金银花各15克，白术12克，乳香、没药、白芷、皂角刺、当归、陈皮、川芎各9克，甘草6克。将以上药材加水煎煮，去渣温服。（《外科准绳》冲和汤）

治太阴风温、温热、冬温初起，热但不恶寒而渴：金银花、连翘各30克，桔梗、薄荷、牛蒡子各18克，竹叶、荆芥穗各12克，生甘草、淡豆豉各15克。以上药材杵为散，每服18克，以鲜苇根汤煎服。（《温病条辨》银翘散）

别名 春莲秋柳、行千里、四方莲、金香草、印度草、苦草 **来源** 爵床科植物穿心莲的全草或叶

穿心莲

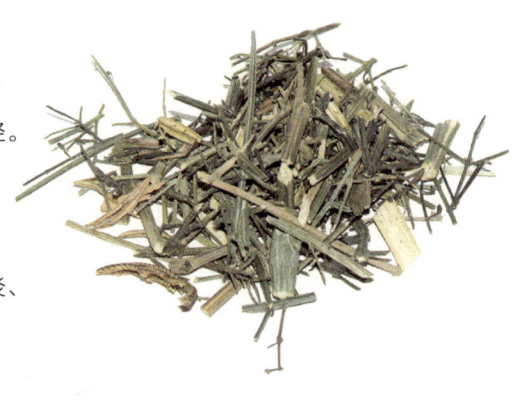

性味归经
- 性寒，味苦；归肺、胃、大肠、小肠、肝、胆、膀胱经。

用法用量
- 煎汤，3～6克；外用适量，煎汁涂或研末敷。

功效主治
- 清热解毒，消炎消肿，凉血。用于细菌性痢疾、胃肠炎、感冒、气管炎、肺炎、百日咳、高血压等症。

炮制：除去杂质，洗净，切段，干燥

家用养生

- 代茶饮：穿心莲15克，木香、甘草各10克。以上药材加水煎煮，代茶饮用。治细菌性痢疾。
- 涂抹：穿心莲50克，茶油适量。将穿心莲研成细末，与茶油调和，涂抹于患处。可治湿疹、烧烫伤。
- 煎汤：穿心莲、车前子各10克。以上药材水煎去渣，温水送服。可治尿频赤涩。
- 研末：穿心莲干叶5～7.5克，将其研末，调入蜂蜜，以开水送服。可治口腔炎。
- 冲泡：穿心莲叶5～7片，以开水泡服，每日数次。可治高血压。

实用妙方

治肺痨：穿心莲、山海螺、百部各9克，白及粉6克。将以上药材共研成细末，制成片剂，每日分早、中、晚3次服完。（《结核病参考资料》疗肺宁）

治肺炎、百日咳、肺脓肿、传染性肝炎：穿心莲5.6～11.3克，鱼腥草、白鹤灵芝各18.8克，叶下红、万点金各30克。以上药材加水2碗，煎至8分，饮服。（可煎2次）

治支气管炎、肺炎：穿心莲11.3克，陈皮7.5克，枸骨叶、岗梅、芝麻糊各18.8克，甜珠仔草37.5克。以上药材加水3碗，煎8分，第2次煎，加水2碗半，煎6分，每日早、晚各服1次。

治支气管炎、肺炎：穿心莲、枸骨叶各15克，陈皮6克。以上药材加水煎，每日分2次服。

别名 旱连子、大翘子、连壳、空壳、青翘、落翘、黄奇丹　　**来源** 木犀科植物连翘的果实

连翘

性味归经
- 性微寒，味苦、微辛；归心、肺、小肠经。

用法用量
- 煎汤，5～12克，或入丸、散。

功效主治
- 清热，解毒，散结，消肿，散风热。用于温热、丹毒、疮痈肿毒、肾炎、热淋等症。

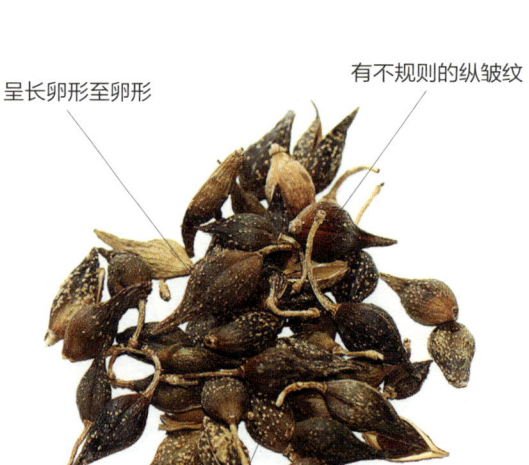

呈长卵形至卵形
有不规则的纵皱纹
有凸起的淡黄色瘤点

家用养生
- 代茶饮：连翘、牛蒡子各9克，荆芥5克。将以上药材共装入纱布袋，水煎取汁，加白糖调味，代茶饮。可清热解毒。
- 煎汤：连翘、菊花各12克，甘草5克。将以上药材加水，煮20分钟，去渣饮服，每日1次。可治小儿脑膜炎。
- 煎汤：金银花、连翘、马勃各6克，薄荷5克，生石膏（先煎）10克，大黄、黄芩、菊花、甘草各3克。以上药材加水煎服，每日1剂。可治风热蕴结所致咽喉红肿疼痛。

🥢 实用妙方

治风温初起、头痛身热、微恶风寒、咳嗽等：葱白5枚，桔梗、薄荷各5克，山栀、连翘各6克，豆豉9克，甘草2克，鲜淡竹叶30片。以上药材加水煎取，去渣温服。（《通俗伤寒论》葱豉桔梗汤）

治咽喉肿痛、乳蛾、喉痹等：连翘、生栀子、黄芩、薄荷、牛蒡子、防风、荆芥、桔梗、金银花、玄参、甘草、黄连各3克，大黄、朴硝各6克。以上药材水煎服。（《喉科紫珍集》清咽利膈汤）

治带状疱疹：大青叶9克，连翘、金银花、茯苓皮、马齿苋各15克，薏苡仁20克，丹参、贯众、柴胡、黄芩、延胡索各10克，甘草6克。以上药材水煎，每日1剂，分2次服。

治小儿一切热症：连翘、防风、炙甘草、栀子各等份。将以上药材共研为细末，每服10克，水煎去渣，取汁温服。

治乳腺炎：连翘、野菊花各10克，蒲公英20克，王不留行6克。以上药材加水煎服。

别名 连母、水须、地参、穿地龙、辛胡子、虫氏母　　**来源** 百合科植物知母的干燥根茎

知母

性味归经
- 性寒，味甘、苦；归肺、胃、肾经。

用法用量
- 煎汤，6～12克，或入丸、散。

功效主治
- 除烦，止渴，通便，清热泻火，生津润燥。用于外感热病、高热烦渴、内热消渴、肠燥便秘等症。

断面呈黄白色，颗粒状　　质坚硬，易折断

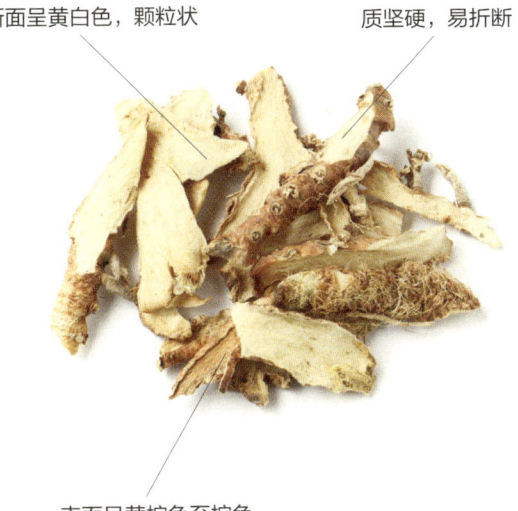

表面呈黄棕色至棕色

家用养生
- 煮粥：知母、粳米各18克，生石膏（碎）30克，甘草（炙）6克。以上药材、食材加1升水煮至米熟，去渣温服，每次200毫升，每日3次。可清热生津。
- 煎汤：知母、生石膏（先煎）、桔梗、甘草、地骨皮各等份。以上药材水煎服。可治肺燥、咳嗽气逆。
- 煎汤：生石膏30克，知母9克，炙甘草3克，人参10克。将以上药材加水煎服。治阳明经气津两伤、发热烦渴、口舌干燥及暑病津气两伤等。

实用妙方

治温疟、瘴疟等： 知母、青蒿、柴胡、茯苓、陈皮、半夏、黄芩、枳实、常山、竹茹、益无散各9克，黄连3克。将以上药材加水煎煮，去渣，温服。

治肺结核： 黄连250克，黄柏、黄芩、大黄、栀子各2000克，连翘、金银花、知母各1500克，赤小豆500克，冰片30克。以上材料加水90升，过滤2次，蒸馏1次，成无色或微黄色澄清液。每日3次，每次10毫升，饭后服，3个月为1个疗程。（《太钢结核病防治所方》四黄合剂）

治疟疾： 柴胡9～15克，常山3～6克，厚朴、甘草、当归、葛根、苍术、草果、生姜各9克，生石膏18克，麻黄6克，知母12克，大枣4枚。以上药材加水煎服。（《赵锡武医疗经验》拒疾通治方）

治阴虚热盛型糖尿病： 知母、麦冬、党参各10克，石膏30克，玄参12克，生地黄18克。以上药材加水煎服，每日1剂。

治毛囊炎： 知母、夏枯草各30克。以上药材水煎，每日1剂，冷却后，湿敷于患处，每日2次。

第一章 清热药

别名 血见愁、血风草、铺地锦、莲子草、红莲草　**来源** 大戟科植物地锦或斑地锦的干燥全草

地锦草

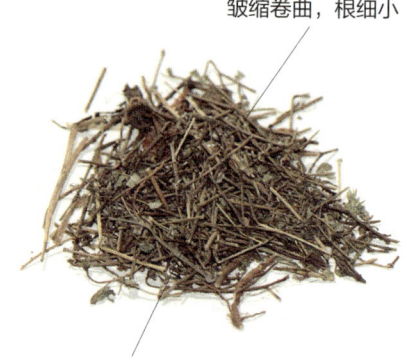

皱缩卷曲，根细小

光滑无毛或疏生白色细柔毛

性味归经
- 性平，味辛；归肝、大肠经。

用法用量
- 煎汤，10～15克，或入散剂；外用适量，捣敷或研末撒。

功效主治
- 清热解毒，利湿，凉血，止血。用于痢疾、肠炎、咳血、便血、崩漏、疮疖痈肿、湿热黄疸等症。

实用妙方

治脾劳黄疸：地锦草、羊红膻、桔梗、苍术各50克，甘草25克，皂矾200克，白面、陈醋各适量。将前5味药材研成细末。陈醋和皂矾放入砂锅中煎30分钟，下药末，再入白面，和成丸子，如红豆大。每服30丸，空腹醋汤送服，每日2服。

治咳血、吐血、便血、崩漏：鲜地锦草30克，加水煎服或调蜂蜜服。（《福建中草药》）

别名 橄榄、白榄、甘榄、橄榄子、青青果、黄榄　**来源** 橄榄科植物橄榄的干燥成熟果实

青果

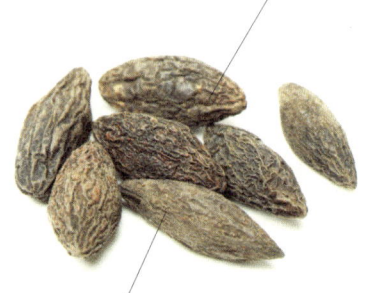

成熟果实呈纺锤形，两端钝尖

表面呈棕黄色或黑褐色，有不规则皱纹

性味归经
- 性平，味甘、涩、酸；归肺、胃经。

用法用量
- 煎汤，1.5～6克，或入丸、散；外用适量，研末撒或调敷。

功效主治
- 清热解毒，生津利咽，止咳化痰。用于咽喉肿痛、咳嗽、肠炎腹泻、癫痫、酒精中毒等症。

实用妙方

治癫痫：青果20枚，加水烧开，捞起去核捣烂，再入原汁煎熬成糊状，装瓶备用。每次15克，加白糖调味，以开水冲服，每日早、晚各1次。

治喉癌：太子参、生地黄、女贞子各15克，沙参、牡丹皮、墨旱莲、白芍各10克，冬虫夏草、川贝母各5克，木蝴蝶3克，青果（另含咽）。水煎服。（《黑龙江中医药》养阴润喉饮）

别名 开金锁、苦荞头、天荞麦、野桥荞麦　　**来源** 蓼科植物金荞麦的干燥根茎

金荞麦

性味归经
- 性凉，味微辛、苦；归肺经。

用法用量
- 煎汤或研末，15～30克；外用适量，捣汁或磨汁涂敷。

功效主治
- 清热解毒，排脓祛瘀。用于肺脓肿、咽炎、痈肿、扁桃体炎、痢疾、无名肿毒、跌打损伤等。

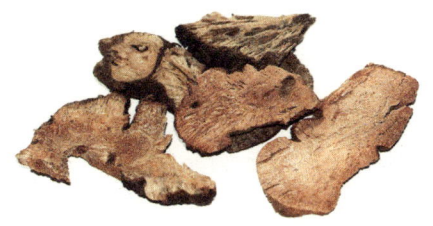

炮制：除去杂质，洗净，润透，切厚片，干燥

实用妙方

治肺痈，见咳吐脓血：金荞麦、鱼腥草各30克，薏苡仁20克。以上药材加水煎服。
治消化不良、胃脘胀痛：金荞麦、神曲各10克，陈皮6克。以上药材加水煎服。
治痹证，见关节肿痛：金荞麦、防己、独活各10克。以上药材加水煎服。
治咽喉肿痛：金荞麦、牛蒡子各15克。以上药材加水煎服。

别名 陵游、水龙胆、苦地胆、山龙胆、龙胆草　　**来源** 龙胆科植物龙胆、三花龙胆的根和根茎

龙胆

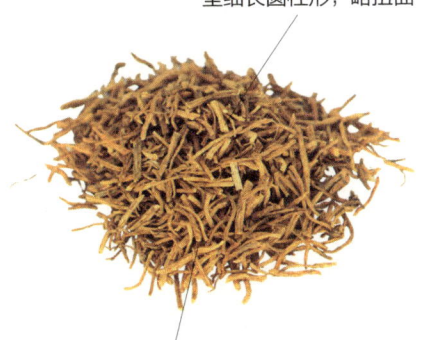

呈细长圆柱形，略扭曲

表面呈灰白色或棕黄色

性味归经
- 性寒，味苦；归肝、胆经。

用法用量
- 煎汤，3～6克，或入丸、散；外用适量，煎水洗或研末搽。

功效主治
- 降压，消炎，清肝火，清热燥湿。用于目赤头痛、胸胁疼痛、咽喉肿痛、湿疹、高血压等症。

实用妙方

治病毒性肝炎、高血压等：当归、龙胆、栀子、黄连、黄柏、黄芩各30克，芦荟、大黄各15克，木香4.5克，麝香1.5克。以上药材研末，炼蜜为丸，每服3～6克，每日2次，温开水送下。
治尿道炎、膀胱炎、癫痫、肺炎、遗精、盆腔炎等：泽泻、黄芩、栀子、木通、车前子、生地黄各9克，当归3克，龙胆、柴胡、生甘草各6克。以上药材加水煎服。（《医方集解》龙胆泻肝汤）

第一章　清热药

别名 野兰、大头翁、和尚头、大花蓟、鬼油麻、琉璃玉蓟　　**来源** 菊科植物祁州漏芦的根

漏芦

性味归经
- 性寒，味咸、苦；归胃经。

用法用量
- 煎汤，9～15克；外用适量，研末加醋调敷，或鲜品捣敷。

功效主治
- 清热解毒，温经通脉，消肿，通经下乳。用于痈疽发背、乳房肿痛、骨节疼痛、热毒血痢、痔疮出血等。

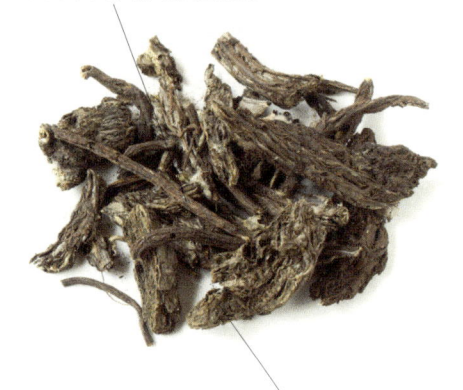

根呈倒圆锥状圆柱形或类圆柱形

表面粗糙，有不规则的纵纹

家用养生
- 煮蛋：漏芦500克，鸡蛋1个，红糖（或白糖）20克。漏芦加水煮沸5分钟后，放入鸡蛋，蛋熟将壳敲碎再稍煮。每日1次，熟鸡蛋蘸糖，赤痢用红糖，白痢用白糖。连用3～5日。可清热解毒、止痢。
- 浸酒蒸饮：漏芦、荆芥、白鲜皮、浮萍、牛膝、当归、蕲蛇、枸杞子各30克，甘草18克，苦参60克。以上诸药浸酒蒸饮。可治皮肤瘙痒、阴疹、风毒、疥疮。

🗂 实用妙方

治乳妇气脉壅塞、乳汁不行、经络凝滞、乳内胀痛： 漏芦75克，瓜蒌10枚，炙蛇蜕10条。将以上药材研成细末，每服6克，以温酒调服，不拘时服用。（《太平惠民和剂局方》漏芦散）

治热毒壅盛： 漏芦、大青叶各10克，升麻8克，黄芩、生甘草、玄参、牛蒡子（炒）、桔梗、连翘各5克。将以上药材加水煎煮，去渣温服，每日1剂，日服2次。（《景岳全书》漏芦升麻汤）

治流行性腮腺炎： 板蓝根3克，漏芦4.5克，牛蒡子1.2克，甘草1.5克。将以上药材加水煎服。（《新疆中草药手册》）

治小儿羸弱，不欲饮食，多吐清水： 漏芦60克，猪肝（焙干）、楮树根白皮（锉）各30克。将以上药材捣罗为末，炼蜜和捣200杵，制丸如弹子大。每服9丸，以温水送服，不计时服。

治产后乳汁缺乏，证属肝郁气滞型： 当归、穿山甲、漏芦、麦冬各9克，白芍、柴胡、川芎、青皮各6克，薄荷4.5克，王不留行、瓜蒌各15克，皂芙刺3克。以上药材水煎服。（《妇科证治概要》疏肝通乳汤）

别名 刺猪苓、山遗粮、过山龙、仙遗粮、千尾根　　**来源** 百合科植物光叶菝葜的干燥根茎

土茯苓

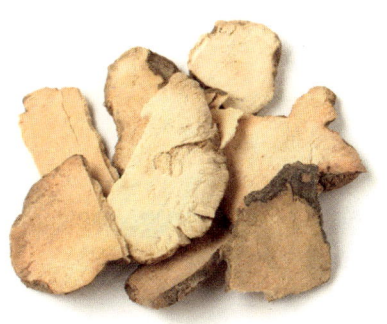

性味归经
- 性平，味甘、淡；归肝、胃经。

用法用量
- 煎汤，10～60克；外用适量，研末调敷。

功效主治
- 祛湿，解毒，利关节。用于湿热淋浊、痈肿、瘰疬、疥癣、筋骨疼痛、腹泻、肾炎、膀胱炎等症。

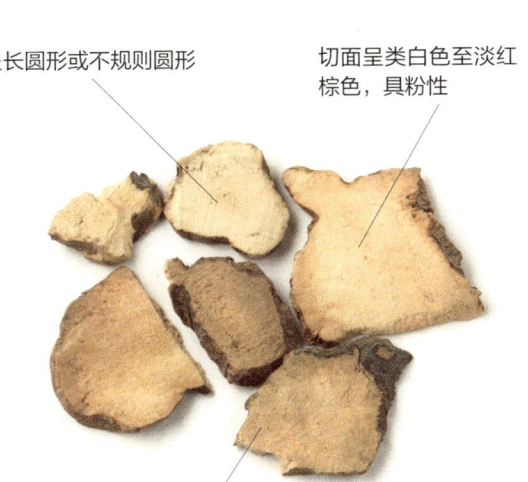

- 呈长圆形或不规则圆形
- 切面呈类白色至淡红棕色，具粉性
- 质略韧，折断时有粉尘飞扬

家用养生

- 煲汤：土茯苓30克，茶树菇、薏苡仁各10克，排骨400克。将排骨洗净，放入砂锅中，加入清水、土茯苓、茶树菇和薏苡仁一起煲汤。可解毒、消肿、祛湿。

- 煮粥：土茯苓、绿豆、粳米各30克。将以上药材、食材分别洗净，一起入锅煮粥，加红糖调味后即可食用。可祛湿热、凉血止血。

- 煎汤：土茯苓、黄芪各20克，海马15克，当归12克，杜仲、白果、白芷各10克。将以上药材水煎2次，分2次服。可治肾虚致白带过多。

🥄 实用妙方

治风气痛、风毒疮癣： 土茯苓240克，糯米1000克。将土茯苓在石臼内捣为细末，与糯米搅拌均匀，蒸熟，放凉后放进瓦罐中，倒入凉白开，密封15日即成。（《万氏家抄方》土茯苓酒）

治结毒、筋骨疼痛、口鼻腐烂等： 石钟乳20克，琥珀、珍珠、朱砂各10克，冰片5克。以上药材研为细末，每10克药，加飞罗面40克和匀，用土茯苓500克加水2升煎至1.25升，去渣，分5次服，每次加五宝散0.3克和匀，每日服10次。（《外科正宗》五宝散）

治阴道炎、盆腔炎、宫颈糜烂等： 土茯苓、银花藤、鱼腥草、蒲公英、大血藤各30克，柴胡、香附、金铃炭、龙胆、苍术各9克，贯众、野菊花各15克。以上药材加水煎服。（《中医治法与方剂》清热止带汤）

治痤疮： 土茯苓、何首乌、苦参各20克，荆芥、防风、白芷、桔梗、浮萍、牡丹皮、皂角刺各10克，牛膝15克。以上药材加水煎服。（《山东中医杂志》痤愈汤）

别名 岑草、蕺菜、折耳根、侧耳根、臭根草、臭灵丹　　**来源** 三白草科植物蕺菜的干燥地上部分

鱼腥草

性味归经
- 性寒，味辛；归肺经。

用法用量
- 煎汤或捣汁，15～25克，鲜品加倍；外用适量，捣敷或煎汤熏洗。

功效主治
- 凉血止血，清热解毒，利尿消肿，消痈排脓。用于肺脓疡、痰热咳嗽、肺炎、水肿、白带过多、痈疖肿毒等症。

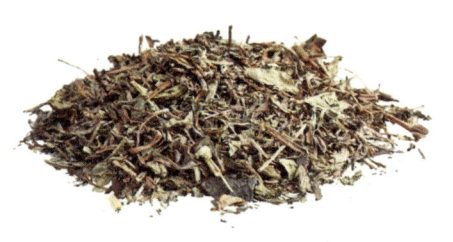

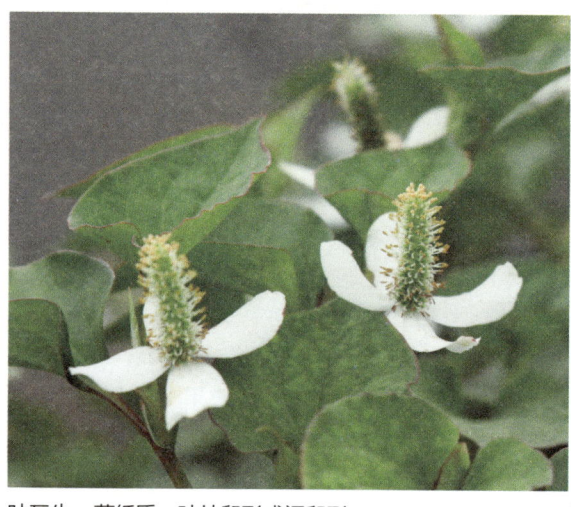

叶互生，薄纸质，叶片卵形或阔卵形

家用养生
- 炖汤：鱼腥草5克，鸡肉200克，盐适量。鸡肉处理干净，加水炖40分钟，加入鱼腥草炖10分钟，加盐调味。可清热解毒。
- 代茶饮：鱼腥草5～10克，将其用白开水浸泡10～12分钟，代茶饮。可防治习惯性便秘。治疗期间停用其他药物，10日为1个疗程。
- 煎汤：鱼腥草180克，白糖适量。将以上材料加水煎服，每日1剂，连服5～10剂。可治黄疸型肝炎。

实用妙方

治痈疽肿毒： 鱼腥草适量，晒干，研成细末，以蜂蜜调敷患处。（《江西民间草药》）

治妇女外阴瘙痒、肛痛： 鱼腥草适量，煎汤熏洗患处。（《上海常用中草药》）

治蛇虫咬伤： 鱼腥草、皱面草、槐树叶、决明子各等份。将以上药材洗净，共捣烂，敷于患处。（《救急易方》）

治痢疾： 鱼腥草30克，山楂炭10克。以上药材水煎去渣，加蜂蜜调服。（《岭南草药志》）

治阴囊湿疹： 鲜鱼腥草100克，放入沸水中煎5分钟，待稍凉后用纱布蘸取药液，清洗患处，每日早、晚各洗1次，连洗1周。

治热淋、白浊、白带过多： 鱼腥草50克，加水煎服。（《江西民间草药》）

治痔疮： 鱼腥草适量，水煎，点几滴酒后服下，连进3服。药渣熏洗患处。（《滇南本草》）

别名 野丈人、头公、老婆子花、毛姑朵花、老公花　　**来源** 毛茛科植物白头翁的干燥根

白头翁

性味归经
- 性寒，味苦；归胃、大肠经。

用法用量
- 煎汤，15～30克，或入丸、散；外用适量，煎水洗或捣敷。

功效主治
- 清热凉血，解毒，止痢。用于热毒血痢、温疟寒热、鼻衄、阿米巴痢疾、鼻出血、痔疮出血等症。

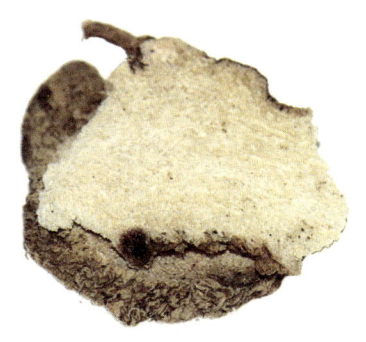

家用养生
- 外敷：白头翁适量，将其捣烂，敷于患处。可治外痔肿痛。
- 煮粥：白头翁50克，黄连10克，大米30克。水煎白头翁和黄连，去渣取汁，将大米放入药汁中煮粥。可清热解毒。
- 煮粥：白头翁20克，薏苡仁25克，粳米50克。白头翁水煎去渣，将汁与薏苡仁、粳米同煮为粥食用。可清热、解毒、排脓。

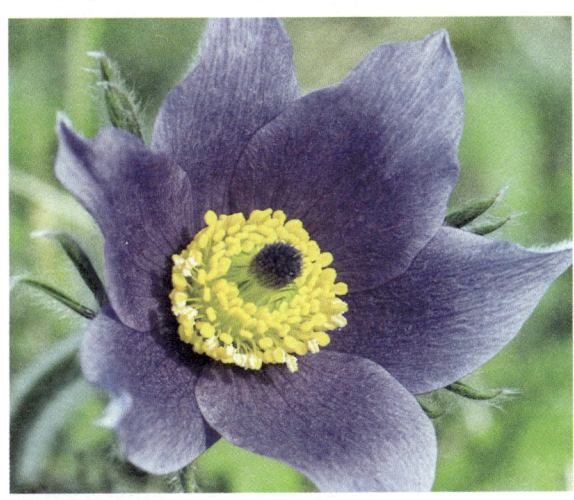

萼片呈狭卵形或长圆状卵形，蓝紫色

实用妙方

治温疟发作，昏迷如死： 白头翁20克，柴胡、半夏、黄芩、槟榔各5克，甘草2克。以上药材加水煎服。（《本草汇言》）

治轻、中度溃疡性结肠炎： 白芍、槟榔、白头翁、黄芩、黄柏各15克，黄连、秦皮各10克，木香12克，甘草6克。以上药材加水煎服，每日1剂。

治热毒痢疾、腹痛、里急后重、肛门灼热、下痢脓血： 白头翁15克，黄柏、秦皮各12克，黄连6克。以上药材水煎，去渣，温服。

治冷劳泄痢、女性产后带下： 白头翁15克，艾叶30克。将以上药材研成细末，用醋和丸，如梧桐子大，每服3丸，食前以米汤送服。

治瘰疬延生，身发寒热： 白头翁60克，当归尾、牡丹皮、半夏各30克。以上药材炒后研末，每服9克，以白汤调下。（《本草汇言》）

别名 金苦榄、金牛胆、九茎子、苦地胆　　**来源** 防己科植物青牛胆或金果榄的干燥块根

金果榄

性味归经
- 性寒，味苦；归脾、肾经。

用法用量
- 煎汤，3～8克，研末，1～2克；外用适量，捣敷或研末吹喉。

功效主治
- 清热解毒，利咽，止痛。用于咽喉肿痛、痈疽疔毒、泄泻、痢疾、脘腹疼痛。

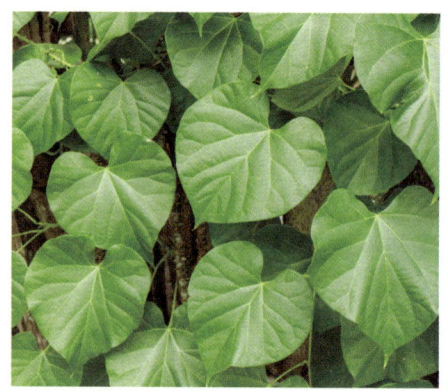

炮制：除去须根，洗净，晒干

🔖 实用妙方

治痈疽、疔毒、恶疮： 金果榄、苍耳子各适量。将以上药材捣烂，加白酒稀释，滤汁，温服。

治肠炎、细菌性痢疾： 金果榄适量，切片晒干，研成细末，口服，每次2克，每日服3次。

治咽喉肿痛： 金果榄6克，水煎，去渣，温服。

治跌打损伤： 金果榄适量，将其捣碎，水煎去渣，然后将药液涂抹于患处。

别名 牛屎菇、马蹄包、药苞、地烟　　**来源** 灰包科真菌脱皮马勃、大马勃或紫色马勃的干燥子实体

马勃

性味归经
- 性平，味辛；归肺经。

用法用量
- 煎汤，1.5～6克，或入丸、散；外用适量，研末调敷。

功效主治
- 清肺利咽，清热解毒，止血。用于咽喉肿痛、喉痹咽痛、冻疮、吐血衄血、咳嗽失音等症。

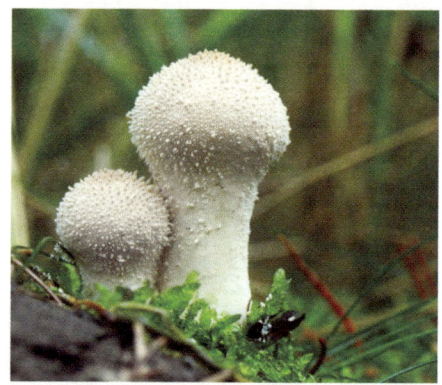

采收：夏、秋季子实体成熟时采收

🔖 实用妙方

治咳嗽失音： 马勃、马牙硝各等份，白糖适量。将马勃、马牙硝研末，加白糖和丸，如梧桐子大，每服3丸。

治湿温致咽喉疼痛： 连翘、牛蒡子各30克，金银花15克，射干9克，马勃6克。上药研为细末，每服18克，水煎服。(《温病条辨》银翘马勃散)

别名 紫参、破伤药、疙瘩参、红三七、虾参、回头参　　**来源** 蓼科植物拳参的干燥根茎

拳参

性味归经
- 性微寒，味苦、涩；归肺、肝、大肠经。

用法用量
- 煎汤，3～12克，或入丸、散；外用适量，捣敷或煎水含漱、熏洗。

功效主治
- 清热解毒，消肿，止血。用于肠炎、痢疾、慢性气管炎、肺热咳嗽、痈肿、吐血、毒蛇咬伤等症。

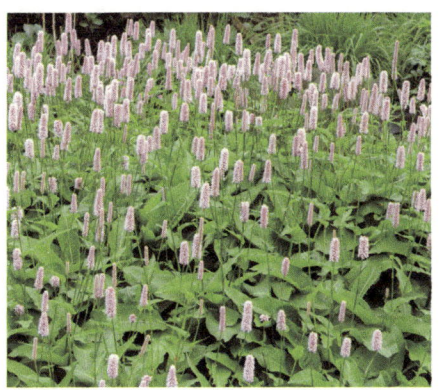

炮制：洗净，略泡，润透，切薄片，干燥

🗁 实用妙方
治瘰疬肿痛：拳参、重楼各10克，夏枯草15克。将以上药材加水煎服。
治热盛动风、神昏抽搐：拳参12克，大青叶30克，钩藤15克。将以上药材加水煎服。
治风热感冒、发热、咽痛：拳参、板蓝根各12克，金银花、薄荷各10克。将以上药材加水煎服。
治痔疮出血：拳参15克，加水煎汤，熏洗患处。

别名 鸡舌草、水浮草、碧竹草、竹夹菜、鸭食草、竹节草　　**来源** 鸭跖草科植物鸭跖草的全草

鸭跖草

性味归经
- 性寒，味甘、淡；归胃、肺、膀胱经。

用法用量
- 煎汤或捣汁，15～30克，鲜品加倍；外用适量，捣敷。

功效主治
- 清热泻火，解毒，利水消肿。用于风热感冒、高热不退、咽喉肿痛、热淋涩痛、痈肿疔毒等症。

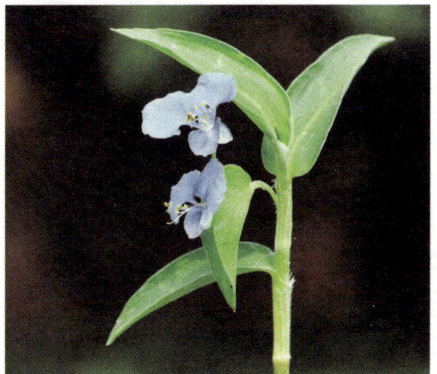

采收：6～7月开花期采收全草

🗁 实用妙方
治五淋、小便刺痛：鲜鸭跖草枝端嫩叶120克，洗净捣烂，加开水1杯，绞汁调蜜内服，每日3次。体质虚弱者，药量可适当酌减。（《泉州本草》）
治喉痹肿痛：鲜鸭跖草适量，洗净捣烂，以草汁涂抹患处。或鲜鸭跖草60克，洗净捣汁，频频含服。（《江西草药》）

第一章　清热药　31

别名 故纸花、玉蝴蝶、千层纸、纸肉、白玉纸、白干层　　**来源** 紫葳科植物木蝴蝶的成熟种子

木蝴蝶

性味归经
- 性寒，味苦；归肺、肝经。

用法用量
- 煎汤，6～9克；外用适量，贴敷或研末撒患处。

功效主治
- 清肺利咽，疏肝和胃，敛疮生肌。用于肺热咳嗽、疮疡久溃、喉痹、肝胃气痛、胁痛等症。

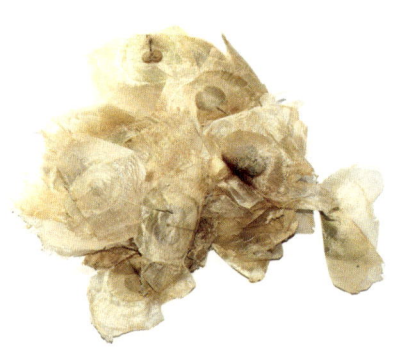

近椭圆形，薄片状

表面呈浅黄白色

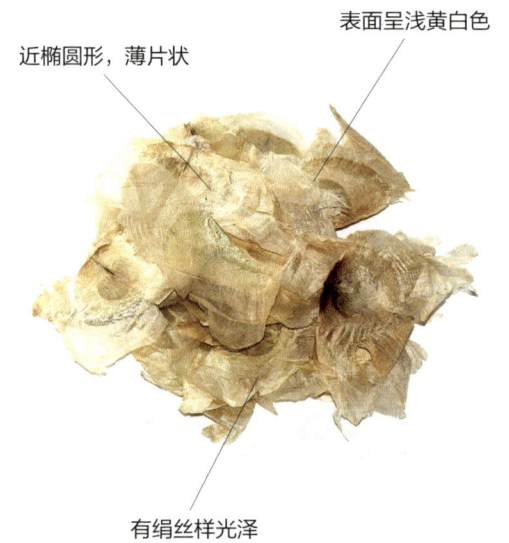

有绢丝样光泽

家用养生
- 炖汤：木蝴蝶6克，桑白皮10克，猪肾1副。猪肾洗净，去外膜，切片，放入砂锅中，加入清水、适量生姜、木蝴蝶和桑白皮一起煲汤，猪肾烂熟后，去药渣，加入盐调味。可治肾炎。
- 代茶饮：薄荷3克，木蝴蝶、玄参、麦冬各6克，蜂蜜10毫升。将除蜂蜜外的药材水煎去渣，兑入蜂蜜，代茶饮用。可清利咽喉。
- 煎汤：木蝴蝶、玉叶金花、淡竹叶各20克，车前草10克。以上药材水煎，去渣，温服。可治膀胱炎。

实用妙方

治肺热阴虚所致的慢性喉瘖、慢性喉痹： 玄参、生地黄各100克，麦冬、牡丹皮、赤芍、川贝母、泽泻、薏苡仁（炒）、石斛各60克，僵蚕（麸炒）、黄芩、胖大海、蝉蜕、木蝴蝶各40克，薄荷、甘草各20克。以上药材粉碎成细末，过筛，混匀。每100克粉末加炼蜜35～50毫升与适量水，制成水蜜丸。每10丸重1克，1次服60～120丸，1日2次。（《中华人民共和国药典》金嗓清音丸）

治气管炎、百日咳等： 木蝴蝶、甘草各3克，桑白皮、款冬花、胖大海各9克，桔梗5克。以上药材加水煎煮，去渣，加冰糖90克，溶化于药液，制成糖浆，1日数回，频频服之。（《现代实用中药》止咳糖浆）

治咽喉炎： 木蝴蝶、大蓟、小蓟、麦冬、金钱草各10克。以上药材水煎，去渣，温服。

治肝炎： 木蝴蝶、栀子各20克，马蹄莲、茵陈各10克。以上药材水煎，去渣，温服。

治声音嘶哑： 木蝴蝶、诃子各10克。以上药材加水煎煮，去渣，温服。

别名 鸡腿根、天藕、天青地白、鸡腿苗、白鸡腿、蛤膜草　　**来源** 蔷薇科植物翻白草的干燥全草

翻白草

性味归经
- 性平，味甘、微苦；归肝、胃、大肠经。

用法用量
- 煎汤，10～15克，或浸酒服；外用适量，煎水熏洗或鲜品捣敷。

功效主治
- 清热解毒，止血消肿，止痢。用于痢疾、疟疾、肺痈、咳血、吐血、崩漏、痈肿、瘰疬等症。

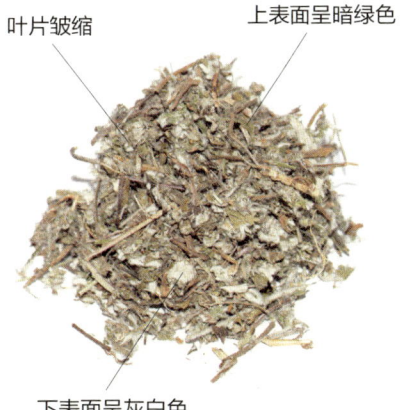

叶片皱缩
上表面呈暗绿色
下表面呈灰白色

🗎 实用妙方

治肺痈： 鲜翻白草30克，老鼠刺根、瓜蒌根各15克。以上药材水煎，去渣，取汁温服，每日2次。

治臁疮溃烂： 翻白草适量，水煎，去渣取汁，用药汁熏洗患处。

治脾胃虚弱、白带过多： 翻白草、浮萍、鸡矢藤、隔山消、糯米草根、土茯苓、苦荞头、仙鹤草各等份。以上药材加水煎煮，去渣，温服。

别名 白羊鲜、白藓皮、山牡丹、八股牛、野花椒皮、臭根皮等　　**来源** 芸香科植物白鲜的干燥根皮

白鲜皮

性味归经
- 性寒，味苦、咸；归脾、胃、膀胱经。

用法用量
- 煎汤，6～15克，或入丸、散；外用适量，煎水清洗或研末调敷。

功效主治
- 清热燥湿，止痒，祛风解毒。用于湿热疮毒、疥癣、风湿痹痛、黄疸尿赤等症。

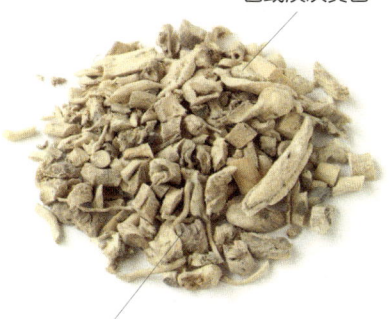

外表面呈灰白色或淡灰黄色

有细纵皱纹及细根痕

🗎 实用妙方

治肺经风热、毒气上攻致皮肤瘙痒、胸膈不利等： 白鲜皮、防风（去叉）、人参、知母（焙）、沙参各50克，黄芩（去黑心）1.5克。将以上药材捣罗为散。每服10克，加水汤，在晚饭后及临睡前温服。（《圣济总录》白鲜皮散）

第一章 清热药 33

别名 蛇舌草、龙吐珠、鹤舌草、羊须草、珠仔草、定经草　　**来源** 茜草科植物白花蛇舌草的全草

白花蛇舌草

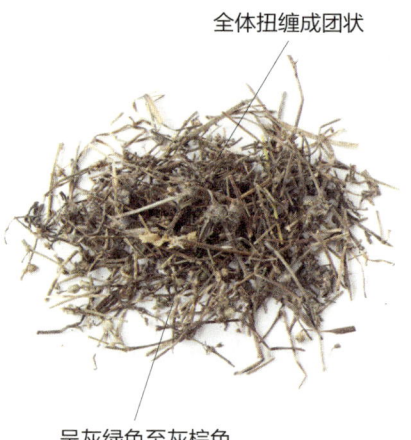

全体扭缠成团状

呈灰绿色至灰棕色

性味归经
- 性寒，味甘、苦；归胃、大肠、小肠经。

用法用量
- 煎汤或捣汁，15～30克，鲜品加倍；外用适量，捣敷。

功效主治
- 清热利湿，解毒，散瘀，利尿消肿，消炎。用于肺热咳喘、咽喉肿痛、热淋涩痛、肠炎、痢疾等。

实用妙方

治热淋，小便赤涩疼痛： 白花蛇舌草、石韦各30克。以上药材加水煎煮，去渣，温水送服。每日1剂。

治原发性肺癌证属阴虚痰热型： 沙参、夏枯草各15克，麦冬、天冬、干蟾皮各9克，百部、葶苈子、八月札各12克，鱼腥草、山海螺、薏苡仁、白毛藤、白花蛇舌草、生牡蛎各30克，天龙（研末分次吞服）4.5克。将以上药材加水煎服。（《内科学》清肺解毒汤）

别名 金灯花、泥宾子、毛慈菇、冰球子、茅慈菇　　**来源** 杜鹃兰、独蒜兰及云南独蒜兰的干燥假鳞茎

山慈菇

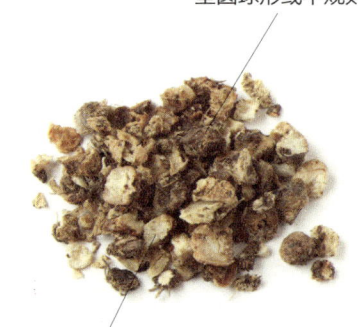

呈圆球形或不规则块状

表面呈黄白色、浅黄色或灰黄色

性味归经
- 性寒，味辛；归肝、胃经。

用法用量
- 煎汤，3～6克，或磨汁，入丸、散；外用适量，磨汁涂或研末敷。

功效主治
- 消肿散结，清热解毒。用于痈肿疔毒、瘰疬结核、蛇虫咬伤等症。

实用妙方

治感受秽恶痰浊之毒、跌打损伤等： 山慈菇、五倍子各90克，红大戟45克，千金子霜、雄黄、朱砂各30克，麝香9克。将以上药材研为末，加糯米糊作锭子，每锭1.5克，内服每次0.6～1.5克，开水磨服；外用醋磨，调敷患处。（《片玉心书》紫金锭）

治牙龈肿痛： 山慈菇适量，将其洗净，加水煎汤，随时漱口。

别名 白根、鹅抱蛋、野红薯、山地瓜、地老鼠、猫儿卵　　**来源** 葡萄科植物白蔹的干燥块根

白蔹

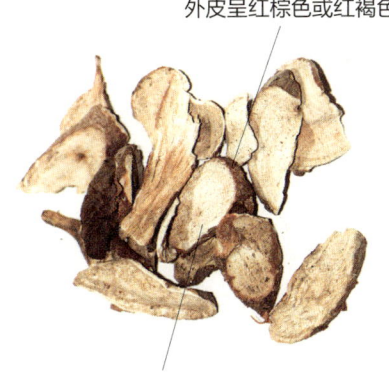

外皮呈红棕色或红褐色

切面呈类白色或浅红棕色

性味归经
- 性微寒，味苦；归心、胃经。

用法用量
- 煎汤，3～10克；外用适量，研末撒或调涂。

功效主治
- 清热解毒，止痛，散结，生肌。用于痈肿、疔疮、瘰疬、烫伤、湿疮、血痢、痔漏、痈疽发背等症。

🔸 实用妙方

治虚劳不足、头晕目眩、骨节烦痛等： 山药300克，当归、桂枝、神曲、干地黄、大豆黄卷各100克，甘草280克，人参、阿胶各70克，川芎、白芍、白术、麦冬、杏仁、防风各60克，柴胡、桔梗、茯苓各50克，干姜30克，白蔹20克，大枣100枚。将以上药材共研为细末，炼蜜为丸，每次吞服6～9克，日服1～2次，用酒或温开水送服。（《金匮要略》大山芋丸）

治湿热白带： 白蔹、苍术各6克共研为末，每服3克，每日2次，以白糖水送下。（《全国中草药汇编》）

别名 天茄子、苦葵、乌甜菜、乌子茄、乌子仔菜　　**来源** 茄科植物龙葵的全草

龙葵

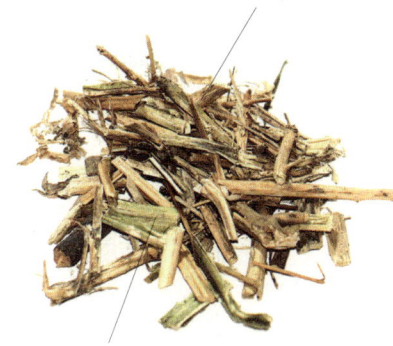

茎呈圆柱形，多分枝

表面呈黄绿色，具纵皱纹

性味归经
- 性寒，味苦，有小毒；归肝、膀胱、肺、肾、胃经。

用法用量
- 煎汤，15～30克；外用适量，捣敷或煎水洗。

功效主治
- 止咳，解毒，清热利湿，散瘀消肿。用于感冒发热、咽喉肿痛、慢性气管炎、痈肿疔疮等症。

🔸 实用妙方

治风火牙痛： 龙葵根、马兰根、小本丁竖杇、铁马鞭、山栀根各37.5克。将以上药材加水6碗，煎至2～3碗，分次服。或单用龙葵根37.5克，煎水服。

治跌打扭伤、肿痛： 鲜龙葵叶18.8克，葱白连茎须8个，酒酿糟适量。将上药2味切碎，同酒酿糟捣烂后敷于伤肿处，每日换药1～2次。

第一章 清热药

别名 酸浆、红灯笼、花姑娘、金灯、灯笼果、红姑娘　　**来源** 茄科植物酸浆的干燥宿萼或带果实的宿萼

锦灯笼

性味归经
- 性寒，味苦；归肺经。

用法用量
- 煎汤，5～9克；外用适量，捣敷患处。

功效主治
- 清热解毒，利咽化痰，利尿。用于咽痛音哑、痰热咳嗽、小便不利等症。

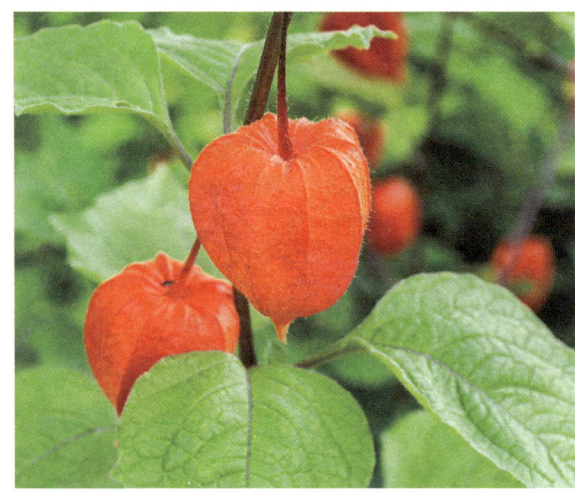

宿萼略呈灯笼状，表面橙红色或橙黄色

家用养生

- 醋敷：锦灯笼适量，晒干后研末，以白汤送服，并以醋调敷喉外。可治热咳咽痛。
- 煎汤：锦灯笼、茅草根、五谷根各15克。以上药材加水煎服。利小便，可治黄疸。
- 贴敷：锦灯笼适量，洗净晒干，研为细末，冷水调少许，软贴于患处。可治诸般疮肿。
- 煎汤：锦灯笼、玄参各9克，杏仁6克。水煎服。可治肺热咳嗽、咽干舌燥。
- 煎汤：锦灯笼15克，牛蒡子9克，甘草3克。水煎服。可治咽喉肿痛。
- 煎汤：锦灯笼10个，水煎服。可治音哑。

实用妙方

治肺热咳嗽： 锦灯笼6克，瓜蒌仁12克，球兰、知母、桔梗各10克，玄参8克，三叉苦20克。以上药材加水煎，去渣，温服。

治扁桃体肿大： 锦灯笼6克，射干8克，蟛蜞菊12克，黄茶、玄参各10克。以上药材加水煎煮，去渣，温服。

治糖尿病： 锦灯笼10克，白绒草、金丝苦楝、爵床各15克，菝葜30克。以上药材加水煎，去渣温服。

治喉疮并痛： 锦灯笼适量，炒焦为末，以酒调，敷于喉中。（《医学正传》）

治中耳炎： 锦灯笼鲜草拧汁，加冰片适量，滴耳。（《陕西中草药》）

治小儿小便不通： 锦灯笼15克，水煎服。（《贵阳民间药草》）

治杨梅疮： 锦灯笼适量，水煎数沸，待微温时清洗患处。（《闽南民间草药》）

别名 马苋、马齿菜、马生菜、瓜子菜、五行草、长命菜　　**来源** 马齿苋科植物马齿苋的地上部分

马齿苋

性味归经
- 性寒，味酸；归肝、大肠经。

用法用量
- 煎汤或绞汁，10～15克，鲜品加倍；外用适量，捣敷、烧灰研末，调敷或煎水洗。

功效主治
- 清热解毒，消肿消炎，利尿，止痢。用于热毒血痢、痈肿疔疮、湿疹、便血、痔血等。

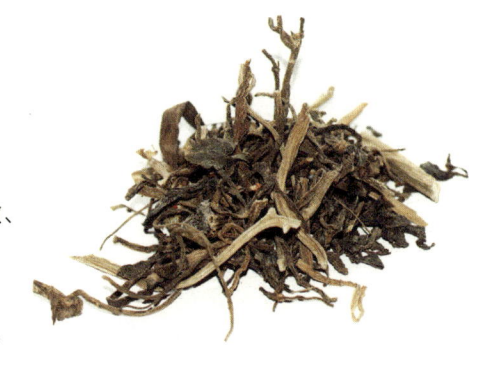

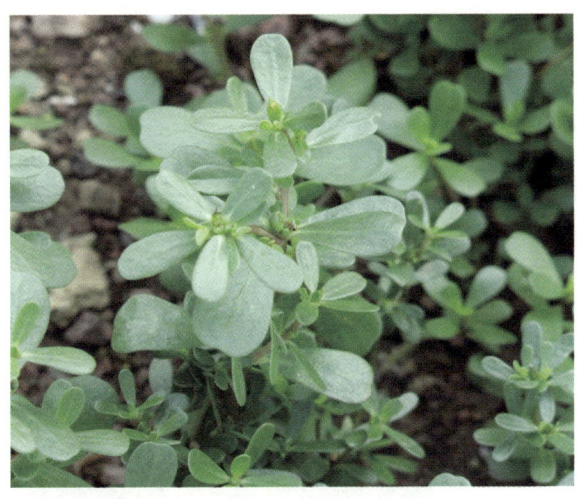

炮制：除去杂质，洗净，稍润，切段，干燥

家用养生

- 煎汤、水洗：马齿苋、丝瓜各20克。以上材料水煎服用，或在洗澡水中加入马齿苋汤。可预防小儿生痱。

- 煲汤：马齿苋30克，芡实50克，猪瘦肉100克。将猪瘦肉切成丁，和马齿苋、芡实同入砂锅，加水大火烧开，改小火煲2小时。可清热解毒。

- 煮粥：马齿苋20克，柴胡、赤芍、延胡索、山楂各10克，大枣（去核）5枚，大米50克，白糖适量。将食材、药材分别洗净，切好，加水共煮粥食用。可清热利湿。

实用妙方

治肠炎、细菌性痢疾、伤寒：马齿苋60克，地锦草、凤尾草各30克。以上药材加水煎服。（《验方选编》止痢汤）

治皮肤溃疡：鲜马齿苋250克，加入白酒、水各125毫升，同煮至100毫升，每日1剂，分2次服。另用适量马齿苋鲜品捣烂外敷于患处。

治泌尿道感染：马齿苋120～150克，水煎，去渣取汁，以红糖水热服，每日1剂，分3次服。服药后，盖被卧床出汗。

治产后血痢、小便不通：马齿苋鲜品适量，洗净捣烂，取汁水煎煮，以蜂蜜调服。

治肛门肿痛：马齿苋、三叶酸草各等份。以上药材水煎，去渣取汁，以药液熏洗患处，每日2次。

治带状疱疹：鲜马齿苋适量，洗净，捣烂成糊，涂敷于患处。每日早、晚各换药1次。

治小儿百日咳：鲜马齿苋30克，水煎，每日1剂，分早、晚各服1次。

第一章 清热药

别名 冬青叶、一口血、红冬青、油叶树、树顶子　　**来源** 冬青科植物冬青的叶

四季青

性味归经
- 性凉，味苦、涩；归肺、大肠、膀胱经。

用法用量
- 煎汤，15～60克；外用适量，鲜品捣敷，研末搽或煎水洗。

功效主治
- 清热解毒，消肿，生肌敛疮，活血止血。用于肺热咳嗽、咽喉肿痛、痢疾、湿疹、皮肤溃疡等症。

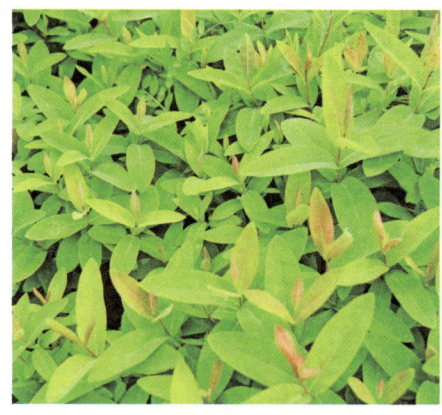

叶互生，革质，通常为狭长椭圆形

实用妙方

治烧伤、烫伤、湿疹、疮疡： 四季青鲜叶、绿茶叶各适量。以上材料洗净，以小火煎至浓缩成黏胶状，涂敷创面，随干随涂。或用干叶共研成细粉，用麻油调涂患处。

治创伤出血： 四季青鲜叶适量，洗净，捣烂后外敷伤口。或用干叶研末，撒敷在伤口上，包扎起来。

治热疖痈肿初起： 四季青鲜叶洗净，加盐少许，一起捣烂，外敷于患处。

别名 千里急、箭草、黄花母、九岭光、黄花草　　**来源** 菊科植物千里光的干燥地上部分

千里光

性味归经
- 性寒，味苦；归肺、肝经。

用法用量
- 煎汤，15～30克；外用适量，煎水洗或熬膏外搽、捣敷。

功效主治
- 清热解毒，明目退翳，杀虫止痒。用于风热感冒、目赤肿痛、泄泻痢疾、疮疖、皮肤湿疹。

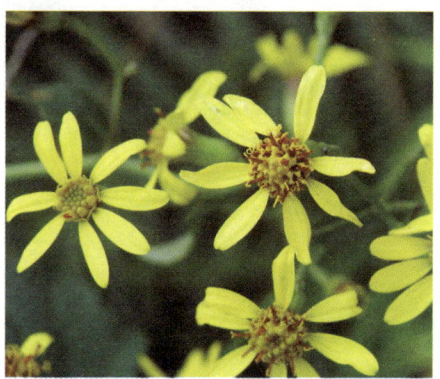

舌状花8～10枚，舌片黄色，长圆形

实用妙方

治泄泻、痢疾、毒血症、败血症： 千里光、蒲公英、二叶葎、积雪草、白茅根、叶下珠、金银花各15克。以上药材加水煎服。

治夜盲症： 千里光20克，鸡肝100克，盐适量。鸡肝洗净，切成块，与千里光和水一起放入砂锅中炖煮。鸡肝熟烂后，捞出药渣，加盐调味。喝汤，吃鸡肝。

别名 黄栀子、山枝子、大红栀、黄鸡子、越桃、木丹、枝子、山栀子　　**来源** 茜草科植物栀子的果实

栀子

性味归经
- 性寒，味苦；归心、肺、三焦经。

用法用量
- 煎汤，5～10克，或入丸、散；外用适量，研末搽或调敷。

功效主治
- 护肝利胆，泻火除烦，清热凉血，消肿。用于热病心烦、目赤肿痛、火毒疮疡、湿热黄疸等症。

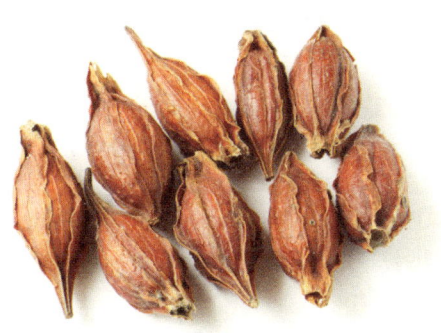

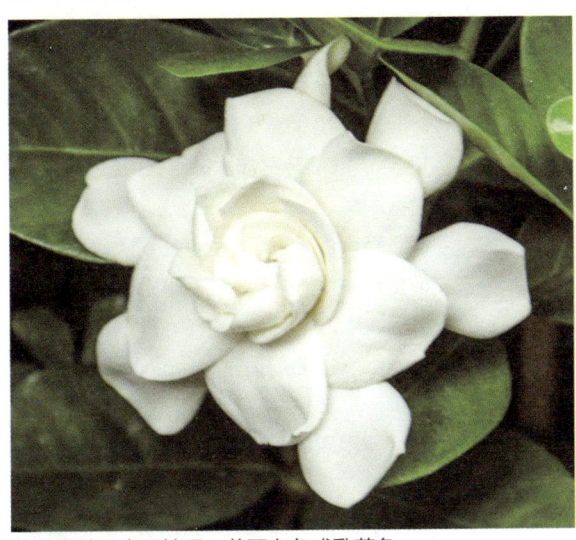

花通常单朵生于枝顶，花冠白色或乳黄色

家用养生
- 代茶饮：栀子适量，泡水饮用。可清热解毒，预防上火。
- 炖汤：栀子100克，猪瘦肉80克，榨菜、葱花、生姜丝、盐各适量。将猪瘦肉洗净切丝，锅中加水烧开，放入栀子、猪瘦肉、榨菜丝，煮至猪瘦肉漂起，加葱花、生姜丝、盐调味食用。可治体虚纳差、牙龈肿痛等。
- 煮粥：栀子3克，大米50克，白糖适量。将栀子洗净，研为细末备用。大米洗净，放入锅中，加入适量水，与栀子一起煮粥，粥熟时加入白糖拌匀，即可食用。可清肝泻热。

实用妙方

治痈疽肿痛、发热烦躁、二便秘涩等： 栀子、黄连、黄芩、连翘、当归、白芍各9克，薄荷（后下）、桔梗、甘草、木香、槟榔、大黄（后下）各6克。以上药材加水煎服。（《素问病机气宜保命集》内疏黄连汤）

治烦热口渴、腹部胀满、大便不通等： 栀子12克，大黄、黄芩、泽泻、升麻、芒硝各9克，羚羊角（先煎）3克，玄参20克，生地黄汁200毫升。以上药材加水煎服，大黄后下，芒硝溶服。（《备急千金要方》大黄泻热汤）

治扁桃体炎、咽炎、口腔溃疡、荨麻疹等： 僵蚕、滑石各10克，蝉蜕5克，姜黄2克，防风、薄荷、荆芥、当归、白芍、黄连、连翘、栀子、黄芩、甘草各3克，生石膏20克，桔梗、大黄、芒硝各6克。将以上药材加水煎服。（《寒温条辨》增损双解汤）

别名 生地、怀生地、地髓、原生地、牛奶子、婆婆奶　　**来源** 玄参科植物地黄的新鲜或干燥块根

生地黄

性味归经
- 性寒，味甘、苦；归心、肝、肾经。

用法用量
- 煎汤、捣汁或熬膏，10～30克；外用适量，捣敷或取汁涂搽。

功效主治
- 滋阴养血，清热凉血，生津止渴。用于阴虚发热、消渴、吐血、血崩、月经失调、胎动不安等症。

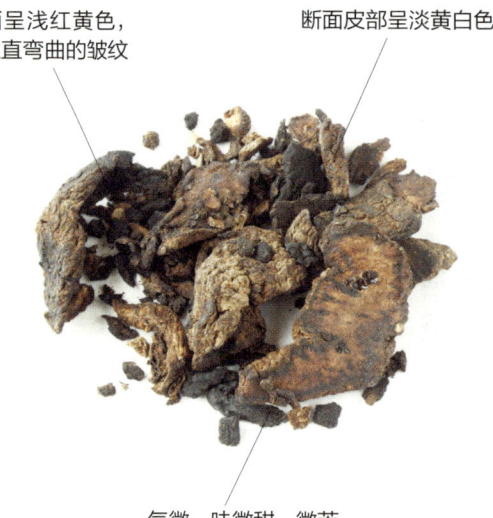

表面呈浅红黄色，有纵直弯曲的皱纹

断面皮部呈淡黄白色

气微，味微甜、微苦

家用养生

- **煎汤**：生地黄15克，黄连3克，天冬12克。以上药材加水煎服，每日1剂。可治糖尿病。
- **泡酒**：生地黄60克，白酒500毫升。将生地黄洗净，泡入白酒内封闭，浸泡7日后饮用。可治肢体麻木、疼痛。
- **外用**：生地黄适量，用盐水洗净，捣成糊状，滤汁50毫升，与1克冰片制成混悬液；再用双氧水清洗耳道，用消毒棉花拭干，滴入2～3滴混悬液；最后在外耳道塞1小棉球。每日或隔日1次，可治化脓性中耳炎。

实用妙方

治阴虚火旺、小便淋浊疼痛等：生地黄、熟地黄、牛膝、猪苓、泽泻、黄柏、知母各6克，绿豆9克，龙胆4.5克，车前子3克。以上药材加盐适量，加水煎煮，去渣温服。（《景岳全书》化阴煎）

治津伤口渴、舌绛烦渴：生地黄、麦冬各15克，沙参9克，玉竹4.5克，冰糖3克。将以上材料加水煎煮，去渣，分2次服用。（《温病条辨》益胃汤）

治骨蒸劳瘦，日晚寒热，咳嗽唾血：生地黄汁400毫升，大米适量。先将大米煮粥，粥将熟时放入生地黄汁搅匀，空腹食用。（《食医心镜》）

治产后崩中，下血不止，心神烦乱：生地黄汁、益母草汁各100毫升，加入200毫升酒中，煎3～5沸，分3次服，频频服用。（《圣惠方》地黄酒）

治痈疖、痔疮：生地黄适量，洗净，捣碎取汁，放入铜器中，加入适量汤共煮至汤减半，滤渣，酒服如弹丸许，每日3次。（《千金方》地黄煎）

别名 银夏柴胡、银胡、牛肚根、沙参儿、白根子　　**来源** 石竹科植物银柴胡的根

银柴胡

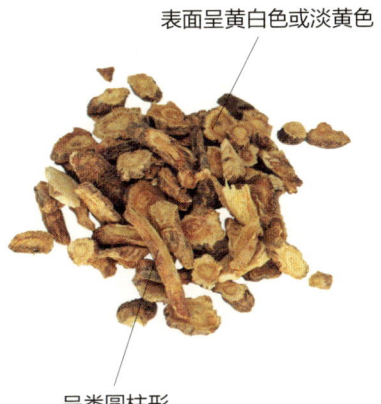

表面呈黄白色或淡黄色

呈类圆柱形

性味归经
- 性微寒，味甘；归胃、肝经。

用法用量
- 煎汤，5～9克，或入丸、散。

功效主治
- 清虚热，除疳热，清热凉血。用于阴虚发热、骨蒸劳热、阴虚久疟、小儿疳热羸瘦等症。

🔸 实用妙方
治阴虚发热、骨蒸劳热、潮热盗汗： 银柴胡5克，胡黄连、秦艽、鳖甲（醋炙）、地骨皮、青蒿、知母各3克，甘草2克。以上药材加水煎服。（《证治准绳》清骨散）

治慢性白血病： 西党参、当归、生白术各9克，生黄芪、山药、云茯苓、熟枣仁、制何首乌各15克，银柴胡3克，炒白芍6克，大枣5枚。以上药材加水煎服。（《中医临证撮要》慢白汤）

别名 薇草、春草、白幕、白龙须、白马薇　　**来源** 萝摩科植物白薇和蔓生白薇的根和根茎

白薇

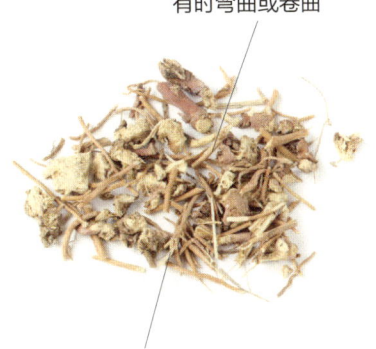

根呈细长圆柱状，有时弯曲或卷曲

断面略平坦，呈类白色至浅黄棕色

性味归经
- 性寒，味苦、咸；归胃、肝、肾经。

用法用量
- 煎汤，4～9克，或入丸、散；外用适量，研末贴或捣敷。

功效主治
- 利尿通淋，解毒疗疮，清热凉血。用于产后虚烦呕逆、小便淋沥、肾炎性水肿、支气管炎等。

🔸 实用妙方
治脐腹作痛、子宫虚寒不孕、带浊白崩等： 藁本、当归、白芍、人参、白薇、川芎、牡丹皮、桂心、白芷、白术、茯苓、延胡索、甘草、赤石脂、没药各30克，香附450克。前13味药材酒浸3日，烘干，与余药共研为末，炼蜜为丸，每服6克，日服2次。（《韩氏医通》女金丹）

治瘰疬： 鲜白薇、鲜天冬各等份。以上药材捣细，敷于患处。（《贵州草药》）

第一章 清热药

别名 凤颈草、马鞭梢、铁马茎、燕尾草、铁扫帚、铁马鞭　　**来源** 马鞭草科植物马鞭草的地上部分

马鞭草

性味归经
- 性微寒，味苦；归肝、脾经。

用法用量
- 煎汤，15～30克，或入丸、散；外用适量，捣敷或煎水洗。

功效主治
- 凉血止痛，清热解毒，活血散瘀，利水消肿。用于外感发热、咽喉肿痛、痢疾、痈肿疮毒等症。

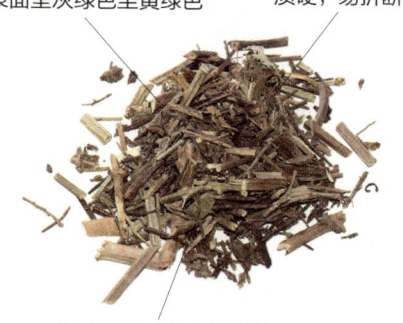

表面呈灰绿色至黄绿色　　质硬，易折断

叶片革质，通常为狭长椭圆形

🔸 实用妙方

治流行性感冒： 马鞭草、鸭公青各37.5克，忍冬花、青蒿各11.3克，薄荷（后下煎）7.5克，鱼腥草30克，岗梅根、咸丰草各18.8克。以上药材加水5碗，煎2碗，分2次温服。

治劳损腰痛、肾虚腰痛： 马鞭草37.5克，五加皮、杜仲（炒）、土牛膝各18.8克，鲜枸杞根56.3克，猪前脚1节。以上药材加水3碗、酒3碗，加入猪前脚炖烂。饮汤吃猪前脚。

别名 功劳叶、十大功劳叶、猫儿刺、枸骨刺　　**来源** 冬青科植物枸骨的干燥叶

枸骨叶

性味归经
- 性凉，味苦；归肝、肾经。

用法用量
- 煎汤，8～12克，或浸酒、熬膏；外用适量，捣汁或煎膏涂敷。

功效主治
- 补肝肾，祛风湿，清热养阴，止咳。用于骨蒸潮热、腰膝酸痛、肺劳咳嗽、风湿痹痛等症。

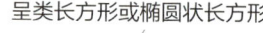
呈类长方形或椭圆状长方形

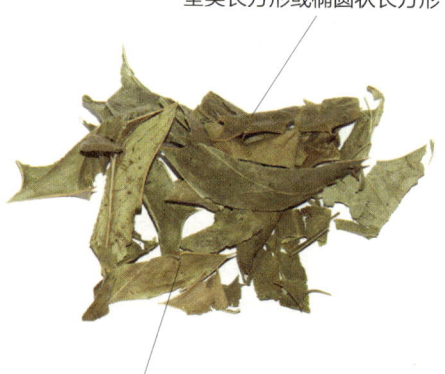
上表面呈黄绿色或灰绿色

🔸 实用妙方

治肺痨： 枸骨叶、沙参、麦冬、白及各9～15克。以上药材加水煎服。

治风湿性关节炎、腰膝关节痛： 鲜枸骨嫩枝叶（捣烂）120克，白酒360毫升。将枸骨嫩枝叶浸白酒1日。每晚睡前温服15～30毫升。

治痈疖疮毒： 鲜枸骨叶适量，切碎，加酒糟捣烂，外敷患处，干则换。（《安徽中草药》）

别名 大青、松蓝叶、北板蓝、大靛、鲜大青叶　　**来源** 十字花科植物菘蓝的干燥叶

大青叶

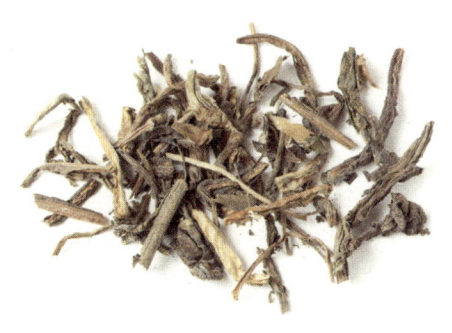

性味归经
- 性大寒，味苦；归心、肺、胃经。

用法用量
- 煎汤或捣汁服，10～15克；外用适量，捣敷或煎水洗。

功效主治
- 清热解毒，消斑，凉血止血。用于黄疸、细菌性痢疾、胃肠炎、吐血、痢疾、口疮、发热等症。

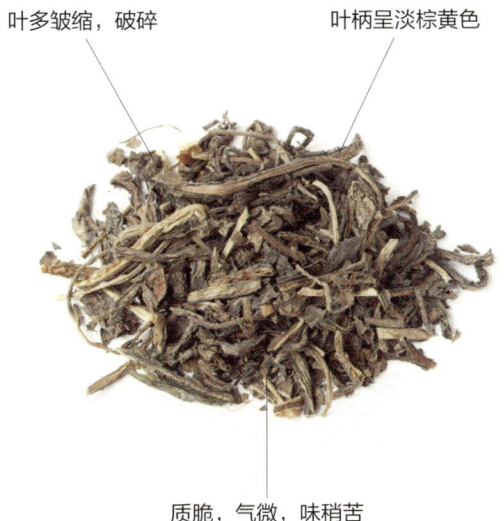

叶多皱缩，破碎　　叶柄呈淡棕黄色

质脆，气微，味稍苦

家用养生
- 研末：大青叶适量，研为细末，水煎服。每次1克，每日3次。可治小儿高热。
- 外洗：大青叶、薄荷油各适量。水煎大青叶，取汁，加入薄荷油适量，清洗患处，每日3次。可治痱子。
- 煎汤：大青叶25克，黄豆50克。以上材料加水煎服，每日1剂，连服7日。可预防流行性脑脊髓膜炎。（《江西草药》）
- 煎汤：大青叶25～50克，海金沙根50克。以上药材水煎服，每日2剂。可治腮腺炎。（《江西草药》）

实用妙方

治咽喉唇肿、口舌糜烂、口干面热等：大青叶、升麻、大黄各100克，生地黄150克。将以上4味药材研成细末，每服10克。加入清水煎煮，去渣温服。（《圣济总录》大青汤）

治脑热耳聋：大青叶、大黄、栀子、黄芪、升麻、黄连各50克，芒硝100克。将以上药材研成细末，炼蜜为丸，如梧桐子大小，每服30克。以温水送服。（《圣济总录》大青丸）

治小儿扁桃体炎、疱疹性咽峡炎、疱疹性口腔炎等：大青叶30克，蚤休、桔梗、玄参各9克，紫苏叶、薄荷、甘草各6克。将以上药材加水煎服。（《中西医结合儿科试用新方》大青蚤休饮）

治温毒入营、痰热蒙蔽心包所致的昏厥证：水牛角（刨片先煎）30克，鲜生地黄、生石膏各15克，赤芍、牡丹皮、连翘、知母、紫草根各9克，金银花、大青叶各12克，生甘草3克，安宫牛黄散（兑服）2支。以上药材加水煎服。（《谭日强医案》清营开窍汤）

别名 鬼钗草、鬼黄花、婆婆针、鬼骨针、乌藤菜、粘身草、脱力草　　**来源** 菊科植物鬼针草的全草

鬼针草

性味归经
- 性微寒，味苦；归肝、肾、脾经。

用法用量
- 煎汤，15～30克，捣汁；外用适量，捣敷或煎水熏洗。

功效主治
- 清热解毒，祛风除湿，活血消肿。用于咽喉肿痛、泄泻、疔疮肿毒、风湿痹痛、跌打损伤等。

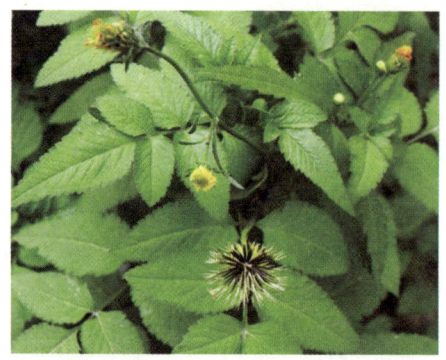

采收：夏、秋季开花盛期，收割地上部分

实用妙方

治胃肠炎：鬼针草15～30克，车前草9克。以上药材加水煎服。呕吐者加生姜5片，腹痛者加酒曲2个。

治偏头痛：鬼针草30克，大枣3枚。以上药材水煎温服。（《江西草药》）

治跌打损伤：鲜鬼针草30～60克（干的减半）。水煎，另加黄酒30毫升，温服，日服1次，一般连服3次。（《福建民间草药》）

别名 攀枝花、斑枝花、吉贝、英雄树　　**来源** 木棉科植物木棉的干燥花朵

木棉花

性味归经
- 性凉，味甘、淡；归大肠经。

用法用量
- 煎汤，9～15克，或研末服。

功效主治
- 清热解毒，利湿止痛，止血。用于泄泻、痢疾、血崩、疮毒、金疮出血等症。

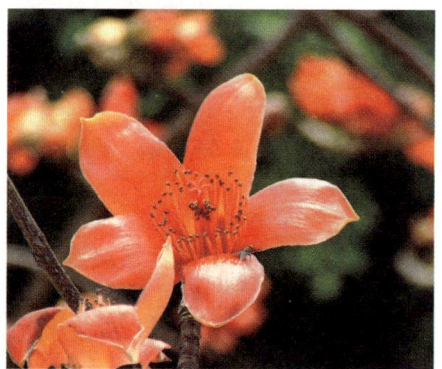

采收、存储：春末采收，阴干存储

实用妙方

治大肠湿热引起的泄泻、下痢、腹痛：木棉花、金银花各11.3克，团饭藤、凤尾草、红乳仔草各37.5克，含壳草18.8克。以上药材加水6碗，煎至2碗，分2次服。

治慢性肝炎：木棉根、黄水茄、咸丰草、猫须草各18.8克，金锁匙、凤尾草各22.5克，爵床、水丁香各11.3克，官真癀、北茵陈各7.5克。以上药材加水6碗，煎2～3碗，代茶饮服。

别名 河白草、刺犁头、贯叶蓼、老虎刺、猫爪刺、三角盐酸草　　**来源** 蓼科植物杠板归的全草

杠板归

性味归经
- 性微寒，味酸；归肺、膀胱经。

用法用量
- 煎汤，8～30克；外用适量，捣敷或煎水熏洗。

功效主治
- 止咳祛痰，清热解毒，利水消肿。用于咽喉肿痛、肺热咳嗽、湿热泻痢、湿疹、蛇虫咬伤等症。

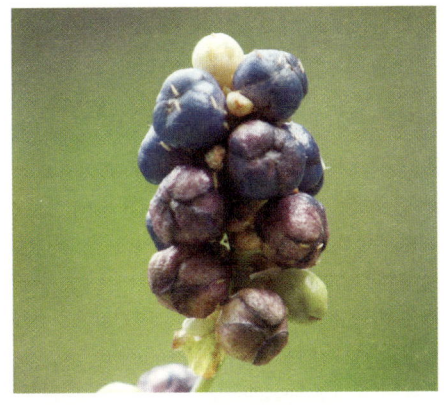

采收、存储：夏季花开时采割，晒干

实用妙方
治青春痘： 鲜杠板归、扛香藤、金针根、含羞草根各37.5克。以上药材加水5碗，煎2碗，加猪瘦肉150克，炖烂，分2次服。

治皮肤瘙痒： 杠板归、鹅不食草各37.5克，麻油适量。将杠板归和鹅不食草烘干，研成细末，每次加入适量麻油，调敷于瘙痒处。

别名 马蹄草、地浮萍、雷公根、铜钱草、半边钱　　**来源** 伞形科植物积雪草的全草

积雪草

性味归经
- 性寒，味苦、辛；归肝、脾、肾经。

用法用量
- 煎汤，9～15克，或捣汁；外用适量，捣敷或绞汁涂。

功效主治
- 清热利湿，解毒消肿。用于湿热黄疸、中暑腹泻、血淋、痈肿疮毒、跌扑损伤等症。

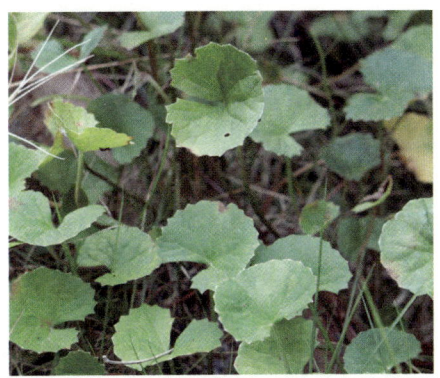

采收：夏、秋二季采收，除去泥沙

实用妙方
治咽喉肿痛： 积雪草15克，木蝴蝶6克，桔梗、甘草各10克。加水煎，去渣，含漱，每日数次。

治外伤疼痛、腰背疼痛： 积雪草60克，研为细末，每次3～5克，以温黄酒冲服。

治外感暑热： 积雪草、墨莲草、青蒿（均鲜）各适量。以上药材共捣烂取汁，用冷开水冲服。

治外感风热： 鲜积雪草60克，白颈蚯蚓4条。以上药材共捣烂，水煎后取汁，每日分3次服。

第一章 清热药

别名 倒地拱、倒地琼、台湾千金藤、金线吊乌龟　　**来源** 防己科植物金线吊金龟的块根

白药子

性味归经
- 性凉，味苦、辛，有毒；归脾、肺、肾经。

用法用量
- 煎汤，9～15克，或入丸、散；外用适量，捣敷或研末敷。

功效主治
- 清热解毒，凉血，止痛。用于胃痛、胃溃疡、风湿疼痛、腰肌劳损、腹痛、痈疮疔毒等症。

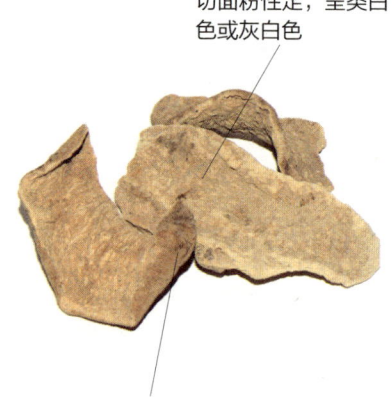

切面粉性足，呈类白色或灰白色

表面呈棕色或暗褐色

📖 实用妙方

治胃肠病： 白药子15克，白花煮饭花头、桂花根、月桃头、白橄榄根、红骨蚶壳草各30克，青木香11.3克。以上药材加水6碗，煎至2碗，加猪瘦肉150克，炖烂，每日早、晚饭前各服1次。

治风湿腰肌劳损： 白药子、过山香各15克，红骨蛇、掇鼻草各18.8克，山素英、红药头各30克。以上药材加水3碗、酒3碗，煎至2碗，加猪排骨炖烂，每日早、晚各服1次。

别名 葛条花　　**来源** 豆科植物野葛、苦葛藤的花

葛花

性味归经
- 性凉，味甘；归胃经。

用法用量
- 煎汤，3～9克，或入丸、散。

功效主治
- 解酒醒脾，止血。用于伤酒烦热口渴、头痛头晕、脘腹胀满、呕逆吐酸、不思饮食、肠风下血等症。

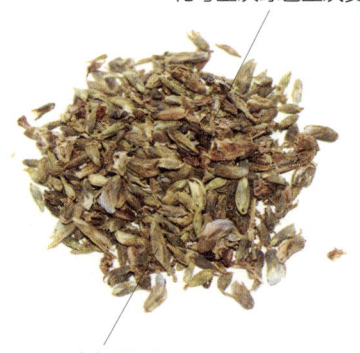

花萼呈灰绿色至灰黄色

呈扁长圆形

📖 实用妙方

治饮酒积热、毒伤脾胃、呕血吐血、发热烦渴、小便赤少： 葛花、滑石（水飞）各50克，黄连3克，粉草15克。将以上药材研为细末，水和为丸，每服3克，以温水服下。（《滇南本草》葛花清热丸）

治湿伤脾胃、饮酒过度： 木香1.5克，陈皮4克，人参、茯苓、猪苓各4.5克，神曲、泽泻、干姜、白术各6克，青皮9克，白豆蔻、葛花、砂仁各15克。上药共研为极细粉末，和匀，用温水调服。

别名 百头、贯节、药藻、黄钟、绵马贯众、凤尾草　　**来源** 鳞毛蕨科植物粗茎鳞毛蕨的根茎及叶柄残基

贯众

性味归经
- 性微寒，味苦；归肺、肝、脾经。

用法用量
- 煎服，5～15克，或入丸、散；外用适量，研末调涂。

功效主治
- 清热解毒，凉血止血，杀虫。用于风热感冒、温热斑疹、吐血、血痢、带下、疮疡、月经过多等症。

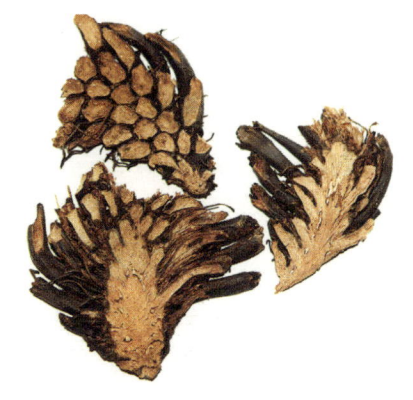

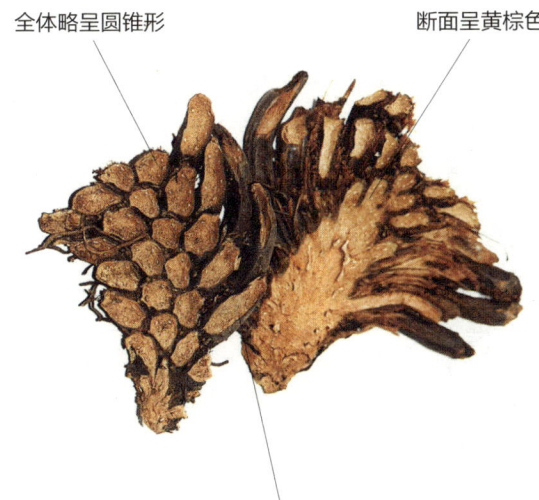

全体略呈圆锥形
断面呈黄棕色
表面弥生整齐的叶柄残基

家用养生
- **研末**：贯众15克，研成细末，以温开水送服。可治鼻出血。
- **涂抹**：贯众适量，煅烧成灰，加麻油混合，涂抹于伤处。可止痛。
- **煎汤、坐浴**：益母草、贯众各20克，茯苓15克，海螵蛸、生地黄、苦参、党参、白芍各10克。以上药材加水煎3次后服用，每日1剂；另取100克益母草，水煎2次，去渣取液，趁热坐浴。可治宫颈炎。

🍱 实用妙方

治蛔虫攻心、吐如醋水、痛不能止：贯众、芜荑、龙胆、狼牙各30克，麝香3克。将以上药材研成细末，每服6克，食前以淡醋汤送服。

治瘟疫及发痧腹痛，见肢厥吐泻、手足厥逆：猪牙皂、北细辛各10.5克，朱砂、雄黄（二药另研细末）各5克，藿香9克，枯矾、白芷各3克，桔梗、防风、广木香、贯众、陈皮、薄荷、法半夏、甘草各6克。以上药材共研为细末，和匀，贮瓶中备用。如遇急症，取0.6～0.9克吹入鼻中；再取3～6克，生姜汤冲服，安睡片刻，汗出而愈。（《蒲辅周医疗经验》雷击散）

治肺癌、结肠癌、宫颈癌、膀胱癌等：黄芪30克，人参、金银花、陈皮、地榆、贯众、蒲公英、大蓟、小蓟各9克，龙眼肉、生地黄、杜仲各15克，三七（冲服）6克。以上药材加水煎服。（《肿瘤的诊断与防治》补益消癌汤）

治癣：贯众、吴茱萸、肉桂各等份。研为细末。先以消毒针器挑破，以药擦之。（《百一选方》）

第一章 清热药

别名 鲜公英、尿床草、黄花草、婆婆丁　　**来源** 蒲公英和碱地蒲公英等同属植物的干燥全草

蒲公英

性味归经
- 性寒，味甘、苦；归肝、胃经。

用法用量
- 煎汤、捣汁或入散剂，10～30克；外用适量，捣敷。

功效主治
- 利尿消肿，清热解毒，清肝明目，消肿散结。用于乳腺炎、疔毒疮肿、感冒发热、支气管炎、肝炎等症。

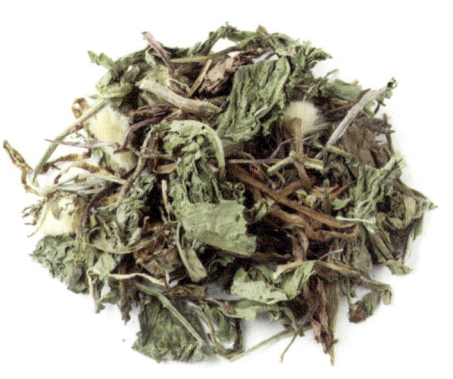

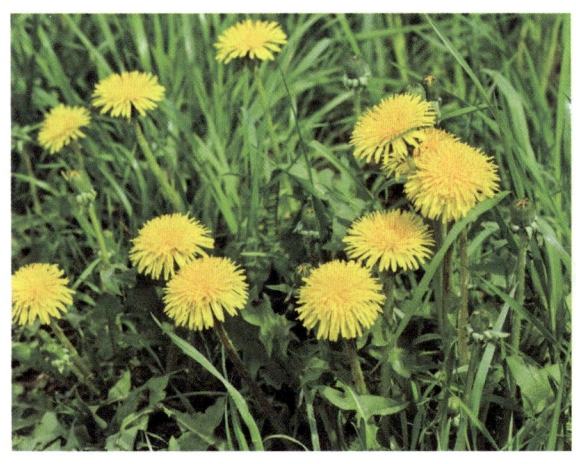

炮制：除去杂质，洗净，切段，干燥

家用养生
- 煮粥：蒲公英适量，大米50克。将二者共煮粥食用。可清热解毒、消肿解暑。
- 煎汤：蒲公英15克，砂仁、陈皮各6克。以上药材加水煎服。可治胃炎。
- 外敷：鲜蒲公英适量，洗净后捣敷于患处。可治流行性腮腺炎、乳腺炎。
- 煎汤：蒲公英、野菊花、北豆根各90克，白糖适量。将以上药材水煎去渣，加白糖调匀温服。可预防感冒。

实用妙方

治乳痈初起： 蒲公英30克，忍冬藤60克，甘草6克。以上药材加清水煎煮，去渣，饭前服用。(《洞天奥旨》英藤汤)

治瘰疬结核、痰核绕项而生： 蒲公英15克，香附、山慈菇、小九股牛各5克，羊蹄根7.5克，大蓟独根、虎掌草、小一枝箭各10克。将以上药材加清水煎煮，点水酒服。(《滇南本草》)

治黄疸型肝炎黄疸伴转氨酶水平较高者： 茵陈30～50克，田基黄、海金沙、蒲公英、垂盆草、板蓝根各20克，泽兰12克，焦楂曲30克，丹参15克。以上药材加水煎服，每日1剂，10日为1个疗程。(《辽宁中医杂志》退黄降酶汤)

别名 败酱、泽败、曲菜、苦菜、取麻菜　　**来源** 败酱科植物白花败酱、黄花败酱或其近缘植物的带根全草

败酱草

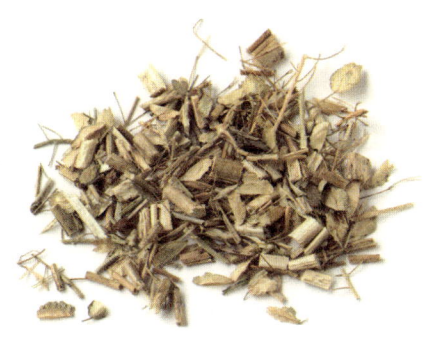

性味归经
- 性凉，味辛、苦；归肝、胃、大肠经。

用法用量
- 煎汤 15 ~ 30 克，鲜品加倍；外用适量，捣敷患处。

功效主治
- 清热解毒，消痈排脓，活血化瘀，止痛。用于肠痈、肺痈高热、热毒疮疔、肠炎、痢疾、痛经等症。

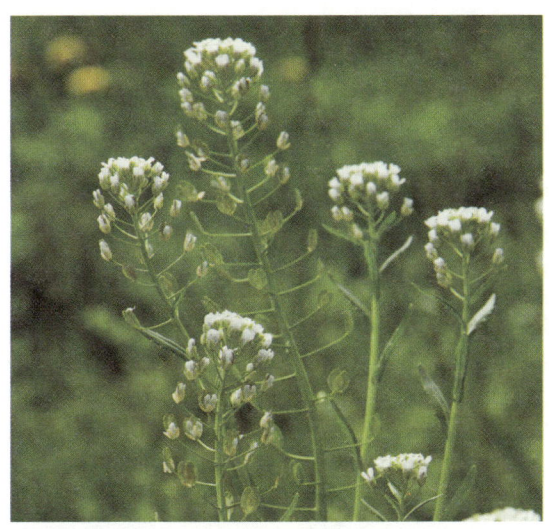

采收、炮制：夏季开花前采挖，晒至半干，扎成束，阴干

家用养生
- **代茶饮**：败酱草 20 克，将败酱草加适量水煎煮，去渣。用开水冲泡，代茶饮用，常喝可治神经衰弱。
- **擦洗**：败酱草、白鲜皮、地肤子、百部、蛇床子、苦参各 30 克。以上药材加水煎煮，去渣。取汁液，擦拭全身，每日 1 次。可治皮肤瘙痒。
- **外洗**：鲜败酱草适量，榨汁，外涂患处。或与木贼 50 克、香附 15 克，煎水洗。可治扁平疣。
- **外敷**：鲜败酱草适量，捣烂后外敷于患处。可治疮痈肿痛及蛇虫咬伤。

📖 实用妙方

治产后腰痛：败酱草、当归各 2.4 克，川芎、芍药、桂心各 1.8 克。将以上药材加清水煎煮，去渣，分成 2 份，每日早、晚各服 1 份。（《广济方》）

治产后恶露不止：败酱草、当归各 1.8 克，续断、芍药各 2.4 克，川芎、竹茹各 1.2 克，生地黄 16 克。以上药材水煎，去渣，分 2 次服，每日早、晚各 1 服。

治非细菌性前列腺炎或前列腺痛属湿热下注型：土茯苓、败酱草、炒谷芽各 30 克，牛膝 12 克，萆薢、延胡索各 15 克，牡丹皮、龙胆、枳壳各 9 克。水煎服。（《浙江中医杂志》前列腺炎汤）

治阑尾周围脓肿：大血藤、败酱草各 30 克，当归尾 9 克，皂角刺 15 克（或炮穿山甲 9 克），大黄（后下）15 ~ 24 克。水煎服，日服 1 剂，重症者日服 2 剂。（《金如寿经验方》阑尾脓肿方）

别名 白瓜、水芝、白冬瓜、濮瓜、蔬苽、东瓜、枕瓜　　**来源** 葫芦科植物冬瓜的果实

冬瓜

性味归经
- 性凉，味甘、淡；归肺、胃、大肠、小肠经。

用法用量
- 煎汤，60～120克，或捣汁；外用适量，捣敷或煎水洗。

功效主治
- 利水化痰，清热解毒，除烦，消肿，利湿排脓。用于水肿、淋病、咳喘、暑热烦闷、痈肿等症。

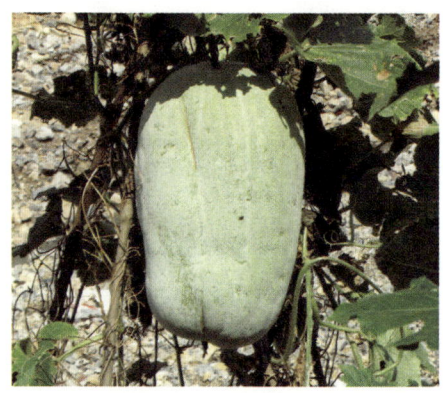

采收：夏末、秋初，果实成熟时采摘

实用妙方

治肾炎、全身浮肿： 冬瓜1000克，鸭子1只。将冬瓜连皮切片，鸭子去毛及内脏，不放盐，一起炖烂，分次服，1日内服完。

治热病口渴： 鲜冬瓜适量，将其捣汁，每次服200毫升，每日2～3次。

治糖尿病、口渴心烦： 冬瓜瓤300克，将其晒干或烘干，研末，每次用30克，水煎去渣，温服。

别名 火烧草、火焰草、佛指甲、龙水草、禾雀舌、养鸡草　　**来源** 景天科植物佛甲草的茎叶

佛甲草

性味归经
- 性寒，味甘、淡；归肺、肝经。

用法用量
- 煎汤，9～15克，或捣汁；外用适量，捣敷或捣汁含漱。

功效主治
- 清热解毒，利湿，止血。用于咽喉肿痛、热毒痈肿、疔疮、水火烫伤、湿热泻痢、外伤出血等。

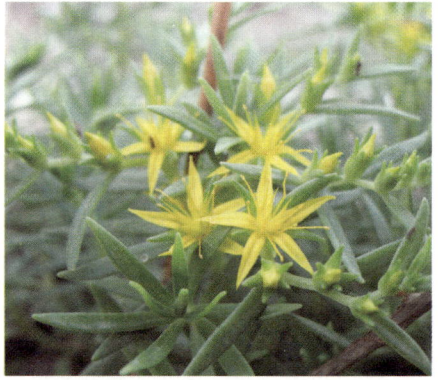

炮制：除去杂质，洗净后切短段，干燥

实用妙方

治外伤出血： 佛甲草适量，将其捣汁外敷，或干者研末，敷于患处。（《全国中草药汇编》）

治胰腺癌： 佛甲草60～120克，鲜荠菜90～180克（干品减半）。将以上药材加水煎煮，取汁，每日早、晚分服。（《全国中草药汇编》）

治咽喉火热肿痛： 佛甲草15克，捣烂，加蛋清冲开水服。（《贵阳民间药草》）

别名 独脚莲、独荷草、羞天花、术律草、旱荷　　**来源** 小檗科植物八角莲、六角莲和川八角莲的根及根茎

八角莲

性味归经
- 性凉，味甘、微苦；归肺、肝经。

用法用量
- 煎汤，3～12克，或入丸、散；外用适量，捣烂敷、磨汁或浸醋、酒涂搽。

功效主治
- 清热解毒，活血散瘀。用于毒蛇咬伤、跌打损伤、疮疖痈肿、淋巴结炎、腮腺炎、乳腺癌等症。

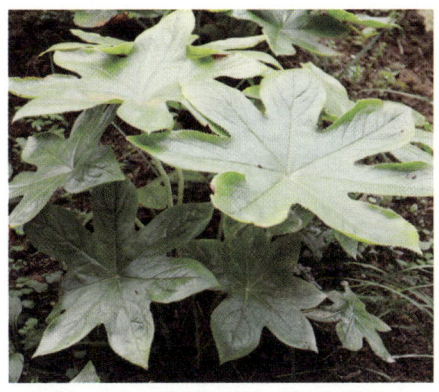

采收、炮制：秋季采挖，洗净晒干或鲜用

实用妙方

治无名肿毒、疔疮： 鲜八角莲10克，加入水、白酒煎服；另外，取适量鲜八角莲捣烂，敷于患处。

治乳腺癌： 八角莲、黄杜鹃各15克，紫背天葵30克，加白酒500毫升，浸泡7日后内服外搽。每服15毫升，每日2～3次。

治瘰疬： 八角莲30～60克，黄酒60毫升。水煎服。（《福建民间草药》）

别名 小锯藤、锯子草、小茜草、血见愁、细茜草　　**来源** 茜草科植物拉拉藤或粗叶拉拉藤的全草

八仙草

性味归经
- 性微寒，味辛、微苦；归心、肺经。

用法用量
- 煎汤，15～30克，或捣汁饮；外用适量，捣敷。

功效主治
- 清热解毒，利尿通淋，消肿止痛。用于痈疽肿毒、乳腺炎、水肿、感冒发热、痢疾、刀伤出血等症。

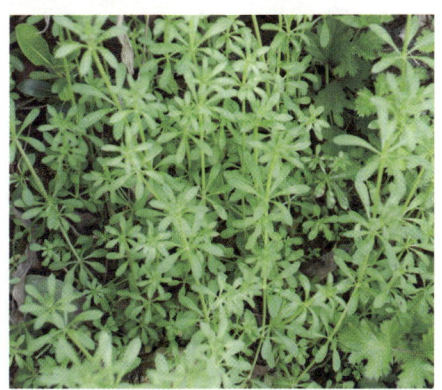

采收、炮制：秋季采收，鲜用或晒干

实用妙方

治五淋： 八仙草15克，甘草5克，滑石、双果草各10克。将以上药材加水煎煮，点水、酒服。（《滇南本草》）

治跌打损伤： 鲜八仙草根、马兰根各20克。以上药材加水、酒各半煎服。另以鲜八仙草全草、酢浆草各等份，捣烂后外敷于患处。

别名 黄莲、川连、姜连、支连、川黄连等　　**来源** 毛茛科植物黄连、三角叶黄连或云连的干燥根茎

黄连

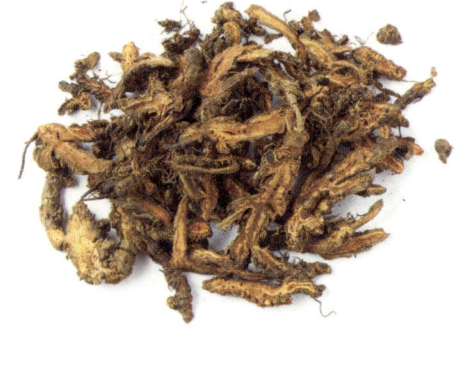

性味归经
- 性寒，味苦；归心、肝、胆、大肠、脾经。

用法用量
- 煎汤，1.5～3克，研末或入丸、散；外用适量，研末调敷、煎水洗、熬膏或浸汁。

功效主治
- 泻火燥湿，清热解毒。用于湿热痞满、泻痢、黄疸、心烦不寐、血热吐衄、目赤、痈肿疔疮等症。

多簇状分枝，形似倒鸡爪状

表面呈灰黄色或黄棕色

家用养生
- 炖汤：黄连2克，杏仁10克，白萝卜300克，盐适量。将黄连洗净，杏仁浸泡去皮。白萝卜切块后与杏仁、黄连入蒸锅，加水炖，加盐调味食用。可清热、润肺止咳。
- 煮粥：黄连5克，白头翁、大米各30克。黄连水煎取汁，将白头翁、大米加水，煮至大米开花，往锅里加入药汁煮粥。可清热解毒。
- 外搽：黄连适量，研末，调茶油搽于患处。可治水火烫伤。

实用妙方

治神经性皮炎、慢性湿疹、牛皮癣、皮肤瘙痒等： 何首乌125克，五加皮、僵蚕、苦参、当归、全蝎各45克，牛蒡子、羌活、独活、白芷、细辛、生地黄、防己、黄连、白芍、蝉蜕、防风、荆芥、苍术各30克。以上药材共研细末，炼蜜为丸，如梧桐子大。每服6～9克，日服2次。（《疡科选粹》紫云风丸）

治小便混浊、遗精： 莲须、黄连各60克，白茯苓、砂仁、益智仁、半夏、黄柏各30克，炙甘草90克，猪苓75克。将以上药材研为细末，蒸饼为丸。每服9克，日服3次，空腹温酒或温开水送服。（《医学正传》治浊固本丸）

治伤寒胸中有热、胃中有邪气、腹中痛、欲呕吐： 黄连、干姜、炙甘草、半夏、桂枝各9克，人参6克，大枣4枚。以上药材水煎，去渣，分5次温服，白天3服，晚上2服。

治阴虚火旺型失眠： 黄连1克，合欢花、何首乌藤各5克，郁金3克。以上药材加水煎煮，去渣取汁，每日睡前服。

别名 靛青根、蓝靛根、大青根　　**来源** 十字花科植物菘蓝的干燥根

板蓝根

性味归经
- 性寒，味苦；归心、胃经。

用法用量
- 煎汤，15～30克，或入丸、散；外用适量，煎汤熏洗。

功效主治
- 清热解毒，凉血消肿，利咽。用于热病高热烦渴、斑疹、吐血、衄血、黄疸、泻痢、口疮、咽喉肿痛等症。

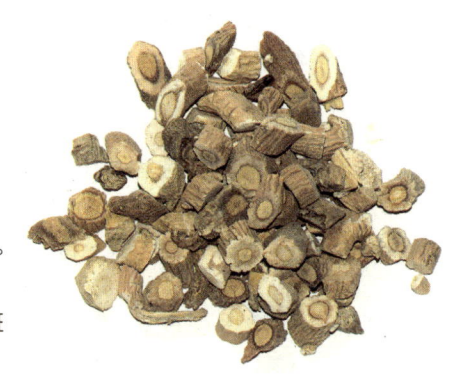

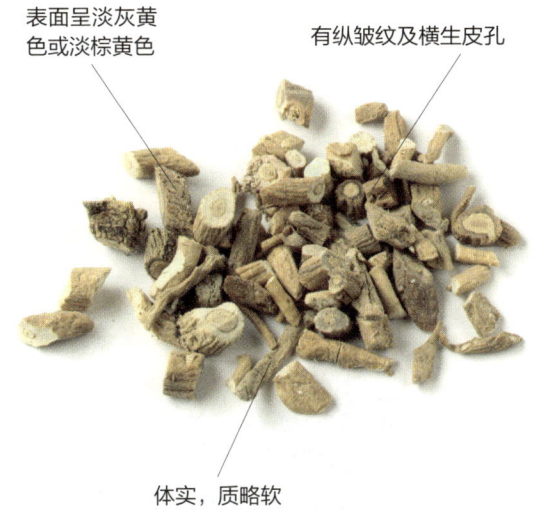

表面呈淡灰黄色或淡棕黄色
有纵皱纹及横生皮孔
体实，质略软

家用养生

- 煮粥：板蓝根20克，竹叶、莲子心各10克，大米50克。板蓝根、竹叶、莲子心加水煎，去渣取汁，大米加水煮至八成熟，加入药汁煮至粥熟。常食可清热、祛火。
- 代茶饮：板蓝根20克，研为粗末，用沸水冲泡代茶饮用。可清热解毒，预防流行性肝炎。
- 炖煮：板蓝根6克，猪腱子50克，大枣数枚，盐适量。将板蓝根、猪腱子、大枣加水，小火煮3小时，加盐调味服用。可增强免疫力。

实用妙方

治感冒、咽喉炎、扁桃体炎、流行性腮腺炎等： 羌活9～12克，板蓝根15～30克。以上药材加水煎服。（《中医方剂临床手册》羌蓝汤）

治流行性腮腺炎、乳痈、痔疮、淋巴结炎、无名肿毒： 板蓝根、大黄、芒硝、生石膏各60克，浙贝母、牡蛎、胆南星、黄连、牡丹皮、桃仁、甘草各30克。以上药材共研末，以醋调成糊，外敷于患处。

治温热暑疫、热深毒重等： 犀角（先煎）、石菖蒲、黄芩各180克，生地黄、金银花各500克，金汁、连翘各300克，板蓝根270克，淡豆豉240克，玄参210克，天花粉、紫草各120克。以上药材均生晒研细，以犀角、地黄汁、金汁和捣为丸，每丸重3克。每服1～2丸，日服2次。（《温热经纬》神犀丹）

治大头瘟： 板蓝根、黄芩各15克，升麻、陈皮、甘草、柴胡、桔梗各6克，玄参、连翘各10克，马勃、薄荷各3克，黄连、僵蚕、牛蒡各9克。将以上药材加水煎煮，去渣温服。（《东垣试效方》普济消毒饮）

第一章　清热药　53

别名 石荷叶、老虎耳、金线莲、佛耳草、猫耳朵、铜钱草　　**来源** 虎耳草科植物虎耳草的全草

虎耳草

性味归经
- 性寒，味苦、辛，有小毒；归肺、肝经。

用法用量
- 煎汤，10~15克；外用适量，捣汁滴或煎水熏洗。

功效主治
- 祛风清热，祛湿，消肿，消炎，凉血解毒。用于风疹、湿疹、咳嗽吐血、荨麻疹、冻疮溃烂等症。

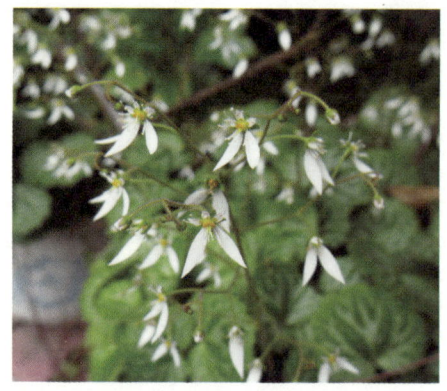

采收、存储：全年可采，去杂质，切段

🗂 实用妙方

治肺热咳嗽、痰黄浓稠： 虎耳草、枇杷叶（刷去毛）各15克，桑白皮11.3克，蒲公英30克，鱼腥草18.8克。以上药材加水3碗，煎至1碗，第2次以水3碗煎至8分，每日早、晚饭后各服1次。

治百日咳： 虎耳草15克，冰糖适量。以上材料加水2碗，共炖15~30分钟，分次服用。

治外伤出血、烫伤、腮腺炎、疮疖： 干虎耳草30克，将其洗净，捣烂外敷于伤处及患部。

别名 珠果紫堇、断肠草　　**来源** 罂粟科植物黄堇的全草或根

黄堇

性味归经
- 性寒，味苦、涩，有毒；归肺、肝、膀胱经。

用法用量
- 煎汤，0.3~0.6克，或捣汁；外用适量，捣敷或用根以酒、醋磨汁搽。

功效主治
- 清热解毒，利尿，杀虫。用于疥癣、疮毒肿痛、目赤、肺热咳血、暑热泻痢、小儿惊风等。

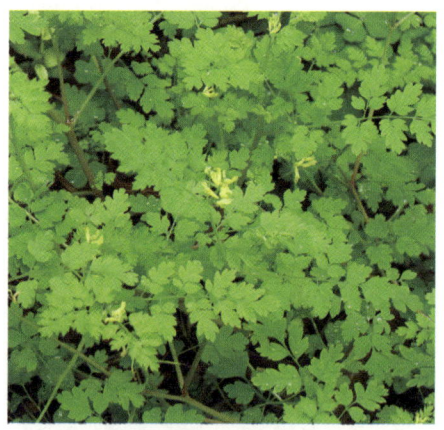

基生叶多数，莲座状，花期枯萎

🗂 实用妙方

治目赤肿痛： 鲜黄堇全草适量，加盐少许捣烂，闭上患眼后，外敷包好，卧床2小时。（《浙江民间常用草药》）

治暑热腹泻、痢疾： 鲜黄堇全草30克，加水煎服，连服数日。（《浙江民间常用草药》）

别名 山菊花、千层菊、黄菊花、苦薏、甘菊花　　**来源** 菊科植物野菊的头状花序

野菊花

性味归经
- 性微寒，味苦、辛；归肝、肺经。

用法用量
- 煎汤，8～12克；外用适量，制膏外涂。

功效主治
- 清肝明目，解毒消肿，泻火，疏风清热。用于疔疮痈肿、目赤肿痛、头痛眩晕、肝火旺盛等症。

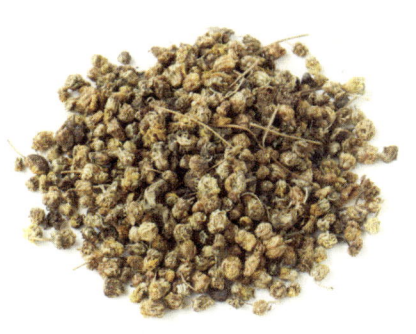

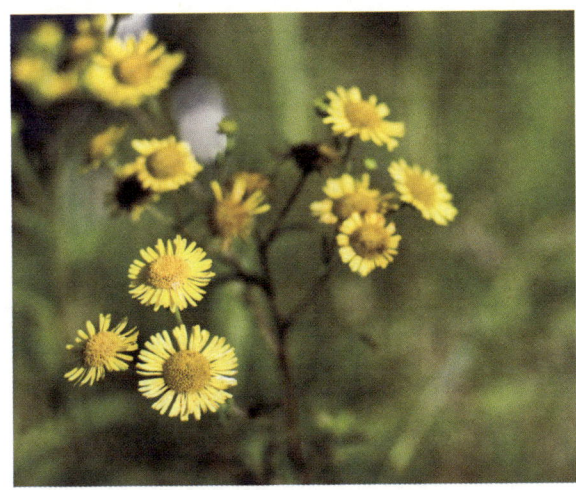

采收：秋、冬季花初开时采摘

家用养生
- 外洗：蛇床子30克，野菊花15克，苦参片12克。以上药材加水煎煮，去渣，外洗患部。可治妇女阴痒等。
- 煎汤：野菊花10克，海金沙15克。以上药材加水煎服，每日2剂。可治泌尿系统感染。
- 煎汤：野菊花、蒲公英各30克，紫花地丁、连翘、石斛各50克。将以上药材加水煎煮，去渣，分成3份，每日早、中、晚各服1次。可治一切痈疽脓肿。

实用妙方

治疗疮初起、恶寒发热、心烦躁乱等：野菊花、苍耳草、豨莶草、半枝莲、地丁草各9克，麻黄3克，重楼6克。将以上药材加入适量清水煎煮，去渣温服。(《外科正宗》七星剑)

治头风鼻塞、偏正头痛：野菊花、川芎、荆芥穗、羌活、白芷、甘草各30克，防风23克，细辛15克，蝉蜕、薄荷、僵蚕各7.5克。将以上药材研为细末，每服6克，清食后调下。(《丹溪心法》菊花茶调散)

治各型痤疮：金银花30克，连翘、黄芩、川芎、当归各12克，桔梗、牛膝各9克，野菊花15克。将以上药材加水煎服。(《中国中医秘方大全》痤疮煎剂)

治头癣、湿疹、天疱疮：野菊花、苦楝根、苦参根各适量。将以上药材水煎，去渣，外洗患部。

治丹毒：野菊花30克，土茯苓、蒲公英各20克。将以上药材置于冷水中，浸泡30分钟后，水煎，分2～3次服，每日1剂。

别名 七叶莲、七叶一枝花、草河车、重台根　　**来源** 百合科植物云南重楼或七叶一枝花的干燥根茎

重楼

性味归经
- 性微寒，味苦、微辛；归肝、肺经。

用法用量
- 煎汤，3～9克；外用适量，研末调敷。

功效主治
- 清热解毒，镇咳，消肿散瘀。用于哮喘、疮疡肿毒、肺痨久咳、多种热毒症、跌打伤痛等症。

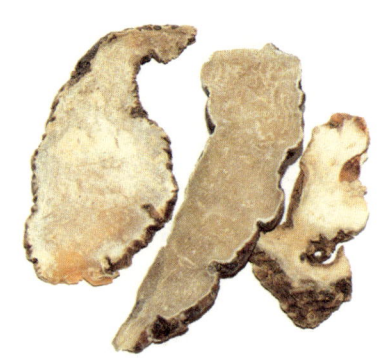

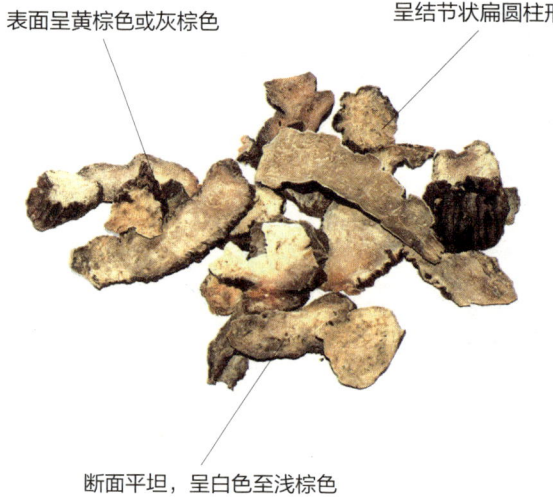

表面呈黄棕色或灰棕色
呈结节状扁圆柱形
断面平坦，呈白色至浅棕色

家用养生

- 外搽：重楼1块，洗净后切片，外搽于患部。可治带状疱疹。
- 外涂：重楼11.3克，搽醋少许。将重楼研末，以醋调和外涂于患处。可治腮腺炎、疔疮痈疖。
- 煎汤：重楼11.3克，蒲公英37.5克，双面刺、红花虱母头各18.8克。以上药材加水煎服。可治腮腺炎、疔疮痈疖。
- 外敷、捣汁：重楼18.8克，面粉、醋各适量。重楼研末，加入面粉，以醋调和，外敷于患处；并以重楼鲜根7.5克加水捣汁服用。可治疗疮痈疖。

📚 实用妙方

治癌肿： 重楼18.8克，半枝莲、夏枯草各37.5克。以上药材加水5碗，煎至2碗，分2次服。

治流行性脑炎、流行性乙型脑炎、流行性腮腺炎、中暑、昏迷抽搐、小儿高热、疟疾： 重楼、白菊花、忍冬花各9.4克，麦冬5.6克，青木香（后煎）3.8克。以上药材加水煎煮，去渣，分2次服（小儿适量）。

治虚热型荨麻疹： 蚕沙（布包）、丹参各31克，重楼15克，白鲜皮9克，地肤子、蝉蜕各6克。以上药材加水煎服，每日早、晚各服1次。（《中医皮肤病学简编》蚕沙饮）

别名 血藤、千年健、赤沙藤、活血藤、大血通、红藤、半雪莲　　**来源** 血藤科植物大血藤的干燥藤茎

大血藤

性味归经
- 性平，味苦；归大肠、肝经。

用法用量
- 煎汤或酒煮、浸酒，9～15克；外用适量，捣敷患处。

功效主治
- 清热，祛风，止痛，败毒消痈，活血通络。用于肠痈腹痛、经闭腹痛、跌扑肿痛、风湿痹痛、月经不调等症。

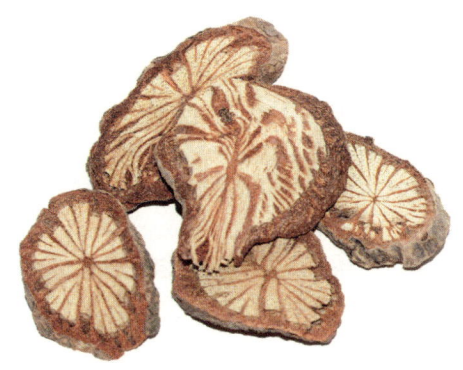

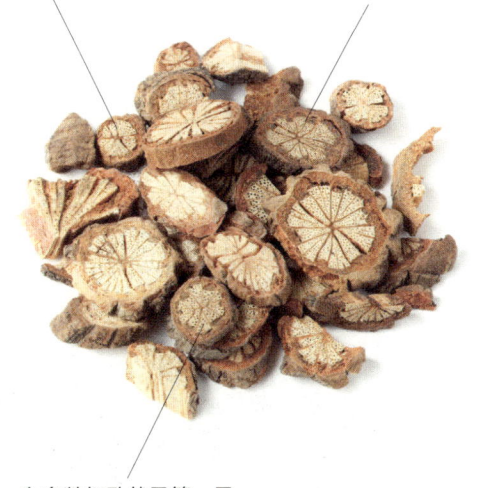

茎呈圆柱形，略弯曲

质硬，断面皮部呈红棕色

有多数细孔状导管，呈放射状

家用养生
- 煎汤：大血藤、香樟、透骨香各20克。将以上药材加水煎煮，去渣，分2次服完。可治风湿性关节炎。
- 煎汤：大血藤15克，益母草9克，叶下红12克，香附6克。将以上药材加水煎煮，配红糖适量调服。可治血虚经闭。
- 捣敷：大血藤、骨碎补各适量。以上药材捣烂，敷于伤处。可治跌打损伤。
- 湿敷：大血藤、金樱子各400克。水煎，取汁液。纱布浸于药汁，取出湿敷患处。可治水火灼伤。

实用妙方

治阳分痈毒，或在脏腑、肺膈、胸乳之间者：大血藤24克，连翘21克，金银花、贝母、蒲公英、夏枯草各9克。将以上药材加水煎煮，去渣温服，连服数次。病情严重者可用白酒煎服。(《景岳全书》连翘金贝煎)

治风湿筋骨疼痛、经闭腰痛：大血藤30克，水煎服。(《湖南农村常用中草药手册》)

治阑尾炎、阑尾脓肿：大血藤50克，紫花地丁30克。水煎服。(《浙江民间常用草药》)

治风湿腰腿痛：大血藤、牛膝各9克，青皮、长春七、黄药子各6克。水煎服。(《陕西中草药》)

治钩虫病：大血藤、钩藤、喇叭花、凤叉蕨各9克。水煎服。(《湖南农村常用中草药手册》)

别名 剑兰、剑麻　　**来源** 石蒜科植物龙舌兰的叶

龙舌兰

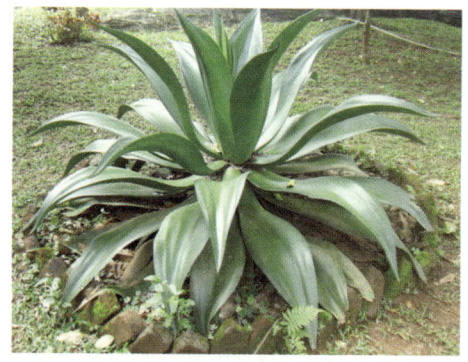

性味归经
- 性温，味苦、酸；归心经。

用法用量
- 煎汤，10 ~ 15 克；外用适量，捣敷。

功效主治
- 解毒拔脓，杀虫，止血。用于痈疽疮疡、疥癣、顽固性溃疡、足底脓肿、子宫出血等。

炮制：洗净，鲜用或沸水烫后晒干

实用妙方

治久年皮肤溃疡： 鲜龙舌兰嫩叶 45 克，冬蜜 30 毫升。上药捣烂，敷于患处。（福州台江《民间实用草药》）

治足底脓肿： 鲜龙舌兰叶适量，雄黄少许。以上药材捣烂，敷于患处。（《浙江药用植物志》）

治皮肤疥癣： 鲜龙舌兰叶适量，搓擦患处，或水煎熏洗。（《青岛中草药手册》）

治子宫出血： 鲜龙舌兰叶 15 克，加水煎服。（《青岛中草药手册》）

别名 藤儿菜、西洋菜、紫草、木耳菜、紫葵、红藤菜、软藤菜　　**来源** 落葵科植物落葵的叶或全草

落葵

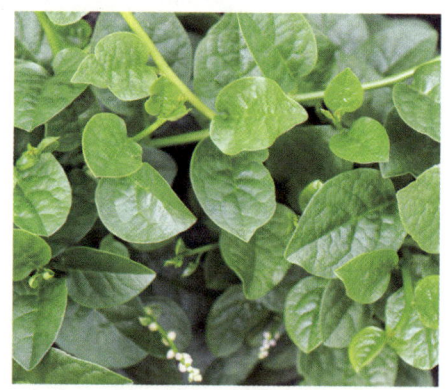

性味归经
- 性凉，味甘，淡，归心、肝、脾、胃、大肠、小肠经。

用法用量
- 煎汤，10 ~ 15 克；外用适量，鲜品捣敷或捣汁涂。

功效主治
- 清热凉血，解毒消肿，利湿。用于大便秘结、小便短涩、痢疾、便血、风湿关节痛等。

炮制：洗净，除去杂质，鲜用或晒干

实用妙方

治关节肿痛： 鲜落葵根茎 80 克，猪前脚 2 节。以上材料加水共煮烂，食肉饮汤，分 2 次服。

治无名肿毒： 鲜落葵叶、鲜咸丰草、鲜火炭母草、鲜水丁香、鲜乌甜仔菜各 15 克。以上药材共捣烂，外敷于患处。

治便秘兼小便赤涩： 鲜落葵 150 克，白豆腐 1 块。将以上材料加水适量，共炖熟食用。

别名 木子、猕猴梨、羊桃、山洋桃、狐狸桃、野洋桃、鬼桃　　**来源** 猕猴桃科植物猕猴桃的果实

猕猴桃

性味归经
- 性寒，味甘、酸；归肾、胃、胆、脾经。

用法用量
- 煎汤30～60克，或生食、榨汁饮。

功效主治
- 清热，通淋，止渴，健胃。用于烦热、消渴、肺热干咳、消化不良、石淋、痔疮等。

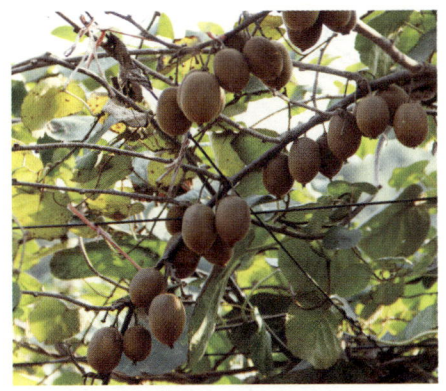
采收：9月中旬至10月上旬采摘果实

📖 实用妙方

治食欲不振、消化不良： 猕猴桃干果60克，加水煎服。(《湖南药物志》)
治消化不良： 猕猴桃、炒山楂各15克。以上药材加水煎服。(《安徽中草药》)
治烦热口渴： 猕猴桃干果30克，加水煎服。(《青岛中草药手册》)
治消渴： 猕猴桃干果60克，天花粉30克。以上药材加水煎服。(《湖北中草药志》)

别名 木芙蓉花、拒霜花、木莲、地芙蓉、文官花、九头花　　**来源** 锦葵科植物木芙蓉的花

芙蓉花

性味归经
- 性凉，味辛；归肺、肝、肾经。

用法用量
- 煎汤，9～15克，鲜品30～60克；外用适量，研末调敷或捣敷。

功效主治
- 清热止痛，清肺凉血，解毒消肿。用于肺热咳嗽、烫伤、目赤、久咳、月经过多等。

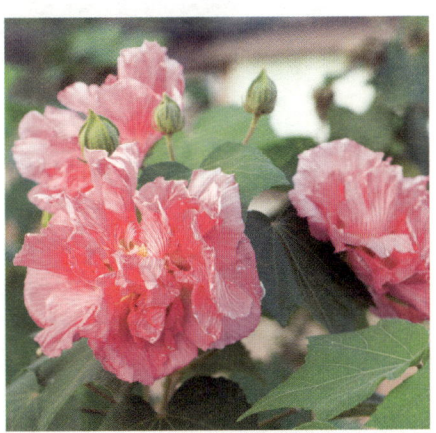
采收：8～10月采摘初开放的花朵

📖 实用妙方

治水火烫伤： 芙蓉花37.5克，麻油适量。芙蓉花洗净，晒干，研为细末，调以麻油，外敷患处。
治疔疮痈疖、无名肿毒： 鲜芙蓉花37.5克，酒糟适量。芙蓉花洗净，加酒糟捣烂，外敷患处。
治目赤肿痛： 芙蓉花37.5克，洗净并晒干，然后研成细末，调水敷于太阳穴。

第一章 清热药

别名 元参、黑参、重台、鹿肠、乌元参、黑元参、正马　　**来源** 玄参科植物玄参的根

玄参

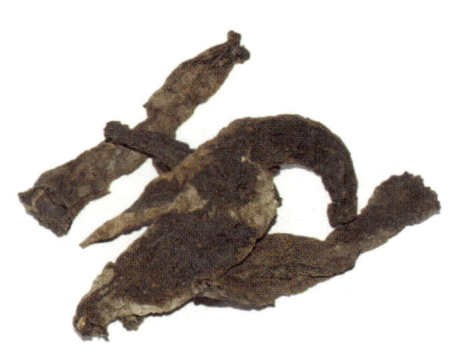

性味归经
- 性微寒，味甘、苦、咸；归肺、胃、肾经。

用法用量
- 煎汤，9～15克，或入丸、散；外用适量，捣敷或研末敷。

功效主治
- 滋阴降火，清热除烦，凉血解毒。用于热病伤津所致口燥咽干、大便燥结、阴虚火旺等。

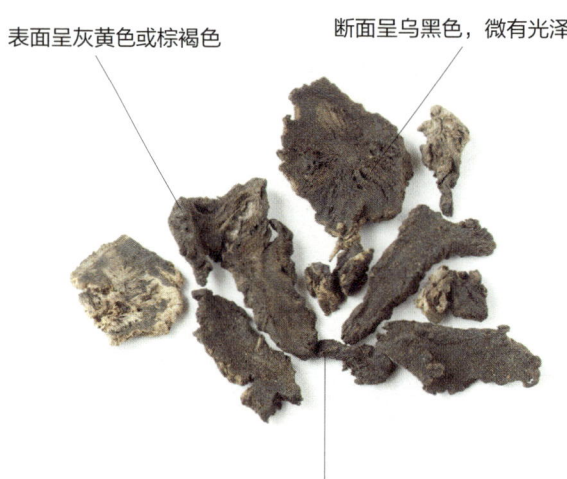

表面呈灰黄色或棕褐色
断面呈乌黑色，微有光泽
有焦糖气，味甘、微苦

家用养生

- 代茶饮：玄参40克，牡丹皮、炒枣仁各20克，柏子仁、莲子心各8克。以上药材水煎取汁，加适量白糖，每日早、中、晚3次服用。可治口腔溃疡。
- 煮粥：玄参10克，大米30克。玄参洗净，水煎取汁，再加大米及水同煮粥，熟时调入白糖，每日1次。可治烦热口渴。
- 冲泡：玄参、麦冬各9克，枸杞子12克。将以上药材以开水冲泡，每晚饮服1次。可治便秘。

实用妙方

治营血不足、心肾失调：柏子仁120克，枸杞子90克，麦冬、当归、石菖蒲、茯神各30克，玄参、熟地黄各60克，甘草15克。以上药材研为碎末，蜜制小丸，每次服10克，每日3次。（《体仁汇编》柏子养心丸）

治热毒蕴结、口舌生疮、咽喉肿痛：桔梗30克，生地黄、赤茯苓、牛蒡子各15克，犀角（先煎）、甘草、芒硝（烊化）各9克，连翘、玄参各18克，青黛6克。将以上药材共研细末，炼蜜为丸，如龙眼大。每服1丸，薄荷汤研化服下。（《寿世保元》五福化毒丹）

治慢性前列腺炎：玄参30克，萆薢、枸杞子、车前子各20克，土茯苓15克，黄柏、石菖蒲、白术、莲子心、丹参、白花蛇舌草、巴戟天、杜仲各10克，甘草5克。以上药材水煎，去渣取汁，每日1剂，早、晚分服。

别名 割孤露泽、胡连、西藏胡黄连　　**来源** 玄参科植物西藏胡黄连和胡黄连的根茎

胡黄连

性味归经
- 性寒，味苦；归肝、胃、大肠经。

用法用量
- 煎汤或入丸、散，6~12克；外用适量，研末调敷或浸汁点眼。

功效主治
- 清热凉血，利胆消炎，退虚热，消疳热。用于阴虚骨蒸、湿热泻痢、黄疸、吐血、痔瘘、疮疡等症。

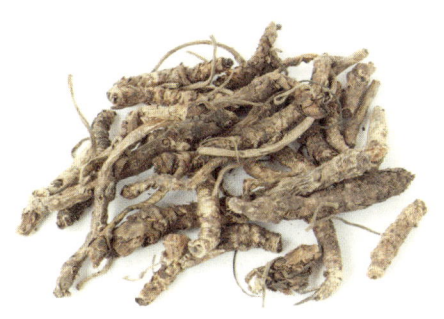

表面呈灰黄色至黄棕色

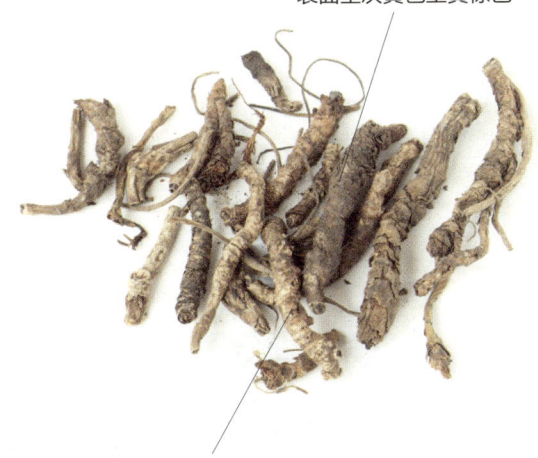

根茎呈圆柱形，平直或弯曲，多不分枝

家用养生
- 研末：胡黄连、乌梅肉、灶心土各等份。将以上3味药材研成细末。每服10克，食用时以温水送服。可治痢血。
- 研末：胡黄连、穿山甲（烧存性）各等份。将以上药材研为细末，以茶或鸡蛋清调涂于患处。可治痈肿疮疡。
- 研末：胡黄连适量，研成细末，以茶调涂于手足心。可治小儿目赤。
- 研末：胡黄连适量，研细末，以麻油调搽。可治旋耳疮。

实用妙方

治小儿疳热、腹胀、潮热： 胡黄连15克，五灵脂30克，猪胆汁适量。将胡黄连和五灵脂研为细末，猪胆汁和丸，如绿豆大。每服20丸，以米汤送服。（《全幼心鉴》胡黄连丸）

治骨蒸劳气烦热、四肢无力、夜卧虚汗等： 胡黄连、柴胡（去苗）、鳖甲（生用）各60克。将以上药材捣细罗为散，每服用生姜酒调3克，每日早晨、中午、临睡前各1服。（《太平圣惠方》三圣散）

治热痢腹痛： 胡黄连末适量，加熟米饭，和为丸，如梧桐子大。每服30丸，以米汤送下。

治吐血、衄血： 生地黄、胡黄连各等份。将以上药材研为末，用猪胆汁为丸，如梧桐子大。每服50丸，睡前煎茅花汤送服。

治杨梅疮毒： 胡黄连、猪胰各适量。以上药材加水同煮，去渣服用。（《本草求原》）

别名 矮瓜、白茄、紫茄、吊菜子、落苏　　**来源** 茄科植物茄的果实

茄子

性味归经
- 性凉，味甘；归胃、脾、大肠经。

用法用量
- 煎汤，15～30克；外用适量，捣敷。

功效主治
- 清热，活血，消肿。用于肠风下血、热毒疮痈、皮肤溃疡、咳嗽、口腔炎等。

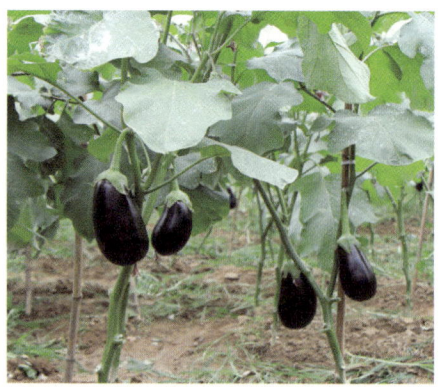

采收：夏、秋季果熟时采收

实用妙方

治皮肤溃疡： 茄子适量，煨后烤干，研成细末，加入少量冰片混匀，撒于创面，用纱布包扎。
治口腔炎或小儿口疮： 经霜打的茄子1个，晒干，研成细末，用蜂蜜调匀，敷于患处。
治年久咳嗽： 生白茄子30～60克，煮后去渣，加蜂蜜适量，每日1剂，分2次服。
治蜈蚣咬伤或蜂蜇伤： 生茄子1个，切开，搽于患部。

别名 地莓、蛇波、龙吐珠、蛇草果、蚕莓、狮子尾　　**来源** 蔷薇科植物蛇莓的全草

蛇莓

性味归经
- 性寒，味甘、微酸、苦，有小毒；归肝、脾、肺经。

用法用量
- 煎汤，9～15克，鲜品30～60克，或捣汁饮；外用适量，捣敷或研末撒。

功效主治
- 清热解毒，凉血止血，散瘀消肿。用于热病、感冒、目赤、咽痛、水火烫伤、跌打肿痛等。

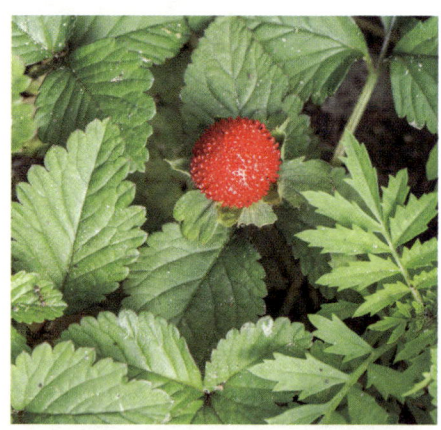

采收、存储：6～11月采收，晒干或鲜用

实用妙方

治感冒、发热、咳嗽： 蛇莓鲜品30～60克，加水煎服。（《山西中草药》）
治痢疾、肠炎： 蛇莓全草15～30克，加水煎服。（《浙江民间常用草药》）
治火眼肿痛或起云翳： 鲜蛇莓适量，捣烂如泥，加鸡蛋清搅匀，敷眼睑上。（《河南中草药手册》）

别名 老鸦蒜、乌蒜、独蒜、九层蒜、鬼蒜、蟑螂花、蒜头草　　**来源** 石蒜科植物石蒜的鳞茎

石蒜

性味归经
- 性温，味甘、辛，有毒；归肺、胃、肝经。

用法用量
- 煎汤，1.5～3克，或捣汁；外用适量，捣敷或绞汁涂、煎水熏洗。

功效主治
- 消肿，解毒，祛痰，利尿，催吐。用于痈疽肿毒、疔疮、喉风、水肿腹水、瘰疬、食物中毒等。

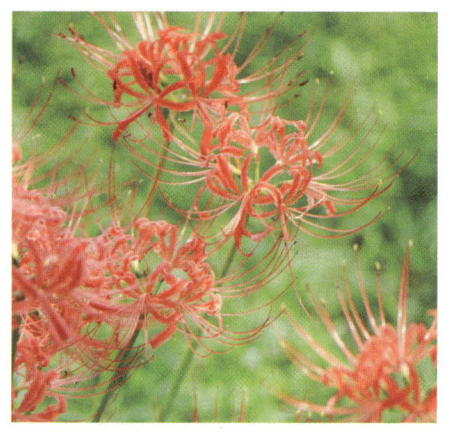

炮制：鳞茎挖出，选大者洗净，晒干

🗂 实用妙方
治湿热水肿： 鲜黄毛耳草30～60克，水煎服；另用石蒜鲜品30克，蓖麻种子6克，捣烂，敷足心。
治痔疮： 石蒜、莲蓬各适量，白酒500毫升。将石蒜和莲蓬研成细末，用白酒煎煮，置于瓶内，先熏患处。待药汁变温，倒出药汁用于清洗患处。每日1剂，连续3日，即可痊愈。

别名 天丝瓜、绵瓜、布瓜、天罗瓜、天骷髅　　**来源** 丝瓜、粤丝瓜的鲜嫩果实或霜后干枯的老熟果实

丝瓜

性味归经
- 性凉，味甘；归肺、肝、胃、大肠经。

用法用量
- 煎汤，9～15克，鲜品60～120克，或烧存性为散；外用适量，捣汁涂，或捣敷，或研末调敷。

功效主治
- 清热化痰，凉血解毒，通络下乳。用于热病身热烦渴、痰喘咳嗽、肠风下血、血淋、痈疽疮疡、水肿、乳汁不下等。

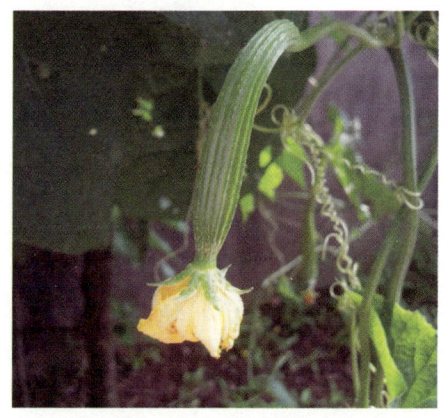

采收：嫩丝瓜夏秋间采摘，老丝瓜秋后采收

🗂 实用妙方
治痰嗽： 丝瓜适量，烧存性，研为细末，加大枣肉为丸，如弹子大。每服1丸，以好酒送下。
治肺热面疮： 丝瓜、牙皂荚各适量。以上药材烧灰，等分。以麻油调搽患处。《摘玄方》
治大小便热结不通： 老丝瓜1个，甘草0.6克，木通0.9克。以上药材煎汤，频频饮之。（《方脉正宗》）

第一章 清热药

别名 黄檗、元柏、川黄柏、檗皮、关黄柏、檗木　　**来源** 芸香科植物黄皮树的干燥树皮

黄柏

性味归经
- 性寒，味苦；归肾、膀胱经。

用法用量
- 煎汤，3～10克；外用适量，研末涂患处。

功效主治
- 清热解毒，燥湿，泻火除蒸。用于热痢、泄泻、消渴、黄疸、目赤肿痛、疮疡肿毒、遗精等症。

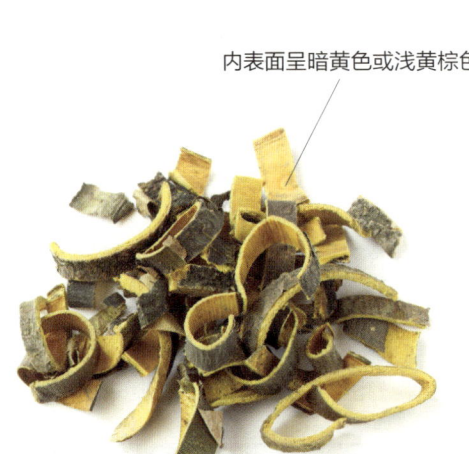

内表面呈暗黄色或浅黄棕色

外表面呈黄绿色或淡黄棕色

家用养生
- 研末：黄柏50克，黄连10克。将两味药材一起研细末，混匀，水泛为丸，每次6克，每日服2次。可治痢疾。
- 制丸：黄柏、当归各60克，侧柏叶、桑葚各12克。将药材焙干后研为细末，炼蜜为丸，如梧桐子大。每次服9丸，每日早、晚各服1次，20日为1个疗程。可治脱发。
- 外洗：黄柏、百部、苍术、苦参、地肤子、败酱草各30克，花椒20克。以上药材水煎，外洗患处。可治肛周湿疹。

📚 实用妙方

治失眠、梦遗： 生地黄120克，丹参60克，黄柏15克，牡蛎、山药、酸枣仁、茯苓、麦冬、茯神各45克，五味子、车前子、远志各30克。以上药材研末，用金樱膏为丸。每服9克，以开水送服。（《医学心悟》清心丸）

治妇人带下色红、似血非血、淋漓不断： 白芍、当归、小黑豆各30克，生地黄15克，阿胶、牡丹皮各9克，黄柏、牛膝各6克，香附3克，大枣10枚。将以上药材加水煎煮，去渣温服。（《傅青主女科》肝止淋汤）

治中耳炎： 蜂房30克，黄柏（焙）15克，枯矾10克。以上药材共研细末，混匀。用双氧水洗净脓液，再将药末吹入耳内，每日2次。

治口腔溃疡： 黄柏15克，青黛9克，干姜10克。取1日的量，研细末，外搽口腔黏膜处，每日2～3次。

治关节炎： 黄柏、苍术各15克。水煎，每日1剂，分早、晚2次服用。

别名 岑皮、樧皮、蜡树皮、秦白皮　　**来源** 苦枥白蜡树、白蜡树及宿柱白蜡树的干燥枝皮或干皮

秦皮

性味归经
- 性寒，味苦、涩；归肝、胆、大肠经。

用法用量
- 煎汤，6~12克；外用适量，煎水洗眼或取汁点眼。

功效主治
- 清热燥湿，清肝明目，收涩止痢。用于目赤肿痛、湿热痢疾、肺热咳嗽、目生翳障等症。

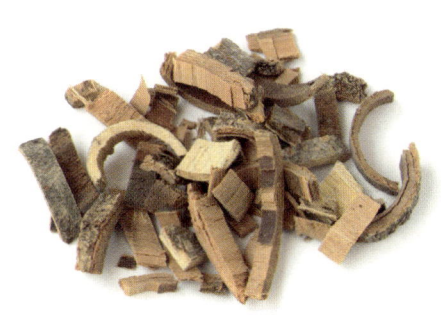

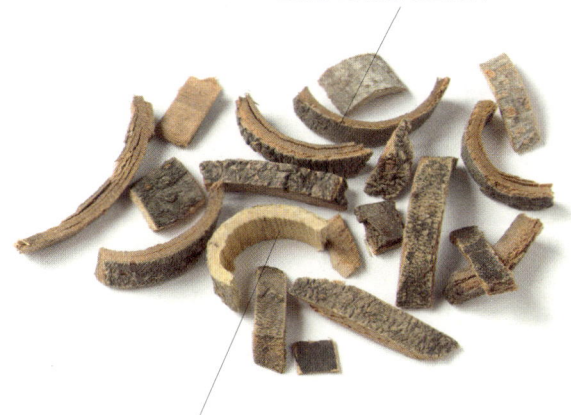

外表面呈灰白色、灰棕色至黑棕色或相间呈斑状

内表面呈黄白色或棕色，平滑

家用养生
- 煎汤：秦皮10克，加水煎煮，再加入少量白糖，趁温服下。可治腹泻。
- 外洗：秦皮30~60克，加半面盆水煎，煎液洗患处，每日或隔2~3日洗1次，可治牛皮癣。每次煎水可洗3次，洗至痊愈为止。
- 煎汤：秦皮、黄柏、大黄各9克，茵陈、蒲公英各30克。以上药材加水煎煮，去渣后温服。可治肝炎。

实用妙方

治女性赤白带下、血崩不止：秦皮150克，牡丹皮100克，当归50克。以上药材酒洗，炒研为末，炼蜜为丸，如梧桐子大。每日早晨服10丸，白汤送服。（《本草汇言》）

治热痢：白头翁15克，黄柏、秦皮各12克，黄连6克。将以上药材加适量清水煎煮，去渣温服。（《伤寒论》白头翁汤）

治麦粒肿、大便干燥：秦皮15克，大黄110克。以上药材加水煎服。

治小儿惊痫发热及骨蒸发热：秦皮、茯苓各5克，甘草2.5克，灯心草20根。以上药材加水煎服。（《儿科撮要》）

治慢性细菌性痢疾：秦皮20克，生地榆、椿皮各15克。以上药材加水煎服。

治细菌性痢疾：秦皮、苦参各12克，炒莱菔子、木香各9克。以上药材研为细末，开水调服9~12克，每日3~4次。

别名 甘瓜、香瓜、穿肠瓜、果瓜、熟瓜　　**来源** 葫芦科植物甜瓜的果实

甜瓜

性味归经
- 性寒，味甘；归心、胃经。

用法用量
- 内服适量，生食，煎汤或研末服。

功效主治
- 清热解暑，止渴，利尿。用于暑热所致的胸膈满闷不舒、小便不利、烦热口渴、热结膀胱等。

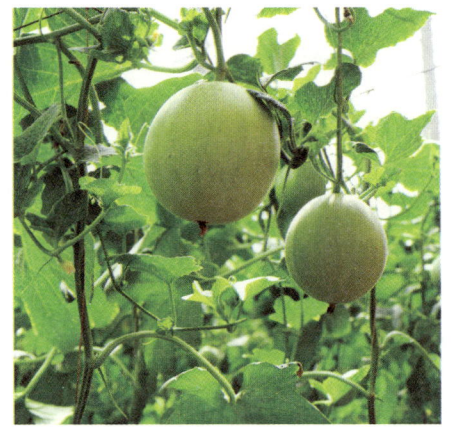

采收：7～8月果实成熟时采收

🗒 实用妙方

治慢性支气管炎： 甜瓜 250 克，绿茶 2 克，冰糖 25 克。甜瓜去蒂后切片，与冰糖一起加水 500 毫升，煮沸 3 分钟，加入绿茶闷 5 分钟即可。分 2 次服，每日 1 剂。
治暑热所致的胸膈满闷不舒、烦热口渴： 甜瓜适量，洗净，随意食用即可。

别名 臭芙蓉、金菊、黄菊、蜂窝菊、金花菊、金鸡菊　　**来源** 菊科植物万寿菊的花序

万寿菊

性味归经
- 性凉，味苦；归肺、肝、心经。

用法用量
- 煎汤，9～15 克，或研末；外用适量，研末加醋调敷或鲜品捣敷。

功效主治
- 清热解毒，化痰止咳。用于百日咳、气管炎、咽炎、乳腺炎、疮痈肿毒等。

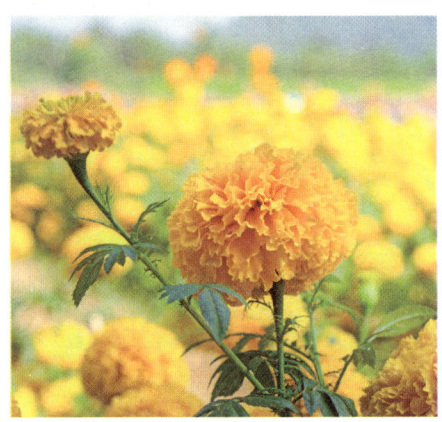

采收、存储：夏、秋季采花，鲜用或晒干

🗒 实用妙方

治百日咳： 万寿菊 15 朵，煎水兑红糖饮服。（《青草药速认图集》）
治气管炎： 鲜万寿菊 30 克，水朝阳 9 克，紫菀 6 克。以上药材加水煎服。（《青草药速认图集》）
治牙痛、目痛： 万寿菊 15 克，加水煎服。（《青草药速认图集》）

别名 五爪龙、五叶藤、虎葛、老鸦眼睛藤　　**来源** 葡萄科植物乌蔹莓的根或全草

乌蔹莓

性味归经
- 性寒，味苦、酸；归心、肝、胃、小肠经。

用法用量
- 煎汤，15～30克，浸酒或捣汁饮；外用适量，捣敷。

功效主治
- 清热解毒，利尿消肿，活血凉血，化瘀。用于咽喉肿痛、乳痈、热疖疮痈、跌打损伤等。

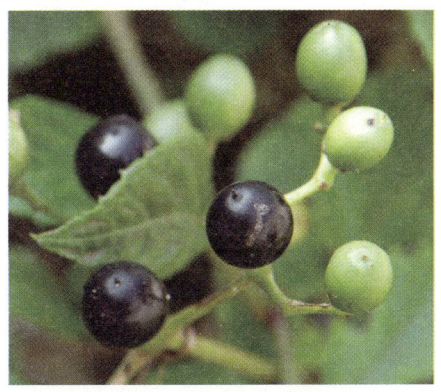

采收：夏、秋季割取藤茎或挖出根部

实用妙方

治跌打损伤、瘀血： 鲜乌蔹莓、鲜火炭母草、鲜六角英各37.5克。以上药材加水3碗、酒3碗，煎至2碗。每日早、晚饭后半小时各服1次。

治咽喉肿痛： 鲜乌蔹莓30克，蒲公英、凤尾草各18.8克，女贞叶15克。以上药材加水3碗，煎至1碗，第2次以水2碗半煎至1碗，每日早、晚饭后半小时各服1次。

别名 阿驵、天生子、品仙果、映日果、蜜果、奶浆果　　**来源** 桑科植物无花果的聚花果

无花果

性味归经
- 性平，味甘、酸；归肺、脾、大肠经。

用法用量
- 煎汤，9～15克，生食1～2枚；外用适量，煎水洗、研末敷或吹喉。

功效主治
- 解热，通便，消肿解毒，敛肺止咳。用于脘腹胀痛、痔疮便秘、咽喉肿痛、咳嗽痰多等。

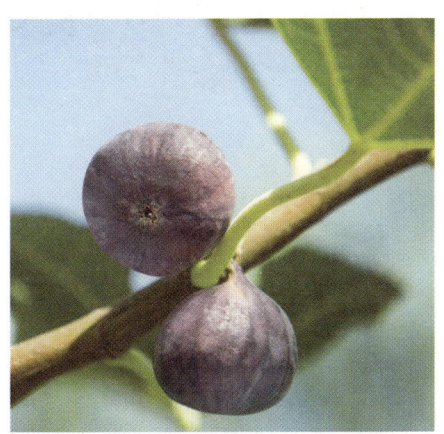

采收：夏、秋季摘取未成熟的青色聚花果

实用妙方

治咽痛： 无花果7枚，金银花15克。以上药材加水煎服。（《山东中草药手册》）

治肺热音嘶： 无花果（干果）15克，加水煎，调冰糖饮服。（《福建中草药》）

治干咳、久咳： 无花果9克，葡萄干15克，甘草6克。以上药材加水煎服。（《新疆中草药手册》）

第一章 清热药

别名 丹皮、粉丹皮、刮丹皮、炒丹皮、丹皮炭、丹根　　**来源** 毛茛科植物牡丹的干燥根皮

牡丹皮

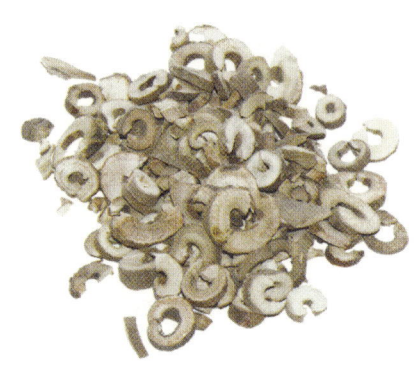

性味归经
- 性微寒，味苦、辛；归心、肝、肾经。

用法用量
- 煎汤或入丸、散，6～10克。

功效主治
- 清热凉血，活血散瘀，止痛。用于经闭痛经、头痛、痈肿疮毒、跌打损伤、产后恶血、高血压等。

呈筒状、半筒状，两面多向内卷曲

质硬而脆，易折断

断面较平坦，显粉性

家用养生
- 炖汤：牡丹皮、柴胡各5克，白芍8克，猪瘦肉25克。将牡丹皮、柴胡、白芍洗净与猪瘦肉一起炖煮，炖至肉烂熟，去渣，加盐调味，喝汤食肉。可疏肝解郁。
- 煮粥：牡丹皮10克，大米30克。将牡丹皮加水煎煮，取汁；将药液和大米共煮粥，去渣后服用。可活血化瘀。
- 煎汤：牡丹皮与水以1∶10的比例煎煮，每晚服50毫升，10日为1个疗程。可治过敏性鼻炎。

实用妙方

治头面颈项疮疡初起，局部红肿等：牛蒡子、荆芥、连翘、栀子、牡丹皮、石斛、玄参、夏枯草各9克，薄荷（后下）3克。将以上药材加水煎煮，去渣温服。（《疡科心得集》牛蒡解肌汤）

治肾气不足所致耳鸣耳聋、足膝软弱、小便不利、腰脊疼痛等：附子、五味子各60克，熟地黄、山药、山茱萸、牡丹皮、泽泻、茯苓、肉桂、鹿茸各30克。以上药材共研为细末，炼蜜为丸，如梧桐子大。每丸3～6克，日服2～3次，空腹盐汤或盐酒送服。（《济生方》十补丸）

治虚劳发热：牡丹皮、地骨皮、知母各9克，赤芍6克。将以上药材加水煎煮，去渣取汁，不拘时，频频饮用。

治前列腺增生：牡丹皮、熟地黄、山药、山茱萸、泽泻、茯苓、蒲黄、五灵脂、桂枝、赤芍、莪术各等份。以上药材共研为细末，每服5克，饭后服用，每日3次。

别名 杞根、地骨、地节、枸杞根、苟起根、枸杞根皮　　**来源** 茄科植物枸杞或宁夏枸杞的干燥根

地骨皮

性味归经
- 性寒，味甘；归肺、肝、肾经。

用法用量
- 煎汤，9～15克，大剂量可用至15～30克。

功效主治
- 凉血除蒸，清肺降火，降血压。用于肺热咳喘、痈肿、恶疮、高血压、小便出血、消渴等症。

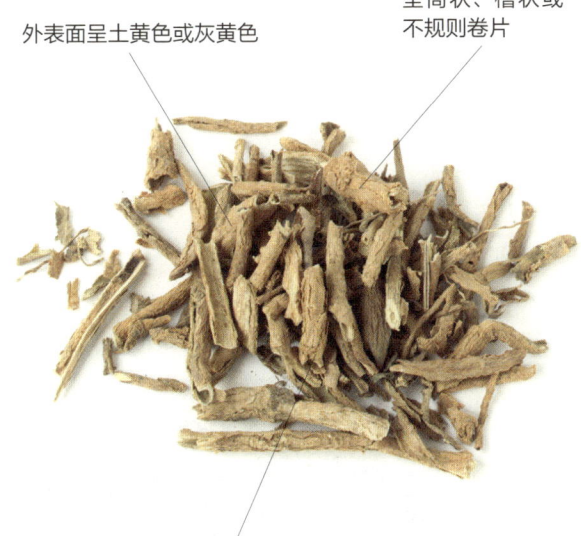

- 外表面呈土黄色或灰黄色
- 呈筒状、槽状或不规则卷片
- 质松脆，易断折

家用养生

- 煮粥：地骨皮30克，桑白皮、麦冬各10克，大米50克。将前3味药材浸泡20分钟，加水煎煮，去渣取汁，与大米共煮为稀粥食用。可降血糖。

- 煲汤：地骨皮15克，猪瘦肉适量。猪瘦肉洗净，切块，放入砂锅中，加水和地骨皮一起煲汤，至猪瘦肉熟烂，加盐调味食用。可治小儿低热不退。

- 煎汤：地骨皮30克，麦冬、小麦各20克。以上药材加水煎服。可治虚劳、口中苦渴。

实用妙方

治中消：黄芪、麦冬各30克，牡蛎（煅烧为粉）90克，天花粉、地骨皮、知母、山药、熟地黄、黄连、白石脂、泽泻、炙甘草各15克。将以上药材研为末，炼蜜为丸，如梧桐子大，每服30丸，以清粥送服。（《太平圣惠方》黄芪丸）

治虚劳烦热、四肢倦怠：天冬30克，人参、桔梗各10克，柴胡、地骨皮、生地黄、秦艽、茯苓各20克，知母、桑白皮、紫菀、黄芪、半夏、赤芍、鳖甲、炙甘草各15克。将以上药材研为粗末，每服9克，加水煎服。（《太平惠民和剂局方》人参黄芪散）

治小儿肺盛、气急喘嗽：地骨皮、桑白皮（炒）各30克，甘草（炙）3克。将以上药材锉散，加10克粳米，水煎取汁。饭前服食。（《小儿药证直诀》泻白散）

治阴虚发热：地骨皮、土瓜根、天花粉、芦根各75克，麦冬100克，大枣7枚。将以上药材锉如麻豆，每服20克，加水煎服。

第一章 清热药

别名 龙舌、观音刺、霸王树、老鸦舌、神仙掌、观音掌　　**来源** 仙人掌科植物仙人掌的根及茎

仙人掌

性味归经
- 性寒，味苦；归心、肺、胃经。

用法用量
- 煎汤，10～30克，或焙干研末，3～6克；外用适量，鲜品捣敷。

功效主治
- 清热解毒，消炎止痛，行气活血。用于心胃气痛、痢疾、咳嗽、喉痛、疔疮、水火烫伤等。

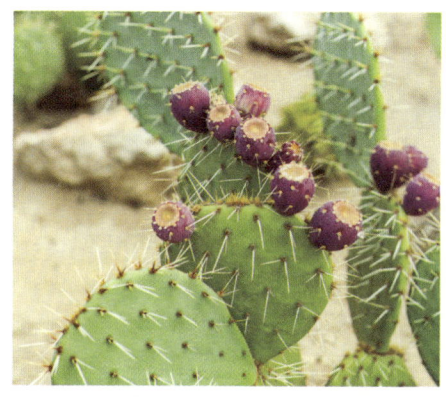

采收：栽培1年后，即可随用随采

🗂 实用妙方

治胃痛日久： 仙人掌根50～100克，猪肚适量。以上材料加水炖服。

治支气管哮喘： 仙人掌茎去皮和棘刺，蘸适量蜂蜜熬服。每日1次，每次服药为本人手掌1/2大小。

治火伤： 仙人掌适量，用刀刮去外皮，捣烂后贴于伤处，用消过毒的布包好。

治久咳不愈： 无刺鲜仙人掌75克，加水煎服。

别名 青香苋、玉米菜、红苋菜、千菜谷、红菜、寒菜、汉菜　　**来源** 苋科植物苋菜的茎叶

苋菜

性味归经
- 性寒，味甘；归肺、大肠经。

用法用量
- 煎汤，煮粥，或绞汁服，25～50克。

功效主治
- 清热解毒，补血止血，消炎消肿，通利小便。用于湿热腹胀、痢疾、便血、热淋、小便短赤等。

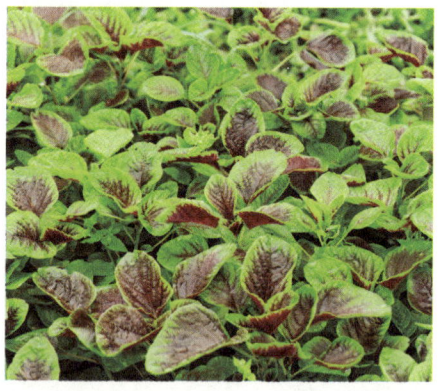

采收、炮制：春、夏季采收，去根，洗净

🗂 实用妙方

治咽喉痛、扁桃体炎： 鲜苋菜50～100克，捣汁或水煎浓缩，酌加白糖或蜂蜜调味服用。

治产后腹痛： 苋菜50克，炒黄研末，加适量红糖开水冲服。

治疮疖肿痛： 鲜苋菜叶适量，加白糖捣烂，敷于患处，每日换药2～3次。

治皮肤溃疡： 鲜苋菜叶适量，捣烂，加适量蜂蜜调匀，敷于溃疡处，每日换药1～2次。

别名 淮木通、蓑衣藤、油木通、白木通、花木通　　**来源** 毛茛科植物小木通和绣球藤的干燥茎藤

川木通

性味归经
- 性寒，味苦；归心、小肠、膀胱经。

用法用量
- 煎汤，3～6克。

功效主治
- 清热，利尿，通经下乳。用于水肿、淋病、小便不通、经闭乳少、关节痹痛等症。

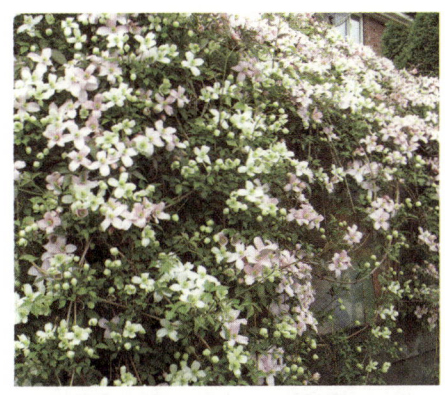

采收、炮制：秋季采集，刮去外皮切片，晒干

实用妙方

治小儿心热： 生地黄、甘草（生）、川木通各等份。以上药材同研末，每服0.9克，加水200毫升，入竹叶同煎至5分，食后温服。（《小儿药证直诀》导赤散）

治妇女经后出痘： 当归、川芎、白芍、生地黄、川木通、熟地黄、炙甘草各适量，灯心草10根。以上药材加水煎服。（《幼幼集成》四物合导赤散）

别名 紫背草、叶下红、羊蹄草、毛虫草、野芥兰、乳汁草　　**来源** 菊科植物一点红的全草

一点红

性味归经
- 性凉，味苦；归肺、肾、胃经。

用法用量
- 煎汤，9～18克，或捣汁含咽；外用适量，煎水外洗或捣烂敷。

功效主治
- 清热解毒，利尿，拔毒止痒，活血消肿。用于热证、感冒发热、口腔溃疡、肺炎、湿疹等。

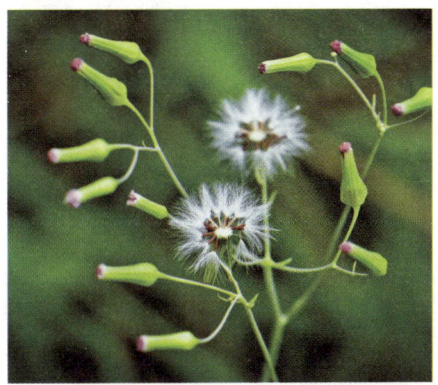

采收、炮制：全年均可采，洗净，鲜用或晒干

实用妙方

治肺炎： 一点红37.5克，岗梅根30克，大青叶、蒲公英各18.8克，鱼腥草（后下）、六月雪各15克。以上药材加水6碗，煎至2碗，分2次服。

治水肿： 鲜一点红、灯心草各100克。以上药材加水煎，饭前服用，每日2次。

治跌打肿痛： 一点红400克，土牛膝200克。将以上药材一起捣烂，敷于患处。

别名 乌扇、黄远、老鸦扇、凤翼、尾蝶花、铁扁担　　**来源** 鸢尾科植物射干的干燥根茎

射干

性味归经
- 性寒，味苦；归肺经。

用法用量
- 煎汤，入丸、散或捣汁，5~10克；外用适量，研末吹喉或捣敷。

功效主治
- 清热解毒，消炎镇痛，消肿，祛痰止咳。用于热毒痰火郁结、咽喉肿痛、闭经、痈肿疮毒等症。

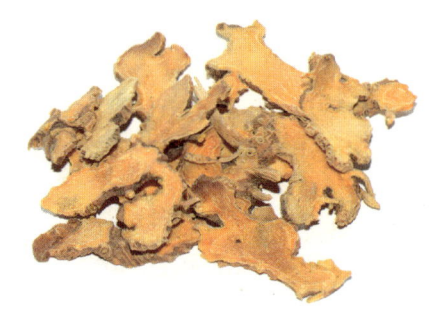

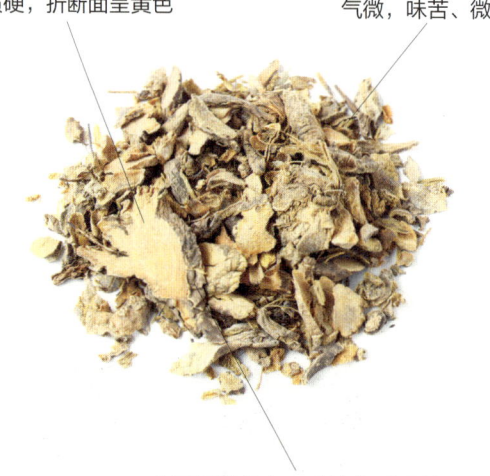

质硬，折断面呈黄色

气微，味苦、微辛

表面呈黄棕色、暗棕色或黑棕色，皱缩不平

家用养生
- 研末：射干、萱草各适量。以上药材混合，研成粉末，加蜂蜜搅匀，温水送服，每日服3次，每次10克。
- 煎汤：射干鲜根9~15克，水煎，去渣，饭后服用，每日2次。可治流行性腮腺炎。
- 捣汁：射干适量，捣成汁，以温水送服。可治腹部积水。
- 煎汤：玄参25克，麦冬、射干各30克，桔梗15克，甘草10克。以上药材水煎，分3次服，每日1剂。可治慢性咽炎。

实用妙方

治喉癣、满喉白色： 山豆根、桔梗、玄参、射干、陈皮、麦冬、连翘各3克，甘草、薄荷各1.5克。以上药材加水煎服。（《喉科紫珍集》山豆根汤）

治疟疾日久不愈，左胁下结为症瘕： 鳖甲、赤硝各90克，柴胡、蜣螂各45克，射干、黄芩、鼠妇、干姜、大黄、桂枝、石韦、厚朴、紫葳、阿胶各22.5克，芍药、牡丹皮、土鳖虫各37.5克，葶苈子、半夏、人参各7.5克，蜂房30克，瞿麦、桃仁各15克。用黄酒适量，先煎鳖甲取汁，余药共研末，与药汁共煎为小丸，如梧桐子大，空腹每服3~6克，日服3次，温开水送下。（《金匮要略》鳖甲煎丸）

治疹后热毒上冲，喉哑疼痛，饮水不止等： 石膏30克，升麻、玄参、射干、连翘、栀子、黄芩、当归尾、麦冬、生地黄、大黄、金银花各9克，薄荷、甘草各4.5克。以上药材加水煎服。（《杂病源流犀烛》清咽汤）

别名 豆根、苦豆根、胡豆莲、广豆根、南豆根　　**来源** 豆科植物越南槐的根及根茎

山豆根

性味归经
- 性寒，味苦；归肺、胃经。

用法用量
- 煎汤，9～15克；外用适量，含漱或捣烂外敷。

功效主治
- 清热解毒，消肿止痛，利咽。用于咽喉及牙龈肿痛、肺热咳嗽、烦渴、黄疸、热结便秘等症。

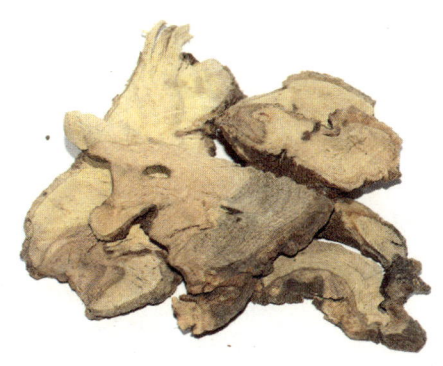

呈棕色至棕褐色

质坚硬，难折断

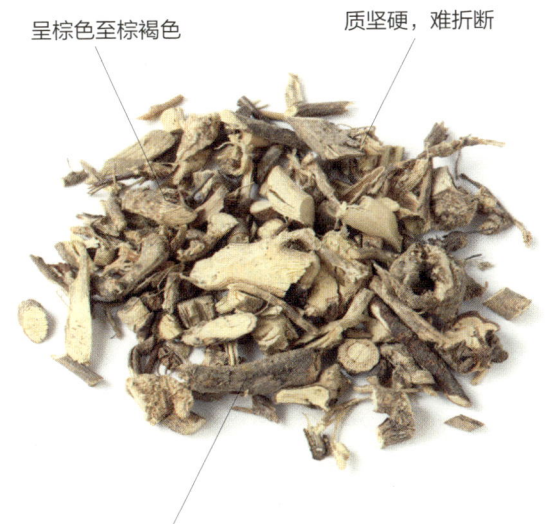

根茎呈不规则的结节状

家用养生
- 煎汤：山豆根15克，射干10克，金银花、板蓝根各8克。以上药材加水煎服，每日1剂。可治扁桃体肿大。
- 煎汤：山豆根、射干各9克，桔梗、牛蒡子各6克，甘草3克。以上药材加水煎服。可治咽喉肿痛、牙龈肿痛。
- 外搽：山豆根适量，烘干后研为细末，加入适量猪油，调成糊，外敷患处，每日外搽1～2次，一般用药4～5次。可治头癣。

实用妙方

治热毒上攻、咽喉肿痛、口舌生疮：玄参、荆芥穗、滑石、黄连、砂仁、白茯苓、贯众、甘草、山豆根各30克，寒水石、硼砂各6克。将以上药材共研细末，每服3克，用温开水送下，日服2～3次。（《太平惠民和剂局方》玉屑无忧散）

治白喉、喉痧、喉炎等：石膏24克，知母、浙贝母、板蓝根、山豆根各9克，紫花地丁、金银花、生地黄、玄参各18克，连翘、麦冬各15克，白芍、牡丹皮各12克，薄荷、甘草各6克，鲜青果10枚。以上药材加水煎服。（《喉科秘传十二方》白虎解毒养阴汤）

别名 女菀、野蒿、千张草、长毛草、地白菜、油麻草、治疟草　　**来源** 菊科植物一年蓬的全草

一年蓬

性味归经
- 性凉，味甘、苦；归胃、大肠经。

用法用量
- 煎汤，30～60克；外用适量，捣敷。

功效主治
- 清热解毒，消食止泻，截疟。用于消化不良、胃肠炎、齿龈炎、毒蛇咬伤、疟疾等。

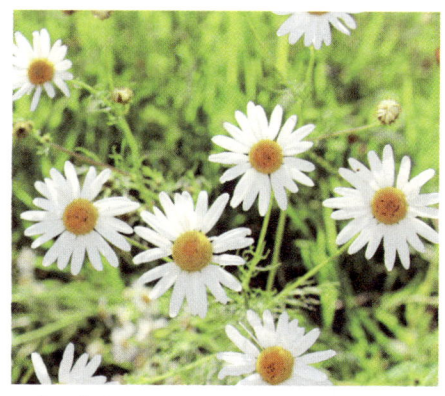

采收、炮制：夏、秋季采收，鲜用或晒干

实用妙方

治消化不良： 一年蓬15～18克，加水煎服。（《浙江民间常用草药》）

治胃肠炎： 一年蓬60克，黄连、木香各6克。以上药材加水煎服。（《安徽中草药》）

治齿龈炎： 鲜一年蓬适量，捣烂，绞汁涂患处。每日2～3次。（《安徽中草药》）

治血尿： 鲜一年蓬、墨旱莲各30克。以上药材加水煎服。（《安徽中草药》）

别名 金腰带、金梅花、清明花　　**来源** 木犀科植物迎春花的花

迎春花

性味归经
- 性平，味苦、微辛；归肾、膀胱经。

用法用量
- 煎汤，10～15克，或研末；外用适量，捣敷或调麻油搽。

功效主治
- 清热解毒，活血消肿。用于发热头痛、咽喉肿痛、恶疮肿毒、小便热痛、跌打损伤等。

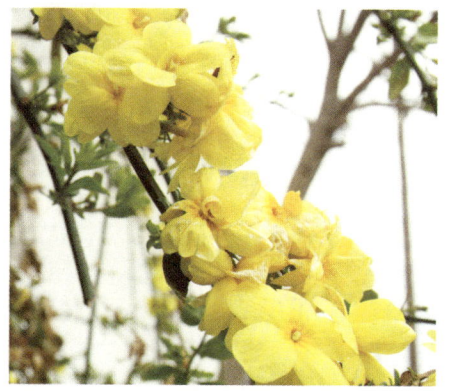

采收、存储：4～5月开花时采收，鲜用或晒干

实用妙方

治肿毒恶疮： 迎春花适量，研为末，以酒调服，出汗即愈。（《卫生易简方》）

治跌打损伤、刀伤出血： 迎春花适量，捣烂外敷于患处。（《中国药用花卉》）

治下肢溃疡： 迎春花适量，焙干研末，调麻油搽于患处。

治小便热痛： 迎春花、车前草各15克。以上药材加水煎服。（《贵州民间药物》）

别名 玉簪叶、玉春棒、白玉簪、白鹤花、玉泡花　　**来源** 百合科植物玉簪的叶或全草

玉簪

性味归经
- 性寒，味苦、辛，有毒；归心、脾经。

用法用量
- 煎汤，鲜品15～30克，或捣汁和酒；外用，捣敷或捣汁涂。

功效主治
- 清热解毒，散结消肿。用于乳痈、痈肿疮疡、毒蛇咬伤、瘰疬等。

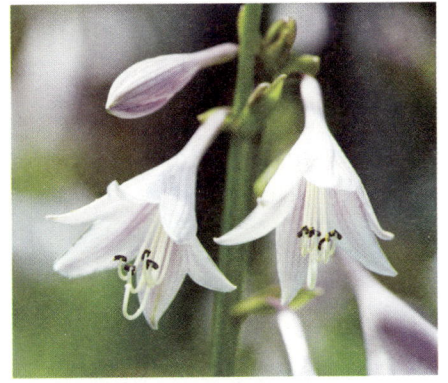

采收、存储：夏、秋季采收，鲜用或晒干

实用妙方

治乳腺炎： 玉簪全草30克，菠菜60克。以上药材加水煎服。（江西《草药手册》）
治耳内流脓： 鲜玉簪草适量，洗净，捣汁滴入耳内。（《上海常用中草药》）
治肺热咳嗽、痰中带血： 鲜玉簪根30克，水炖，取汁用冰糖调服。
治顽固性皮肤溃疡： 鲜玉簪叶适量，洗净后用开水泡软，贴于患处，日换2～3次。

别名 日日春、雁来红、四时春、日日新、三万花、五色梅　　**来源** 夹竹桃科植物长春花、黄长春花的全草

长春花

性味归经
- 性寒，味苦，有毒；归肝、肺、肾、心经。

用法用量
- 煎汤，5～10克；外用适量，捣敷或研末调敷。

功效主治
- 清热解毒，抗癌，消炎，利尿。用于多种癌症、高血压、痈肿疮毒、胃溃疡、腮腺炎、水火烫伤等。

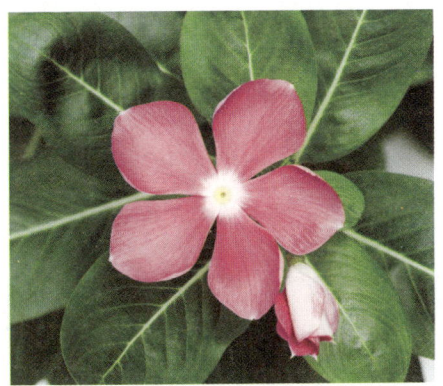

采收：当年9月下旬至10月上旬采收

实用妙方

治高血压： 长春花6克，夏枯草、豨莶草、木蝴蝶各9克。以上药材加水煎服。（《青岛中草药手册》）
治疮疡肿毒、烧烫伤： 长春花鲜叶适量，捣烂外敷。（《广西本草选编》）
治重感冒： 长春花、山芝麻各18.8克，鸭脚木37.5克。以上药材加水煎服。
治腮腺炎： 长春花15克，水煎，分2次服。取部分药汤加青黛2克，搅匀，敷于患处，干则再敷。

别名 油桐子叶、三年桐、罂子桐、虎子桐　　**来源** 大戟科植物油桐的叶

油桐叶

性味归经
- 性寒，味甘、微辛，有小毒；归肺、脾、胃、肝经。

用法用量
- 煎汤，15～30克；外用适量，捣敷或烧灰，研末外撒。

功效主治
- 清热，消肿，解毒，杀虫。用于肠炎、痢疾、痈肿、疥癣、漆疮、烫伤、臁疮等。

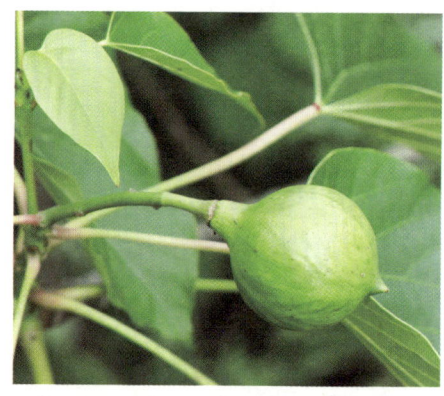

采收、炮制：夏、秋季采叶，鲜用或晒干

实用妙方

治丹毒： 鲜油桐叶适量，捣烂，敷于患处；或拧取汁液外涂于患处。（《河南中草药手册》）
治疥癣： 鲜油桐叶适量，捣烂绞汁，敷抹于患处。
治烫伤： 鲜油桐叶适量，捣烂绞汁，调冬蜜敷抹于患处。
治疔疮： 鲜油桐叶适量，捣烂，和茶油调涂于疮面上。（《北京中医》

别名 紫金牛、老鼠尾、金鸡爪、青红草、郎伞树、万两金　　**来源** 紫金牛科植物朱砂根的干燥根

朱砂根

性味归经
- 性平，味微苦、辛；归肺、肝经。

用法用量
- 煎汤，15～30克；外用适量，捣敷。

功效主治
- 解毒消肿，祛风除湿，活血止痛。用于咽喉肿痛、风湿痹痛、跌打损伤、乳腺炎、痢疾等。

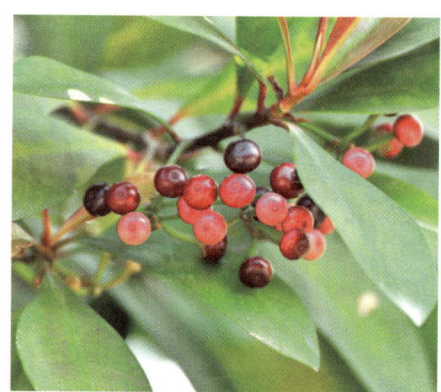

采收、存储：秋、冬季采挖，洗净晒干

实用妙方

治咽喉肿痛： 朱砂根9～15克，加水煎服。或朱砂根全草6克，射干、甘草各3克，加水煎服。（《湖南药物志》）
治跌打损伤、关节风痛： 朱砂根9～15克，加水煎或以黄酒冲服。（《浙江民间常用草药》）
治妇女白带过多、痛经： 朱砂根9～15克，加水煎或加白糖，以黄酒冲服。（《浙江民间常用草药》）

别名 黄菊花、老来红、臭菊花、孔雀菊、红黄草、缎子花、五瓣莲　　**来源** 菊科植物孔雀草的全草

孔雀草

性味归经
- 性凉，味苦；归肺经。

用法用量
- 煎汤，9～15克，或研末；外用适量，研末加醋调敷或捣敷。

功效主治
- 清热解毒，止咳，止痢。用于风热感冒、咳嗽、百日咳、痢疾、乳痈、目赤肿痛、疔肿、牙痛等。

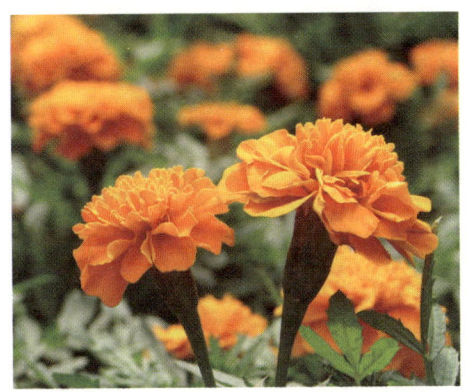

采收、存储：夏、秋季采收，鲜用或晒干

🗂 实用妙方

治头痛发热： 孔雀草适量，加生姜和水，煎汤服。（《彝医植物志》）

治咳嗽： 孔雀草15克，研末，以温水送服。（《贵州草药》）

治乳痈、疔肿： 鲜孔雀草、鲜七叶一枝花各适量。以上药材捣烂，调醋少许，敷于患处。（《福建药物志》）

别名 锦荔枝、凉瓜、癞葡萄、红姑娘、癞瓜、红羊　　**来源** 葫芦科植物苦瓜的果实

苦瓜

性味归经
- 性寒，味苦；归心、脾、肺经。

用法用量
- 煎汤，6～15克，或煅存性后研末；外用适量，鲜品捣敷或取汁涂。

功效主治
- 清热消暑，明目，解毒。用于暑热烦渴、目赤疼痛、痢疾、消渴、疮痈肿毒等。

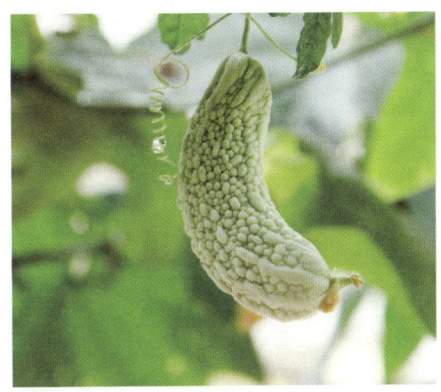

炮制：切片晒干或鲜用

🗂 实用妙方

治中暑暑热： 鲜苦瓜适量，截断去瓤，纳好茶叶再合起，悬挂阴干。用时取6～9克煎汤，或切片泡开水代茶服。（《泉州本草》）

治烦热消渴： 苦瓜适量，绞汁调蜜冷服。（《泉州本草》）

治肝热上炎致目赤疼痛： 鲜苦瓜500克，鲜桑叶30克，鲜菊花50克。以上药材加水煎服，每日2次。

别名 腐肠、子芩、宿芩、条芩、经芩、空肠、元芩、山茶根等　　**来源** 唇形科植物黄芩的干燥根

黄芩

性味归经
- 性寒，味苦；归肺、脾、胆、大肠、小肠经。

用法用量
- 煎汤或入丸、散，3~9克；外用适量，煎水洗或研末敷。

功效主治
- 清热燥湿，泻火解毒，止血，安胎。用于脾胃气虚引起的食欲不振、大便溏薄，以及肺虚咳喘、反复感冒等。

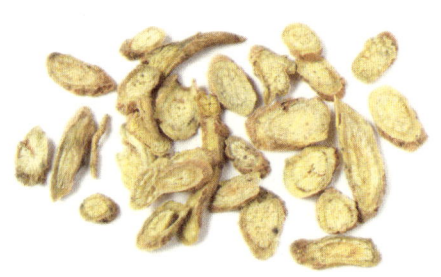

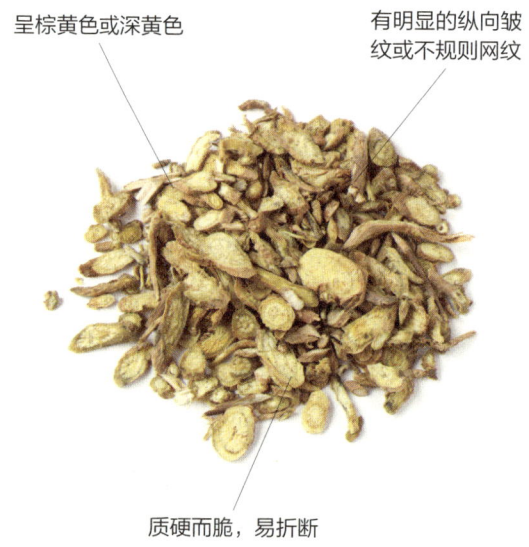

- 呈棕黄色或深黄色
- 有明显的纵向皱纹或不规则网纹
- 质硬而脆，易折断

家用养生

- 代茶饮：黄芩、绿茶各适量。黄芩水煎后取汁，加入绿茶，用开水冲泡，闷10分钟至味淡。经常饮用，可清热泻火、降压利尿。
- 煮粥：黄芩、柴胡各10克，大米50克。先将黄芩、柴胡水煎取汁，然后加大米共煮为稀粥，最后加白糖调味即可食用。
- 炖煮：砂仁6克，黄芩20克，猪肚1个。猪肚洗净，将砂仁、黄芩装入猪肚内，加水炖熟，加盐调味食用。适用于脾胃虚弱之食少便溏、胃脘疼痛等症。

实用妙方

治疟疾、流行性感冒、高热、淋证、湿热下痢、失眠等： 槟榔6克，厚朴、知母、芍药、黄芩各3克，甘草、草果各1.5克。将以上药材加水煎煮，去渣温服。(《温疫论》达原饮)

治乳痈初起，红肿热痛或身发寒热： 瓜蒌仁、牛蒡子(炒、研)、天花粉、黄芩、生栀子、连翘、皂角刺、金银花、生甘草、陈皮各3克，青皮、柴胡各1.5克。以上药材加水煎煮，入酒1杯和匀，吃饭一段时间后服食。(《医宗金鉴》瓜蒌牛蒡汤)

治病灶化脓： 黄芩6克，切碎，晒干，加500毫升水，煎煮20分钟，取汁后放入无菌纱条浸泡3日，得黄芩敷料。用时，将过氧化氢溶液消毒后覆盖上黄芩纱条，再覆以消毒纱布，外用胶布固定。每日敷2次，2日为1个疗程。换药2~3次后，即可痊愈。

第二章
解表药

解表药一般属于辛散之物，辛能发散，可以使外邪从汗而解，因此适用于邪在肌表的病症。《黄帝内经》记载"其在皮者，汗而发之"，说的就是这个治法。解表药可分为发散风寒药和发散风热药两种。发散风寒药适用于风寒表证，其代表药物有麻黄、防风、桂枝等。发散风热药适用于风热表证，代表药物有柴胡、薄荷、牛蒡子、菊花等。解表药一般忌用于表虚自汗、久病体虚、阴虚发热等症。

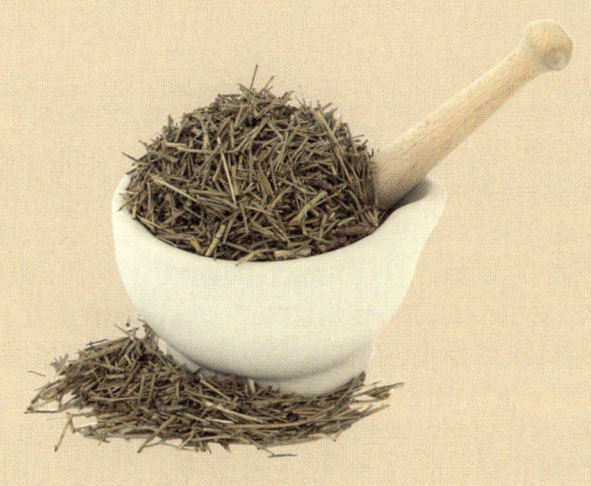

别名 龙沙、狗骨、卑盐、净麻黄、生麻黄　　**来源** 麻黄科植物草麻黄、中麻黄和木贼麻黄的干燥草质茎

麻黄

性味归经
- 性温，味辛、微苦；归肺、膀胱经。

用法用量
- 煎汤，2～8克，或入丸、散；外用适量，研末敷。

功效主治
- 发汗散寒，宣肺平喘，利水消肿。用于风寒表实证、风湿痹痛、胸闷喘咳、阴疽等。

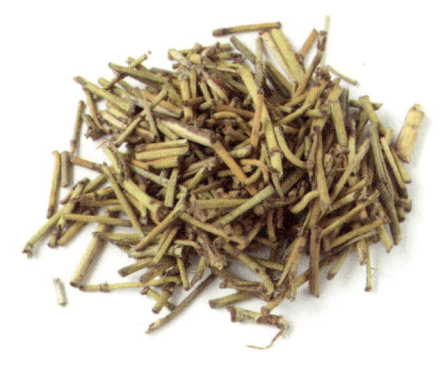

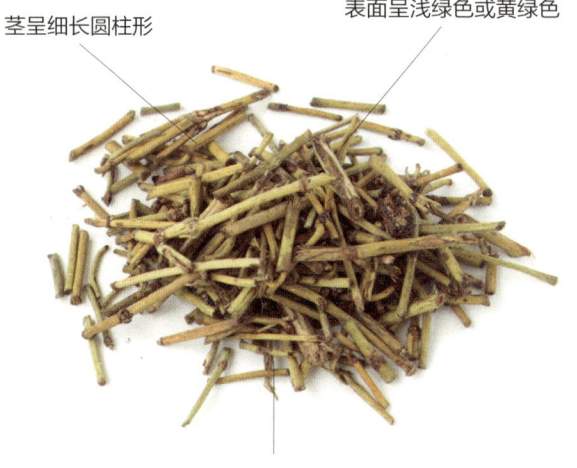

茎呈细长圆柱形

表面呈浅绿色或黄绿色

气微香，味微苦、涩

家用养生
- 制剂：麻黄、附子、细辛各25克，大黄、生姜各15克，桂枝10克。将以上药材制成酊剂，用棉签蘸药涂抹于患处。可治冻疮。
- 煎汤：麻黄250克，桂心100克。以上药材研成细末，加白酒1000毫升，用小火煎汤，经常服用。可治四肢疼痛。
- 煎汤：麻黄9克，桂枝6克，炙甘草3克，杏仁12克。以上药材加水煎服。可治头痛发热、身疼腰痛、恶风无汗而咳喘。

实用妙方

治表里两感、高热无汗等： 肉豆蔻9克，猪苓、石菖蒲、高良姜、独活、附子（炮）、麻黄、厚朴、藁本、芍药、枳壳、柴胡、白术、细辛、防风、藿香、姜半夏、茯苓各15克，炙甘草30克。以上药材研末，每次取15克，水煎服。（《苏沈良方》圣散子）

治感冒风寒、咳嗽鼻塞： 桔梗、枳壳、半夏、陈皮、前胡、葛根、茯苓、紫苏、杏仁各9克，桑白皮、甘草各6克，麻黄3克，生姜3片。以上药材加水煎服。（《证治准绳》宁嗽化痰汤）

治感冒、支气管肺炎、支气管哮喘、流行性脑脊髓膜炎、伤寒、皮肤瘙痒等： 桂枝、炙甘草各6克，麻黄12克，杏仁、生姜各9克，大枣5枚，石膏30克。以上药材加水煎煮，去渣温服。（《伤寒论》大青龙汤）

治哮喘、支气管炎等： 麻黄300克，款冬花、诃子皮、甘草各150克，肉桂180克，杏仁90克。以上药材研为细末，每服6克，加茶叶3克，加水煎煮，去渣温服。（《太平惠民和剂局方》麻黄散）

治麻疹： 麻黄、杏仁、甘草、蝉蜕、赤芍、前胡、桑皮、瓜蒌霜各适量，加淡竹叶，水煎服。

别名 红柴胡、南柴胡、山菜、茹草、柴草、地熏　**来源** 伞形科植物柴胡、狭叶柴胡的根

柴胡

性味归经
- 性微寒，味苦、辛；归肝、胆、肺经。

用法用量
- 煎汤或入丸、散，3～10克；外用适量，煎水洗或研末敷。

功效主治
- 疏肝解郁，解表退热，升发清阳，升提中气。用于肝郁、感冒发热、疟疾、胸胁胀痛、肝炎、脏器下垂等症。

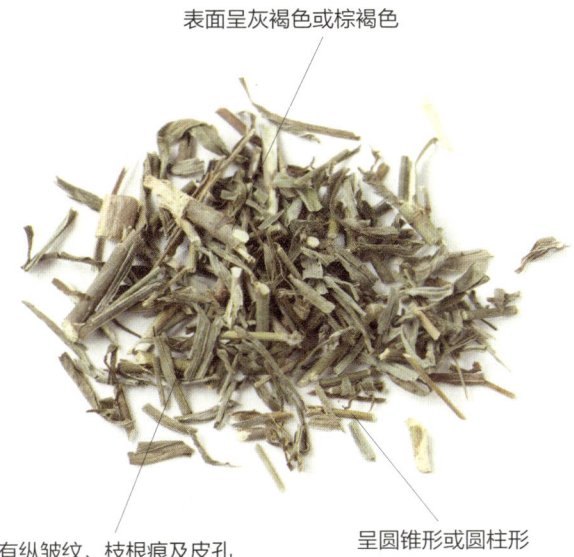

表面呈灰褐色或棕褐色

有纵皱纹、枝根痕及皮孔

呈圆锥形或圆柱形

家用养生
- 煎汤：柴胡12克，黄芩、半夏各10克，太子参、炙甘草各5克，生姜6克，大枣（去核）3枚，板蓝根15克。以上药材加水煎服，每日1剂。可治流行性感冒。
- 煎汤：柴胡10克，板蓝根、金银花各30克，赤芍、玄参各12克，甘草3克。以上药材加水煎煮，去渣温服。每日1剂，5日为1个疗程。可治流行性腮腺炎。
- 煎汤：柴胡、丹参各5克，灵芝、五味子各10克，大枣5枚。以上药材水煎服。可治慢性肝炎。

📖 实用妙方

治肝郁气滞、胁肋疼痛、胸脘胀闷等：陈皮、柴胡各6克，川芎、香附、枳壳、芍药各4.5克，炙甘草1.5克。将以上药材加水煎煮，去渣温服。（《景岳全书》柴胡疏肝散）

治伤寒：柴胡15克，桂枝、天花粉各12克，干姜6克，黄芩9克，牡蛎20克，炙甘草3克。以上药材加水煎煮，去渣温服。（《伤寒论》柴胡桂枝干姜汤）

治偏头痛、紧张性头痛、肝炎、肝脓肿、腋下淋巴结炎等：柴胡、青皮、甘草各4.5克，芍药、山栀、黄芩、牡丹皮、当归、钩藤各9克。以上药材加水煎服。（《症因脉治》柴胡清肝饮）

治胆道感染、胆石症属郁结型者：柴胡、黄芩、栀子、郁金、枳壳、大黄（后下）各15克，金银花、茵陈、金钱草各25克，黄连、芒硝（冲服）各10克。以上药材水煎服。（《急腹症方药新解》清胆汤）

别名 苏叶、赤苏、香苏、红苏、红紫苏　　**来源** 唇形科植物紫苏的干燥叶或带叶嫩枝

紫苏

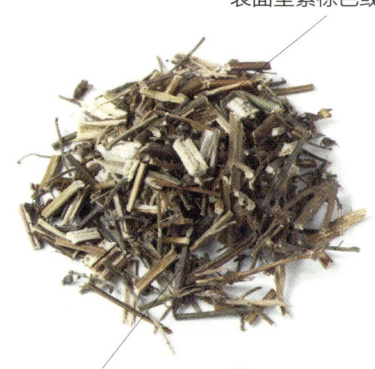

表面呈紫棕色或暗紫色

体轻，质硬而脆，断面呈裂片状

性味归经
- 性温，味辛；归肺、脾经。

用法用量
- 煎汤，5～10克；外用适量，捣敷、研搽或煎汤洗。

功效主治
- 解表散寒，行气和胃。用于风寒感冒、恶寒发热、咳嗽、胸腹胀满、胎动不安等。

🍵 实用妙方

治水肿、饮食不下、小便秘涩等： 赤茯苓、麦冬、泽泻、白术各90克，桑白皮、木瓜、紫苏、槟榔各30克，大腹皮、陈皮、木香、砂仁、灯心草各20克。以上药材研为粗末，每服15克，水煎，空腹服下。（《奇效良方》导水茯苓汤）

解食鱼、鳖、蟹等中毒： 紫苏60克，煎浓汁代茶饮，或加生姜汁10滴调服。

别名 小辛、细草、金盆草、山人参、少辛　　**来源** 北细辛、汉城细辛或华细辛的干燥根茎及根

细辛

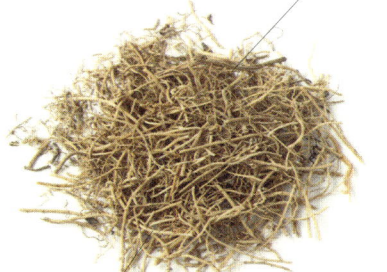

根细，呈不规则圆形

表面呈灰黄色，平滑或有纵皱纹

性味归经
- 性温，味辛；归心、肺、肾经。

用法用量
- 煎汤或研末，1～3克；外用适量，研末吹鼻、塞耳等。

功效主治
- 祛风散寒，通窍止痛，温肺化饮。用于风寒表证、头痛、鼻塞鼻渊、风湿痹痛等。

🍵 实用妙方

治偏正头痛： 当归、白芷、川芎、羌活、防风、苍术、麦冬、独活各3克，菊花、蔓荆子各1.5克，细辛、黄芩、生甘草各0.3克。以上药材加水煎煮，去渣温服。（《寿世保元》清上蠲痛汤）

治风寒客表、恶寒发热、身体疼痛、头面及四肢浮肿等： 麻黄、芍药、半夏各9克，细辛、干姜、五味子各3克，炙甘草、桂枝各6克。以上药材加水煎服。（《伤寒论》小青龙汤）

别名 姜、姜根、大肉姜、百辣云、鲜生姜、姜皮　　**来源** 姜科植物姜的新鲜根状茎

生姜

性味归经
- 性微温，味辛；归肺、脾、胃经。

用法用量
- 煎汤，3～10克，或捣汁；外用适量，捣敷、炒热熨或绞汁搽。

功效主治
- 解毒，发汗解表，温中止呕，温肺止咳。用于脾胃虚寒、食欲减退、恶心呕吐、外感风寒等。

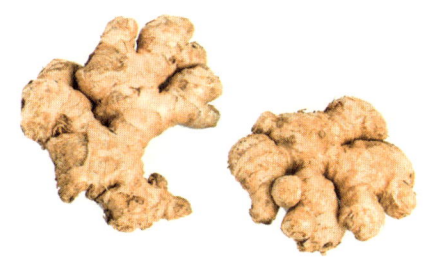

家用养生
- 煎汤：鲜生姜50克，洗净切碎，加水300毫升，煎30分钟。每日3次，2日服用完。对胃及十二指肠溃疡的不适症状有较好的改善作用。
- 炖汤：茯苓、白术各10克，羊肚250克，蜜枣2枚，生姜、料酒、盐各适量。以上材料加开水，隔水炖至羊肚熟烂，去药渣，调味食用。可健脾胃。
- 煎汤：生姜10克，乌梅1枚，半夏、化橘红各15克，茯苓9克，炙甘草45克。将以上药材加水煎煮，去渣温服，不拘时。可治咳嗽痰多、恶心呕吐、心悸。

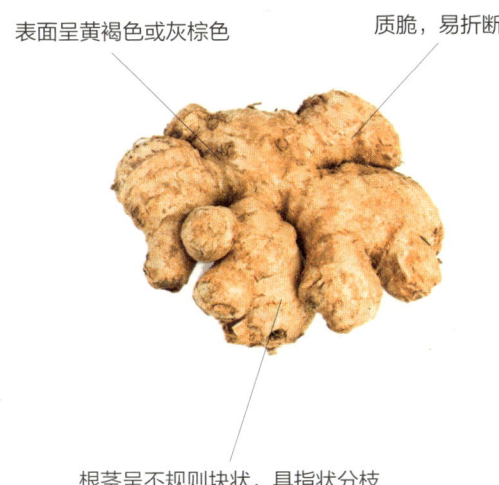

表面呈黄褐色或灰棕色　　质脆，易折断

根茎呈不规则块状，具指状分枝

实用妙方

治水热互结、胃中不和等： 生姜12克，炙甘草、人参、黄芩各6克，半夏9克，黄连、干姜各3克，大枣4枚。将以上药材加水煎煮，去渣温服。（《伤寒论》生姜泻心汤）

治肺脾气虚、营血不足等： 黄芪12克，当归、熟地黄、白芍、人参、白术、茯苓各9克，肉桂、五味子、陈皮、远志、炙甘草各6克，生姜3片，大枣4枚。以上药材加水煎煮，去渣温服。（《和剂局方》人参养营汤）

治风湿性关节炎、关节痛、坐骨神经痛、麻疹并发肺炎、气管炎等： 生姜3克，桂枝、芍药、知母、麻黄、白术、防风、附子各9克，甘草6克。以上药材加水煎服。（《金匮要略》桂枝芍药知母汤）

第二章　解表药

别名 香草、石香、满山香、香茹草　　**来源** 唇形科植物江香薷或华荠苎的带根全草或地上部分

香薷

性味归经
- 性微温，味辛；归肺、胃经。

用法用量
- 煎汤，3～9克，或入丸、散；外用适量，捣敷或煎汤含漱。

功效主治
- 发汗解表，解暑化湿，利尿消肿。用于风寒感冒导致的脾胃湿困、呕吐、腹泻、小便不利等。

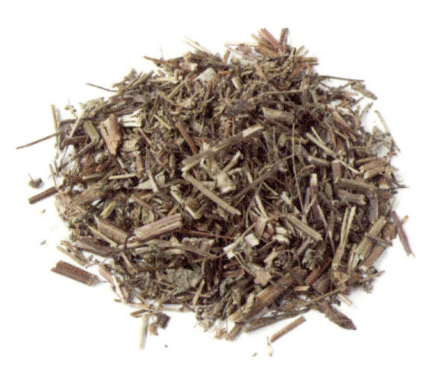

家用养生
- 煎汤：刺五加、香薷各10～15克。以上药材加水煎煮，去渣温服，每日2次。可以降血脂。
- 煮粥：香薷10克，大米50克，白糖适量。将香薷水煎取汁，加入大米和白糖，一起煮粥。可发汗解表、利水消肿。
- 代茶饮：香薷、厚朴、白扁豆各适量。以上药材共捣碎，以开水冲泡，可消解暑热。
- 冲泡：香薷10克，绿茶3克。以上药材用200毫升开水泡饮，冲饮至味淡。可治中暑头痛、暑热咳嗽、水肿、脚气等。

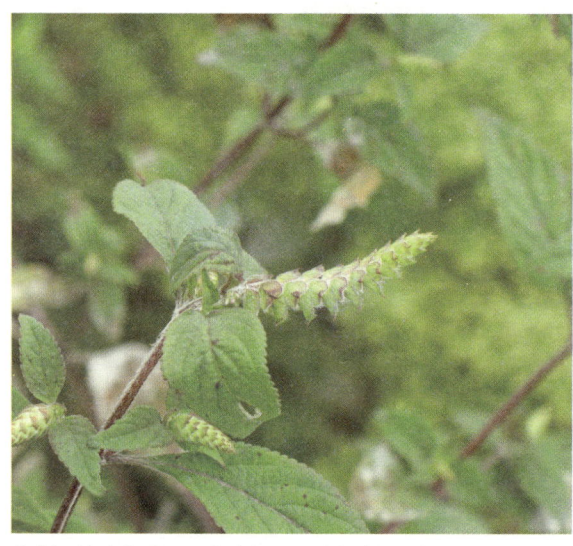

炮制：拣去杂质，用水喷润后，除去残根，切段，晒干

实用妙方

治夏季中暑： 人参（或党参）30克，青蒿90克，香薷9克，白术15克。以上药材加水煎煮，去渣温服。（《华佗神方》夏季中暑方）

治恶寒发热、无汗头痛、胸闷泛恶等： 香薷500克，白扁豆、厚朴各250克。以上药材加水煎服。（《太平惠民和剂局方》香薷散）

防治中暑： 香薷、桑叶、藿香、淡竹叶、夏枯草各1260克，荷叶、白茅根各2500克，青蒿、薄荷各500克。以上药材切细，混匀，制成合剂，加红糖适量，每服80毫升，每日2～3次。（《老中医经验汇编》清凉饮汤）

治水肿、脚气： 香薷500克，白术210克。白术研成细末，香薷浓煎取汁，将两者制为丸，如梧桐子大。每服10丸，不拘时服，每日4次。

别名 香荆芥、假苏、线荠、姜芥、四棱杆篙、稳齿菜　　**来源** 唇形科植物荆芥的干燥地上部分

荆芥

性味归经
- 性微温，味辛；归肺、肝经。

用法用量
- 煎汤，3～10克，或入丸、散；外用适量，煎水熏洗，捣敷或研末调敷。

功效主治
- 解表透疹，祛风，止血，散风寒。用于感冒、头痛、咽喉肿痛、疮疡初起、崩漏、产后血晕等症。

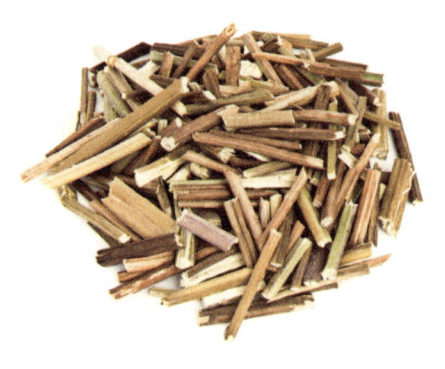

家用养生
- **代茶饮**：连翘、牛蒡子各9克，荆芥5克，白糖适量。将药材装入纱布袋内，加水适量煎煮，去渣取汁，加入白糖调味。每日1剂，代茶饮。可治风疹。
- **外敷**：鲜荆芥叶适量，洗净后捣烂，敷于患处。每日3次，可治足癣。
- **煎汤**：紫苏、荆芥各15克，大青叶、四季青、鸭跖草各30克。以上药材加水煎服，每日3次。可治风热感冒。
- **漱口含咽**：荆芥、薄荷、细辛各等份。以上药材研为末，每服6克，以沸汤点，漱口含咽，并用以搽牙。可治风热齿痛。

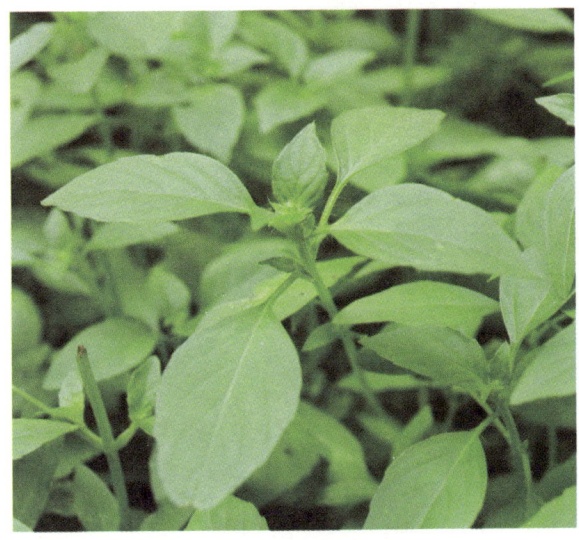

采收：夏、秋二季花开到顶、穗绿时采割

实用妙方

治外感头痛、经久不愈：荆芥、防风、羌活、川芎、僵蚕、藿香、茯苓、党参各9克，陈皮、厚朴各6克，蝉蜕、炙甘草各4.5克。以上药材加水煎煮，去渣温服。（《和剂局方》消风散）

治跌打损伤、肿硬疼痛及风寒邪湿浸于筋骨血肉、肢体酸痛等：防风、荆芥、川芎、甘草各3克，当归（酒洗）、黄柏各6克，苍术、牡丹皮、花椒各9克，苦参15克。以上药材装入白布袋内扎口，加水熬沸，熏洗患处。（《医宗金鉴》八仙逍遥汤）

治泛发性皮炎：荆芥、防风、黄柏、苦参、黄芩、白鲜皮各9克，生石膏30克，连翘12克，蝉蜕、甘草各6克，升麻3克。以上药材加水煎煮，去渣温服。（《中西医结合治疗常见皮肤病》荆防汤）

治老年气血日衰，血不养肤，皮肤干燥发痒，舌质淡、苔净等：黄芪15克，当归、白芍、红花、玄参、荆芥、刺蒺藜各9克，川芎、甘草各6克。以上药材加水煎服。（《朱仁康临床经验集》养血息风方）

别名 山芹菜、白毛草、回草、白韭、白种、百枝　　**来源** 伞形科植物防风的干燥根

防风

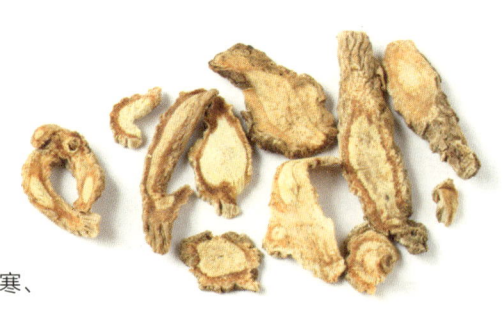

性味归经
- 性微温，味甘、辛；归膀胱、肝、脾经。

用法用量
- 煎汤，5～10克；外用适量，煎水熏洗。

功效主治
- 解热，止痉，胜湿止痛，止血，祛风解表。用于外感风寒、头痛、风疹瘙痒、风湿痹痛等症。

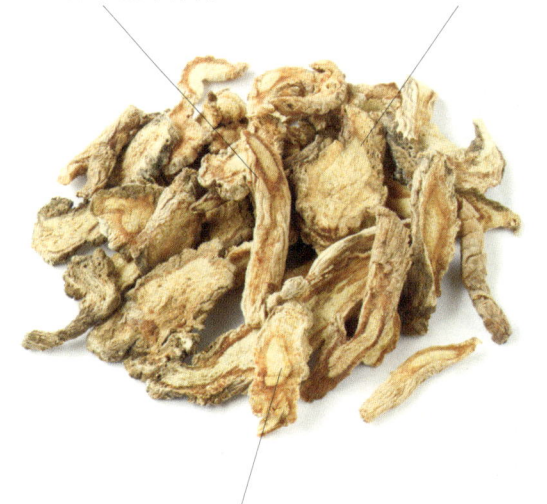

根呈长圆锥形或长圆柱形

体轻，质松，易折断

断面不平坦，皮部呈浅棕色

家用养生

- 研末：防风5克，川芎、人参各2克。将以上药材共研为末，每服2克，临睡时服用。可防治盗汗。
- 煮粥：陈皮、防风各6克，山药120克，大米50克，炒白芍12克，红糖适量。将山药研末，入炒白芍、陈皮、防风的煎液，加大米煮粥，调入红糖。可泻肝补脾。
- 代茶饮：防风6克，甘草3克。以上药材以开水冲泡，代茶饮。可增强抗病能力，预防感冒。

🕮 实用妙方

治脾胃虚弱、脘腹疼痛、头痛恶寒等： 生甘草6克，防风7.5克，炙甘草9克，升麻、葛根、独活、白芍、羌活、人参各15克，柴胡24克。以上药材研为粗末，每服15克，加水煎煮，去渣温服。（《脾胃论》升阳散火汤）

治风湿阻络、筋骨疼痛等： 当归、虎胫骨、羌活、鳖甲（炙）、萆薢、防风、秦艽、牛膝（川）、松节、蚕沙各60克，枸杞子150克，干茄根240克。以上药材装入绢袋，用酒5升浸没，10日后取饮，每次10～15毫升。（《证治准绳》史国公药酒）

治肺火咯血、咽喉不利、两颊泛红等： 防风、川芎、柿霜、甘草、犀角各60克，薄荷30克，桔梗90克。将以上药材共研细末，和白蜜为丸，如弹子大，每服1丸。（《医方集解》清咽太平丸）

治目赤初起、肿痛羞明： 防风、荆芥、蔓荆子、菊花、麻黄、桃仁、红花、川芎各1.5克，当归、白芍、决明子、石决明、甘草各3克。以上药材加水煎煮，去渣温服。（《医方考》消风养血汤）

别名 羌青、黑药、护羌使者、羌滑　　**来源** 伞形科植物羌活或宽叶羌活的干燥根茎及根

羌活

性味归经
- 性温，味辛、苦；归肾、膀胱经。

用法用量
- 煎汤，3～8克，或入丸、散。

功效主治
- 解表散寒，胜湿止痛。用于外感风寒、风寒湿痹、疮疡肿毒、目昏鼻塞、破伤风等症。

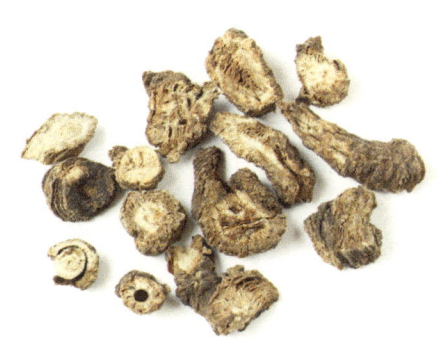

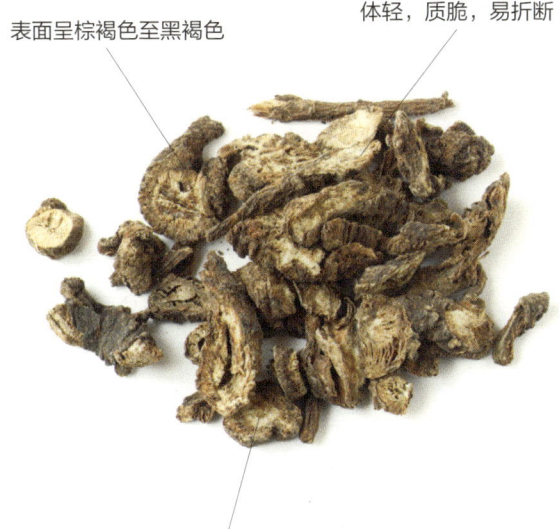

- 表面呈棕褐色至黑褐色
- 体轻，质脆，易折断
- 断面不平整，有多数裂隙

家用养生
- 煎汤：羌活9～12克，牛蒡子9克，蒲公英15～30克，薄荷6克。以上药材加水煎服。可治流行性感冒、腮腺炎。
- 煎汤：羌活、附子、白术、炙甘草各等份。每服20克，加水煎煮，去渣温服，不拘时服。可治风湿相搏、身体烦疼等。
- 煎汤：羌活、赤芍、当归各12克，丹参、葛根、黄芪各18克，桂枝、炙甘草各6克，白芷、地龙各9克，大枣5枚。以上药材加水煎服。可益气养血、活血通络。

📖 实用妙方

治痹后脚痛痿弱、两膝肿大而痛、附骨疽等： 川芎、附子各45克，熟地黄、白术、防风、白芍、黄芪、杜仲、当归各60克，羌活、人参、甘草、牛膝各30克。上药研为粗末，每服15克，加生姜7片、大枣1枚，水煎服。（《太平惠民和剂局方》大防风汤）

治风寒湿痹、经络不利及肢节疼痛、麻痹不仁等： 片姜黄、羌活、白术、防己各30克，炙甘草15克。上药共研为粗末，每用12克，加生姜10片，加水煎煮，去渣温服。（《太平惠民和剂局方》五痹汤）

治风热侵袭阳明经： 犀角、升麻各30克，防风、羌活各21克，白芷、黄芩、川芎、白附子各15克，甘草7.5克。以上药材研为粗末，每服12克，加水煎服，日服3～4次。也可用饮片作汤剂煎服。（《普济本事方》犀角升麻汤）

治感冒、咽喉炎、扁桃体炎、流行性腮腺炎等： 羌活9～12克，板蓝根15～30克。以上药材加水煎服。（《中医方剂临床手册》羌蓝汤）

别名 香白芷、川白芷、芳香、白臣、香棒　　**来源** 伞形科植物兴安白芷、川白芷、杭白芷的干燥根

白芷

性味归经
- 性温，味辛；归肺、胃、大肠经。

用法用量
- 煎汤，3～9克，或入丸、散；外用适量，研末撒或调敷。

功效主治
- 解表散寒，消肿止痛，祛风燥湿。用于风寒感冒、头痛、牙痛、鼻炎、痈疖肿毒等症。

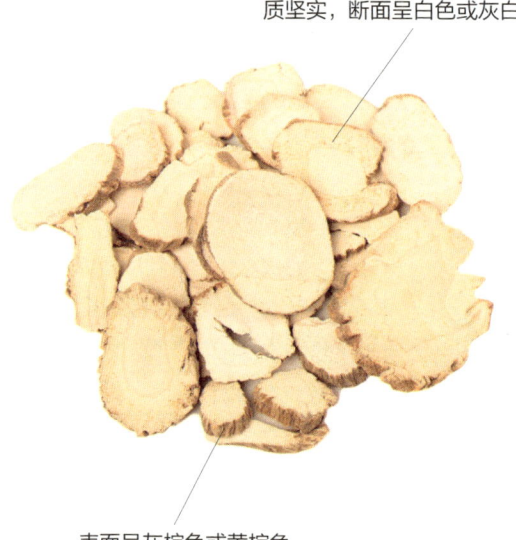

质坚实，断面呈白色或灰白色

表面呈灰棕色或黄棕色

家用养生
- **研末**：当归、白芷各等份。将当归、白芷研成细末，每服6克，以米汤送服。可治便秘。
- **煲汤**：白芷、黄芪各12克，当归、枸杞子各8克，大枣4枚，鲤鱼1条，生姜5克。将鲤鱼处理干净，放入锅中与上述药材一起煲汤。可滋补肝肾、益气补血。
- **做面膜**：白芷、僵蚕、白附子、菟丝子各适量。以上药材共研末，加蜂蜜调成面膜敷面部，可美白养颜。若将白芷、玉竹、川芎、防风共研末，加蜂蜜调成面膜敷面，可祛斑。

实用妙方

治痈疽发背、疔疮肿痛、跌扑损伤等：天花粉5000克，大黄、黄柏、姜黄、白芷各2500克，天南星、陈皮、苍术、厚朴、甘草各1000克。上药共研细末，每次取适量，用葱或丝瓜叶捣汁，或用黄酒或蜂蜜调成糊，外敷患处。（《外科正宗》金黄散）

治疮疡未溃、局部肿胀等：党参、黄芪、茯苓、金银花各15克，白术12克，乳香、没药、白芷、皂角刺、当归、陈皮、川芎各9克，甘草6克。以上药材加水煎煮，去渣温服。（《外科准绳》冲和汤）

治风寒湿痹、流痰、附骨疽等：羌活、防风、白芷、当归、细辛、芫花、白芍、吴茱萸、肉桂各3克。将以上药材研为细末，用赤皮葱连须240克捣烂，同药末和匀，加醋炒热，布包，热熨于患处。（《疡科选粹》熨风散）

治痈疽赤肿：白芷、大黄各等份。以上药材研末，以米汤送服6克。（《经验方》）

别名 地新、蔚香、蒿板、鬼卿、山茝、微茎　　**来源** 伞形科植物藁本和辽藁本的干燥根茎及根

藁本

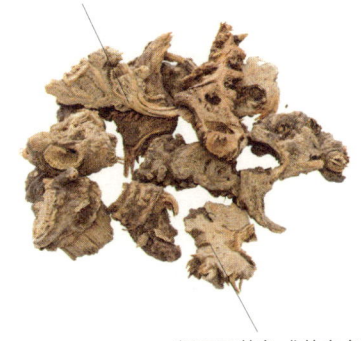

体轻，质较硬，易折断

断面呈黄色或黄白色

性味归经
- 性温，味辛；归膀胱经。

用法用量
- 煎汤，5～15克；外用适量，煎水洗或研末调涂。

功效主治
- 祛风除湿，散寒止痛。用于风寒表证、巅顶痛、风湿痹痛、泄泻等症。

实用妙方

治头痛身重或腰背疼痛等： 羌活、独活各6克，藁本、防风、甘草、炙川芎各3克，蔓荆子2克。以上药材加水煎服。(《内外伤辨惑论》羌活胜湿汤)

治外感风寒湿邪、头痛项强、身体疼痛等： 苍术15克，细辛6克，藁本、白芷、羌活、川芎、炙甘草各9克。上药研为细末，每服9克，加生姜、葱白各6克，水煎服。(《太平惠民和剂局方》神术散)

别名 苍子、老苍子、地葵、猪耳、刺儿棵　　**来源** 菊科植物苍耳干燥成熟带总苞的果实

苍耳子

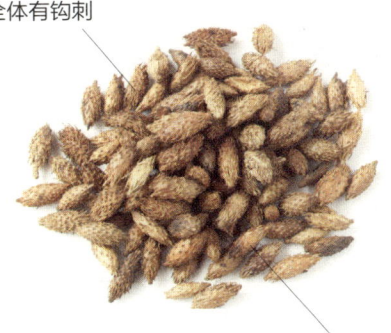

呈纺锤形或卵圆形，全体有钩刺

表面呈黄棕色或黄绿色

性味归经
- 性温，味辛、苦，有毒；归肺经。

用法用量
- 煎汤，3～10克，或入丸、散；外用适量，捣敷或煎水洗。

功效主治
- 祛风湿，通鼻窍。用于风寒头痛、鼻炎、鼻窦炎、过敏性鼻炎、风疹瘙痒、湿痹拘挛等症。

实用妙方

治鼻流浊涕不止、前额痛等： 苍耳子7.5克，薄荷叶1.5克，辛夷15克，白芷30克。以上药材研成细末，每服6克，用葱、茶水饭后调服。(《三因方》苍耳子散)

治麻风： 苍术500克，苍耳子120克。以上药材研为细末，加入米饭，搓成丸，如梧桐子大小。每日3次，每次服下6丸，连服1个月，禁欲3个月。(《洞天奥旨》张真君方)

别名 侯桃、木兰、迎春、毛辛夷、紫玉兰　　**来源** 望春玉兰、玉兰或武当玉兰的的干燥花蕾

辛夷

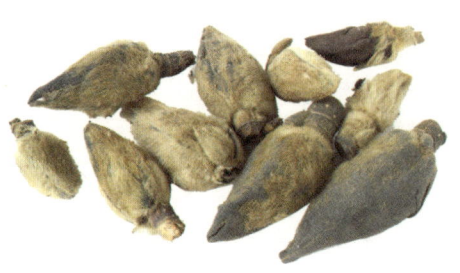

性味归经
- 性温，味辛；归肺、胃经。

用法用量
- 煎汤，3～10克，或入丸、散；外用适量，研末吹鼻或以其蒸馏水滴鼻。

功效主治
- 散风寒，通鼻窍。用于风寒头痛、鼻渊、鼻塞、鼻疮、鼻流浊涕、齿痛等症。

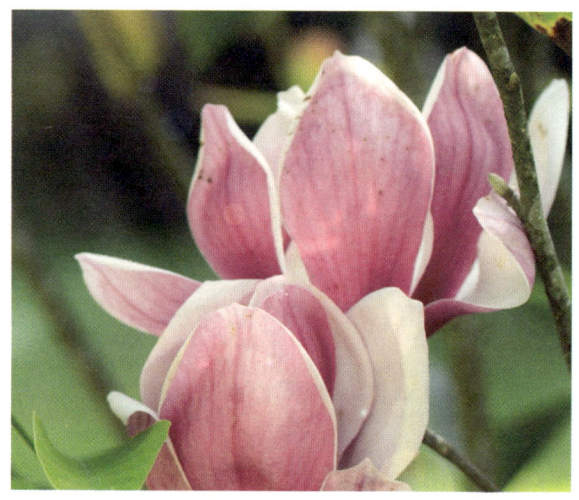

采收：1～3月，齐花梗处剪下未开放的花蕾

家用养生

- 研末：辛夷3克，蛇床子6克，大青叶15克。将以上药材研成细末，涂在疼痛的牙龈上，可以明显缓解牙痛症状。
- 代茶饮：辛夷、槐花各适量。将以上药材用开水冲泡，代茶饮。可治过敏性鼻炎。
- 熏蒸：辛夷、肉苁蓉、苍耳子、鱼腥草、生地黄、熟地黄、麦冬、百合各15克，金银花30克，沙参、当归各12克，知母、白芷各10克，升麻、薄荷（后下）各6克。将以上药材加水煎，熏蒸、填塞鼻腔。可治慢性萎缩性鼻炎。

实用妙方

治鼻流浊涕、前额疼痛等： 川芎、鹅不食草各30克，细辛、辛夷各6克，青黛3克。以上药材一起研成细末，取少许吹鼻。（《医宗金鉴》碧云散）

治头风痒、白屑： 草乌30克，莽草、石南、细辛、续断、皂荚、白术、辛夷、防风、白芷各20克，竹叶、松叶、侧柏叶各12克，猪脂800克。上药15味，取饮片，除猪脂外，一起研为极细的末，猪脂微火加温至溶化，将药末调匀即离火；等冷膏成，取此涂抹头发，每日1～2次。（《备急千金要方》生发膏）

治鼻窦炎、鼻炎等： 辛夷、山栀、黄芩、薄荷、生甘草各3克，金银花、桑叶各9克，连翘12克，荆芥、桔梗各6克，丝瓜藤10克。以上药材加水煎服。（《中医内科临床治疗学》银翘辛夷汤）

治肥大性鼻炎、副鼻窦炎等： 苍耳子（微炒）2000克，辛夷1500克，白芷、细辛、黄芩各300克，薄荷、贝母、淡豆豉各400克。以上药材制成小丸，每服6克，日服3次。（《中草药通讯》鼻炎消）

别名 香菜、莞荽、胡菜、蒝葛草、满天星、香荽　　**来源** 伞形科植物芫荽的带根全草

胡荽

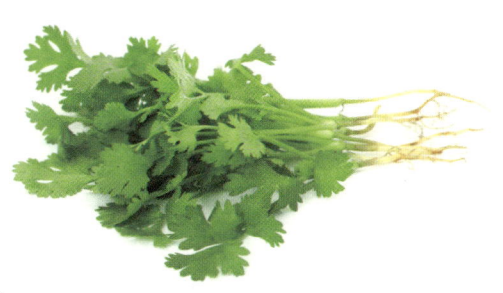

性味归经
- 性温，味辛；归肺、胃经。

用法用量
- 煎汤，3～5克；外用适量，煎水熏洗或捣敷。

功效主治
- 消食，解表，发汗透疹，祛风解毒。用于风寒感冒、麻疹、脘腹胀痛、头痛等症。

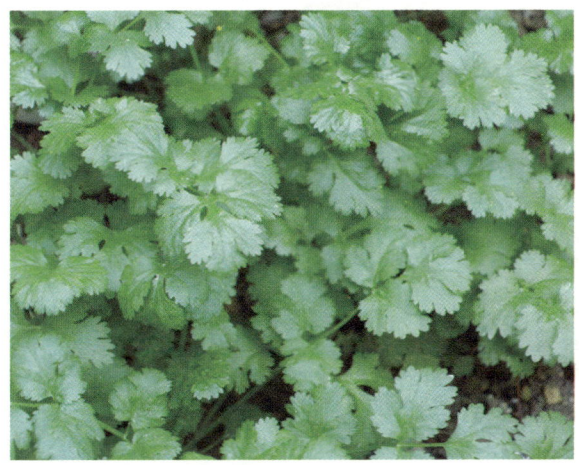

炮制：除去杂质，用清水洗净，切中段，干燥

家用养生
- 煎汤：紫苏叶、生姜各6克，胡荽9克。以上药材加水煎服。可治风寒感冒、头痛鼻塞等。
- 煎汤：胡荽、海藻各等份。以上药材洗净泥沙，加适量油、盐煮3～4小时，每日吃3次，每次1碗。可治咯血。
- 煎汤：鲜胡荽全草30克，加水煎煮，去渣服。可治消化不良、腹胀。
- 烟熏：胡荽（切）1000克，入锅炒，以烟熏肛。可治肛门脱出。

实用妙方

治小儿痘疹： 胡荽90克，酒600毫升。将胡荽洗净细切，酒入锅，煮沸，入胡荽，盖好锅盖，热汤冷却后去渣，微微从脖子以下喷背脊及两脚、胸腹，不要喷于面部。（《太平圣惠方》胡荽酒）

治小肠积热、小便不通、血淋等： 葵根适量，胡荽60克，滑石末30克。将葵根、胡荽切成碎末，加水2升，煎取1升，再入滑石末，分3次温服。（《圣济总录》葵根饮）

治胃寒胀痛： 胡荽、胡椒各15克，艾叶6克。以上药材加水煎服。（《四川中药志》1979年）

治虚寒胃痛： 鲜胡荽15～24克，以酒、水煎服。（《福建中草药》）

治胃寒痛： 胡荽叶1000克，葡萄酒500毫升。将胡荽叶浸入葡萄酒，3日后去叶饮酒，痛时服15毫升。

治高血压： 鲜胡荽、葛根各10克。上药加水煎服，每日早、晚各1次，每次50毫升，10日为1个疗程。

治呕吐、反胃： 鲜胡荽适量，捣汁10毫升，加甘蔗汁20毫升，加温服用，每日2次。

治伤风感冒： 胡荽30克，饴糖15克。以上药材加米汤半碗，饴糖蒸至溶化后服用。

别名 冬霜叶、霜叶、双桑叶、童桑叶、家桑、黄桑、蚕叶　　**来源** 桑科植物桑的干燥叶

桑叶

性味归经
- 性寒，味甘、苦；归肝、肺经。

用法用量
- 煎汤，6～9克，或入丸、散；外用适量，煎水洗或捣敷。

功效主治
- 降血糖，疏散风热，凉血止血，清肺润燥，清肝明目。用于风热感冒、肺热燥咳、头晕头痛等症。

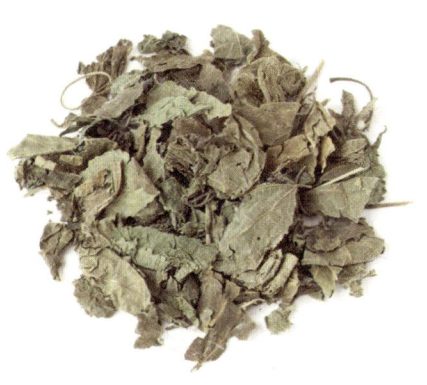

家用养生
- 泡茶：桑叶、菊花各10克。以上药材加水煎煮，分数次服用，或用沸水冲泡，代茶饮用，也可加适量蜂蜜或白糖调味。可治风热头痛、目赤。
- 煎汤：桑叶12克，百合30克，麦冬9克，杏仁10克。以上药材加水煎煮，去渣服用。可养阴、解表、清心。
- 煎汤：桑叶、菊花各20克，绿茶15克。以上药材加水煎汤，去渣饮用。可治肺热咳嗽。

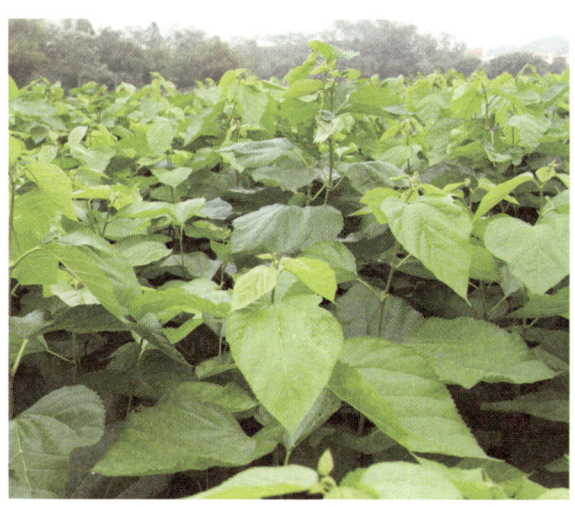

采收：10～11月霜降后采收经霜桑叶

实用妙方

治风温初起，身热不甚，口微渴等： 桑叶7.5克，菊花3克，连翘5克，薄荷、甘草各2.5克，桔梗、杏仁、芦根各6克。以上药材加2杯水，煮取1杯，日服2次。（《温病条辨》桑菊饮）

治外感温燥、干咳无痰、咽干口渴等： 杏仁4.5克，沙参6克，桑叶、浙贝母、淡豆豉、栀子皮、梨皮各3克。以上药材加水2杯，煮取1杯，顿服。病情严重者再作服。（《温病条辨》桑杏汤）

治高血压、糖尿病、动脉硬化、老年性白内障、眩晕、便秘等： 桑叶300克，白蜜300毫升，黑芝麻120克。将黑芝麻捣碎，熬浓汁和蜜炼至滴水成珠状，入桑叶末为丸，每次服10克。（《医方集解》桑麻丸）

治急性感染性疾病愈后体弱自汗之症： 桑叶14片，黄芪30克，麦冬15克，北五味子6克。以上药材加水煎服。（《辨证录》敛汗汤）

治产后发痉： 桑叶9克，羚羊角粉（冲服）2.4克，天麻3克，嫩钩藤、刺蒺藜各12克，天竺黄4.5克，赤芍6克，鲜竹沥（冲服）适量。以上药材加水煎服。（《中医临证提要》平肝清脑汤）

别名 苏薄荷、银丹草、蕃荷叶、夜息香、鱼香菜　　**来源** 唇形科植物薄荷的干燥地上部分

薄荷

性味归经
- 性凉，味辛；归肺、肝经。

用法用量
- 煎汤或入丸、散，3～6克；外用适量，捣汁或煎汁涂。

功效主治
- 解毒消肿，清利咽喉，疏肝行气，解热发汗。用于风热感冒、咽喉肿痛、头痛、风疹、麻疹等症。

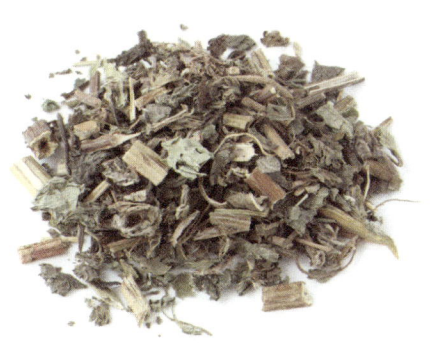

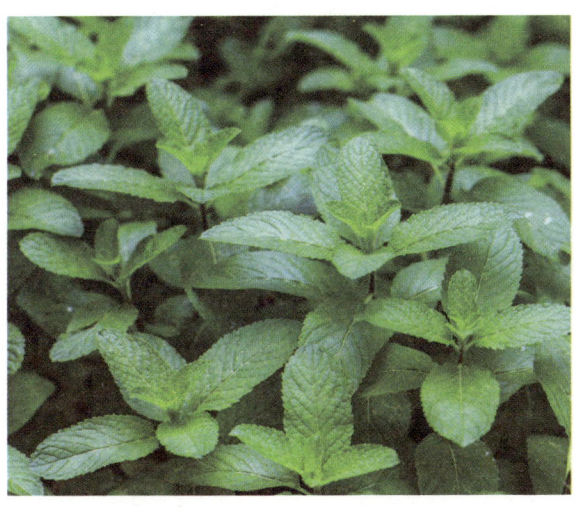

炮制：除去老茎，喷清水，稍润，切短段，低温干燥

家用养生
- 代茶饮：薄荷10克，金银花15克。以上药材用沸水浸泡，代茶饮。可治感冒风热、发热恶风、头昏、咽喉痛等。
- 冲泡：薄荷2～5克，甘草1～3克。以上药材用开水冲泡，代茶饮。经常饮用，可治咽喉痒痛等症。
- 代茶饮：薄荷适量，胖大海5枚，石菖蒲5克。以上药材放入保温杯中，用开水冲泡10分钟，不拘时服。可治失音咽痛。

实用妙方

治痧疹透发不出、喘咳、咽喉肿痛等： 西河柳15克，荆芥穗、蝉蜕、薄荷、甘草、知母各3克，牛蒡（炒）、葛根各4.5克，玄参6克，麦冬9克，竹叶30片。以上药材加水煎煮，去渣温服。（《先醒斋医学广笔记》竹叶柳蒡汤）

治时疫白喉： 薄荷叶、川厚朴、牡丹皮、炒枳壳、草果仁、甘草各6克，白芍15克，花槟榔、羌活、独活、北柴胡、信前胡、桔梗、云茯苓各10克，川芎3克，土牛膝30克。以上药材加水煎服。（《言庚孚医疗经验集》达原败毒散）

治肺结核： 北沙参12克，云茯苓、宣百合、玉竹、黑芝麻、炙紫菀、蒸百部各9克，桔梗6克，广陈皮5克，甘草3克，薄荷叶2克。将黑芝麻洗净炒香，其他药材烤干，共研为细末，每服6克，日服3次，以米汁或白糖水冲服。（《李聪甫医论》保肺散）

第二章 解表药

别名 牛子、大力子、炒牛蒡子、恶实、鼠见愁、毛锥子　　**来源** 菊科植物牛蒡的果实

牛蒡子

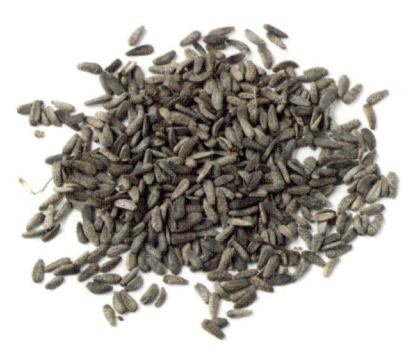

性味归经
- 性寒，味辛、苦；归肺、胃经。

用法用量
- 煎汤，5～10克，或入散剂；外用适量，煎水含漱。

功效主治
- 疏散风热，宣肺透疹，消肿解毒。用于风热感冒、痈肿疮毒、温病初起、麻疹不透等。

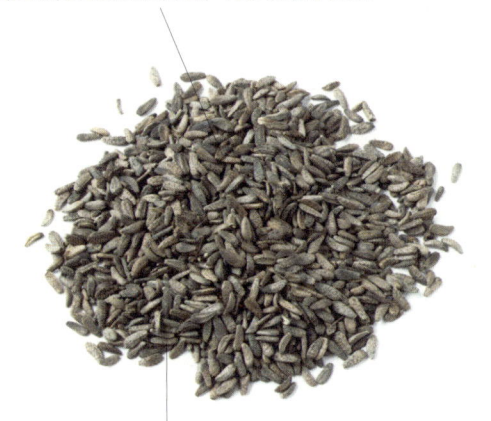

表面呈灰褐色或淡灰褐色，有多数细小黑斑

气特异，味苦、辛，入口稍久有麻舌感

家用养生

- 代茶饮：牛蒡子30克。将牛蒡子加水煎煮，去渣取汁，分4～6次代茶饮用。可治顽固性头痛。
- 煎汤：牛蒡子（研细）15克，柽柳适量。以上药材加水煎煮，去渣温服。可治风疹不透。
- 研末：旋覆花、牛蒡子（微炒）各30克。以上药材研成细末，每次3克，以白汤送服，不拘时。可治痰厥头痛。

实用妙方

治湿温致咽喉疼痛： 连翘、牛蒡子各30克，金银花15克，射干9克，马勃6克。以上药材研为细末，每服18克，加水煎煮，去渣温服。也可用饮片加水煎服。（《温病条辨》银翘马勃散）

治风毒湿热之风疹、湿疹： 当归、生地黄、防风、蝉蜕、知母、苦参、胡麻、荆芥、苍术、牛蒡子、石膏各3克，甘草、木通各1.5克。以上药材加水煎煮，去渣温服。（《外科正宗》消风散）

治多种因风湿热互结于肌肤引起的瘙痒： 牛蒡、泽泻、木通、茯苓、金银花、连翘、白芍各9克，知母、防风、苍术各6克，荆芥、蝉蜕、甘草各3克。以上药材加水煎服。（《林如高骨伤歌诀方解》清热止痒汤）

治小儿麻疹初期欲出未出，发热咳嗽、打喷嚏、流涕、流泪等： 葛根、荆芥、防风、蝉蜕、牛蒡子、枳壳、前胡、连翘、木通、浙贝母各3克，杏仁（去皮、尖）4.5克，薄荷叶1.5克。以上药材加水煎服。（《麻疹专论》李氏宣毒发表汤）

别名 蝉衣、蝉壳、金牛儿、虫蜕、虫衣、知了皮　　**来源** 蝉科昆虫黑蚱蝉羽化后的蜕壳

蝉蜕

性味归经
- 性寒，味甘；归肺、肝经。

用法用量
- 煎汤，2～5克，或入丸、散；外用适量，煎水洗或研末敷。

功效主治
- 解表，利咽透疹，退翳，散风热，息风止痉。用于风热感冒、咽痛、麻疹不透、风疹瘙痒、惊风抽搐等症。

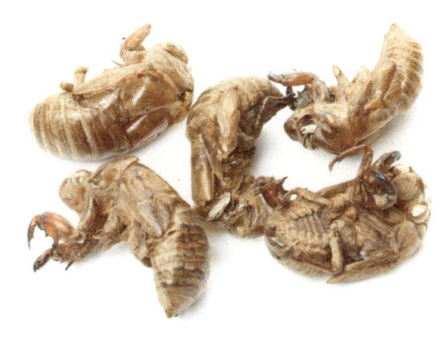

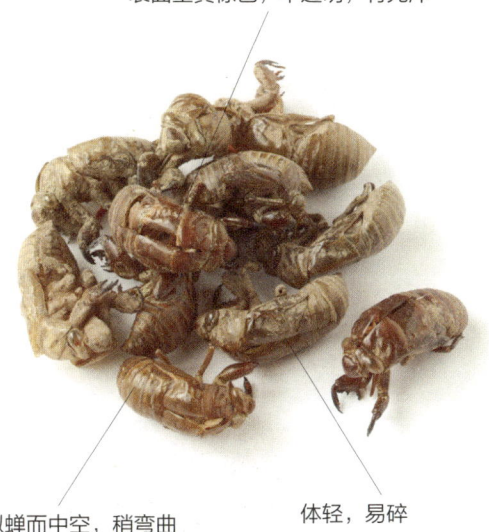

表面呈黄棕色，半透明，有光泽

全形似蝉而中空，稍弯曲

体轻，易碎

家用养生

- 煎汤：前胡、牛蒡子、薄荷各7.5克，蝉蜕（去足、翅）3克，淡豆豉20克。以上药材加水煎服。可治风温初起、冬温袭肺致咳嗽。
- 研末：蝉蜕、人参、五味子各50克，陈皮、炙甘草各25克。将以上5味药材研成细末，每服25克，以生姜汤送下，不拘时服。可治咳嗽、肺气壅滞不利。
- 煎汤：蝉蜕、生甘草各6克，生地黄、生石膏各30克，当归、荆芥、苦参、刺蒺藜、知母各9克。以上药材加水煎服。可治脂溢性皮炎、荨麻疹。

实用妙方

治慢性眼睑炎： 蝉蜕、蛇蜕、蚕蜕、猪蹄蜕、荆芥穗各7.5克，穿山甲、川乌（制）、炙甘草各15克。以上药材研为细末，每服6克，饭后以淡盐汤调服。（《世医得效方》五蜕散）

治喉痧初起： 葛根、牛蒡子、枳壳、豆豉、桔梗、荆芥、防风、栀子各9克，蝉蜕6克，赤芍、连翘各12克，甘草、薄荷各3克。以上药材加水煎煮，去渣温服。（《疫痧草》加减葛根汤）

预防瘟疫： 金银花9克，绿豆衣、甘草、明矾各6克，陈皮、蝉蜕、僵蚕各3克。以上药材加水煎服。（《蒲辅周经验方》加减金豆解毒汤）

治囊虫病： 蝉蜕75克，全蝎50克，甘草25克，琥珀20克，朱砂15克，冰片（后下）5克。以上药材共研为细末，每次3～5克，每日2～3次，以白开水送下。

治各种皮肤病： 麻黄、槐花各6克，蝉蜕、浮萍、甘草各3克。以上药材加水煎服，每日1剂。

别名 葱茎白、葱白头、莱伯大葱、四季葱、和事草　　**来源** 百合科植物葱的鳞茎

葱白

性味归经
- 性温，味辛；归胃、肺经。

用法用量
- 煎汤或酒煎，9～15克；外用适量，捣敷，煎水洗，加蜂蜜或醋调敷。

功效主治
- 发汗解表，散寒通阳，解毒通便。用于风寒感冒属轻症、痈肿疮毒、寒热头痛、阴寒腹痛、痢疾等症。

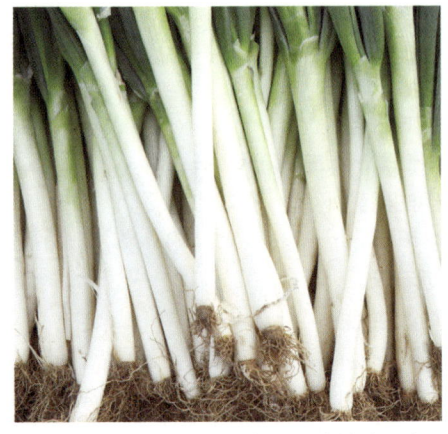

须根丛生，白色；鳞茎圆柱形，先端稍肥大

实用妙方

治素体阴虚、感受外邪等： 葱白3茎，生玉竹、淡豆豉各9克，白薇3克，桔梗、薄荷各5克，炙甘草1.5克，大枣8枚。以上药材加水煎煮，去渣温服。（《通俗伤寒论》加减玉竹汤）

治忍尿劳役： 陈皮9克，葵花子3克，葱白3茎。以上药材加水1升，煮取400毫升，分3次服。

别名 鸡肠草、石胡荽、野园荽、地芫荽、猪屎草、蚊子草　　**来源** 菊科植物石胡荽的全草

鹅不食草

性味归经
- 性温，味辛；归肺、肝经。

用法用量
- 煎汤，3～8克；外用适量，捣烂塞鼻。

功效主治
- 解毒，通鼻窍，清热止咳，散瘀消肿。用于鼻炎、慢性气管炎、风湿关节痛、毒蛇咬伤等症。

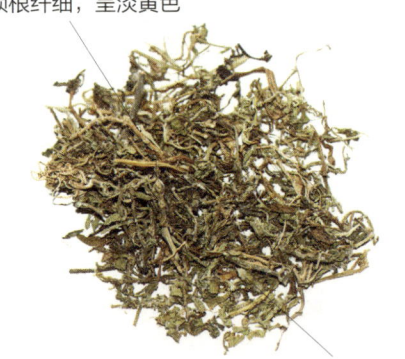

须根纤细，呈淡黄色

叶片多皱缩或破碎

实用妙方

治眼睛肿胀红赤、鼻塞、头痛： 鹅不食草10克，青黛、川芎各5克。以上药材研成细末，嘴里噙满水不下咽，吸少许药末吹入鼻内，以泪出为度。

治伤风头痛、鼻塞、目翳： 鹅不食草适量，搓揉，嗅其气味，即打喷嚏，每日2次。（《贵阳民间药草》）

别名 蔓荆实、蔓青子、白背风、白背草、万荆子　　**来源** 马鞭草科植物单叶蔓荆和蔓荆带宿萼的果实

蔓荆子

性味归经
- 性微寒，味苦、辛；归膀胱、肝、胃经。

用法用量
- 煎汤，6～10克，浸酒或入丸、散；外用适量，煎汤洗。

功效主治
- 疏散风热，清利头目。用于外感头痛、偏正头风痛、昏晕目暗、赤眼多泪、齿龈肿痛、湿痹拘挛等。

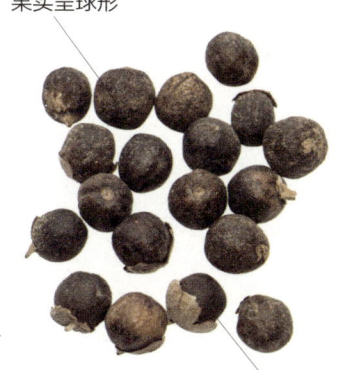

果实呈球形

表面呈黑色或棕褐色

📖 实用妙方

治中气不足、头痛目眩、耳鸣耳聋、视物不清等： 黄芪20克，炙甘草5克，人参、葛根、蔓荆子、白芍、黄柏各9克，升麻6克。将以上药材加水煎煮，去渣温服。（《脾胃论》益气聪明汤）

治肝阳上亢型头痛、心烦易怒等： 石决明15克，桑叶、山茱萸各6克，石斛、天麻、炒白芍、当归、蔓荆子、刺蒺藜各9克，夏枯草、玉竹、枸杞子各12克，川芎3克。以上药材加水煎服。

别名 香豉、淡豉、大豆鼓　　**来源** 豆科植物大豆的种子经蒸窨加工而成

淡豆豉

性味归经
- 性凉，味苦、辛；归胃、肺经。

用法用量
- 煎汤或入丸剂，3～10克；外用适量，捣敷或研末敷。

功效主治
- 解表除烦，解郁，解毒。用于伤寒热病、寒热往来、头痛、烦躁、胸闷等症。

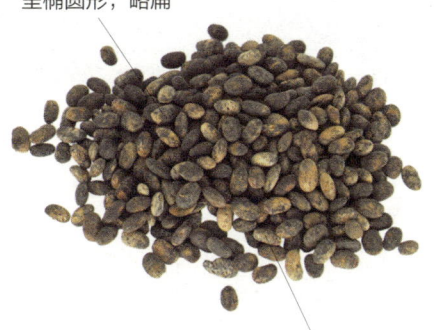

呈椭圆形，略扁

表面呈黑色，皱缩不平

📖 实用妙方

治温病初起： 连翘、金银花、牛蒡子各9克，桔梗、薄荷各6克，竹叶4克，生甘草、荆芥穗、淡豆豉各5克。以上药材加水煎煮，去渣温服。也可制丸或散剂服用。（《温病条辨》银翘散）

治食管炎、胃窦炎、胆囊炎、支气管炎、鼻衄等： 栀子、淡豆豉各9克。以上药材加水煎煮，去渣温服。（《伤寒论》栀子豉汤）

别名 杭菊、贡菊、白菊花、黄菊花、延寿客、金蕊、药菊　　**来源** 菊科植物菊的干燥头状花序

菊花

性味归经
- 性微寒，味甘、苦；归肝、肺经。

用法用量
- 煎汤，入丸、散或泡茶，10～15克；外用适量，煎水洗，或捣敷。

功效主治
- 清热解毒，清肝明目，疏散风热，降血压。用于风热感冒、头痛眩晕、目赤肿痛、肿毒、高血压等症。

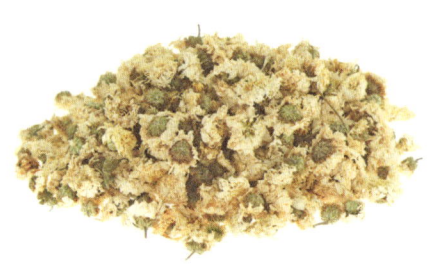

家用养生

- 泡茶：菊花10克，茶叶3克。将菊花和茶叶一起入开水冲泡，饮用。可防治早期高血压。
- 煎汤：菊花15克，大枣3枚。以上药材加水煎服，可治高血压。
- 煮粥：菊花10克，大米50克。以上材料共煮粥。常食可预防头昏、目赤肿痛、咽痛、肝火旺。
- 研末：菊花、石膏、川芎各9克。以上药材均研为细末，每服4.5克，以茶汤调服。可治风热头痛。

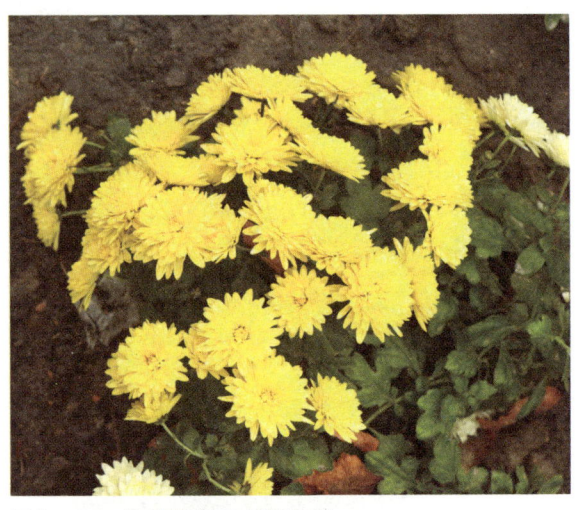

采收：9～11月花盛开时分批采收

实用妙方

治肝肾阴虚而致的两眼昏花、视物不明或眼睛干涩等： 熟地黄24克，山茱萸、干山药各12克，泽泻、茯苓、牡丹皮、枸杞子、菊花各9克。以上药材炼蜜为丸，每丸重15克，每服1丸，1日3次。（《医级》杞菊地黄丸）

治心胸烦热、口舌肿痛、头疼目涩： 黄芩、赤茯苓、麦冬各30克，石膏60克，葛根、菊花、炙甘草各15克。上药共研为细末，每服9克，加豆豉6克、淡竹叶3克，水煎去渣；加生地黄汁60毫升，再次煎服。（《太平圣惠方》黄芩散）

治阴虚胃热型牙痛： 熟地黄、玄参、菊花各60克，蜂蜜60毫升生石膏10～30克，升麻0.5～5克。以上药材加水1000毫升，煎成300毫升，徐徐服之。（《杨慎修经验方》地参菊花汤）

治热毒风上攻、目赤头旋、眼花面肿： 菊花（焙）、排风子（焙）、甘草（炮）各30克。将以上药材捣罗为散，临睡前温水调下3小勺。（《圣济总录》菊花散）

别名 桂枝段、嫩桂枝、桂枝尖、桂枝木　　**来源** 樟科植物肉桂的干燥嫩枝

桂枝

性味归经
- 性温，味甘、辛；归心、肺、膀胱经。

用法用量
- 煎汤，1.5～6克，大剂量可用至15～30克，或入丸、散。

功效主治
- 发汗解表，通络通经，助阳化气，平冲降逆。用于伤风头痛、外感寒凉、呕逆、痛经、风湿性关节炎等症。

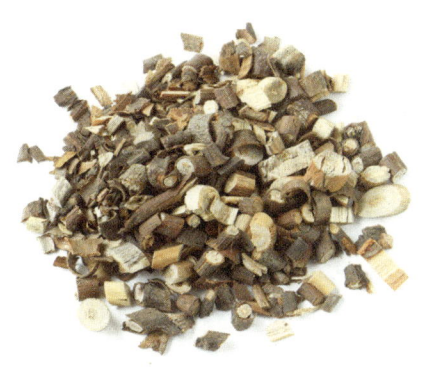

家用养生
- 煮粥：桂枝、红参各6克，当归、甘草各3克，大枣6枚，大米50克，红糖20克。先将以上药材用水煎，取药汁，再用药汁煮粥，加红糖调味。可祛寒补血。
- 泡茶：桂枝、甘草、肉桂各15克。以上药材混合，用开水冲泡，代茶饮。可防治低血压。
- 煮汤：桂枝、芍药、生姜各9克，大枣3枚，甘草6克。以上药材加水煎煮，去渣，温服。可治外感风寒、发热、头痛等。

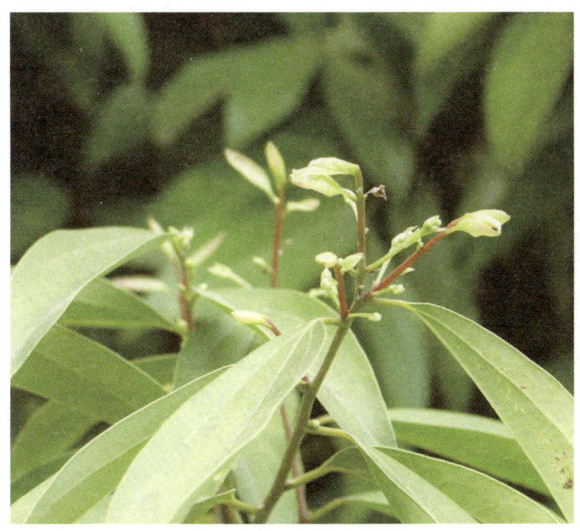

炮制：除去叶，晒干，或切片晒干

实用妙方

治寒疟：桂枝、蜀漆、生姜各9克，牡蛎15克，龙骨12克，甘草6克，大枣12枚。将以上药材加水煎煮，去渣温服。（《金匮要略方论》桂枝救逆汤）

治妇女下腹寒冷、瘀血阻滞、月经不调等：吴茱萸、当归、川芎、白芍、党参、阿胶、牡丹皮、麦冬、桂枝、半夏各6克，炙甘草3克，生姜3片。以上药材水煎煮，去渣温服。（《金匮要略》温经汤）

治消化性溃疡、慢性胃炎、神经衰弱、慢性肝炎、缺铁性贫血、更年期综合征：桂枝9克，芍药18克，炙甘草6克，生姜10克，大枣4枚，饴糖30克。先将前5味药材加水煎2次，去渣取汁，兑入饴糖，分2次温服。（《伤寒论》小建中汤）

治支气管哮喘、冠心病、慢性支气管炎、风湿性心脏病、高血压、慢性胃炎等：桂枝9克，茯苓12克，白术、炙甘草各6克。以上药材加水煎服。（《金匮要略》苓桂术甘汤）

别名 周麻、鸡骨升麻、桂圆根、鬼脸升麻　　**来源** 毛茛科植物兴安升麻、升麻或大三叶升麻的干燥根茎

升麻

性味归经
- 性微寒，味微苦、甘；归肺、脾、胃、大肠经。

用法用量
- 煎汤，3～6克，或入丸、散；外用适量，研末调敷或煎汤含漱，或淋洗。

功效主治
- 清热解毒，发汗解表，补气升阳。用于头痛寒热、喉痛、口疮、斑疹不透、久泻久痢等症。

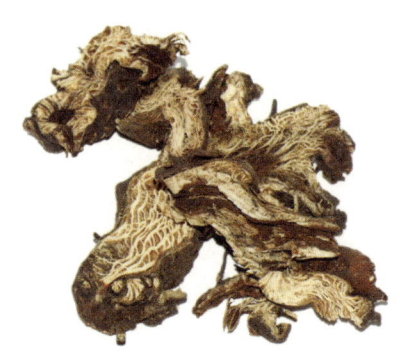

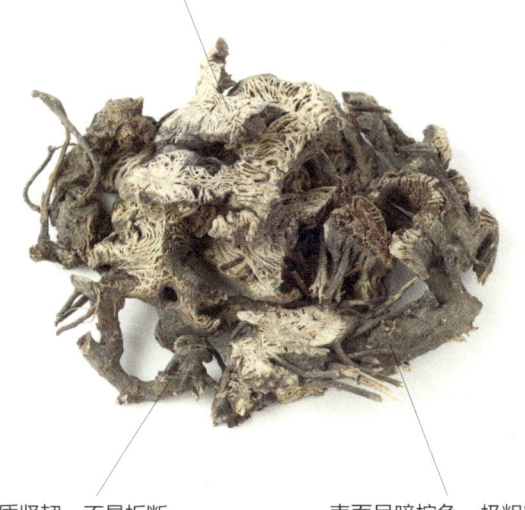

根茎呈不规则长块状，分枝较多

质坚韧，不易折断

表面呈暗棕色，极粗糙

家用养生

- 代茶饮：升麻、郁李仁各3克，肉苁蓉、瓜蒌仁、牛膝、火麻仁各10克，炒枳壳6克。以上药材加水煎煮，趁温饮用，每日服2次。可润肠通便。
- 煲汤：升麻、枳实各10克，黄芪20克，兔肉200克，葱、生姜、料酒、盐各适量。将全部药材装入纱布袋内，和兔肉一起入锅，加清水煮熟，去渣，加调味料食用。可健胃益气。
- 湿敷：升麻30～50克，煎浓汁，用纱布蘸药汁湿敷患部，保持局部湿润。可治带状疱疹。

📚 实用妙方

治感受风热、咽喉肿痛、会厌后肿：玄参、牛蒡子、甘草、僵蚕各0.6克，升麻、黄连各1.5克，黄芩1.2克，连翘、桔梗各0.9克，防风0.3克。以上药材加水煎服。各药用量可按现在常用剂量适量增加。（《卫生宝鉴》玄参升麻汤）

治风热上攻、发为火丹、延及全身痒痛：玄参、知母、石膏、人中黄、黄连、升麻、连翘、牛蒡子各等份，甘草1.5克，淡竹叶20片。以上药材加水煎煮，去渣温服。（《外科正宗》化斑解毒汤）

治雷头风：升麻、苍术各15克，全荷叶1张。以上药材加水煎煮，去渣温服。（《素问病机气宜保命集》清震汤）

治先兆流产、习惯性流产、崩漏、月经过多、恶露不绝、过敏性紫癜等：升麻4克，人参、黄芪各10～20克，炙甘草、白术各3～6克。以上药材加水煎服。（《景岳全书》举元煎）

别名 干葛、甘葛、粉葛、葛条根、鸡齐根、葛子根　　**来源** 豆科植物野葛的根

葛根

性味归经
- 性寒，味甘、辛；归脾、胃、肺经。

用法用量
- 煎汤或捣汁，10～15克；外用适量，捣敷。

功效主治
- 生津止渴，透疹，降血糖，解肌退热，升阳止泻，解酒毒。用于头痛寒热、喉痛、口疮、斑疹不透等症。

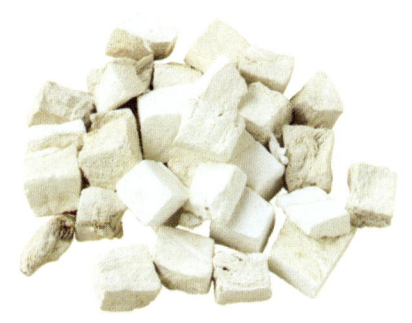

质坚实，纤维性强，略具粉性

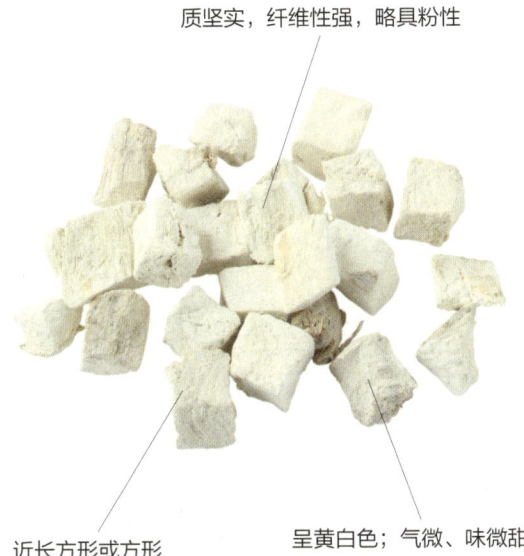

近长方形或方形

呈黄白色；气微、味微甜

家用养生

- 煮粥：葛根与粳米同煮，可减轻其寒滑之性，延缓药效，起到清胃养阴、生津止渴的作用。幼儿夏季热、胃热多渴，可多食葛根粥。
- 代茶饮：葛根10克，山楂15克。加水煎煮，去渣温服，每日代茶饮。可治气滞血瘀型高脂血症。
- 做羹：葛根粉50克，冰糖15克。将葛根粉放入碗内，下少许凉开水搅匀，加入冰糖；再将热开水冲入碗内，成糊状，温凉时食用。可改善便秘、烦躁心乱。

实用妙方

治外感风寒、表虚发热、汗出恶风等： 葛根2克，桂枝、芍药、生姜各9克，炙甘草6克，大枣7枚。以上药材加水煎煮，去渣温服。(《伤寒论》桂枝加葛根汤)

治风寒感冒、头痛肢楚、心烦失眠等： 柴胡、芍药、黄芩各6克，葛根9克，甘草、羌活、白芷、桔梗、生姜各3克，大枣2枚，石膏5克。以上药材水煎煮，去渣温服。(《伤寒六书》柴葛解肌汤)

治流行性感冒、流行性腮腺炎、扁桃体炎、猩红热及其他感染性疾病： 葛根、金银花、柴胡、连翘各24克，黄芩12克，石膏、大青叶、蒲公英各30克，甘草9克。以上药材加水煎服。(《医方新解》三阳清解汤)

治小儿麻疹： 葛根3克，连翘、牛蒡子(炒)、荆芥、防风、当归、生地黄、蝉蜕各2.4克，黄芩(酒炒)、枳壳、木通各1.8克，西河柳1.5克，犀角(磨汁冲)0.7克。以上药材加水煎服。(《麻疹专论》解毒快疹汤)

别名 水萍、水花、萍子草、水白、九子萍　　**来源** 浮萍科植物紫萍的干燥全草

浮萍

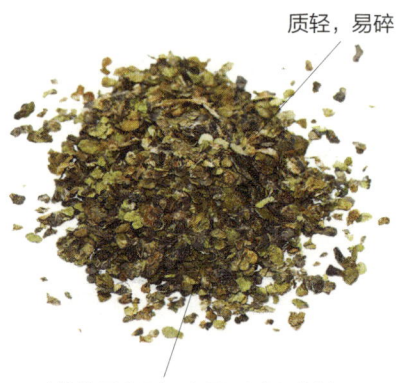

质轻,易碎

叶状体呈卵形、卵圆形或卵状椭圆形

性味归经
- 性寒,味辛,无毒;归肺经。

用法用量
- 煎汤,3～8克;外用适量,煎汤浸洗。

功效主治
- 发汗解表,祛风行水,清热解毒。用于时行热病、风热瘾疹、皮肤瘙痒、疮癣、丹毒等症。

实用妙方

治热毒: 浮萍适量,捣汁,敷在伤口上。

治老年性皮肤瘙痒症: 党参、黄芪、生地黄、熟地黄、麦冬、当归、赤芍、白芍、防风、浮萍各10克,丹参、鸡血藤、苦参、地肤子各15克,首乌藤、刺蒺藜各30克。以上药材加水煎服。(《中国中西医结合杂志》养血润肤饮)

别名 木贼草、节节草、无心草、节骨草、笔头草、锉草、擦草　　**来源** 木贼科植物木贼的地上部分

木贼

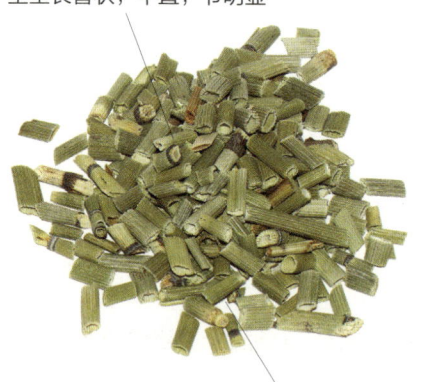

茎呈长管状,平直,节明显

表面呈灰绿色或黄绿色

性味归经
- 性平,味甘、苦;归肺、肝经。

用法用量
- 煎汤,3～10克,或入散;外用适量,研末撒敷。

功效主治
- 疏风散热,解肌,明目退翳,止血。用于目生云翳、目赤肿痛、便血、崩漏、血痢、疟疾、痈肿等。

实用妙方

治肠风下血: 木贼30克,薜荔、枳壳、槐角、茯苓、荆芥各15克。以上药材研成细末,每服6克,浓煎,以大枣汤送服。

第三章
泻下药

　　泻下药，就是有利于大小便的药物，用于里实的症候，其主要功效有通利大便、清热泻火及逐水退肿。本类药物分为攻下药、润下药和峻下逐水药三类。攻下药多苦寒，具有较强的泻下通便作用。润下药多为种子或种仁，能滑润大肠、软化大便。峻下逐水药性味苦寒而有毒，服用后可引起剧烈腹泻。本类药年老体弱、脾胃虚弱者应慎用，妇女胎前、产后和经期均应忌用。

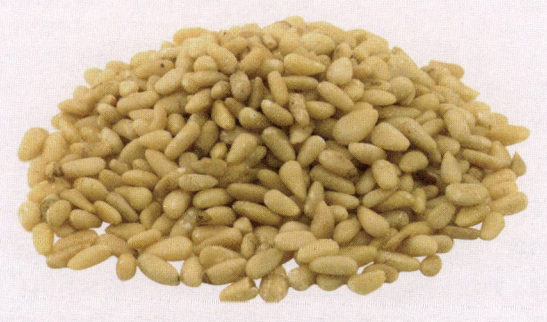

别名 将军、锦纹、火参、黄良、蜀大黄　　**来源** 蓼科植物掌叶大黄、唐古特大黄和药用大黄的根茎及根

大黄

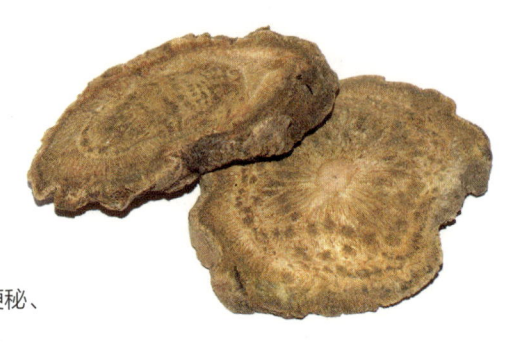

性味归经
- 性寒，味苦；归大肠、脾、胃、肝、心包经。

用法用量
- 煎汤，3～12克；外用适量，研末外敷。

功效主治
- 消肿，行瘀血，清热解毒，除湿退黄。用于实热便秘、痢疾初起、暴眼赤痛、吐血、痈疡肿毒、水肿等症。

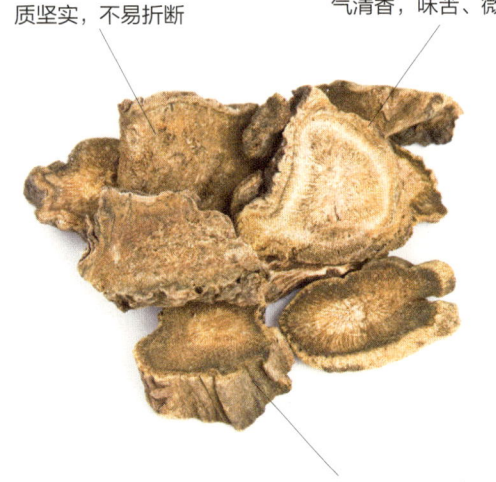

质坚实，不易折断

气清香，味苦、微涩

表面呈黄棕色至红棕色

家用养生
- 浸泡：生大黄30克，加200毫升热水，浸泡20分钟后，去渣，分4次服用，每日1剂。可治腹膜后血肿。
- 冲服：生大黄粉3～6克，每晚睡前用温水送服生大黄粉，2～4周为1个疗程。可治慢性便秘。
- 煎汤：大黄、枳实各12克，厚朴24克，芒硝9克。以上药材加水煎煮，先煎厚朴和枳实，后下大黄，芒硝溶服。可治热结便秘、脘腹痞满。

🌿 实用妙方

治火邪上炎所致的目赤、咽喉肿痛、牙龈肿痛： 大黄、芒硝、炙甘草各60克，栀子仁、薄荷、黄芩各30克，连翘125克。以上药材材研成粗末，每服6～12克，加竹叶3克、蜂蜜少许，水煎，去渣，饭后温服。（《太平惠民和剂局方》凉膈散）

治挫伤、跌打损伤： 大黄、铅丹、黄连、黄芩、黄柏、乳香各等份。以上药材共研为细末，每用适量，用水或饴糖调成膏，外敷患处。（《卫生宝鉴》五黄散）

治流行性感冒、偏头痛、高血压、斑秃、荨麻疹等： 防风、荆芥、连翘、麻黄、薄荷、川芎、当归、白芍、白术、山栀、大黄、芒硝各15克，石膏、黄芩、桔梗各30克，甘草60克，滑石90克。将以上药材研为细末，每服6克，加生姜3片，水煎服。或制丸剂，每服6克，日服2次。（《宣明论方》防风通圣散）

别名 麻子、麻子仁、大麻仁、冬麻子、火麻子、山麻　　**来源** 桑科植物大麻的干燥成熟果实

火麻仁

性味归经
- 性平，味甘；归脾、胃、大肠经。

用法用量
- 煎汤，10～15克，或入丸、散；外用适量，煎水洗或捣敷。

功效主治
- 润燥滑肠，利尿通淋，滋养补虚。用于肠燥便秘、消渴、痢疾、妇女产后血虚津亏、疥疮等症。

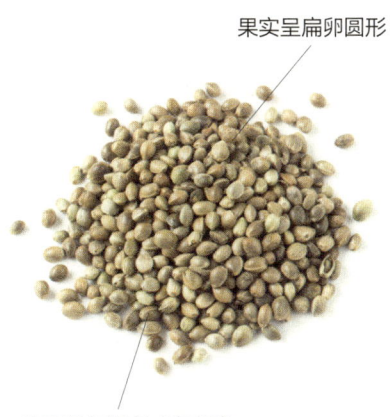

果实呈扁卵圆形

表面呈灰褐色或灰绿色

> **实用妙方**
>
> **治血虚肠燥、大便秘结：** 当归60克，生地黄、熟地黄各30克，火麻仁45克，枳壳21克，杏仁15克。以上药材研细末，炼蜜为丸，如梧桐子大，每服9克，空腹时用温开水送下，日服1～2次。（《寿世保元》活血润燥丸）
>
> **治虚劳、下焦虚热、骨节烦疼、小便不利：** 火麻仁15克，研成细末，水煎，去渣温服。

别名 郁子、山梅子、郁里仁、李仁肉、小李仁　　**来源** 蔷薇科植物欧李、郁李或长柄扁桃的干燥成熟种子

郁李仁

性味归经
- 性平，味辛、苦、甘；归脾、大肠、小肠经。

用法用量
- 煎汤，3～10克，或入丸、散。

功效主治
- 润燥滑肠，下气，利水消肿。用于津枯肠燥、腹胀便秘、小便不利、大腹水肿、四肢浮肿等症。

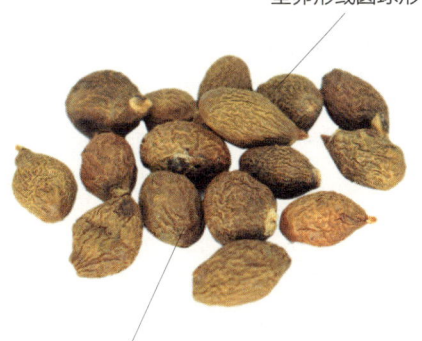

呈卵形或圆球形

种皮呈淡黄白色至浅棕色

> **实用妙方**
>
> **治血管性头痛：** 白芍15克，川芎30克，郁李仁、柴胡、甘草各3克，白芥子9克，香附6克，白芷1.5克。以上药材加水煎煮，去渣温服。（《辨证录》散偏汤）
>
> **治水肿、胸满气急：** 郁李仁、桑白皮、赤小豆各150克，陈皮100克，紫苏75克，白茅根200克。以上药材研为粗末，每服25克，加水煎煮，去渣温服。（《圣济总录》郁李仁汤）

别名 松子、海松子　　**来源** 松科植物中华山松、红松、马尾松的种仁

松子仁

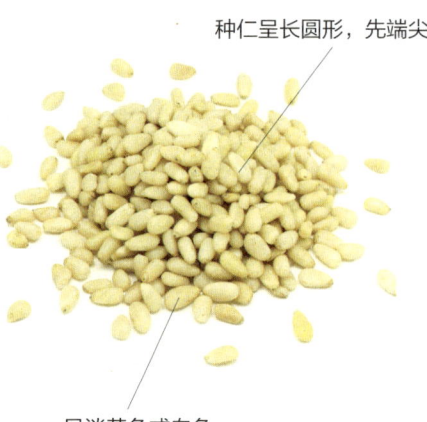

种仁呈长圆形，先端尖

呈淡黄色或白色

性味归经
- 性温，味甘；归大肠、肝、肺经。

用法用量
- 煎汤或入丸、膏中，10～15克。

功效主治
- 润肠通便，滋阴润肺，止咳。用于肠燥便秘、肺燥干咳、老年体弱、腰痛等症。

实用妙方

治便秘： 松子仁30克，杏仁60克，桃仁50克，郁李仁40克，火麻仁38克，柏子仁20克。以上药材研为细末，炼蜜为丸，以温水送服。

治血虚型便秘： 松子仁、柏子仁、杏仁、火麻仁各9克。将以上药材一同捣烂，放入杯中用开水冲泡，加盖闷片刻即可，代茶饮用。

别名 主田、重泽、甘藁、甘泽、肿手花、猫儿眼　　**来源** 大戟科植物甘遂的根

甘遂

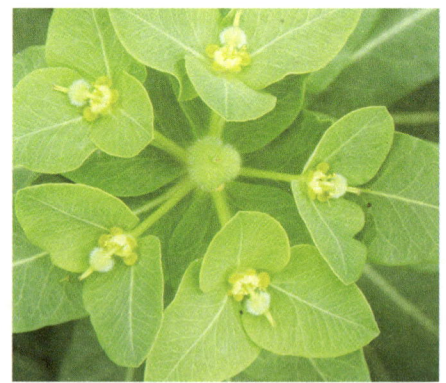

叶互生，线状披针形及狭披针形

性味归经
- 性寒，味苦，有毒；归肺、肾、大肠经。

用法用量
- 入丸、散，0.5～1克；外用适量，研末调敷。

功效主治
- 破积聚，泻水逐痰，消肿散结。用于胸腔积液、腹水、痈肿疮毒、水肿胀满、痢疾、症瘕积聚等症。

实用妙方

治肝硬化腹水、肺源性心脏病、胸腔积液、慢性支气管炎、闭经、尿毒症等： 甘遂3克，半夏、芍药各10克，炙甘草2克，蜂蜜100毫升。将前4味药材加水煎煮，去渣，加入蜂蜜再煎，顿服。（《金匮要略》甘遂半夏汤）

治大腹臌胀： 甘遂、阿胶各6克，大黄12克。以上药材加水煎煮，去渣温服。

别名 大戟、将军草、红芽大戟、紫大戟　　**来源** 大戟科植物大戟的根

京大戟

性味归经
- 性寒，味苦，有毒；归脾、肺、肾经。

用法用量
- 煎汤，1.5～3克；外用适量，研末调敷或煎水熏洗。

功效主治
- 利尿，消肿散结，泻水逐饮。用于水肿胀满、痰饮积聚、胸膜炎积水、气逆喘咳、二便不利、疔疮疖肿等症。

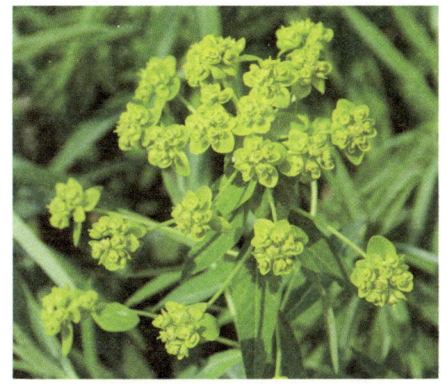

株高30～90厘米，全株含白色乳汁

实用妙方

治协日病：京大戟（制）、硼砂、苣荬菜各3克。以上药材制成糊丸，每次1～2克，每日1次，早上空腹以温开水送服。（《医学院校蒙医专业用教材·蒙医方剂学》三味京大戟丸）

治黏疫侵入胆脉：京大戟（制）、藜芦（制）、瑞香狼毒（制）、金腰子、水柏枝、狼毒（制）、黄柏膏各3克。以上药材制成糊丸，每次1～2克，每日1次，早上空腹以温开水送服。

别名 章陆、章柳根、花商陆、当陆、洋商陆　　**来源** 商陆科植物商陆和垂序商陆的根

商陆

性味归经
- 性寒，味苦，有毒；归肺、脾、肾、大肠经。

用法用量
- 煎汤或入散剂，3～10克；外用适量，捣敷。

功效主治
- 化痰止咳，利水消肿，解毒散结。用于水肿胀满、脚气、喉痹、痈肿疮毒等症。

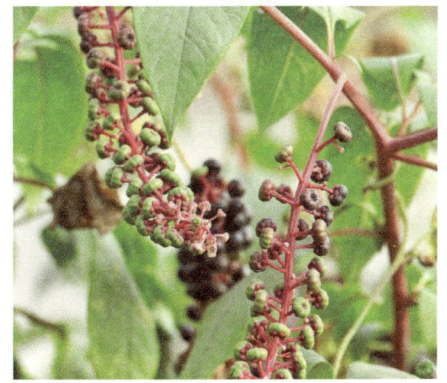

浆果呈扁球形，紫黑色，果序直立

实用妙方

治肾性水肿等：商陆、生姜各6克，泽泻、木通各12克，赤小豆、大腹皮各15克，椒目、羌活、秦艽、槟榔各9克，茯苓皮30克。以上药材加水煎服。（《济生方》疏凿饮子）

治水气肿满：生商陆（切如麻豆）、赤小豆各等份，鲫鱼（去肠存鳞）3条。药材装入鱼腹，用丝线捆好，放入锅中，加水3升，小火缓煮至豆烂时，将药材取出，空腹食用，以鱼汁送下。

第三章 泻下药

别名 卢会、象胆、奴会　　**来源** 库拉索芦荟、好望角芦荟或斑纹芦荟叶中的汁液浓缩的干燥品

芦荟

性味归经
- 性寒，味苦；归大肠、肝、胃经。

用法用量
- 煎汤或入丸、散，5～12克；外用适量，研末调敷。

功效主治
- 清热解毒，清肝利胆，消肿，通经，泻下通便，杀虫疗疳。用于热结便秘、妇女经闭、小儿惊痫、癣疮、痔瘘等症。

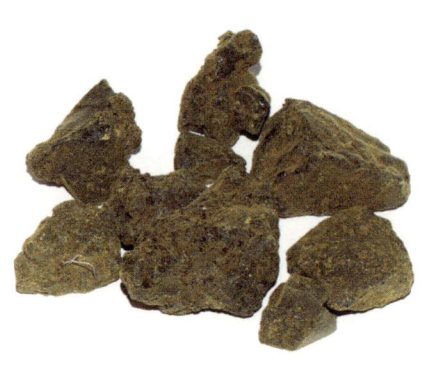

家用养生
- 生吃：新鲜芦荟10克，洗净后放入口腔里疼痛的位置，咀嚼至糊状，口含20分钟，吞下即可，每日2次。可治口腔疼痛。
- 捣汁：新鲜芦荟适量，捣烂取汁，加入普通的膏状化妆品中，按一般化妆品涂抹，每日1～2次。可消除痤疮。
- 炖煮：鲜芦荟适量，猪瘦肉180克。将鲜芦荟削除表皮，取汁1碗，与猪瘦肉共炖烂，分2～3次服。可治肝病、青春痘。

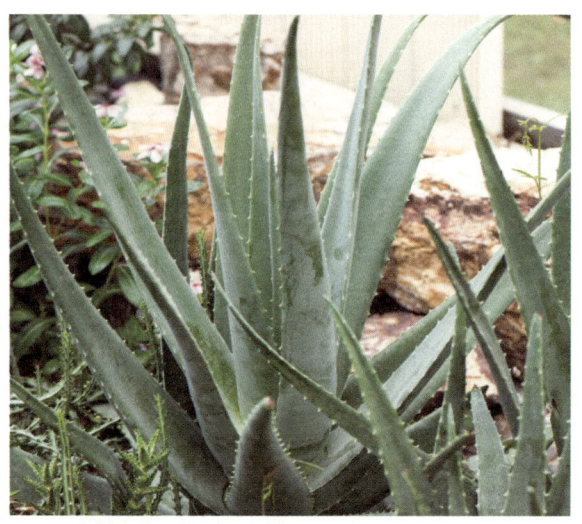

叶片大而肥厚，簇生，呈莲座状

实用妙方

治病毒性肝炎、胆石症、胆囊炎、高血压、习惯性便秘等症： 芦荟、大黄各15克，当归、龙胆、栀子、黄连、黄柏、黄芩各30克，木香4.5克，麝香1.5克。以上药材研末，炼蜜为丸，每服3～6克，每日2次，以温开水送服。（《丹溪心法》当归龙荟丸）

治狐惑病： 生地黄、龟板、金银花各12克，知母、黄柏、赤芍各9克，鲜白茅根、蒲公英各30克，芦荟1.8克，生甘草3克。以上药材加水煎服。（《临证偶拾》清热解毒滋阴汤）

治肝火上炎、肠热便秘、目赤易怒、头晕心烦、睡眠不安： 芦荟21克，朱砂15克。以上药材研成细末，用白酒和成丸，每服36克，温酒送服。

治慢性胃炎及其引起的便秘： 鲜芦荟叶（洗净，去刺）243.8克，切段，磨成浆汁，用纱布或过滤网过滤，滤出绿色透明的汁液，盛入杯中，加入适量蜂蜜，搅拌后，加些温开水稀释，即可饮用，每晚1杯。

别名 千两金、菩萨豆、续随子　**来源** 大戟科植物续随子的干燥成熟种子

千金子

性味归经
- 性温，味辛；归肝、肾、大肠经。

用法用量
- 制霜，或入丸、散，1～2克；外用适量，捣敷或研末加醋调涂。

功效主治
- 逐水消肿，破血消积，外用疗癣蚀疣。用于水肿胀满、痰饮、宿滞、妇女经闭、疥癣疮毒、蛇咬伤等症。

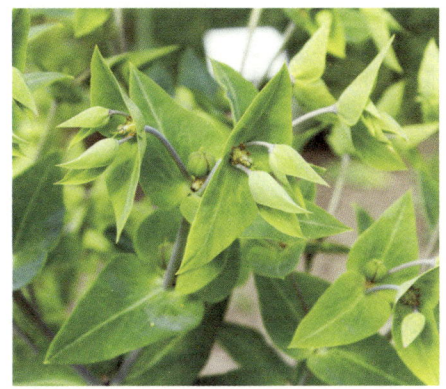

采收：夏、秋二季果实成熟时采收

📚 实用妙方

治小便不通、脐腹胀痛不可忍：千金子（去皮）30克，铅丹15克。先将千金子研末，再放入铅丹同研匀，然后用蜂蜜制作成团，盛入罐内密封，埋入阴处，上堆冰雪。腊月时制作，春末取出，研匀，炼蜜丸如梧桐子大，每次服用15～20丸，煎木通汤送服。（《圣济总录》续随子丸）

治血瘀经闭：千金子3克，丹参、制香附各9克。以上药材水煎服。（《安徽中草药》）

别名 红蓖麻、老麻了、草麻　**来源** 大戟科植物蓖麻的叶片

蓖麻

性味归经
- 性平，味甘、辛，有小毒；归大肠、肺经。

用法用量
- 煎汤，5～10克，或入丸、散；煎水洗、热熨或鲜品捣敷，35～70克。

功效主治
- 消肿拔毒，祛风除湿，止痒。用于疮疡肿毒、湿疹瘙痒、脚气、咳嗽痰喘、鹅掌风等症。

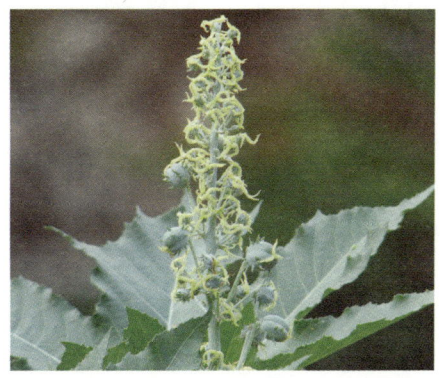

叶片近圆形，掌状7～11裂，裂片边缘有锯齿

📚 实用妙方

治脚气病及小腿、膝、踝肿痛麻木等：鲜蓖麻叶36片，去柄，取3张叶片叠成1份，分3次放入蒸笼内蒸软，趁热敷于患处，再用毛巾覆盖，冷则更换，连用3日。

治扭挫伤：榕树叶、蓖麻叶各适量，生姜3片，75%酒精少许。榕树叶、蓖麻叶洗净，捣烂，加生姜再捣，加入酒精调拌。按患部面积大小，酌情增减药量，外敷患处，每日1次，3～5次即愈。

第三章 泻下药

别名 黑牵牛、白牵牛、白丑、喇叭花　　**来源** 旋花科植物牵牛或毛牵牛等的种子

牵牛子

性味归经
- 性寒，味苦，有小毒；归大肠、肺、肾经。

用法用量
- 煎汤，3～10克，或入散剂。

功效主治
- 利水通便，消积杀虫，祛痰逐饮。用于水肿、喘满痰饮、虫积食滞、大便秘结等症。

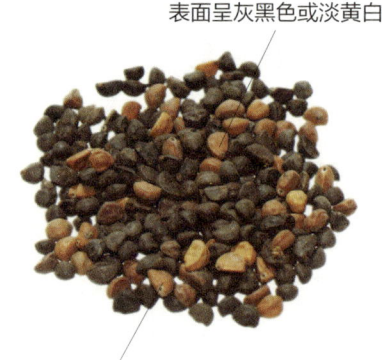

表面呈灰黑色或淡黄白色

似橘瓣状，略具3棱

📚 实用妙方

治阴部外伤或气行不畅、瘀血停聚所引发的阳强症：牵牛子6克，当归尾、石决明各15克，皂角刺、红花、连翘各12克，僵蚕、穿山甲、乳香、大黄、贝母各9克。上药加水、酒各半，煎服。

治肠痈有脓，胀闭不出：牵牛子头末15克，大黄、穿山甲（煅）各10克，乳香、没药各5克。以上药材研为末，每服15克，以白汤送服。（《张三丰仙传方》）

别名 巴仁、巴果、巴豆霜、泻果、老阳子、双眼龙　　**来源** 大戟科植物巴豆的果实

巴豆

性味归经
- 性热，味辛，有大毒；归大肠、胃经。

用法用量
- 煎汤，0.1～0.3克，或入丸、散。

功效主治
- 化痰利咽，行水，杀虫，祛风湿，泻寒积，祛风消肿。用于冷积凝滞、胸腹胀满急痛、水肿、喉痹等症。

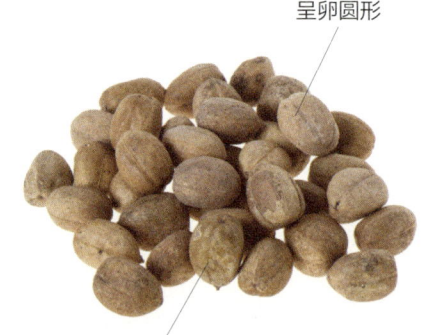

呈卵圆形

表面有6条纵线

📚 实用妙方

治久坚沉痼，腹中有块，大便不通等：三棱、莪术各14.4克，半夏、曲乌、乌梅肉各15克，木香、丁香、陈皮、黄连各7.5克，青皮5克，巴豆18克。以上药材研为末，和丸如黍米大，每服3克。

治寒积便秘：巴豆、干姜、大黄各30克。以上药材研为细末，炼蜜为丸，如黄豆大，每服1丸，温水送服。

110　500种常见中药材彩色图鉴

第四章
利水渗湿药

具有渗利水湿、通利小便功效的药物叫作利水渗湿药，它们是药材中的利尿药，可是不完全等同于利尿药。它们还具有消除水肿、健脾止泻、行滞通乳、清热逐痹等功效。本类药物主入膀胱、脾、肾经。药性下行，可以通畅小便，促进体内水湿之邪的排泄。常见的利水渗湿药有茯苓、猪苓、薏苡仁等。另外，此类药易伤津液，阴虚津亏者应慎用，肾虚型遗精遗尿者应慎用或忌用。

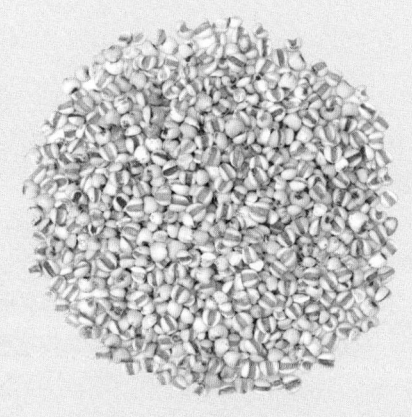

别名 云苓、松苓、白茯苓、茯菟、松薯、云茶　　**来源** 多孔菌科真菌茯苓的干燥菌核

茯苓

性味归经
- 性平，味甘、淡；归心、肺、脾、肾经。

用法用量
- 煎汤，10～15克，或入丸、散。

功效主治
- 利水渗湿，健脾补中，宁心安神。用于头晕、水肿、便溏或泄泻、食少倦怠、心神不安、眩晕等症。

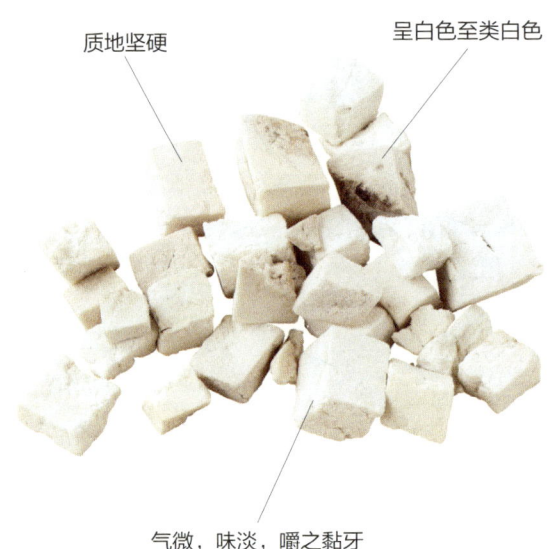

质地坚硬
呈白色至类白色
气微，味淡，嚼之黏牙

家用养生
- 煮粥：茯苓粉、莲子、薏苡仁各10克，大米50克。共煮粥食，可养心安神。
- 代茶饮：茯苓适量，研为细粉。每次取1克，以沸水冲泡，加少许蜂蜜调味，代茶饮，可美白养颜。
- 做面膜：茯苓粉30克，鸡蛋2个。鸡蛋取蛋清，与茯苓粉、适量水调糊，敷面部20分钟。
- 煎汤：茯苓12克，桂枝9克，白术、炙甘草各6克。以上药材加水煎服。可治心下有痰饮、目眩。

实用妙方

治湿伤脾胃、饮酒过度、胸膈痞闷、小便不利等：木香1.5克，陈皮、人参、茯苓、猪苓各4.5克，神曲、泽泻、干姜、白术各6克，青皮9克，白豆蔻、葛花、砂仁各15克。以上药材共研为极细末，和匀，每次用白开水调服。(《兰室秘藏》葛花解酲汤)

治鼻渊、鼻塞、流浊涕不止、前额痛等：川芎21克，桔梗（生）7.5克，柴胡、紫苏叶、葛根、茯苓各15克，炙甘草、枳壳各9克，半夏18克，陈皮12克。以上药材共研为粗末，每服9克，加生姜、大枣水煎服。(《医学入门》十味芎苏散)

治湿泻：茯苓（去皮）23克，白术30克。以上药材水煎，去渣取汁，饭前服。(《原病式》茯苓汤)

治水肿、四肢肿：茯苓180克，防己、黄芪、桂枝各90克，甘草60克。以上药材水煎，分3次温服。(《金匮要略》防己茯苓汤)

别名 薏米、薏仁米、苡仁米、苡米、生苡仁、薏珠子、药玉米　　**来源** 禾本科植物薏苡的成熟种仁

薏苡仁

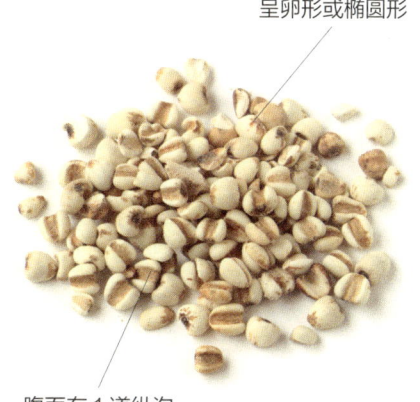

呈卵形或椭圆形

腹面有1道纵沟

性味归经
- 性凉，味甘、淡；归脾、胃、肺经。

用法用量
- 煎汤，10～50克，浸酒、煮粥或入丸、散。

功效主治
- 健脾止泻，补肺止咳，降血糖，降血压，清热排脓。用于小便短赤、子宫颈癌、肝炎、癫痫、水肿等症。

🗒 实用妙方

治脾胃虚弱、食少便溏、四肢乏力等： 莲子肉、薏苡仁、砂仁、桔梗各500克，白扁豆750克，茯苓、人参、甘草、白术、山药各1000克。以上药材研为细末，每服6克，以大枣汤调下。

治风湿痹痛、肢体痿痹、腰脊酸痛： 薏苡仁500克，桑寄生、当归身、续断、苍术（米泔水浸炒）各120克。将以上药材混匀后分作16剂，每次1剂，加水煎服。（《广济方》）

别名 猪灵芝、猪茯苓、猪尿苓、地乌桃　　**来源** 多孔菌科真菌猪苓的干燥菌核

猪苓

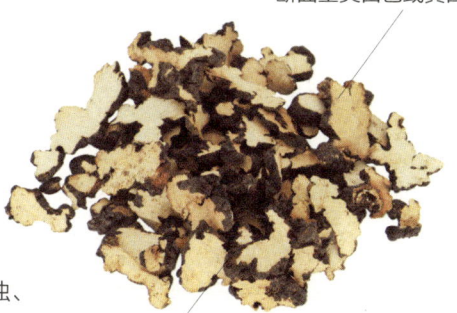

断面呈类白色或黄白色

皱缩或有瘤状突起

性味归经
- 性平，味甘、淡；归肾、膀胱经。

用法用量
- 煎汤，10～15克，或入丸、散。

功效主治
- 利尿消肿，利水渗湿。用于小便不利、水肿、泄泻、淋浊、带下异常、恶性肿瘤等症。

🗒 实用妙方

治肾炎、肝硬化引起的水肿，急肠炎、尿猪留等： 猪苓、白术、茯苓各9克，泽泻15克，桂枝6克。以上药材加水煎煮，去渣温服。（《伤寒论》五苓散）

治尿路感染、黄疸型肝炎： 茯苓、泽泻、木通各9克，猪苓、栀子、枳壳、车前子各3克。以上药材加水煎煮，去渣温服。（《景岳全书》大分清饮）

第四章 利水渗湿药

别名 无穷花、沙漠玫瑰、木棉、荆条、朝开暮落花、喇叭花　　**来源** 锦葵科植物木槿的花

木槿

性味归经
- 性凉，味甘、苦；归脾、肺、肝经。

用法用量
- 煎汤，3～9克，或入丸、散；外用适量，研末或捣烂调敷。

功效主治
- 清热利湿，杀虫止痒。用于阴囊湿疹、痢疾、脱肛、疥癣等症。

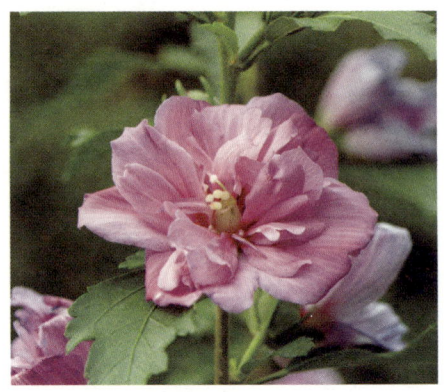

采收：夏、秋季晴天早晨，花半开时采摘

📚 实用妙方

治疥癣湿痒： 木槿25克，马齿苋、白鲜皮各50克。以上药材加水煎煮，去渣，取汁，然后用药汁熏洗患处。

治阴囊湿疹： 木槿、蛇床子各60克。以上药材加水煎煮，去渣，取汁，用药汁熏洗患处。

治咳血： 鲜木槿30克，冰糖15克。以上材料加水煎煮，去渣温服。

别名 招豆藤、朱藤、藤花菜、藤萝、小黄藤、紫金藤、黄纤藤　　**来源** 豆科植物紫藤的茎或茎皮

紫藤

性味归经
- 性微温，味甘、苦，有小毒；归肾经。

用法用量
- 煎汤，9～15克。

功效主治
- 利水，除痹，杀虫。用于腹痛、浮肿、肠道寄生虫病、关节疼痛等。

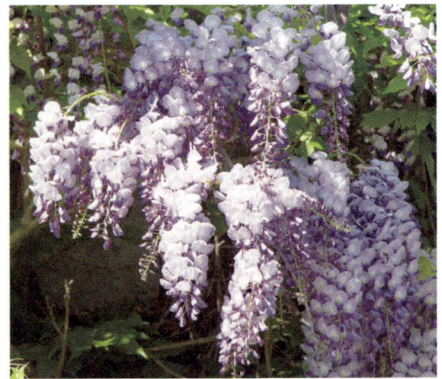

采收、存储：夏季采收茎或茎皮，晒干

📚 实用妙方

治休息痢： 紫藤100克，捣细为散，每次饭前以粥饮调下6克。（《普济方》）

治蛔虫病： 紫藤茎皮、大血藤各9克。以上药材加水煎服。（《秦岭巴山天然药物志》）

治风湿痹痛： 紫藤根、锦鸡儿根各15克。以上药材加水煎服。

治胃癌： 紫藤茎1～6克，薏苡仁、野菱、诃子各等份。以上药材加水煎服，分2次服。

别名 猫儿眼睛草、五朵云、五灯草　　**来源** 大戟科植物泽漆的全草

泽漆

性味归经
- 性微寒，味辛、苦；归大肠、小肠、肺经。

用法用量
- 煎汤，10～15克，熬膏或入丸、散；外用适量，研末调敷。

功效主治
- 行水消肿，化痰止咳，解毒杀虫。用于水气肿满、痰饮喘咳、疟疾、瘰疬、癣疮、骨髓炎等症。

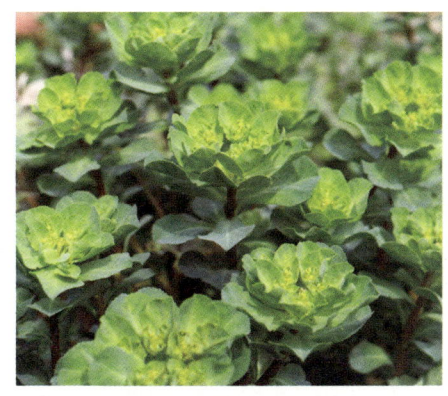

叶互生，倒卵形或匙形，先端微凹

🗐 实用妙方

治肺源性心脏病： 鲜泽漆60克，洗净切碎，加水500毫升，放鸡蛋2个煮熟，去壳刺孔，再熬煮数分钟，先吃鸡蛋后喝汤，每日1剂。（江西《草药手册》）

治瘰疬（颈淋巴结结核）： 鲜泽漆1～2捆，井水2桶，一起入锅熬至1桶，去渣澄清，再熬至1碗，装瓶。每以椒、葱、槐枝，煎汤洗疮净，搽此膏。（《便民方》）

别名 地丁菜、地菜、靡草、净肠草、清明菜　　**来源** 十字花科植物荠菜的全草

荠菜

性味归经
- 性平，味甘；归肝、心、肺经。

用法用量
- 煎汤，15～30克，鲜品加倍。

功效主治
- 清热解毒，利水消肿，凉血止血，平肝明目。用于咯血、目赤疼痛、赤白痢疾、肾性水肿等。

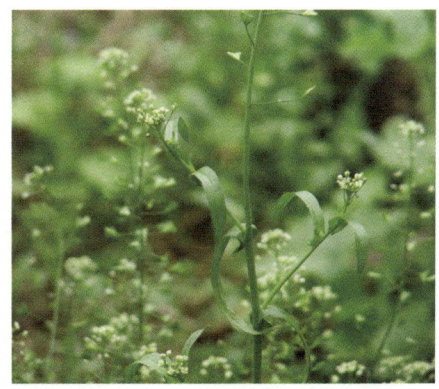

采收、存储：3～5月采收，洗净，晒干

🗐 实用妙方

治腹大肿满、四肢枯瘦、小便涩浊： 甜葶苈子、荠菜根各等份。以上药材研磨为末，加入蜂蜜，制成如弹子大小的蜜丸，每日服1丸，以陈皮汤送服。（《三因方》葶苈大丸）

治眼生翳膜： 荠菜适量，洗净、焙干，研磨为细末，每晚临睡时洗净眼睛，挑出两团半个玉米粒大小荠菜末，点入两大眦头。（《圣济总录》）

第四章 利水渗湿药

别名 车前仁、牛舌草子、车轮菜籽、车轮草、车前实　　**来源** 车前科植物车前或平车前的干燥成熟种子

车前子

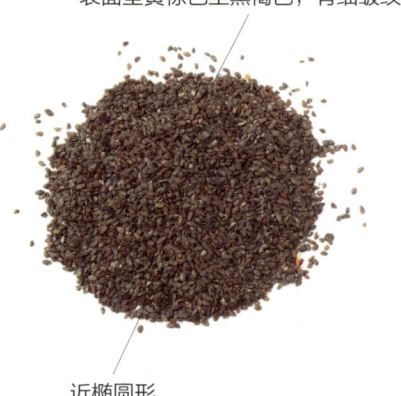

表面呈黄棕色至黑褐色，有细皱纹

近椭圆形

性味归经
- 性寒，味甘；归肾、肝、肺、小肠经。

用法用量
- 煎汤，5～15克，或入丸、散；外用适量，煎水洗或研末调敷。

功效主治
- 清热利尿，渗湿止泻，清肝明目，止咳化痰。用于小便不通、淋浊、带下异常、暑湿泻痢、咳嗽痰多等症。

📖 实用妙方

治小儿伏暑吐泻、烦渴引饮、小便不通： 车前子、茯苓、猪苓、人参、香薷各等份。以上药材研细末，每服5克，温水送服。

治小便赤涩、癃闭不通、热淋： 车前子、瞿麦、萹蓄、滑石、栀子仁、炙甘草、木通、大黄各50克。以上药材研为细末，每服10克，水煎去渣，饭后及睡前服用。（《太平惠民和剂局方》八正散）

别名 滑石粉、飞滑石、冷石、脱石、共石、液石　　**来源** 硅酸盐类矿物滑石族滑石

滑石

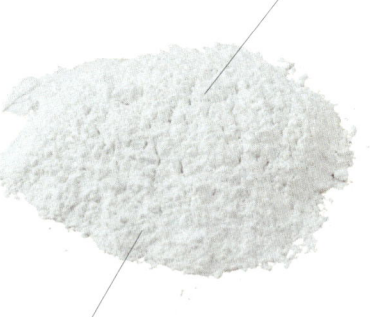

呈淡绿色、白色或灰色

半透明至不透明

性味归经
- 性寒，味甘、淡；归膀胱、肺、胃经。

用法用量
- 煎汤，9～24克，或入丸、散；外用适量，研末撒或调敷。

功效主治
- 清热解暑，祛湿敛疮，利尿通淋，渗湿止泻。用于热淋、石淋、湿疮、尿热涩痛、湿热水泻等。

📖 实用妙方

治血淋、小便频数等： 生地黄30克，小蓟、滑石各15克，木通、蒲黄、藕节、淡竹叶、栀子各9克，当归、炙甘草各6克。以上药材研为粗末，每次用12克，水煎服。（《济生方》小蓟饮子）

治湿温发热身痛、汗出热解： 黄芩、滑石、茯苓皮、猪苓各9克，大腹皮6克，白蔻仁（后下）、通草各3克。以上药材加水煎服。

别名 丁翁、万年藤、附支　　**来源** 木通科植物三叶木通或白木通的干燥藤茎

木通

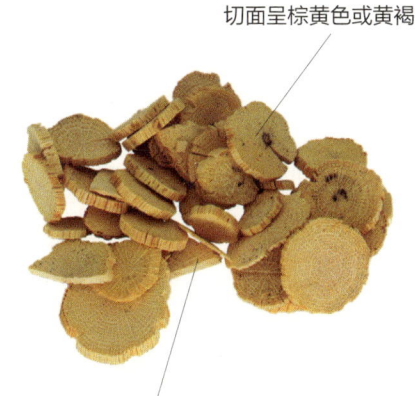

切面呈棕黄色或黄褐色

质坚脆，较易折断

性味归经
- 性寒，味苦；归心、小肠、膀胱经。

用法用量
- 煎汤，3～6克，或入丸、散。

功效主治
- 清热，利尿，通经，下乳，镇痛，除烦。用于淋浊、水肿、咽喉疼痛、口舌生疮、风湿痹痛、闭经、痛经等症。

实用妙方
治尿血： 木通、牛膝、生地黄、天冬、麦冬、五味子、黄柏、甘草各等份。以上药材加水煎服。（《本草经疏》）

治水气、小便涩、身体虚肿： 木通（锉）、槟榔各30克，乌臼皮60克。以上药材捣细罗为散，每服6克，以粥送服。（《圣惠方》）

别名 大通草、通大海、葱草、通脱木、丝通草　　**来源** 五加科植物通脱木的茎髓

通草

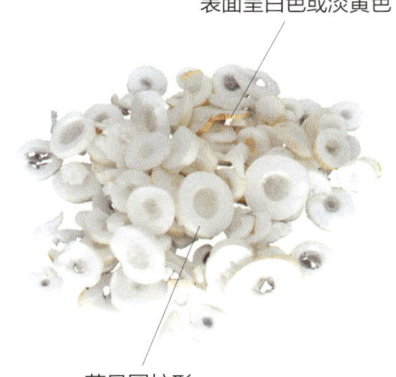

表面呈白色或淡黄色

茎呈圆柱形

性味归经
- 性微寒，味甘、淡；归肺、胃经。

用法用量
- 煎汤，2～5克，或入丸、散。

功效主治
- 润肺，下乳汁，利尿通淋。用于淋病涩痛、小便不利、湿温病、小便短赤、闭经、带下异常等症。

实用妙方
治湿热内蕴、霍乱吐泻： 蚕沙15克，薏苡仁、大豆黄卷各12克，陈木瓜、黄连各9克，制半夏、黄芩、通草各3克，焦山栀4.5克，吴茱萸1克。水煎取汁，徐徐饮服。（《霍乱论》蚕矢汤）

治肾盂肾炎、胃肠炎、肠伤寒等： 杏仁12克，滑石、薏苡仁各18克，通草、白蔻仁、竹叶、厚朴各6克，半夏10克。以上药材加水煎服。（《温病条辨》三仁汤）

第四章 利水渗湿药

别名 瞿麦穗、山瞿麦、麦句姜、竹节草花、巨句麦　　**来源** 石竹科植物瞿麦的干燥地上部分

瞿麦

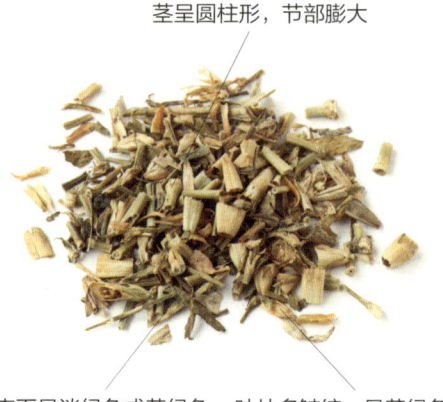

茎呈圆柱形，节部膨大
表面呈淡绿色或黄绿色　叶片多皱缩，呈黄绿色

性味归经
- 性寒，味苦；归心、小肠经。

用法用量
- 煎汤，3～10克，或入丸、散；外用适量，煎汤洗或研末撒。

功效主治
- 清热利尿，活血通经，消肿。用于热淋、小便不通、淋漓涩痛、闭经、月经不调等症。

📖 实用妙方

治尿路结石： 瞿麦、滑石、丹参各20克，金钱草50～75克，三棱、莪术、鸡内金、赤芍、红花、牡丹皮、车前子、桃仁各15克。以上药材加水煎服，每日1剂。

治慢性前列腺炎： 瞿麦、延胡索各15克，川楝子、牛膝、刘寄奴、桃仁、甘草、黄柏、小茴香各10克，薏苡仁、白芍各20克，败酱草30克，熟附子3克。以上药材加水煎服，每日1剂。

别名 粉节草、道生草、扁蔓、大蓄片、路柳、蚂蚁草　　**来源** 蓼科植物扁蓄的干燥地上部分

萹蓄

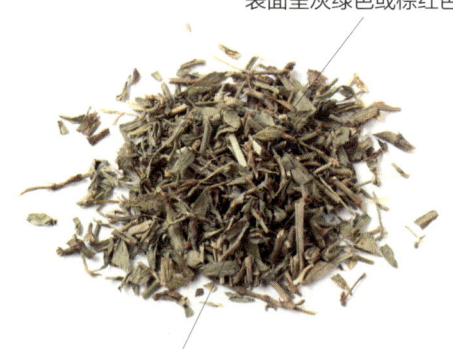

表面呈灰绿色或棕红色
茎呈圆柱形，略扁

性味归经
- 性微寒，味苦；归膀胱经。

用法用量
- 煎汤，10～15克，或入丸、散；外用适量，煎水洗或捣敷。

功效主治
- 利尿通淋，杀虫止痒。用于热淋、黄疸、白带异常、疳积、痔肿、湿疮等症。

📖 实用妙方

治蛔虫心痛、热淋涩痛： 萹蓄15克，水煎，去渣取汁。每日1剂。

治热淋： 萹蓄鲜品50克，洗净后捣烂取汁，饭前服用。每日3次。

治心经邪热、一切蕴毒： 萹蓄、车前子、瞿麦、滑石、栀子仁、甘草（炙）、木通、大黄（面裹煨，去面，切，焙）各500克。以上药材捣罗为散，每服6克，以灯心草汤送服，服后躺下休息。

别名 扫帚苗、扫帚、独帚、扫帚子、白地草、鸭舌草、王帚　　**来源** 藜科植物地肤的果实

地肤子

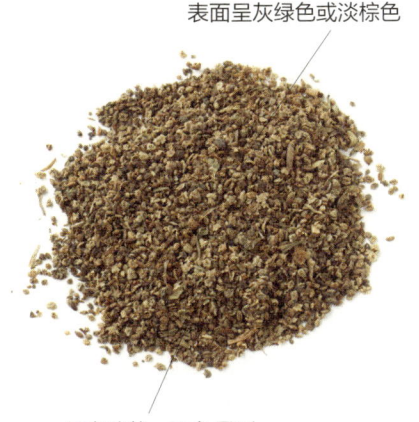

表面呈灰绿色或淡棕色

呈扁球状，五角星形

性味归经
- 性寒，味辛、苦；归肾、膀胱经。

用法用量
- 煎汤，6～15克，或入丸、散；外用适量，煎水洗。

功效主治
- 利尿通淋，清热利湿，祛风止痒。用于小便涩痛、阴痒带下、风疹、湿疹、皮肤瘙痒等症。

实用妙方

治四肢筋骨疼痛： 木瓜30克，防风、赤芍（炒）、黄柏各9克，地肤子12克，牡丹皮、花椒各6克。以上药材用水熬透，清洗患处。（《光绪皇帝医方选议》沐浴洗方）

治肝虚目昏： 地肤子50克，生地黄250克。以上药材搅拌均匀，曝干，捣细罗为散，每服10克，以温酒送服，每日2次。（《太平圣惠方》地肤子散）

别名 海金砂、铁线藤、罗网藤、铁蜈蚣、蛤唤藤　　**来源** 海金沙科植物海金沙的干燥成熟孢子

海金沙

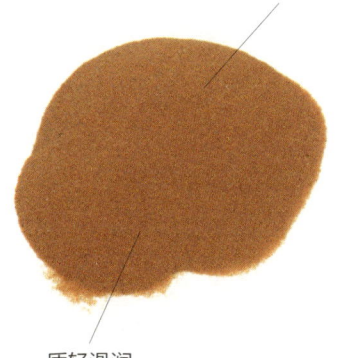

呈粉状，棕黄色或黄褐色

质轻滑润

性味归经
- 性寒，味甘、咸；归小肠、膀胱经。

用法用量
- 煎汤，6～12克，或入丸、散。

功效主治
- 清热解毒，利水通淋，消炎退热。用于支气管炎、扁桃体炎、皮肤病、湿热肿毒、水肿等症。

实用妙方

治小便不通、脐下满闷： 海金沙50克，腊面茶25克。以上药材研末，每次服用10克，以生姜甘草汤调下。

治肝炎： 海金沙25克，阴行草50克，车前草30克。以上药材加水煎服，每日1剂。

治热淋急痛： 海金沙（阴干后研末）适量，每次服用10克，用生甘草煎汤调服，也可加入适量滑石。

第四章 利水渗湿药

别名 石皮、金星草、蛇舌风、蜈蚣七、七星剑　　**来源** 水龙骨科植物庐山石韦、石韦或有柄石韦的干燥叶

石韦

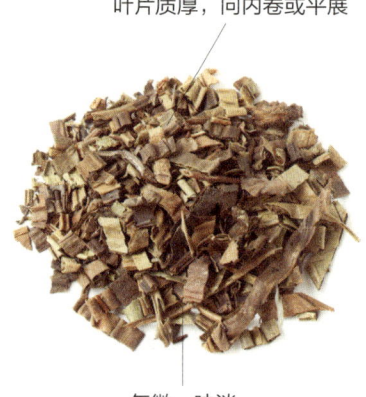

叶片质厚，向内卷或平展

气微，味淡

性味归经
- 性微寒，味苦、甘；归肺、膀胱经。

用法用量
- 煎汤，9～15克，或研末；外用适量，研末涂敷。

功效主治
- 利尿通淋，凉血止血，清肺止咳。用于淋病、水肿、小便不利、痰热咳喘、吐血、崩漏等症。

实用妙方

治小便淋痛、灼热和脐腹疼痛： 琥珀、石韦、滑石、冬葵子、瞿麦各30克，当归、赤芍、木香各15克。以上药材一起研成细末，每服6克，以葱白汤调下。（《太平圣惠方》琥珀散）

治肺热咳嗽： 石韦、槟榔各等份。将以上药材研成细末，每服10克，以生姜汤送服。（《圣济总录》石韦散）

别名 灯心、灯芯草、灯草、虎须草、野马棕、龙须草　　**来源** 灯心草科植物灯心草的干燥茎髓

灯心草

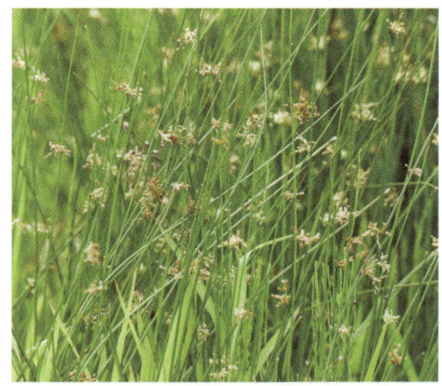

采收：夏末至秋季割取茎，取出茎髓，晒干

性味归经
- 性微寒，味甘、淡；归心、肺、小肠经。

用法用量
- 煎汤，1～3克；外用适量，煅存性，研末撒。

功效主治
- 利尿止血，通淋，清心降火。用于淋病、水肿、小便不利、小儿夜啼、心烦不寐、口舌生疮等症。

实用妙方

治膀胱炎、尿道炎、肾性水肿： 鲜灯心草20克，鲜车前草60克，薏苡仁、海金沙各30克。以上药材加水煎，去渣，分3次服用。

治热淋： 灯心草、车前草、凤尾草各3克。以上药材加淘米水煎服。

治小儿夜啼： 灯心草9克，加水煎2次，去渣，取汁，分2次服用。

别名 萆薢、黄萆薢、黄山姜、土黄连、黄薯　　**来源** 薯蓣科植物绵萆薢、福州薯蓣或粉背薯蓣的根茎

萆薢

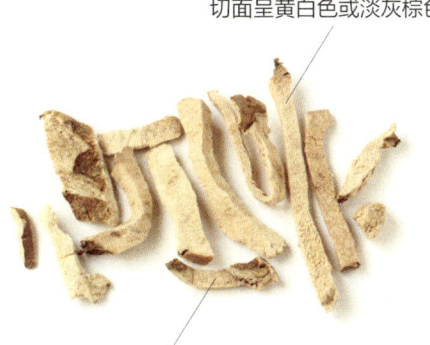

切面呈黄白色或淡灰棕色

有不规则的黄色筋脉花纹

性味归经
- 性平，味苦；归肾、胃经。

用法用量
- 煎汤，10～15 克，或入丸、散。

功效主治
- 止痛，利湿止痒，祛风除痹。用于白浊、白带过多、风湿痹痛、小便频数、腰膝疼痛等症。

📖 实用妙方

治下焦虚寒、湿浊下注、膏淋白浊、小便频数等： 益智仁、萆薢、石菖蒲、乌药各 9 克。将以上药材加水煎煮，去渣温服。（《丹溪心法》萆薢分清饮）

治风湿痹痛、步履艰难等： 天麻、牛膝、萆薢、玄参各 180 克，杜仲 210 克，炮附子 30 克，羌活 420 克，当归 300 克，生地黄 500 克，独活 150 克。以上药材研末，炼蜜为丸，如梧桐子大，每服 9 克，每日 2 次。

别名 绵茵陈、茵陈蒿、绒蒿、白蒿、安吕草　　**来源** 菊科植物滨蒿或茵陈蒿的地上部分

茵陈

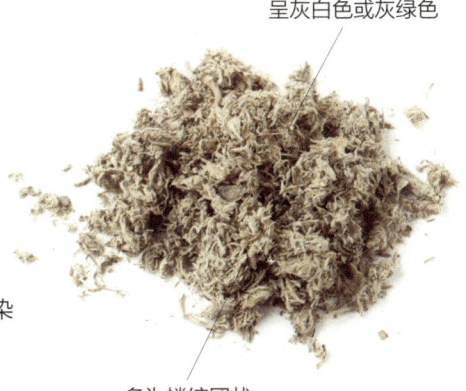

呈灰白色或灰绿色

多为蜷缩团状

性味归经
- 性微寒，味苦、辛；归脾、胃、肝、胆经。

用法用量
- 煎汤，6～12 克；外用适量，煎汤熏洗。

功效主治
- 清热利湿，退黄疸。用于黄疸尿少、湿疹瘙痒、传染性黄疸型肝炎、小便不利等症。

📖 实用妙方

治湿热黄疸、小便不利、舌苔黄腻等： 茵陈 18 克，栀子 9 克，大黄 6 克。将以上药材加水煎煮，去渣温服。（《伤寒论》茵陈蒿汤）

治齿龈肿烂、目赤肿痛： 熟地黄、生地黄、天冬、麦冬、石斛、黄芩、枇杷叶、茵陈、炒枳壳、炙甘草各等份。以上药材共研为粗末，每服 6 克，加水煎服。（《太平惠民和剂局方》甘露饮）

别名 连钱草、铜钱草、蜈蚣草、一串钱、遍地黄　　**来源** 报春花科植物过路黄的干燥全草

金钱草

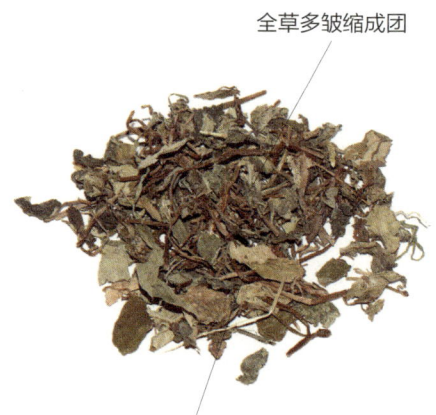

全草多皱缩成团

茎扭曲，表面呈红棕色

性味归经
- 性微寒，味甘、咸；归肝、胆、肾、膀胱经。

用法用量
- 煎汤，15～40克，或捣汁饮；外用适量，捣烂外敷。

功效主治
- 清热解毒，消肿，利尿排石，活血散瘀，利湿退黄。用于肝胆结石及尿路结石、热淋、黄疸、疮毒痈肿等症。

实用妙方

治黄疸型肝炎： 金钱草、茵陈、赤芍各60克，牡丹皮、芒硝各15克，白茅根30克，丹参18克，大黄9克，蒲公英、白花蛇舌草各20克，甘草6克。以上药材水煎，去渣温服，每日1剂。

治胆囊结石、尿路感染、肾性水肿等： 金钱草50克，海金沙15克。以上药材共加水煎煮，取汁，代茶饮，每日1剂。

别名 斑杖、红三七、阴阳莲、川筋龙、紫金龙　　**来源** 蓼科植物虎杖的根茎及根

虎杖

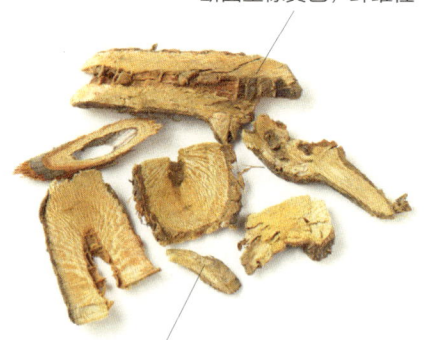

断面呈棕黄色，纤维性

质坚硬，不易折断

性味归经
- 性寒，味苦；归肝、胆、肺经。

用法用量
- 煎汤，10～15克，或浸酒，入丸、散；外用适量，研末调敷、煎汁湿敷或熬膏涂擦。

功效主治
- 止痛，活血，清热解毒，通经，利胆退黄。用于关节痹痛、闭经、淋浊、带下异常、痈肿疮毒等症。

实用妙方

治小便涩痛、淋浊带下： 虎杖适量，研成细末，每服10克，以米汤送服。

治损伤后瘀血腹中不行、血瘀不散等： 虎杖150克，赤芍100克。以上药材捣粗罗为散，每服4克，温酒调下，不拘时服。（《圣济总录》虎杖散）

别名 狗牙半支、瓜子草、佛指甲、石指甲、豆瓣子菜、白蜈蚣　　**来源** 景天科植物垂盆草的干燥全草

垂盆草

性味归经
- 性凉，味甘、淡；归肝、胆、小肠经。

用法用量
- 煎汤，15～30克，或捣汁；外用适量，捣烂敷或研末调搽、取汁外涂、煎水湿敷。

功效主治
- 清热解毒，消肿利湿，排脓生肌。用于湿热黄疸、小便不利、痈肿疮疡、肝炎、喉痛等症。

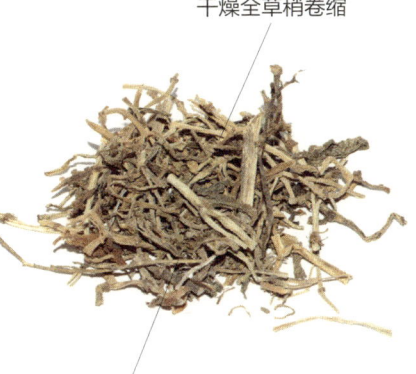

干燥全草稍卷缩

茎纤细，呈棕绿色

📖 实用妙方

治恶疮、丹毒、水火烫伤： 鲜垂盆草适量，捣烂，敷于患处，数日便可痊愈。

治肝癌： 垂盆草、半枝莲、生瓦楞子、石燕各30克，漏芦、薏苡仁各15克，当归、丹参、红花各9克，八月札、白芍、陈皮各6克。以上药材水煎3次，分服，每日1剂。

别名 黄食草、黄头草、大黄草、细叶龙鳞草、红母鸡草　　**来源** 豆科植物广州相思子的干燥全株

鸡骨草

性味归经
- 性凉，味甘、微苦；归胃、肝经。

用法用量
- 煎汤，15～30克，或入丸、散；外用适量，鲜品捣敷。

功效主治
- 清热利湿，疏肝止痛，活血散瘀。用于黄疸、胁肋不舒、胃脘胀痛、肝炎、乳腺炎等症。

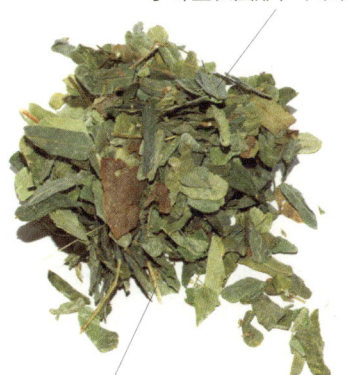

小叶呈长圆形，下表面被伏毛

小枝呈棕红色，疏被茸毛

📖 实用妙方

治黄疸： 鸡骨草6克，大枣8枚。以上药材水煎去渣，温服。

治瘰疬： 鸡骨草200克，豨莶草100克。以上药材研成细末，炼蜜为丸，每丸重3克，日服3次，每次2丸，连服1个月。

别名 黄蜀葵、棉花葵、水棉花、野芙蓉、侧金盏　　**来源** 锦葵科植物黄蜀葵的干燥花冠

黄蜀葵花

性味归经
- 性寒，味甘；归肾、膀胱经。

用法用量
- 煎汤用10～30克，研末用3～5克；外用适量，研末捣敷。

功效主治
- 清热利湿，消肿解毒。用于湿热壅遏、淋浊、水肿、痈疽肿毒、烫伤等症。

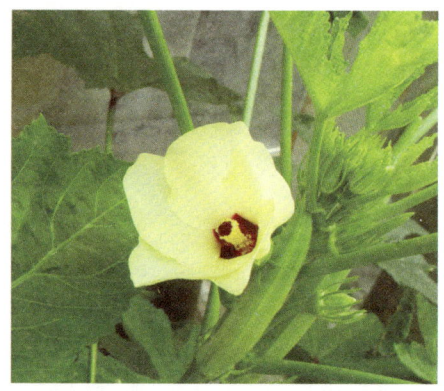

采收：夏、秋二季花开时采摘

实用妙方

治痈疽肿毒、恶疮： 黄蜀葵花适量，加盐混合均匀，放入瓷器密封，可长期保存。用时敷于患处。（《仁斋直指方》蜀葵膏）

治汤火灼伤： 用瓶盛麻油适量，以筷子就树夹取黄蜀葵花，收入瓶内，不用手接触，密封收藏。用时将油涂于患处。（《经验方》）

别名 葫芦壳、抽葫芦、蒲芦、壶芦　　**来源** 葫芦科植物葫芦或瓠瓜的成熟未老果实

葫芦

性味归经
- 性平，味甘；归肺、胃、肾经。

用法用量
- 煎汤，12～30克，或绞汁、煮食等。

功效主治
- 利水，消肿，润肺，利尿。用于面目浮肿、小便不利、烦热口渴、热淋、痈肿、疮毒等症。

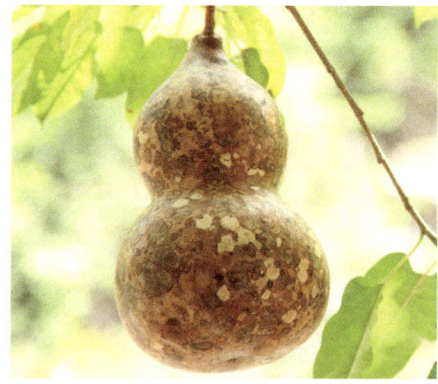

果实常呈哑铃状或梨形，幼时略柔软

实用妙方

治水肿、小便不利、湿热黄疸、肺燥咳嗽： 鲜葫芦1个，捣烂，绞取汁液。每次用1小碗，加入适量蜂蜜调服。

治水肿、小便不利： 葫芦60克，虫笋30克。葫芦切片，虫笋切成段，以上药材加水煎，去渣，取汁温服。

别名 葵子、葵菜子、冬葵果　**来源** 锦葵科植物冬葵的种子

冬葵子

性味归经
- 性寒，味甘；归大肠、小肠、膀胱经。

用法用量
- 煎汤，6～15克，或入散剂。

功效主治
- 清热解毒，利水通便，滑肠，利湿。用于二便不通、淋病、水肿、乳房肿痛等症。

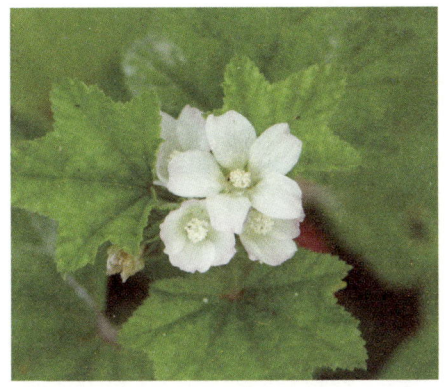

采收、存储：春季种子成熟时采收

实用妙方

治妊娠有水气、身重、小便不利、起即头晕： 冬葵子500克，茯苓150克。将以上2味药材研成细末，每服6克，以温水送服，每日3次。

治乳妇气脉壅塞、乳汁不行、经络凝滞、乳房胀痛： 冬葵子、砂仁各等份。将以上2味药材研成细末，每服6克，以热酒送服。

别名 萱草、金针根、忘忧草、金针花、黄花菜　**来源** 百合科植物金针菜的花蕾

金针菜

性味归经
- 性凉，味甘；归肝、肾经。

用法用量
- 煎汤，15～30克；外用适量，捣敷或研末，调蜜涂敷。

功效主治
- 清热利湿，止血，消肿利尿，消炎解热。用于淋浊、尿血、便血、黄疸、乳腺炎、膀胱炎等症。

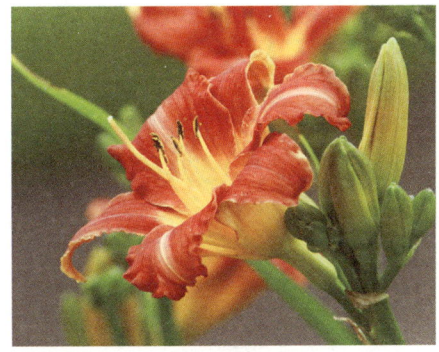

采收：5～8月花将要开时采收

实用妙方

治风热感冒、咳嗽： 金针菜、十药各30克，百合37.5克，桑白皮18.8克，甘草7.1克。以上药材加水煎服。

治劳伤引起的胸胁痛： 金针菜37.5克，万点金、甜珠仔草各30克，翠石草18.8克。以上药材加水3碗半，煎至1碗温服。

第四章 利水渗湿药

别名 水挥、芒芋、泽芝、天鹅蛋、如意菜、水白菜　　**来源** 泽泻科植物泽泻的干燥块茎

泽泻

性味归经
- 性寒,味甘、淡;归肾、膀胱经。

用法用量
- 煎汤,6～12克,或入丸、散。

功效主治
- 清热利尿,利水渗湿。用于小便不利、水肿胀满、痰饮眩晕、热淋涩痛、呕吐、高脂血症等。

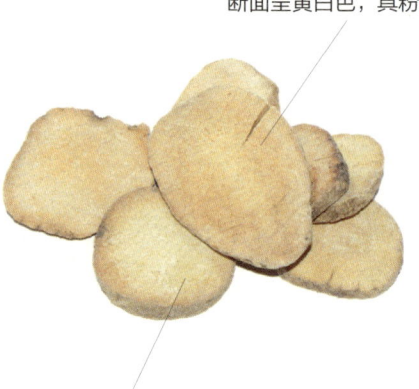

断面呈黄白色,具粉性

有多数细孔

> 📖 **实用妙方**
>
> **治胸脘痞闷、腹痛泻利、大便秘结、小便短赤等:** 大黄30克,枳实、神曲各15克,茯苓、黄连、黄芩、白术各9克,泽泻6克。以上药材研为细末,汤浸蒸饼为丸,每服6～9克,温开水送下。(《内外伤辨惑论》枳实导滞丸)
>
> **治痰饮停聚、头目昏眩:** 泽泻15克,白术6克。以上药材加水煎煮,去渣,温服。

别名 白冬瓜皮、白瓜皮　　**来源** 葫芦科植物冬瓜的干燥果皮

冬瓜皮

性味归经
- 性凉,味甘;归脾、小肠经。

用法用量
- 煎汤,15～30克;外用适量,煎水洗。

功效主治
- 清热,利水,消肿。用于水肿、小便不利、疮肿、暑热口渴、小便短赤等症。

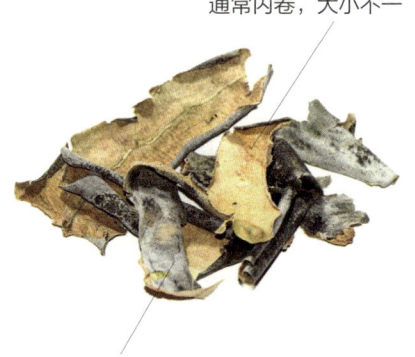

通常内卷,大小不一

外表面呈黄白色或黄绿色

> 📖 **实用妙方**
>
> **治跌扑损伤:** 冬瓜皮、真牛皮胶(锉)各30克。以上药材入锅内炒存性,研末,每服9克,以酒热服,盖厚被至微微出汗即可。(《摘元方》)
>
> **治荨麻疹:** 冬瓜皮适量,加水煎煮,代茶喝。(《草医草药简便验方汇编》)
>
> **治腰部疼痛:** 冬瓜皮适量,烧灰研末,用温酒送服。

第五章
祛风湿药

祛风湿药是以祛除风湿、治疗风湿痹证为主要功效的一类药材。这类药物主入肝、肾，次入脾。常见药材有独活、威灵仙、秦艽、木瓜、透骨草、油松节、桑枝、五加皮、白花蛇等。祛风湿药中，有些药材还可用来治疗水肿胀满、痉挛抽搐、毒蛇咬伤、湿热疮毒及破伤风等证。本类药多为辛温燥散之品，容易伤阴耗血，所以阴虚血亏者应慎用。

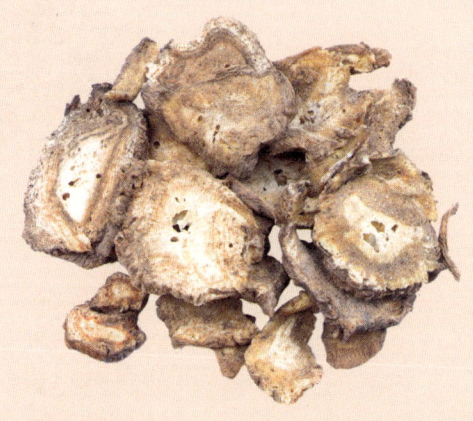

别名 玉活、独摇草、独滑、长生草、肉独活、大活、山大活　　**来源** 伞形科植物重齿毛当归的干燥根

独活

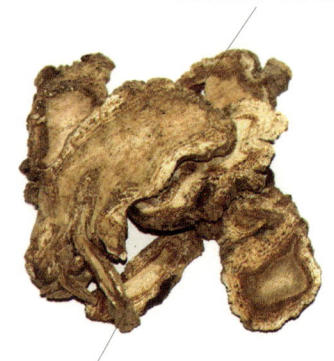

表面粗糙，呈灰棕色

有不规则纵皱纹及横裂纹

性味归经
- 性微温，味辛、苦；归肾、膀胱经。

用法用量
- 煎汤，3～10克，浸酒或入丸、散；外用适量，煎汤洗。

功效主治
- 祛风除湿，通痹止痛。用于风寒湿痹、腰膝酸痛、慢性气管炎、头痛、齿痛、少阴伏风头痛等症。

实用妙方

治气血不足、风湿痹痛： 桑寄生、杜仲、当归各30克，牛膝40克，独活、秦艽各20克，人参10克，白酒1000毫升。将以上药材放入密闭瓷罐中，倒入白酒，浸泡30日即可饮服。

治骨质增生： 独活、当归各10克，狗脊、丹参、络石藤各12克，羌活5克，血竭2克，乳香、没药各3克。以上药材加水煎服，每日1次。

别名 铁脚灵仙、老虎须、七寸风、九草阶　　**来源** 威灵仙、棉团铁线莲或东北铁线莲的干燥根和根茎

威灵仙

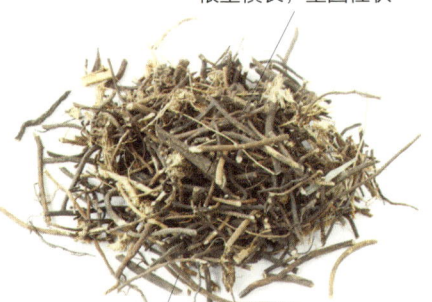

根茎横长，呈圆柱状

表面呈棕褐色或黑褐色

性味归经
- 性温，味辛、咸；归膀胱经。

用法用量
- 煎汤，6～9克，浸酒或入丸、散；外用适量，捣敷。

功效主治
- 利尿，通经，止痛，祛风湿。用于风湿痹痛、跌打损伤、疟疾、破伤风、诸骨鲠咽等症。

实用妙方

治腿脚无力、身体不遂： 虎骨、萆薢、五灵脂、牛膝、续断、僵蚕、松节、白芍、乌药、天麻、威灵仙、黄芪、当归、防风各30克，木瓜150克。用酒5000毫升，浸上药，封口扎紧，14日后，取药焙干，捣为细末。每服6克，用浸药酒调下。（《三因方》舒筋保安散）

治呃逆： 威灵仙、黑芝麻各20克。以上药材水煎去渣，加蜂蜜调味，以温水送服。

别名 制川乌、乌喙、奚毒、鸡毒、毒公、乌头　　**来源** 毛茛科植物乌头的干燥母根或块根

川乌

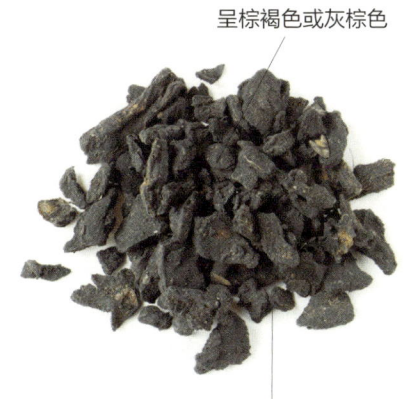

呈棕褐色或灰棕色

气微，味辛辣、麻舌

性味归经
- 性热，味辛、苦；归心、肝、肾、脾经。

用法用量
- 煎汤，3~9克，研末或入丸、散；外用适量，研末撒或调敷。

功效主治
- 祛风除湿，温经散寒，止痛。用于风寒湿痹、关节疼痛、心腹冷痛、寒疝作痛等症。

实用妙方

治乳痈、乳腺增生等： 川乌、商陆、大黄、王不留行、樟脑各适量。以上药材共研为细末，取药末2.5克装入布袋内，然后将布袋贴患处，7~10日换药1次，经期停用，1~3个月为1个疗程。

治寒湿瘀血留滞经络、肢体筋脉挛痛、关节屈伸不利： 川乌、草乌、地龙、天南星各180克，乳香、没药各66克。上药研为细末，用酒调面糊为丸，如梧桐子大，每服20丸，午饭前以冷酒送服。

别名 桑上寄生、寄生茶、寄生树、寄生草、广寄生　　**来源** 桑寄生科植物桑寄生的干燥带叶茎枝

桑寄生

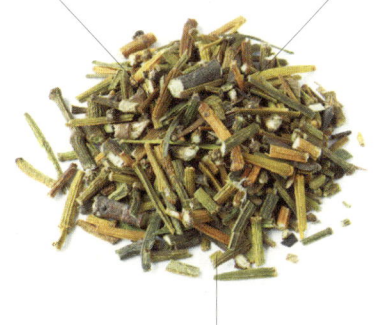

茎枝呈圆柱形，有分枝　　质坚脆，易折断

气微，味淡、微涩

性味归经
- 性平，味甘、苦；归肝、肾经。

用法用量
- 煎汤，10~15克，浸酒、捣汁或入丸、散；外用适量，捣烂外敷。

功效主治
- 安胎，祛风湿，补肝肾，强筋骨。用于风湿痹痛、腰膝酸软、胎动不安、高血压等症。

实用妙方

治妊娠胎元不固、胎动不安： 菟丝子120克，桑寄生、续断、阿胶各60克。将前3味药研末，另用开水烊化阿胶，和末为丸，每丸0.3克，每服20丸，日服2次，温水送下。（《医学衷中参西录》寿胎丸）

治痔疮肿痛： 五倍子、芒硝、桑寄生、莲蓬、荆芥各等份。以上药材加水煎煮。去渣，先熏后洗。

别名 金狗脊、狗青、苟脊、猴毛头、金毛狗、黄狗头　　**来源** 蚌壳蕨科植物金毛狗脊的干燥根茎

狗脊

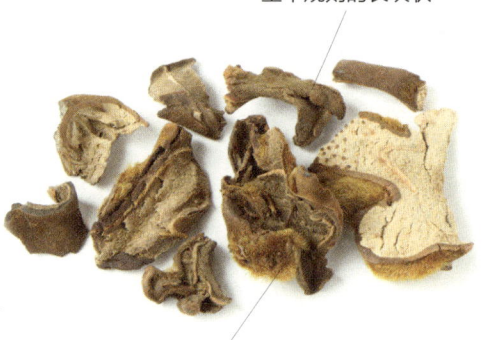

呈不规则的长块状

表面呈深棕色，密被光亮的金黄色茸毛

性味归经
- 性温，味苦、甘；归肝、肾经。

用法用量
- 煎汤，5～10克，或泡酒；外用适量，磨汁涂敷。

功效主治
- 补肝肾，强腰膝，祛风湿。用于风湿痹痛、腰膝酸软、尿频、遗尿、白带过多等症。

🍲 实用妙方

治小肠虚寒下痢、大便脓血等： 补骨脂、附子、鹿茸、巴戟天各 30 克，肉苁蓉 45 克，狗脊、独活、五味子各 22 克。以上药材捣罗为细末，炼蜜为丸，如梧桐子大，每服 6 克，空腹时用盐汤或酒送下。

治腰胯疼痛： 狗脊、萆薢各 100 克，菟丝子 50 克。以上药材研成细末，炼蜜为丸，如梧桐子大，每日晚饭前服 30 丸，以温酒送下。（《太平圣惠方》狗脊丸）

别名 粉防己、石解、汉防己、级防己　　**来源** 防己科植物粉防己的干燥根

防己

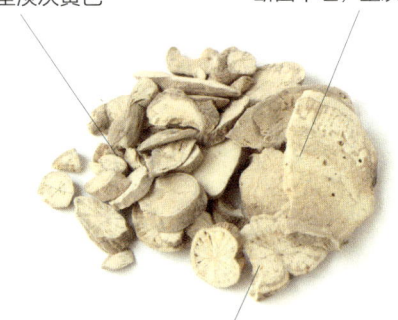

表面呈淡灰黄色　　断面平坦，呈灰白色

有排列较稀疏的放射状纹理

性味归经
- 性寒，味苦、辛；归膀胱、肺经。

用法用量
- 煎汤，3～8克。

功效主治
- 利水消肿，祛风止痛。用于水肿、小便不利、风湿痹痛、下肢湿热、痈肿疮毒等症。

🍲 实用妙方

治卒中、口眼歪斜、半身不遂等： 麻黄、防己、人参、黄芩、桂心、甘草、芍药、川芎、防风、杏仁各 9 克，附子、生姜各 6 克。将以上药材加水煎煮，去渣温服。（《备急千金要方》小续命汤）

治中风瘫证、狂言舌肿： 麻黄、桂心、附子各 3 克，川芎、防风、独活、防己、当归各 9 克，甘草、生姜各 10 克，石膏、党参各 12 克，杏仁（去皮、尖）6 克。将以上药材加水煎煮，去渣温服。（《张氏医通》续命风行汤）

别名 原蚕屎、马鸣肝、二蚕沙、晚蚕矢、原蚕沙、晚蚕沙　　**来源** 蚕蛾科昆虫家蚕蛾幼虫的干燥粪便

蚕沙

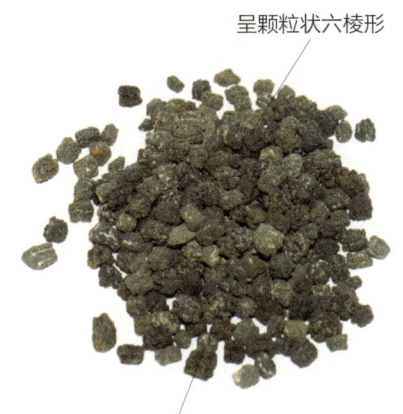

呈颗粒状六棱形

表面呈灰黑色或黑绿色

性味归经
● 性温，味甘、辛；归肝、脾、胃经。

用法用量
● 煎汤，5～12克；外用适量，煎水洗或研末调敷。

功效主治
● 祛风除湿，活血定痛，和胃化湿。用于风湿痹痛、风疹瘙痒、头风头痛、吐泻转筋、湿疹等症。

📚 实用妙方
治风湿头痛： 蚕沙、白芷、大黄各8克，葱白15克。将前3味药材混合一起研成细末，加葱白，与药粉拌匀，涂抹于患处。

治霍乱转筋、肢冷腹痛、口渴烦躁： 蚕沙15克，薏苡仁、大豆黄卷各12克，木瓜、黄连各9克，制半夏、黄芩、通草各3克，栀子4.5克，吴茱萸0.9克。以上药材加水煎，去渣，凉服。

别名 石松、过山龙、火炭葛、金腰带、狮子草　　**来源** 石松科植物石松、华中石松及灯笼草的全草

伸筋草

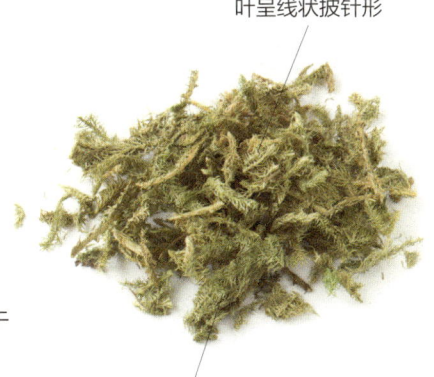

叶呈线状披针形

表面呈黄白色或黄棕色

性味归经
● 性温，味微苦、辛；归肝、脾、肾经。

用法用量
● 煎汤，9～15克，或浸酒；外用适量，捣敷。

功效主治
● 祛风散寒，行气宽中，消肿，除湿，舒筋活血。用于风寒湿痹、关节酸痛、吐血、水肿、跌打损伤等症。

📚 实用妙方
治风寒湿痹、肢软麻木、关节酸痛、屈伸不利： 伸筋草、羌活、独活、桂枝、白芍各等份。以上药材加水煎服。

治风湿性关节炎、关节冷痛： 伸筋草30克，鬼箭羽15克，细辛3克，威灵仙11.3克，骨碎补18.8克。以上药材加水煎煮，分2次服。

第五章 祛风湿药

别名 风藤、满坑香、老藤、巴岩香大风藤、岩胡椒　　**来源** 胡椒科植物细叶青蒌藤的藤茎

海风藤

性味归经
- 性微温，味苦、辛；归肝经。

用法用量
- 煎汤，5～10克；外用适量，捣烂外敷。

功效主治
- 理气止咳，通经活络，祛风湿。用于风寒湿痹、关节疼痛、筋脉拘挛、跌打损伤、久咳等。

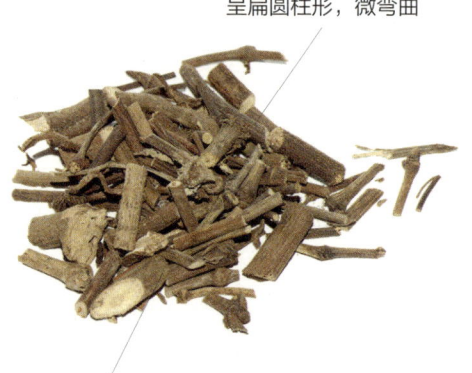

呈扁圆柱形，微弯曲

表面呈灰褐色或褐色，粗糙

实用妙方

治跌打损伤： 海风藤、大血藤、竹根七、沉香、牛膝、山乌龟各适量，白酒1000毫升。将药材切碎，放入瓷罐中，倒入白酒，密封15日可服用。

治支气管哮喘、支气管炎： 海风藤、地枫皮各100克。以上药材用白酒500毫升浸泡7日，每日2次，每次10毫升，早、晚空腹服。

别名 清风藤、土藤、寻风藤、追骨散、青藤、排风藤　　**来源** 防己科植物青藤的干燥藤茎

青风藤

性味归经
- 性平，味苦、辛；归脾、肝经。

用法用量
- 煎汤，9～15克，或浸酒、熬膏；外用适量，煎水洗。

功效主治
- 利尿，通经，活络，祛风湿。用于风湿痹痛、鹤膝风、水肿、关节肿胀、麻痹瘙痒等症。

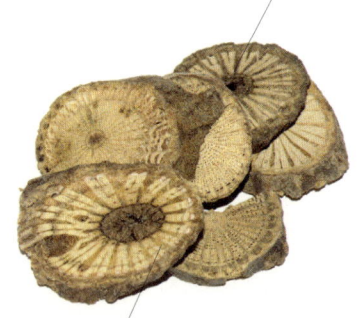

断面呈灰黄色或淡灰棕色

木部射线呈放射状排列

实用妙方

治风寒湿痹、四肢麻木、腰腿疼痛： 青风藤、防风、桂枝、麻黄、威灵仙、制川乌、制草乌、苍术（炒）、茯苓、木瓜、秦艽、骨碎补（炒）、牛膝、甘草、海风藤、穿山龙、老鹳草、茄根各50克。将以上药材粉碎成细末，过筛，混匀，每100克粉末加炼蜜160～180毫升，制成大蜜丸，每丸重7克，每次服1丸，每日口服2次。（《中国药典》祛风舒筋丸。）

别名 枫木球、枫实、枫香果、枫木、枫树、香枫　　**来源** 金缕梅科植物枫香树的干燥成熟果序

路路通

性味归经
- 性平，味苦；归肝、肾经。

用法用量
- 煎汤，4～8克；外用适量，研末调敷。

功效主治
- 活血通经，行气祛风，利水除湿。用于胃痛腹胀、关节疼痛、小便不利、痈疽、湿疹等症。

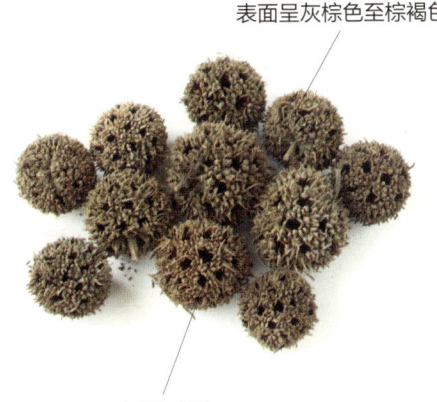

表面呈灰棕色至棕褐色

呈圆球形

实用妙方

治产后缺乳：路路通、通草各7克，党参、当归、王不留行各15克，黄芪20克，穿山甲、丝瓜络、知母各10克。用猪蹄汤代水浸泡药液10分钟，每次煎煮30分钟，煎煮2次，每日1剂。（《中国当代名医验方大全》通乳方）

治风湿肢节痛：路路通、桑枝、海风藤、橘络、薏苡仁各等份。以上药材加水煎煮，去渣，温服。

别名 秦胶、左扭、左拧、西大艽、大艽、西秦艽　　**来源** 秦艽、粗茎秦艽、小秦艽和麻花秦艽的干燥根

秦艽

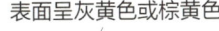

表面呈灰黄色或棕黄色

性味归经
- 性平，味苦、辛；归胃、肝、胆经。

用法用量
- 煎汤，5～10克，浸酒或入丸、散；外用适量，研末撒。

功效主治
- 祛风通络，止痛，退虚热，清湿热。用于风湿性关节痛、小儿疳积、黄疸、痔疮、小便不利等。

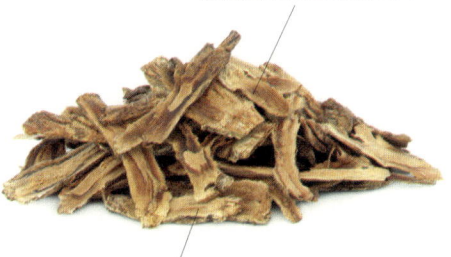

质坚脆，易折断

实用妙方

治面神经麻痹等：秦艽90克，甘草、川芎、当归、白芍、白芷、独活各60克，细辛15克，羌活、防风、黄芩、石膏、白术、生地黄、熟地黄、茯苓各30克。以上药研为粗末，每次30克，水煎服。

治筋骨疼痛等：秦艽、当归、虎胫骨、羌活、炙鳖甲、萆薢、防风、牛膝、油松节、蚕沙各60克，枸杞子150克，干茄根240克。以上药材入绢袋，以5升酒浸没，10日后取饮，每次10～15毫升。

别名 桑条、嫩桑枝　　**来源** 桑科植物桑的干燥嫩枝

桑枝

性味归经
- 性平，味微苦；归肝经。

用法用量
- 煎汤，15～30克；外用适量，煎水熏洗。

功效主治
- 祛风湿，利关节，行气。用于风寒湿痹、四肢拘挛、皮肤瘙痒、白癜风、遍体风痒等症。

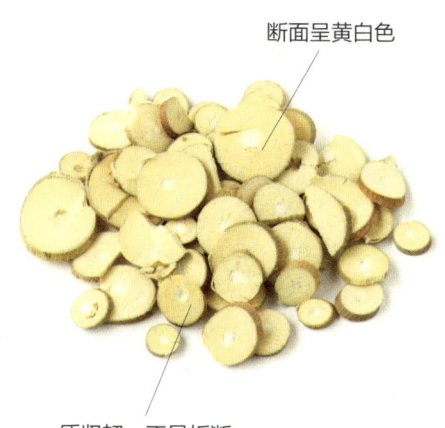

断面呈黄白色

质坚韧，不易折断

实用妙方

治慢性风湿性关节炎、风湿腰痛等症： 桑枝20克，桑叶、僵蚕各10克，秦艽6克，威灵仙5克，忍冬藤15克，竹茹12克。将以上药材加水煎煮，去渣温服。（《温病刍言》舒络祛风汤）

防治皮肤病： 谷精草、茵陈、石决明、桑枝、白菊花各36克，木瓜、桑叶、青皮各45克。将以上药材处理成粗渣，装进布袋，入锅，加水熬煮，用药汁洗浴全身。（《慈禧太后医方选议》沐浴方）

别名 肥猪草、肥猪菜、粘苍子、珠草、棉苍狼　　**来源** 菊科植物腺梗豨莶和毛梗豨莶的干燥全草

豨莶草

性味归经
- 性寒，味辛、苦，有小毒；归肝、肾经。

用法用量
- 煎汤，10～15克；外用适量，捣烂敷。

功效主治
- 清热解毒，利关节，祛风化湿，通经活络。用于风湿关节痛、腰膝无力、四肢麻木、疮疖肿毒等。

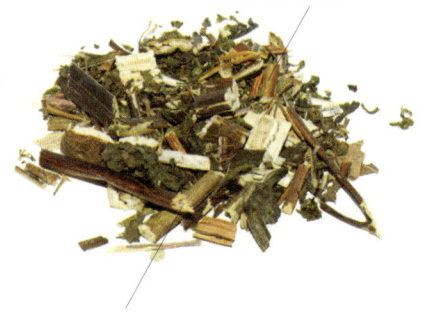

茎表面呈灰绿色、黄棕色或紫棕色

断面有明显的白色髓部

实用妙方

治高血压： 豨莶草、夏枯草、桑寄生各25克，菊花、龙胆草各6克。以上药材水煎去渣，温水送服。

治黄疸型肝炎： 豨莶草、六角英、茵陈各18.8克，咸丰草、栀子根各11.3克。将以上药材加水煎服。

治恶疮、痈肿、疔毒、跌打损伤： 鲜豨莶草、红糖各18.8克。将以上材料共捣烂，外敷于患处，每日换药1次，连敷3日。

别名 钉桐皮、刺通、刺桐皮、鼓桐皮、丁皮、接骨药　　**来源** 豆科植物刺桐的干皮

海桐皮

性味归经
- 性平，味苦；归肝经。

用法用量
- 煎汤，5～12克，或浸酒；外用适量，研末调敷。

功效主治
- 杀虫止痒，祛风湿，通经止痛。用于风湿痹痛、痢疾、牙痛、疥癣、跌打骨折等。

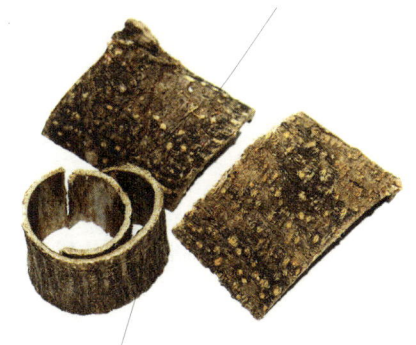

外表呈黄棕色或棕黑色、棕褐色不等

呈半圆筒状或板片状

实用妙方

治风湿两腿疼痛：海桐皮50克，羚羊角屑、薏苡仁各100克，防风、羌活、肉桂、茯苓、熟地黄、槟榔各50克。将以上药材研成细末，每服15克，加生姜10克，水煎，去渣，温服。

治大风疾：海桐皮、知母、贝母、乌梅、狗脊各等份。将以上药材研成细末，炼蜜为丸，如梧桐子大，每日早上空腹、日中、睡前各服30丸。忌酒、房事及一切发风之物，只喝淡粥。

别名 云丹、折骨草、交脚风、对叶藤、石龙藤、铁线草　　**来源** 夹竹桃科植物络石藤的茎及叶

络石藤

性味归经
- 性微寒，味苦；归心、肝、肾经。

用法用量
- 煎汤，5～10克；外用适量，鲜品捣烂外敷。

功效主治
- 祛风通络，凉血，消肿止痛。用于风湿性关节痛、腰膝酸痛、跌打损伤、痈肿等。

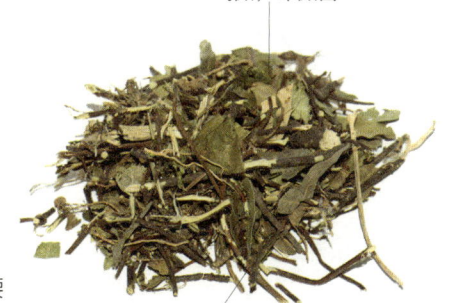

气微，味微苦

茎呈圆柱形，多分枝

实用妙方

治筋骨痛：络石藤50克，白酒1000毫升。将络石藤浸于酒中，密封浸泡14日即可服用，每日服用20～50毫升。

治肺结核：络石藤30克，猪肺150克。猪肺处理干净，放入砂锅中，加清水，放入络石藤一起煲汤，至猪肺熟烂后，去掉药渣，喝汤食猪肺，每日1次。

别名 震龙根、蒸龙草、水莽子、黄藤、红紫根、红药、黄藤木　　**来源** 卫矛科植物雷公藤的木质部

雷公藤

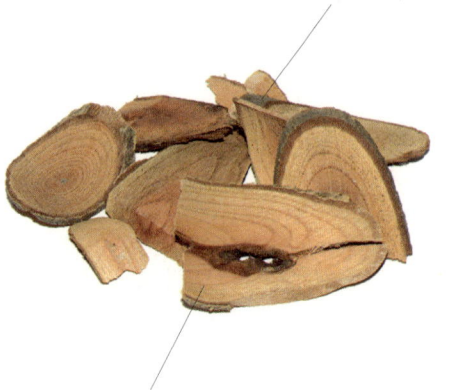

表面呈土黄色至黄棕色，粗糙

质坚硬，断面具纤维性

性味归经
- 性寒，味苦、辛，有大毒；归肝、肾经。

用法用量
- 煎汤，带皮根 10～12 克，或制成糖浆、浸膏片；外用适量，研粉或捣烂，或制酊剂、软膏。

功效主治
- 杀虫止痒，消肿解毒，祛风除湿，活血通络。用于风湿性关节炎、肾病综合征、湿疹、顽癣等症。

实用妙方
治手足湿疹： 雷公藤根皮 200 克，捣碎成粗粒，加水煎煮，浸泡手足 15～30 分钟，每日 2～3 次，每周 1 剂，4 周为 1 个疗程。
治风湿性关节炎： 雷公藤根、叶各适量，捣烂外敷，30 分钟后取走。（江西《草药手册》）

别名 松节、黄松木节、松郎头　　**来源** 松科植物油松或马尾松的干燥瘤状节或分枝节

油松节

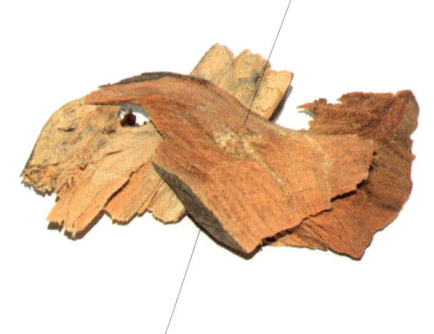

呈扁圆节段状或不规则的片状

表面呈黄棕色、灰棕色或红棕色

性味归经
- 性温，味苦、辛；归肝、肾经。

用法用量
- 煎汤，10～15 克，或浸酒、醋；外用适量，浸酒涂擦或炒后研末调敷。

功效主治
- 祛风除湿，通络止痛。用于风寒湿痹、痛风、跌打伤痛、转筋挛急等症。

实用妙方
治风湿性关节炎： 油松节 18 克，桑枝 30 克，木瓜 9 克。以上药材加水煎服。（《陕甘宁青中草药选》）
治扭伤、跌打损伤（皮肤未伤者）： 油松节适量，劈成细块，加白酒浸 15 日，外擦于患处。
治水稻性皮炎： 油松节、艾叶各适量。以上药材制成松艾酒，涂擦于患处。（《陕甘宁青中草药选》）

别名 穿龙薯蓣、野山药、狗山药、穿山骨、火藤根　　**来源** 薯蓣科植物穿龙薯蓣的根状茎

穿山龙

性味归经
- 性温，味甘、苦；归肝、肾、肺经。

用法用量
- 煎汤，10～15克，或浸酒；外用适量，捣烂外敷。

功效主治
- 舒筋活血，消食，利水，祛痰截疟。用于腰腿疼痛、风湿痛、咳嗽喘息、气管炎、疟疾、痈肿等症。

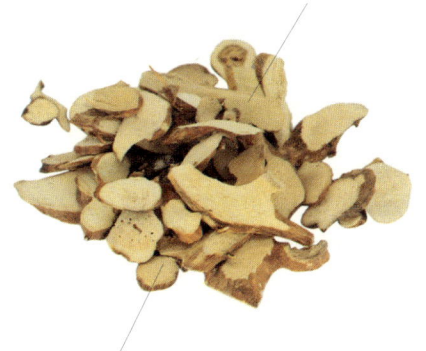

断面平坦，呈白色或黄白色

表面呈黄白色或棕黄色

📚 实用妙方

治大骨节病、腰腿疼痛： 穿山龙100克，放入500毫升的白酒中浸泡7日，每服50毫升，每日2次。（《河北中药手册》）

治疟疾： 穿山龙15克，鸢尾、野棉花各10克。将以上药材加水煎煮，去渣，发病前温服。（《陕西中草药》）

别名 天萝筋、丝瓜筋、丝瓜壳、瓜络、千层楼、丝瓜布　　**来源** 葫芦科植物丝瓜的干燥成熟果实的维管束

丝瓜络

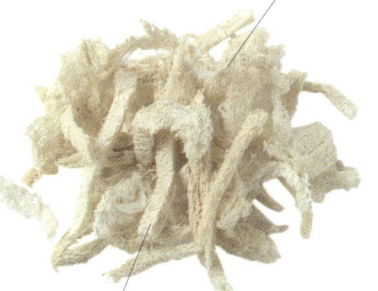

表面呈黄白色，粗糙

性味归经
- 性平，味甘；归胃、肺、肝经。

用法用量
- 煎汤，5～15克，烧存性后研末，1.5～3克；外用适量，捣汁或研末外敷。

功效主治
- 通经活络，清热化痰，活血祛风。用于痹痛拘挛、乳腺炎、水肿、腰痛、妇女闭经等症。

体轻，质韧，富弹性

📚 实用妙方

治阳虚中寒、腹痛吐泻、转筋肢冷、汗淋不渴等： 附子、吴茱萸各90克，灶心土60克，木瓜45克，丁香30克，丝瓜络150克。将以上药材共研为细末，每服6～9克，日服2～3次，用人参煎汤送服。（《随息居重订霍乱论》霹雳散）。

治疮疖肿毒： 丝瓜络、牡丹皮各9克，金银花、蒲公英各15克，炒枳壳12克。上药加水煎服。

第五章　祛风湿药

别名 南五加、川加皮、南五加皮、红五加皮、五谷皮　**来源** 五加科植物细柱五加的根皮

五加皮

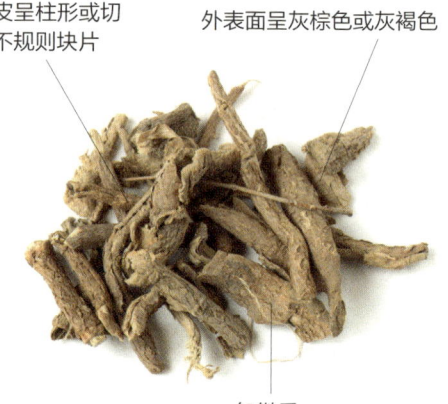

根皮呈柱形或切成不规则块片
外表面呈灰棕色或灰褐色
气微香

性味归经
- 性温，味辛、苦；归肝、肾经。

用法用量
- 煎汤，6～9克，浸酒或入丸、散；外用适量，煎水熏洗或研末敷。

功效主治
- 祛风湿，壮筋骨，补肝肾，活血祛瘀。用于风湿痹痛、筋骨痿软、体虚乏力、脚气、水肿等。

实用妙方

治须发早白、脱发： 何首乌240克，黑豆1000克，黄精120克，生地黄（酒浸）、熟地黄（酒浸）、天冬（去心）、麦冬（去心）、人参、白术、茯苓、枸杞子、五加皮、巨胜子、柏子仁、松子仁、核桃仁各60克。将以上药材研为细末，炼蜜为丸，如梧桐子大，每服70～80丸，空腹以温酒服下。（《鲁府禁方》乌须固本丸）

别名 木瓜海棠、木梨、贴梗木瓜、铁脚梨、铁杆海棠、宣木瓜　**来源** 蔷薇科植物皱皮木瓜的果实

木瓜

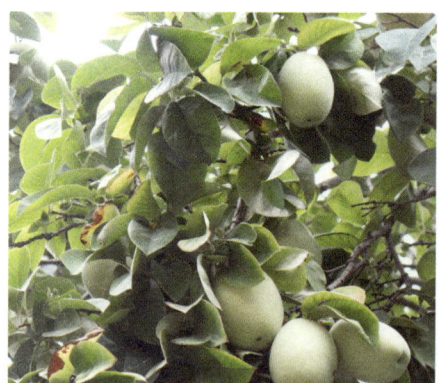

炮制：洗净，润透或蒸透后切薄片，晒干

性味归经
- 性温，味酸；归肝、脾经。

用法用量
- 煎汤，3～10克，或入丸、散；外用适量，煎水熏洗。

功效主治
- 平肝舒筋，祛风除湿，温经止痛。用于心腹冷痛、寒疝作痛、吐泻转筋、脚气、水肿等症。

实用妙方

治风湿性关节炎和胃肠炎、肝硬化、破伤风等： 木瓜、槟榔各60克，炒吴茱萸30克。将以上药材共研为粗末，每用12克，加水煎煮，去渣温服。（《世医得效方》木瓜茱萸汤）

治妊娠水肿、羊水过多等： 天仙藤12克，香附、陈皮、甘草、乌药、木瓜、紫苏、生姜各6克。将以上药材加水煎煮，去渣温服。（《校注妇人良方》天仙藤散）

138　500种常见中药材彩色图鉴

别名 石眼树叶、老少年叶、石纲、凿树　　**来源** 蔷薇科植物石楠的叶或带叶嫩枝

石楠叶

性味归经
- 性平，味辛、苦；归肝、肾经。

用法用量
- 煎汤，3～10克，或入丸、散；外用适量，研末撒或吹入鼻中。

功效主治
- 祛风湿，通经络，固肾气。用于风湿痹痛、腰背酸痛、阳痿、偏头痛、风疹瘙痒等症。

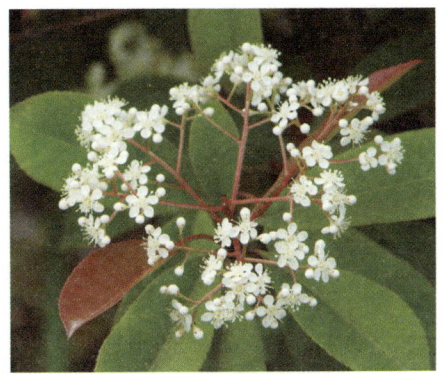

采收、存储：全年可采收，晒干

实用妙方

治风湿日久而兼有肾虚腰酸：石楠叶、黄芪、鹿茸、肉桂、枸杞子各适量。将以上诸药研成细末，炼蜜为丸，如梧桐子大，每服10丸，每日早、晚各1次。

治头痛：石楠叶、白芷、川芎、天麻、藁本各适量，白酒1000毫升。将以上药材浸于白酒中密封浸泡7日，去渣饮酒，每次1小杯，每日2次。

别名 鹿蹄草、破血丹、鹿含草、纸背金牛草　　**来源** 鹿蹄草科植物鹿蹄草或普通鹿蹄草的干燥全草

鹿衔草

性味归经
- 性温，味甘、苦；归肝、肾经。

用法用量
- 煎汤，8～12克，或入丸、散；外用适量，煎水洗。

功效主治
- 补虚益肾，止血，祛风湿，活血调经。用于虚弱咳嗽、劳伤吐血、风湿关节痛、外伤出血等症。

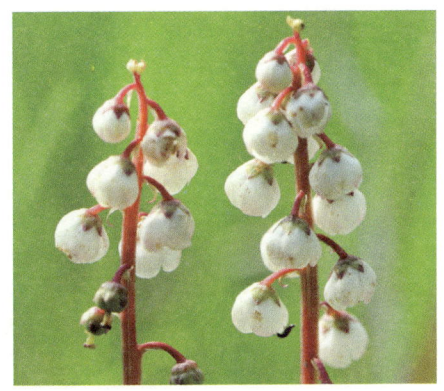

花朵广钟形，花瓣白色或稍带粉红色

实用妙方

治慢性风湿性关节炎、类风湿性关节炎：鹿衔草、白术各10克，泽泻15克。将以上药材加水煎，去渣，温服。

治肺结核，症见咯血：鹿衔草、白及各15克。以上药材水煎，去渣温服。

治慢性肠炎、痢疾：鹿衔草15克，水煎，去渣温服。

第五章 祛风湿药

别名 入地金牛、两背针、上山虎、双面刺、山椒　　**来源** 芸香科植物两面针的干燥根

两面针

性味归经
- 性微寒，味辛、苦，有小毒；归胃、肝经。

用法用量
- 煎汤，10～20克，或研粉；外用适量，泡酒涂擦。

功效主治
- 行气活血，祛风湿，止痛，解毒消肿。用于风湿痹痛、腹痛、疝痛、牙痛、咽喉肿痛、毒蛇咬伤等症。

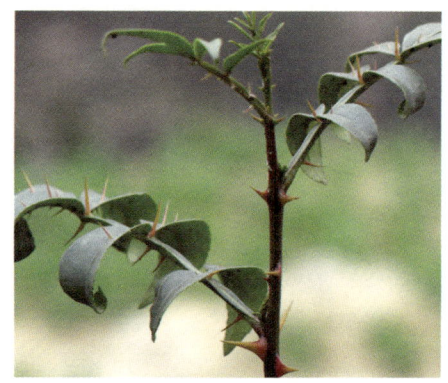

炮制：洗净去皮，切片或段，晒干

实用妙方

治痢疾：两面针15克，火炭母全草、番石榴叶各30克，墨旱莲20克。将以上药材加水煎服，每日1剂。(《壮族民间用药选编》)

治风湿关节痛：两面针15克，肖梵天花根30克。以上药材加水煎服。(《福建药物志》)

治跌打损伤：鲜两面针30克，鲜朱砂根15克，猪蹄1只。以上加酒、水炖服。(《福建药物志》)

别名 老鸦嘴、老鹳嘴、老贯筋、老观草　　**来源** 牻牛儿苗、老鹳草或野老鹳草的干燥地上部分

老鹳草

性味归经
- 性平，味苦、辛；归脾、膀胱经。

用法用量
- 煎汤、浸酒或熬膏，9～15克；外用适量，炒热外敷。

功效主治
- 活血通络，祛风湿，清热解毒。用于筋骨酸痛、风湿痹痛、麻木拘挛等。

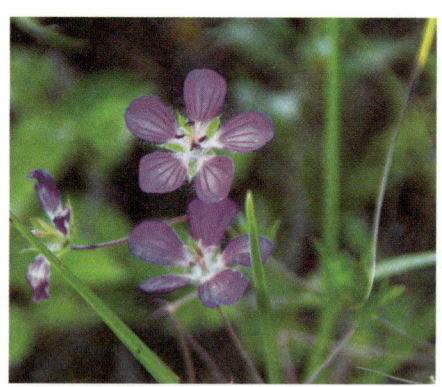

花序腋生和顶生，花瓣呈倒卵形

实用妙方

治筋骨疼痛：鲜老鹳草适量，洗净，置于铜锅内，加水煎煮2次，滤渣，加入白酒煮10分钟，再加蜂蜜煮20分钟，冷却后装罐，每用15克。(《中药形性经验鉴别法》老鹳草膏)

治风湿性关节炎、类风湿关节炎、肩关节周围炎等：老鹳草600克，丁公藤300克，桑枝、豨莶草各150克。以上药材加水煎，取汁，加白酒适量，每服15～30毫升，每日3次。

别名 凉粉子、木莲、凉粉果、木馒头、秤砣果　　**来源** 桑科植物薜荔的带叶茎枝

薜荔藤

性味归经
- 性平，味酸；归心、肝、肾经。

用法用量
- 煎汤，9～15克，捣汁、浸酒或研末；外用适量，捣汁涂或煎水熏洗。

功效主治
- 祛风除湿，活血止痛，解毒。用于风湿痹痛、泻痢、跌打损伤、淋病、痈肿疮疖等症。

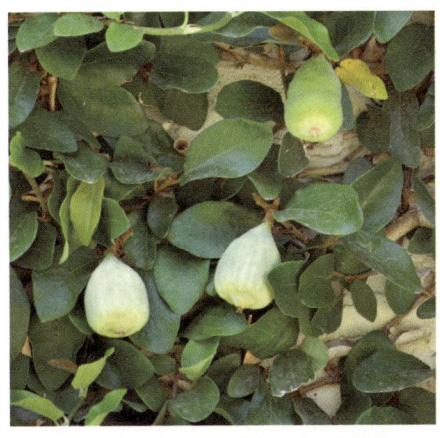

采收、炮制：全年均可采摘，鲜用或晒干

实用妙方

治病后虚弱： 薜荔藤150克，猪肉适量。以上材料一起加水煮食。

治风湿痛、手脚关节不利： 薜荔藤9～15克，加水煎煮，去渣温服。（《上海常用中草药》）

治疮疖痈肿： 薜荔藤30克，加水煎服；另用鲜叶捣烂，敷患处。（《上海常用中草药》）

别名 岩豆瓣、豆瓣草、指甲草、圆叶椒草、青叶碧玉　　**来源** 胡椒科植物豆瓣绿的全草或根

豆瓣绿

性味归经
- 性温，味微苦；归肺、肝、脾经。

用法用量
- 煎汤，15～25克；外用适量，鲜品捣敷或绞汁搽患处。

功效主治
- 祛风除湿，止咳祛痰，活血止痛。用于风湿筋骨疼痛、支气管炎、哮喘、肺脓肿、痛经等。

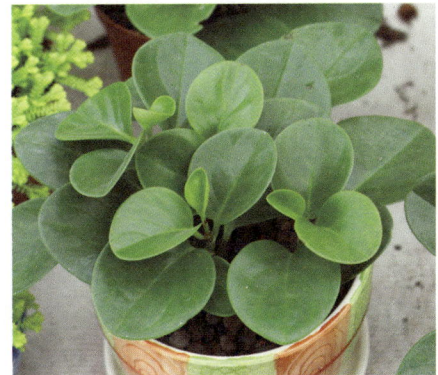

采收、炮制：全年可采，鲜用或晒干

实用妙方

治黄水疮： 豆瓣绿12克，野大蒜9克。将以上药材一起捣烂，包裹于患处。

治急慢性肝炎： 豆瓣绿、黄草各12克，白绿叶15克，酢浆草、龙胆草各9克。将以上药材加水煎煮，去渣温服。

治风湿筋骨疼痛： 豆瓣绿根15克，白酒适量。将豆瓣绿根泡酒饮服。

第五章 祛风湿药

别名 金凤花、灯盏花、好女儿花、指甲花、金童花、竹盏花　　**来源** 凤仙花科植物凤仙花的花

凤仙花

性味归经
- 性微温，味甘、苦，有毒；归肝、肺经。

用法用量
- 煎汤，1.5～3克，或研末、浸酒；外用适量，煎水洗。

功效主治
- 祛风，活血，消肿止痛。用于风湿、腰胁疼痛、经闭腹痛、跌打损伤、鹅掌风、灰指甲等症。

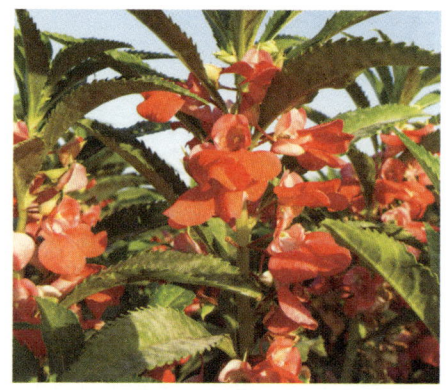

采收：夏、秋季开花时采收

实用妙方

治关节风湿痛：鲜凤仙花50克，洗净，加水煎，调酒服。
治灰指甲、鹅掌风：凤仙花11.3克，捣烂，外敷于患处，或外擦。
治女性产后恶露不绝、闭经腹痛：凤仙花5.6克，洗净，加水煎服。
治跌打损伤：鲜凤仙花37.5克，温米酒少许。将鲜凤仙花洗净，捣烂压汁20毫升，冲温米酒服。

别名 游龙、红草、天蓼、水荭、大蓼、荭蓼、大毛蓼、辣蓼　　**来源** 蓼科植物红蓼的全草或带根全草

荭草

性味归经
- 性凉，味辛，有小毒；归脾、肝经。

用法用量
- 煎汤，15～35克。

功效主治
- 活血止痛，祛风利湿，利尿，消积。用于风湿性关节炎、疟疾、疝气、脚气、消化不良等症。

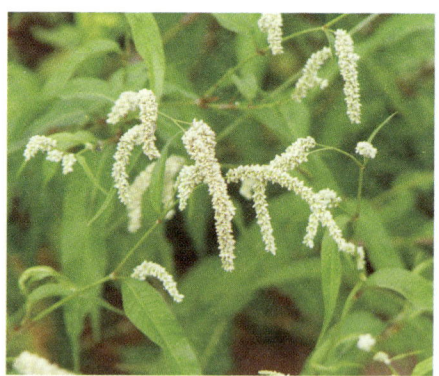

采收：晚秋霜后，采割茎叶

实用妙方

治风湿痹痛、痢疾：荭草11.3～30克，大飞扬37.5克。将以上药材加水3碗，煎至1碗，第2次煎，用水2碗半煎至8分，每日早、晚各服1次。
治皮肤溃烂、久不收口：鲜荭草根、叶各112.5克。将根叶洗净，水煎外洗患处，然后将荭草叶晒干，研末后撒于患处。

别名 排风藤、八棱麻、大臭草、七叶根、水椿皮、散血椒、七叶莲　　**来源** 忍冬科植物接骨草的茎叶

接骨草

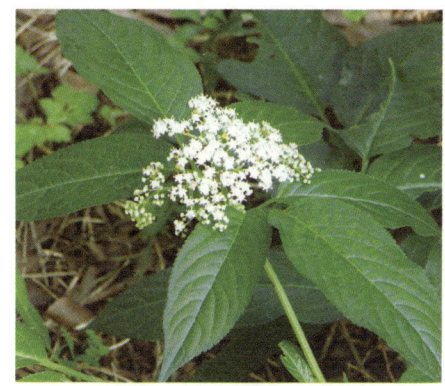

性味归经
- 性平，味甘、微苦；归肝经。

用法用量
- 煎汤，9～15克；外用适量，捣敷或煎水洗、研末敷。

功效主治
- 祛风利湿，舒筋活血。用于风湿痹痛、腰腿痛、水肿、跌打损伤、风疹瘙痒、疮肿等。

炮制：洗净切段，鲜用或晒干

实用妙方

治咳嗽：鲜接骨草30克，猪肉适量。将以上材料加水炖服。
治挫伤、扭伤：鲜接骨草全草适量，加盐，捣烂外敷于伤处。
治闭经：鲜接骨草全草30～60克，加水煎煮，冲黄酒、红糖服用。
治肺结核，症见发热、咳嗽：鲜接骨草全草30～60克，加水煎服。

别名 水柳、青丝柳、柳枝　　**来源** 杨柳科植物杨柳的枝、叶

杨柳

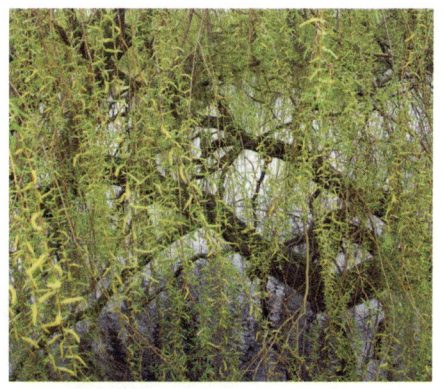

性味归经
- 性凉、微寒，味苦；归胃、肝经。

用法用量
- 煎汤，18.5克，鲜品18.5～35克；外用适量，煎水洗或捣汁敷。

功效主治
- 祛风解热，消肿止痛，清热解毒。用于水肿、便血、小儿胎热、牙痛、黄水疮等症。

小枝细长下垂，呈淡黄褐色

实用妙方

治疔毒、反花疮：杨柳枝适量，加水煎煮，作膏外涂。
治皮肤瘙痒：杨柳枝187.5克，加水煎煮，外洗患处。
治跌打损伤：鲜杨柳叶37.5克，捣汁，敷于伤处。
治痈疖：鲜杨柳叶37.5克，洗净切碎，加水煮烂，过滤，将药液浓缩成膏状，每用适量，涂敷患处。

第五章 祛风湿药

别名 青松、山松、枞松　**来源** 松科植物马尾松的茎节、嫩叶

马尾松

性味归经
- 性温，味甘、苦；归心、脾、肝经。

用法用量
- 煎汤，鲜品 30～60 克，或研末；外用适量，煎水洗。

功效主治
- 祛风湿，活血止血，祛瘀止痛。用于痈疖疮疡、湿疹、咳嗽、习惯性便秘、外伤出血等。

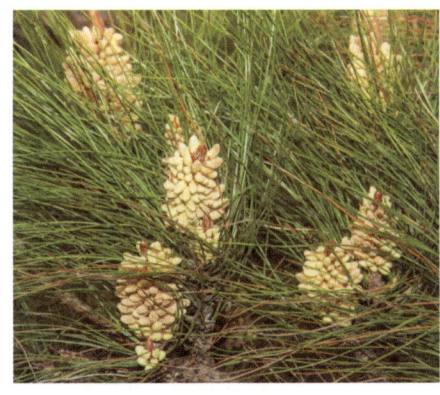

针叶 2 针一束，细柔，微扭曲

📖 实用妙方

治跌打损伤： 马尾松嫩枝，刮去外皮，焙干研末，每服 0.3 克，以甜酒送服，每日 2 次。

治关节炎： 马尾松枝节、锦鸡儿根、大血藤根、南蛇藤根各 30 克。以上药材加水、酒煎服。

治胃痛： 马尾松树芯 0.6～0.9 克，研末，以开水送服。

治慢性肾炎： 马尾松鲜叶适量，剪去两头，捣烂沥汁，每服 30 毫升，以温开水送服。

别名 野芹菜、鹤膝草、大本山芹菜、毛茛、毛芹菜　**来源** 毛茛科植物毛茛的全草及根

毛茛

性味归经
- 性温，味辛、微苦，有毒；归肝、胆、心、胃经。

用法用量
- 外用适量，煎水洗或捣敷患处或穴位。

功效主治
- 消肿止痛，平喘，退黄，消炎，驱虫。用于胃痛、黄疸、牙痛、风湿关节痛、哮喘、偏头痛等。

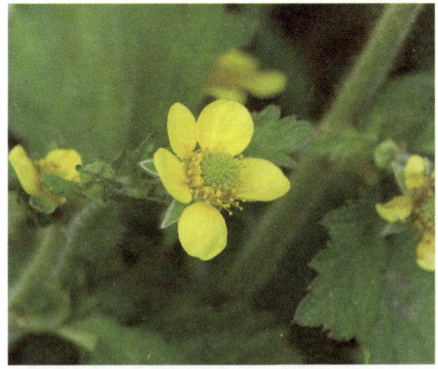

采收：7～8 月采收全草及根

📖 实用妙方

治黄疸： 鲜毛茛 37.5 克，捣烂，敷于内关穴或列缺穴处。敷后如有灼热感或起泡者，立即除去。

治胃痛： 鲜毛茛 18.8 克，红糖适量。鲜毛茛捣烂，调红糖外敷于胃俞穴、肾俞穴。

治风湿性关节炎： 鲜毛茛 37.5 克，捣烂，敷于疼痛附近的穴位处。敷后如有灼热感或起泡者，立即除去。

治哮喘： 鲜毛茛 37.5 克，捣烂外敷大椎穴或肺俞穴。敷后若有灼热感或起泡者，立即除去。

别名 爬墙虎、飞天蜈蚣、假葡萄藤、捆石龙、枫藤、巴山虎　　**来源** 葡萄科植物爬山虎的藤茎

爬山虎

性味归经
- 性温，味甘、涩；归肝经。

用法用量
- 煎汤，25～50克，或泡酒；外用适量，捣烂，以酒调敷患处。

功效主治
- 祛风通络，活血解毒。用于风湿关节痛、跌打损伤、痈疖肿毒等。

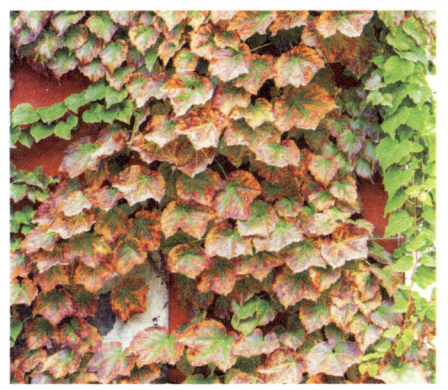

采收、存储：落叶前采茎，切段晒干

🔖 实用妙方

治关节炎：爬山虎、山豆根、锦鸡儿根各100克，茜草根50克。以上药材加水煎服。

治跌打损伤、痈疖肿毒：爬山虎适量，捣烂，以酒调敷于患处。

治风湿性关节炎：爬山虎、石吊兰各50克。加猪脚炖服，连服3～4次。或爬山虎、卫矛、高粱根各50克。水煎，用黄酒冲服。(《浙江民间常用草药》)

别名 靳菜、药芹、旱芹、香芹　　**来源** 伞形科植物芹菜的带根全草

芹菜

性味归经
- 性凉，味辛、甘、苦；归肺、胃、肝经。

用法用量
- 煎汤，6～12克；外用适量，入汤剂、汁液等。

功效主治
- 利尿消肿，调经，祛风除湿，降血压。用于高血压、糖尿病、百日咳、头痛、赤白带下、小便不利、便秘等。

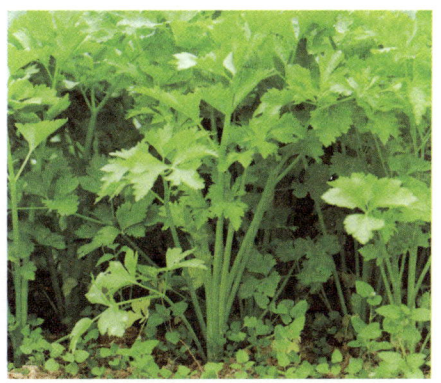

采收、存储：夏秋采收，鲜用或晒干备用

🔖 实用妙方

治高血压：芹菜根56.3克，苦瓜根93.8克，菜瓜根37.5克。以上药材加水8碗，煎至3碗，代茶饮。

治牙龈痛：鲜芹菜根、鲜枸杞根各93.8克，铁马鞭37.5克。以上药材加水5碗，煎至2碗，分2次服。

治小便不利、肾结石、膀胱结石：新鲜芹菜适量，挤出汁液服用。

第五章 祛风湿药

别名 辣蓼根、蔷蓼根、泽蓼根、辛菜根　　**来源** 蓼科植物水蓼的根

水蓼根

性味归经
- 性温，味辛；归脾、胃、大肠经。

用法用量
- 煎汤，15~20克，或泡酒；外用适量，鲜品捣敷或煎水洗。

功效主治
- 祛风除湿，活血，解毒。用于痢疾、泄泻、风湿骨痛、月经不调、皮肤湿癣等症。

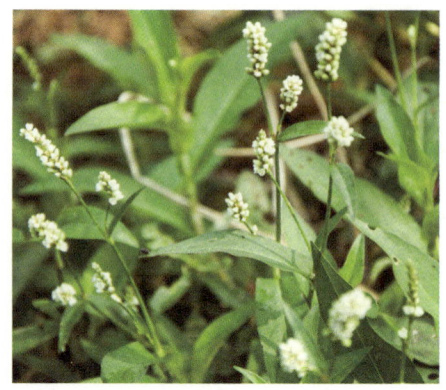

采收：秋季开花时采收

🍃 实用妙方

治绞肠痧： 水蓼根1.5克，加水煎服。（《贵州民间药物》）

治风湿骨痛： 水蓼根100克，同猪粉肠150克煲熟，用少许酒冲服。（《广西民间常用草药》）

治血气攻心，痛不可忍： 水蓼根适量，细锉，酒浸服之。（《斗门方》）

治月经不调： 水蓼根50克，当归1.5克。以上药材泡酒饮服。《贵州民间药物》）

别名 夜来香、山芝麻、晚樱草、待霄草、野芝麻　　**来源** 柳叶菜科植物月见草的根

月见草

性味归经
- 性温，味甘、苦；归肝、脾、心经。

用法用量
- 煎汤，5~15克。

功效主治
- 祛风湿，强筋骨，养血疏肝。用于风湿痹痛、全身酸痛及肝肾亏虚所致的筋骨疼痛、腰膝酸软等。

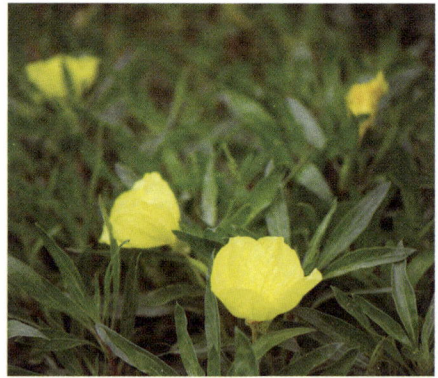

采收、炮制：秋季将根挖出，除去泥土，晒干

🍃 实用妙方

治高脂血症： 月见草5~10克，加水煎服，连服7~15日。

治肺痨咳嗽： 鲜月见草0.9~1.5克，洗净切片，和冰糖适量加水煎服。（《闽南民间草药》）

治湿疹： 干月见草适量，研粉，加米酒调涂患处。（广州部队《常用中草药手册》）

治风湿痛： 月见草100克，黄酒200毫升。以上材料酌量加水煎服。（《福建民间草药》）

第六章

化湿药

具有化除湿浊、醒悦脾胃功效的药物，便是化湿药。由于脾胃乃后天之本，主运化，喜燥而恶湿，爱暖而悦芳香，容易被湿邪所困。所以，本类药大多气味芳香，使用化湿药后，可以使湿邪化除，解除湿困脾胃的症状。常见的化湿药有藿香、砂仁、厚朴及苍术。但化湿药能化湿、燥湿，容易耗阴伤津，所以阴虚津少、舌绛光剥者应慎用。

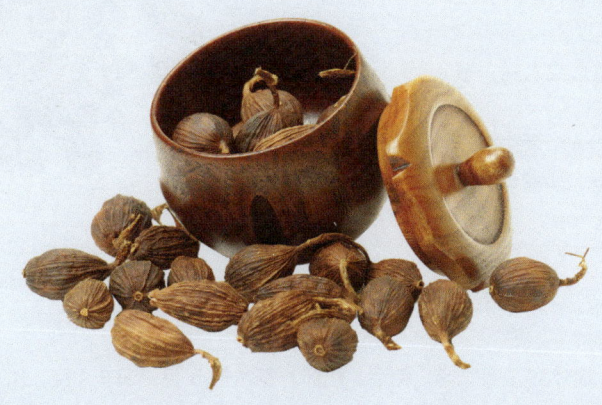

别名 杭佩兰、兰草、大泽兰、香草、燕尾香、千金草、针尾凤　　**来源** 菊科植物佩兰的全草

佩兰

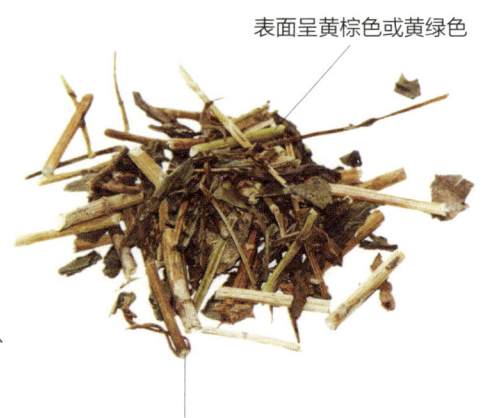

表面呈黄棕色或黄绿色

性味归经
- 性平,味辛；归胃、脾、肺经。

用法用量
- 煎汤,6～10克,鲜品可用至15～20克。

功效主治
- 祛湿,解暑,辟秽,调经,和中化浊。用于感受暑湿、寒热头痛、湿邪内蕴、口甘苔腻、月经不调等症。

断面髓部白色或中空

📖 实用妙方

治秋后伏暑：佩兰、桑叶各6克,藿香叶4.5克,薄荷叶3克,大青叶9克,鲜竹叶30克。以上药材水煎,去渣温服。

治温暑初起、身大热、汗出、背微恶寒、心烦：藿香、薄荷叶、佩兰、荷叶各3克,枇杷叶15克,水芦根30克,鲜冬瓜60克。以上药材水煎,去渣温服。

别名 华苍术、赤术、仙术、南苍术、青术、茅术　　**来源** 菊科植物南苍术或北苍术等的根茎

苍术

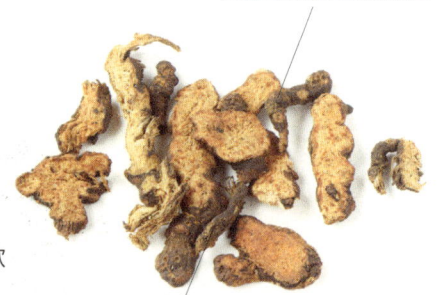

表面呈黄棕色或灰棕色

性味归经
- 性温,味辛、苦；归脾、胃、肝经。

用法用量
- 煎汤,3～9克,熬膏或入丸、散。

功效主治
- 祛风散寒,解郁,辟秽,明目,燥湿健脾。用于食欲不振、眼目昏涩、痢疾、倦怠乏力、风湿痹痛等症。

有多数橙黄色或棕红色油室

📖 实用妙方

治恶寒发热、头痛、肢体酸楚疼痛等：羌活、防风、苍术各5克,细辛1克,川芎、白芷、生地黄、黄芩、甘草各3克。将以上药材加水煎煮,去渣温服。（《此事难知》九味羌活汤）

治湿疟、恶心呕吐等：柴胡6克,黄芩、苍术各4.5克,人参、半夏、厚朴各3克,甘草1.5克,陈皮3.5克,生姜3片,大枣2枚。将以上药材加水煎煮,去渣温服。（《内经拾遗方论》柴平汤）

别名 川朴、烈朴、重皮、赤朴、厚皮　　**来源** 木兰科植物厚朴或凹叶厚朴的干皮

厚朴

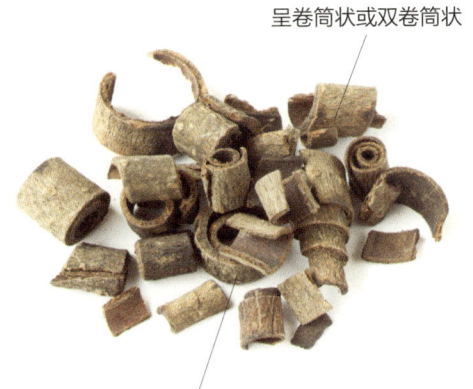

呈卷筒状或双卷筒状

有细密的纵纹

性味归经
- 性温，味苦、辛；归脾、胃、肺、大肠经。

用法用量
- 煎汤，3～10克，或入丸、散。

功效主治
- 健脾下气，行气止痛，消积，燥湿消痰。用于胸腹胀满、反胃呕吐、食积不消、痢疾、喘咳多痰等症。

实用妙方

治头痛发热、咳嗽、支气管哮喘、支气管炎等： 桂枝、杏仁、芍药、生姜各9克，大枣7枚，厚朴、炙甘草各6克。将以上药材加水煎煮，去渣温服。（《伤寒论》桂枝加厚朴杏子汤）

治肠梗阻、胃肠炎、发热、大便不通等： 厚朴15克，甘草、桂枝各6克，大黄、生姜、枳实各9克，大枣4枚。将以上药材加水煎煮，去渣温服。（《金匮要略》厚朴七物汤）

别名 缩砂仁、缩砂蜜、春砂仁、蜜砂仁、小豆蔻　　**来源** 姜科植物阳春砂或缩砂的成熟果实或种子

砂仁

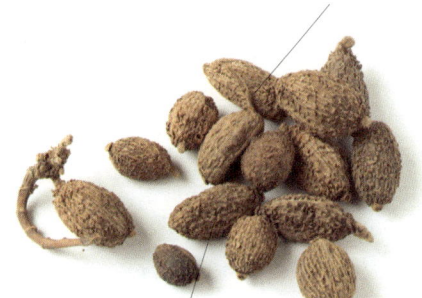

呈卵圆形或椭圆形

表面呈红棕色或棕褐色

性味归经
- 性温，味辛；归脾、胃、肾经。

用法用量
- 煎汤，3～6克，或入丸、散。

功效主治
- 行气宽中，温中化湿，理气安胎。用于湿浊中阻、脾胃虚寒、呕吐泄泻、妊娠恶阻等症。

实用妙方

治慢性肝炎、两胁胀痛、饮食积聚等： 木香、枳壳、陈皮、香附、槟榔、苍术、砂仁、厚朴、青皮各30克，甘草15克。将以上药材均研末，水泛为丸，每服9克，以温开水送下，日服2次。

治水肿、小便秘涩： 赤茯苓、麦冬、泽泻、白术各90克，桑白皮、紫苏、槟榔、木瓜各30克，陈皮、大腹皮、木香、砂仁、灯心草各20克。将以上药材研为粗末，每服15克，水煎，空腹服用。

第六章 化湿药

别名 土藿香、山茴香、水蔴叶、排香草、大叶薄荷　　**来源** 唇形科植物广藿香或藿香的全草

藿香

性味归经
- 性微温，味辛；归脾、胃、肺经。

用法用量
- 煎汤，6～10克，或入丸、散；外用适量，煎水含漱或研末搽。

功效主治
- 辟秽解暑，和中止呕，祛湿。用于湿温初起、呕吐、泄泻等。

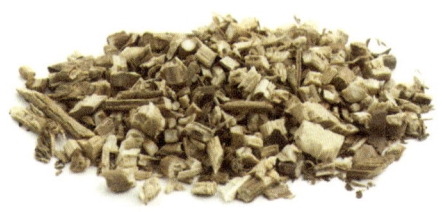

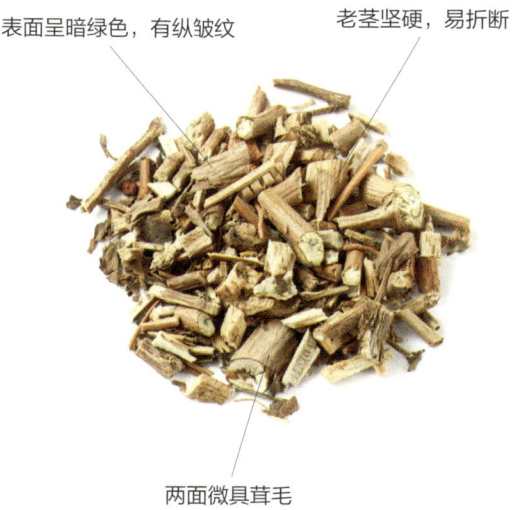

表面呈暗绿色，有纵皱纹
老茎坚硬，易折断
两面微具茸毛

家用养生
- 代茶饮：藿香、荷叶各5克，茉莉花、青葙花各3克。将以上药材用开水冲泡，经常饮用。可治夏季感冒、暑热。
- 研末：藿香、干姜、肉桂、砂仁各0.3克，甘草3克，白术、茯苓、陈皮、泽泻各12克。将以上药材研为细末，加蜂蜜水调服，每日1剂。可利水消肿。
- 含漱：藿香适量，洗净，加水煎汤，时时含漱。可香口、去臭味。
- 研末：香附、藿香、甘草各6克。以上药材研末，每服6克，入盐少许，温开水调服。可治胎气不安。

实用妙方

治发热恶寒、头痛、胸膈满闷、脘腹疼痛、恶心呕吐等：大腹皮、白芷、紫苏、茯苓各30克，藿香90克，白术、法夏曲、陈皮、厚朴、桔梗各60克，甘草75克。将以上药材研为散，每服6克，用生姜、大枣煎水调下。（《太平惠民和剂局方》藿香正气丸）

治黄鳅痈生于小腿肚内侧，疼痛肿硬等：金银花、藿香各6克，小茴香、僵蚕（炒）、羌活、独活、连翘、瓜蒌仁各4.5克，丁香、木香、沉香、甘草各3克。将以上药材加适量清水煎煮，去渣温服。（《医宗金鉴》五香流气饮）

治口腔溃疡、慢性口腔炎、鹅口疮、小儿发热、妇人带下异常等：藿香（叶）21克，栀子3克，石膏15克，甘草90克，防风120克。将以上药材加水煎服。（《小儿药证直诀》泻黄散）

治鼻渊：藿香叶15克，猪胆汁1枚。将以上药材研末，制成小粒丸，每服3～6克，每日2次，以温开水送服。（《外科正宗》清肝保脑丸）

别名 白豆蔻、紫蔻、圆豆蔻、弯子　　**来源** 姜科植物白豆蔻或爪哇白豆蔻的干燥成熟果实

豆蔻

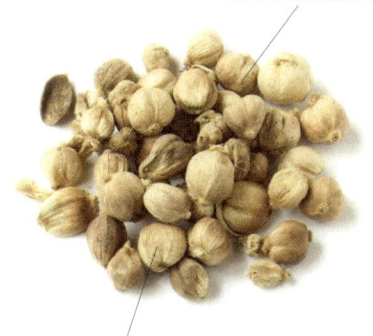

呈类球形或椭圆形

有较明显的三钝棱和三浅沟

性味归经
- 性温，味辛；归肺、脾、胃经。

用法用量
- 煎汤，3～6克，或入丸、散。

功效主治
- 温中止呕，化湿消痞，宽中行气，开胃消食。用于湿浊中阻、不思饮食、寒湿呕逆、胸腹胀痛等症。

实用妙方

治小儿虫积、肚腹胀满等： 神曲、黄连各300克，豆蔻、使君子肉、炒麦芽各150克，木香60克，槟榔20枚。将以上药材共研细末，加猪胆汁为丸，每服3克，日服2次。（《和剂局方》肥儿丸）

治脾肾虚寒、腹痛肢冷等： 补骨脂120克，五味子、豆蔻各60克，吴茱萸30克，生姜240克，大枣100枚。将前4味药材研末，生姜、大枣煮熟取枣肉，和末为丸，如梧桐子大，每服6～9克，空腹服下。

别名 草蔻、草蔻仁、草果、偶子、扣仁　　**来源** 姜科植物草豆蔻的干燥近成熟种子

草豆蔻

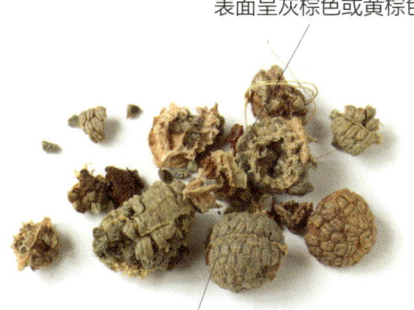

表面呈灰棕色或黄棕色

种子团类球形或椭圆形，质硬

性味归经
- 性温，味辛；归脾、胃经。

用法用量
- 煎汤，3～6克，或入丸、散。

功效主治
- 温中行气，健脾燥湿，养胃止呕。用于胃寒腹痛、脘腹胀满、呕吐、食欲不振、寒湿泻痢等症。

实用妙方

治脾胃气虚、妊娠腹胀： 草豆蔻（去皮）、人参、柴胡、白术各30克，陈皮45克，炙甘草15克。将以上药材研为散，每服12克，加生姜3克、大枣3枚，水煎，去渣温服，不拘时。

治大肠虚冷、腹痛、不思饮食： 草豆蔻45克，白术、高良姜各0.9克，陈皮、厚朴各0.3克。将以上药材研为细末，每服6克，加水60毫升，煎至7分，饭前空腹，和渣温服。（《鸡峰普济方》草豆蔻散）

别名 草果仁、老蔻、草果子　　**来源** 姜科植物草果的果实

草果

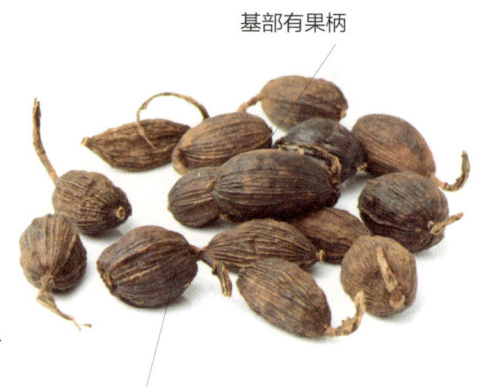

基部有果柄

有明显的纵沟和棱线

性味归经
- 性温，味辛；归脾、胃经。

用法用量
- 煎汤，3～6克，或入丸、散。

功效主治
- 散寒止痛，燥湿温中，化痰截疟。用于疟疾、痰饮痞满、脘腹冷痛、呕吐、泻痢、食积等症。

> ### 实用妙方
>
> **治久疟不愈、体倦乏力、痰多呕恶等：** 人参、白术、茯苓、陈皮、半夏、草果、乌梅各10克，大枣3枚，炙甘草5克，生姜5片。将以上药材加适量清水煎煮，去渣温服。（《景岳全书》四兽饮）
>
> **治肢体浮肿、胸腹胀闷、畏寒肢冷等：** 厚朴、白术、木瓜、木香、草果、槟榔、附子、茯苓、炮干姜各6克，炙甘草3克。以上药材加生姜、大枣，加水煎服。（《重订严氏济生方》实脾散）

别名 红豆、红蔻、良姜子、大高良姜、大良姜　　**来源** 姜科植物大高良姜的干燥成熟果实

红豆蔻

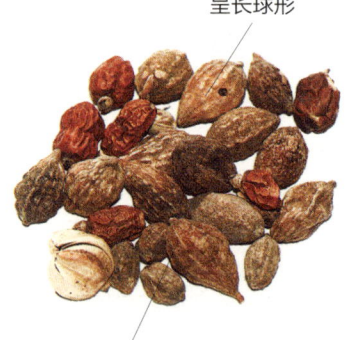

呈长球形

表面呈红棕色或暗红色

性味归经
- 性温，味辛；归肺、脾经。

用法用量
- 煎汤，2～5克；外用适量，研末调搽。

功效主治
- 健脾燥湿，温中散寒，行气止痛。用于胃寒疼痛、呕吐、泄泻、腹部胀痛、消化不良等症。

> ### 实用妙方
>
> **治风寒牙痛：** 红豆蔻适量，研为末，随左右以少许搐鼻中，并搽牙取涎，也可以加适量麝香。（《卫生家宝方》）
>
> **治胃脘疼痛：** 红豆蔻、香附、生姜各9克。以上药材加水煎煮，去渣，分2次服，每日1剂。（《壮族民间用药选编》

第七章

温里药

　　以温里祛寒、治疗里寒证为主要功效的药物，均称为温里药，又称祛寒药。《黄帝内经》有记载"寒者温之"，温里药的药性偏温热，具有温中祛寒、益火扶阳等功效，适用于里寒之症。里寒包括两个方面：一是寒邪内侵，阳气受困；一是心肾阳虚，阴寒内生。本类药物多为辛温大热之物，容易耗损阴液，所以阴虚火旺、阴液亏少者应慎用。

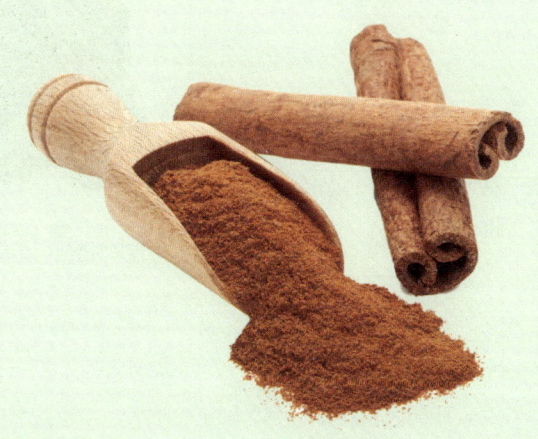

别名 白干姜、白姜、均姜、干生姜、淡姜、药姜　**来源** 姜科植物姜的干燥根茎

干姜

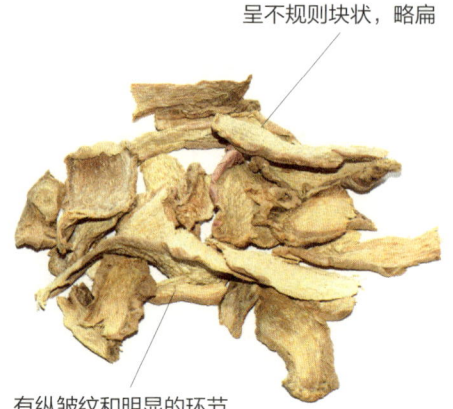

呈不规则块状，略扁

有纵皱纹和明显的环节

性味归经
- 性热，味辛；归脾、胃、心、肺、肾经。

用法用量
- 煎汤，3～10克，或入丸、散；外用适量，煎汤洗或研末调敷。

功效主治
- 消炎止痛，温中散寒，燥湿消痰，温肺化饮。用于脘腹冷痛、呕吐、泄泻、寒湿痹痛等症。

实用妙方

治水热互结、胃中不和、心下痞硬等： 生姜12克，炙甘草、人参、黄芩各6克，半夏9克，黄连、干姜各3克，大枣4枚。将以上药材加水煎煮，去渣温服。（《伤寒论》生姜泻心汤）

治恶寒蜷卧、腹痛、吐泻等： 熟附子、人参、白术、半夏、茯苓各9克，干姜、陈皮各6克，肉桂、五味子、炙甘草各3克，生姜3片，麝香（冲服）90毫克。以上药材加水煎煮，去渣温服。

别名 制附片、制附子、黑附子片、盐附子、黑顺片　**来源** 毛茛科植物乌头的子根的加工品

附子

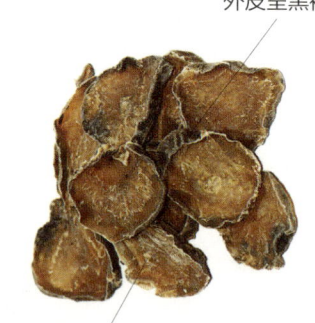

外皮呈黑褐色

切面呈暗黄色，角质样

性味归经
- 性大热，味辛、甘，有毒；归心、肾、脾经。

用法用量
- 煎汤，3～9克，或入丸、散；外用适量，研末调敷。

功效主治
- 回阳补火，散寒止痛，消肿，祛风湿。用于心腹冷痛、冷痢、脚气水肿、风寒湿痹、阴疽疮疡等症。

实用妙方

治顽固性口腔溃疡： 黄芪30克，柴胡、黄连各9克，附子、防风、连翘各10克，肉桂6克，牛膝15克，芦根20克，生地黄12克。以上药材加水煎服，每日1剂。

治寒湿型腹泻： 附子、人参、干姜、炙甘草、白术各90克。将以上药材研成细末，炼蜜为丸，共做30丸，每服1丸，水煎去渣，饭前趁热服用。

别名 油肉桂、桂皮、大桂、官桂、肉桂心、肉桂末　　**来源** 樟科植物肉桂的干皮和粗枝皮

肉桂

性味归经
- 性大热，味甘、辛；归肾、脾、心、肝经。

用法用量
- 煎汤，1～4.5克，研末冲服，1～2克。

功效主治
- 通经止痛，温中散寒，温肾助阳。用于肾阳不足导致的畏寒肢冷、脘腹冷痛、阳痿、痛经等症。

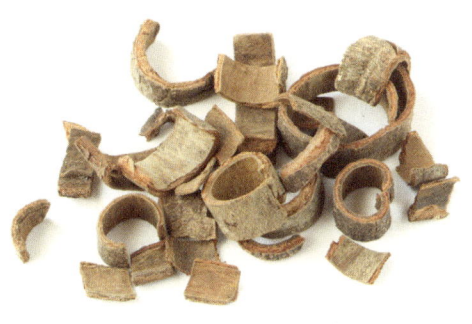

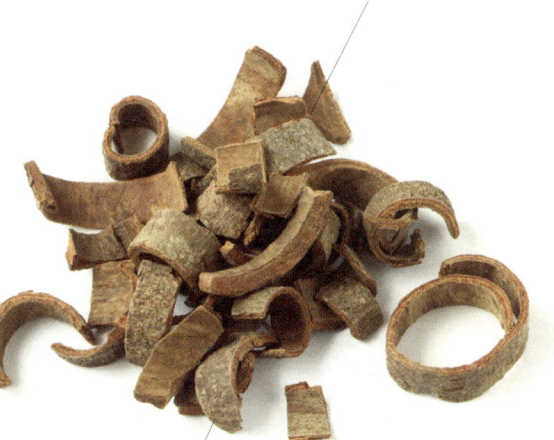

质坚实而脆

外表面粗糙，有灰色地衣斑块

家用养生
- 泡酒：肉桂200克，生姜150克，吴茱萸100克。将以上药材共研末，加入1000毫升黄酒中，密封浸泡2周后，每次取15毫升加热后服用，每日2次。可治闭经、痛经。
- 煮粥：肉桂（研成粉）5克，粳米50克，红糖30克。将粳米加适量清水煮成粥，调入红糖和肉桂粉，拌匀食用。可治阳虚寒凝型痛经。

🗂 实用妙方

治冻疮：肉桂、当归各60克，红花、花椒、干姜各30克，樟脑、细辛各15克。将以上药材加入1000毫升95%的酒精中浸泡1周。用时涂于患处，按揉5分钟，每日2次。

治胸痛、胃脘痛、腹痛腹泻、痛经等寒性疼痛：肉桂、丁香、樟脑各30克。将以上药材压碎，放入500毫升白酒中浸泡1个月，去渣，每次取8～10滴滴于舌面，先含后咽。

治复发性口疮：肉桂（后下）3克，山药、熟地黄各18克，牡丹皮、泽泻各9克，茯苓、黄柏、知母（盐炒）、枣皮各12克。将以上药材加水煎服。

治低血压：肉桂10克，黄精12克，甘草6克，党参15克，大枣10枚。将以上药材加水煎煮，去渣取汁，代茶饮，每日1剂，连用15日。

治胃寒呕吐：肉桂30克，草果6克。将以上药材共研细末，每次取3克，以温开水送服，每日3次。

第七章 温里药

别名 茴香、茴香子、谷茴香、怀香、谷香、小茴　　**来源** 伞形科植物茴香的成熟果实

小茴香

性味归经
- 性温，味甘、辛；归肝、肾、脾、胃经。

用法用量
- 煎汤，3~6克，或入丸、散；外用适量，研末敷或温熨。

功效主治
- 理气和胃，疏肝补肾，温肾散寒。用于寒疝、小腹冷痛、肾虚腰痛、胃痛、呕吐等症。

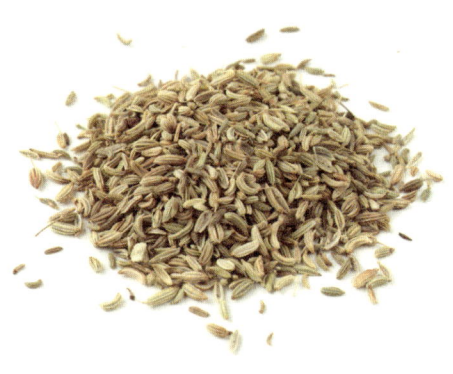

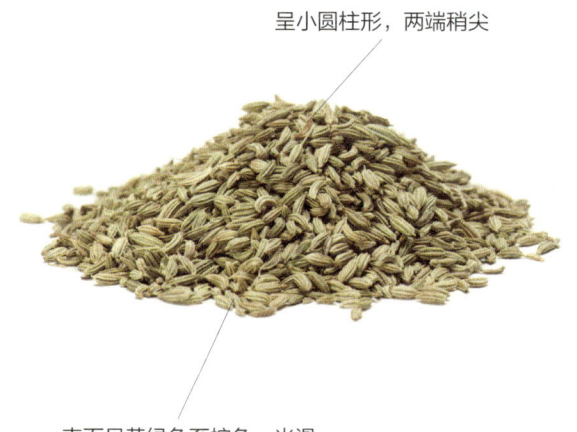

呈小圆柱形，两端稍尖

表面呈黄绿色至棕色，光滑

家用养生

- 煮粥：小茴香（炒）20克，粳米100克。将小茴香放入纱布袋内，加适量清水煎煮30分钟后，放入粳米煮成粥后服用。可治呕吐食少、脘腹冷痛、慢性胃炎等症。
- 炒蛋：小茴香15克，鸡蛋150克，盐1克。将小茴香加盐炒至焦黄，研末；鸡蛋打散，加入小茴香末拌匀，煎炒至熟后服用。可治胃寒气滞型脘腹胀痛。

实用妙方

治腰膝酸软、头晕目眩等： 熟地黄60克，牛膝、山药各45克，山茱萸、杜仲、茯苓、巴戟天、五味子、小茴香、肉苁蓉、远志各30克，石菖蒲、枸杞子各15克。将以上药材共研细末，大枣肉捣和为蜜丸，每服9克，日服2次，黄酒送服。（《医方考》滋阴大补丸）

治食少便溏： 人参、白术、当归、黄芪、白芍、陈皮、小茴香、山药、茯苓、泽泻各等份。水煎服。

治小腹冷痛、胀满： 小茴香100克，胡椒80克。将以上药材共研细末，酒糊为丸，每次取6克，以温酒送服。

治痛经： 小茴香、延胡索、香附（炒）、当归、白芍（炒）各10克。将以上药材加水煎服。

治脘腹胀痛： 小茴香、枳壳各12克，陈皮、甘草各8克，佛手8~10克，厚朴8~12克，乌药10~12克。将以上药材加水煎至300毫升，去渣温服，每日1剂，分2次服。

别名 公丁香、大花丁香、紫丁香、母丁香、鸡舌香　　**来源** 桃金娘科植物丁香的花蕾

丁香

性味归经
- 性温，味辛；归脾、胃、肺、肾经。

用法用量
- 煎汤，2～5克，或入丸、散；外用适量，研末贴敷。

功效主治
- 温中降逆，暖肾助阳，下气止痛。用于胃寒胀痛、呃逆、吐泻、消化不良、急慢性胃炎等症。

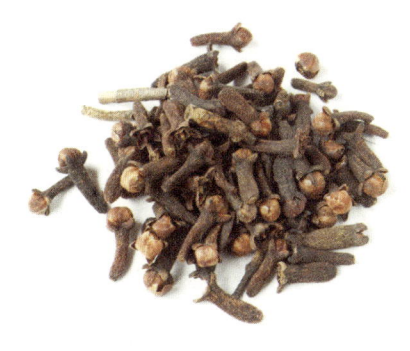

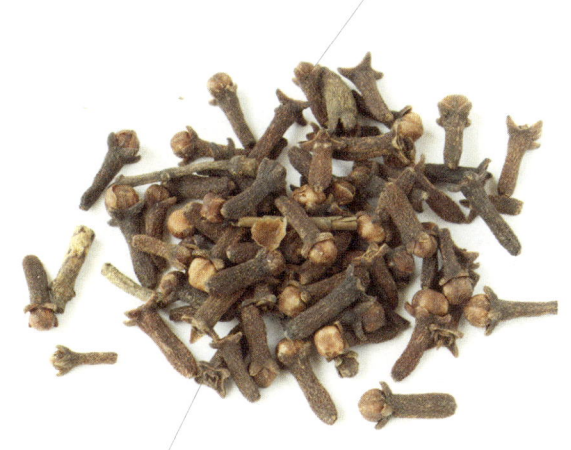

呈红棕色或棕褐色

下部呈圆柱形，略扁

家用养生
- 煮粥：丁香5克，粳米50克，白糖适量。将粳米加水煮粥，粥将熟时放入丁香、白糖，煮至粥成即可。可治脾胃虚寒所致的吐泻、食少等症。
- 煲汤：丁香5粒，西红柿50克，洋葱25克，牛肉汤750毫升，调味料适量。将西红柿、洋葱洗净切好，和丁香一起加牛肉汤煮至洋葱熟烂即可。可治胃寒腹痛、腹胀气滞。

实用妙方

治疮疡阴证未溃、乳癖等：麻黄、细辛各15克，肉桂、丁香各30克，猪牙皂9克，生半夏、生南星各24克，麝香1.8克，冰片1.2克。以上药材研极细的粉末，掺膏药内贴患处。（《药奁启秘》桂麝散）

治脾胃虚冷、心腹疼痛等：沉香、木香、丁香、炮附子、肉桂、人参、砂仁、炮姜、豆蔻、炙甘草、白术各等份。以上药材研粗末。每服9克，加生姜5片、大枣1枚，水煎去渣，空腹时温服。

治小儿吐逆：丁香、半夏（生用）各50克。将以上药材共研细末，姜汁和丸，如绿豆大，每次取20丸，以姜汤送服。

治小儿流涎：丁香、肉桂各3克。将以上药材共研细末，用适量米醋调为稀糊状，外敷于患儿脐部，以敷料覆盖、胶布固定，每日换药1次。

第七章 温里药

别名 吴萸、曲药子、茶辣、食茱萸 **来源** 吴茱萸、石虎或疏毛吴茱萸的干燥近成熟果实

吴茱萸

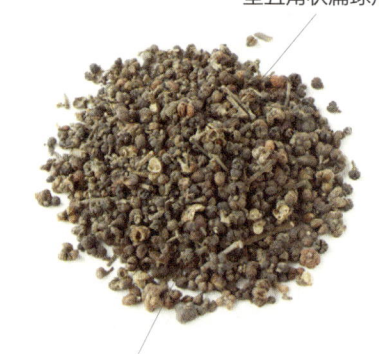

呈五角状扁球形

表面呈暗绿黄色至褐色，粗糙

性味归经
- 性热，味辛、苦，有小毒；归肝、脾、胃、肾经。

用法用量
- 煎汤，1.5～5克，或入丸、散；外用适量，研末调敷或煎水洗。

功效主治
- 降逆止呕，温中散寒，疏肝止痛。用于厥阴头痛、寒疝腹痛、痛经、脘腹胀痛、呕吐吞酸等症。

实用妙方

治冷痢下脓血、食不消化等： 吴茱萸、干姜各15克，赤石脂、神曲各60克，当归、厚朴各120克。以上药材研为末，炼蜜和丸，如梧桐子大，每服6克，空腹以米汤服下，每日3服。（《普济方》吴茱萸丸）

治阳虚中寒、腹痛吐泻、转筋肢冷等： 附子、吴茱萸各90克，灶心土60克，木瓜45克，丁香30克，丝瓜络150克。将以上药材共研为细末。每服6～9克，日服2～3次，用人参煎汤送服。

别名 海良姜、良姜、膏良姜、小良姜、佛手根 **来源** 姜科植物高良姜的根茎

高良姜

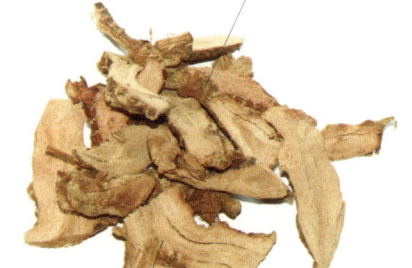

表面呈棕红色或暗褐色

内层皮环明显，散有维管束点痕

性味归经
- 性热，味辛；归脾、胃经。

用法用量
- 煎汤，3～6克，或入丸、散；外用适量，鲜品捣烂涂抹。

功效主治
- 温胃，祛风散寒，行气止痛。用于脘腹冷痛、胃寒呕吐、嗳气吞酸、肠胃炎等症。

实用妙方

治寒凝气滞、心腹胀痛、两肋支满、恶心嗳气、不思饮食等： 高良姜15克，当归9克，厚朴、桂枝各6克。将以上药材加水煎煮，去渣温服。（《备急千金要方》高良姜汤）

治妇女黄白赤带杂下： 熟地黄12克，白芍、当归、川芎、黄柏、高良姜各9克，椿皮18克。将以上药材研末，炼蜜为小丸，每服3克，日服2～3次。也可加水煎服。（《饲鹤亭集方》愈带丸）

别名 白胡椒、黑胡椒、浮椒、玉椒　　**来源** 胡椒科植物胡椒的干燥果实

胡椒

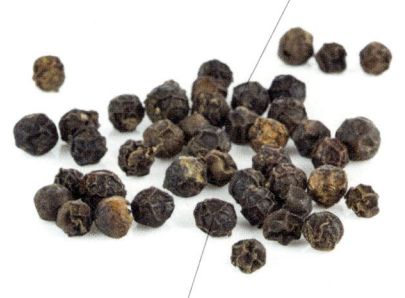

近球形，表面呈暗棕色至灰黑色

有隆起的网状皱纹

性味归经
- 性热，味辛；归胃、大肠经。

用法用量
- 煎汤，1~3克，或入丸、散；外用适量，研末敷或外贴。

功效主治
- 解毒，温中散寒，下气消痰。用于胃寒、食积所致的胃腹冷痛、食欲不振、肠鸣腹泻等症。

📗 实用妙方

治慢性胃炎、大便滑泄： 吴茱萸3克，胡椒、人参、当归、白矾各15克，甘草10克，半夏30克。以上药材研末，姜汁为丸，如梧桐子大，每服7丸；再将30茎的桑和柳条在银器内加水煎汤，以汤汁送服药丸，每日3次。

治脾咳、中脘隐隐作冷、恶寒等： 干姜、半夏各30克，白术60克，细辛、胡椒各15克。上药研为细末，炼蜜为丸，如梧桐子大，每服30粒，以米汤送下，饭前服用。（《全生指迷方》温中丸）

别名 炒花椒、川花椒、川椒、巴椒、秦椒、蜀椒　　**来源** 芸香科植物青花椒或花椒的干燥成熟果皮

花椒

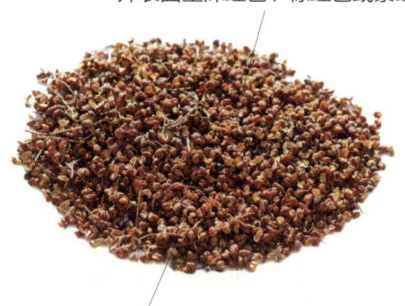

外表面呈深红色、棕红色或紫红色

略呈球状，裂开为两瓣

性味归经
- 性热，味辛；归胃、脾、肾经。

用法用量
- 煎汤，3~6克；外用适量，研末敷或煎水洗。

功效主治
- 温中散寒，除湿止痛，止痒，解毒。用于脾胃虚寒引起的食欲减退或脘腹冷痛、腹泻等症。

📗 实用妙方

治心胸中大寒痛、呕不能饮食、腹中寒： 花椒、人参各6克，干姜12克，饴糖30克。将以上药材加水煎煮，去渣取汁，将饴糖放药汁中，小火煎30分钟即可，分2次服用。（《金匮要略》大建中汤）

治肝肾亏虚、眼昏目障： 花椒90克，巴戟天（去心）、小茴香、川楝子肉、山药各30克。以上药材研细为末，入白酒糊为丸，如梧桐子大，每服50丸，空腹时以温酒送下。（《普济方》椒红丸）

别名 鼠尾、荜茇梨、椹圣、蛤蒌　　**来源** 胡椒科植物荜茇的干燥成熟或未成熟果穗

荜茇

性味归经
- 性热，味辛；归大肠、胃经。

用法用量
- 煎汤，1~3克，或入丸、散；外用适量，研末吹或浸酒涂擦。

功效主治
- 温中散寒，下气止痛。用于心腹冷痛、呕吐吞酸、肠鸣泄泻、冷痢、阴疝、牙痛等症。

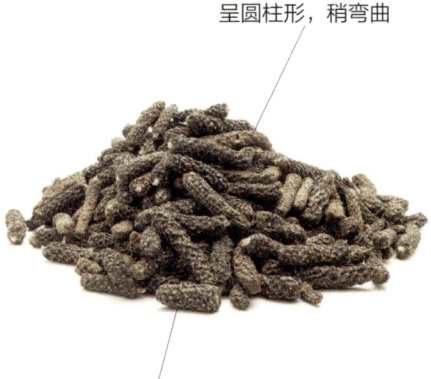

呈圆柱形，稍弯曲

表面呈黑褐色或棕色

实用妙方

治虚劳脾胃宿冷、四肢怠惰等： 荜茇（炒）、诃子（煨，去子核）、干姜（炮裂）、人参各30克，肉桂（去粗皮）、茯苓、胡椒各15克。研末，炼蜜和丸，如梧桐子大，每服20丸，饭前以米汤饮下。

治牙痛： 荜茇、高良姜、胡椒、细辛各等份。以上药材研为细末，每味取适量，擦牙或漱口，每日早、中、晚各用1次。

别名 番椒、辣茄、辣子、牛角椒、海椒、红海椒　　**来源** 茄科植物辣椒的干燥成熟果实

辣椒

性味归经
- 性热，味辛；归心、脾经。

用法用量
- 入丸、散，1~3克；外用适量，煎水熏洗或捣敷。

功效主治
- 温中散寒，开胃消食。用于寒滞腹痛、呕吐、泻痢、冻疮等症。

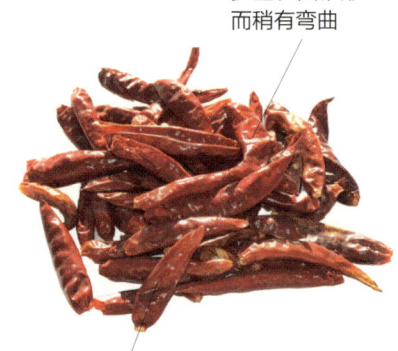

多呈长圆锥形而稍有弯曲

呈橙红色、红色或深红色

实用妙方

治中暑、胃肠炎，外用治疗烫伤、烧伤、冻疮等： 鲜生姜、丁香、大黄各60克，樟脑90克，辣椒120克，薄荷（薄荷冰）21克。将以上药材浸泡10余日，去渣，澄清装瓶，每瓶约2.4克。每服1瓶，以温开水送下。（《北京市中药成方选集》十滴水）

治冻疮： 辣椒适量，剥皮后贴于患部。（《纲目拾遗》）

第八章
理气药

  理气药是以疏通气机、消除气滞、平降气逆为主要功效的一类药材，又称为行气药，用于治疗气滞引起的胸腹疼痛等证候。本类药气味芳香，有疏肝解郁、健脾理气、行气止痛等功效。根据作用的不同，理气药可分为疏肝解郁药、宣降肺气药及调脾和胃药。常见的理气药有枳实、柿蒂、佛手、青皮、香附及降香等。由于理气药多辛温燥散，容易耗气伤阴，所以气虚阴亏者不宜多服。

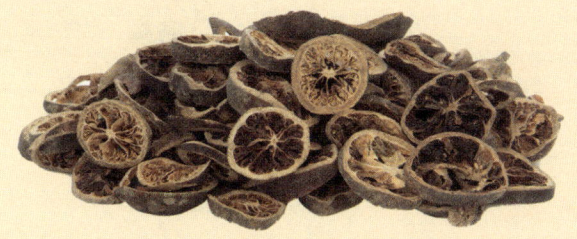

别名 广陈皮、橘皮、红皮、黄橘皮　　**来源** 芸香科植物橘和同属多种植物的成熟果实的果皮

陈皮

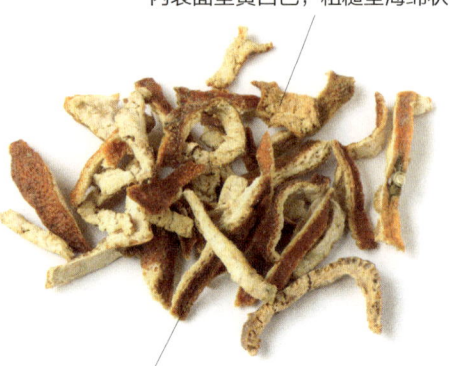

内表面呈黄白色，粗糙呈海绵状

外表面呈橙黄色或红棕色

性味归经
- 性温，味苦、辛；归脾、肺经。

用法用量
- 煎汤，5～12克，大剂量可用至30克。

功效主治
- 健脾理气，调中，燥湿化痰。用于脾肺气滞引起的胸膈痞满、恶心呕吐、脘腹胀满等症。

实用妙方

治脘腹胀满、呕吐恶心、消化不良、慢性胃炎等： 苍术2500克，厚朴、陈皮各1560克，甘草900克。将以上药材共研为末，每服6～9克，以生姜、大枣煮水调下。（《太平惠民和剂局方》平胃汤）

治虚寒呕吐： 陈皮10克，大枣（去核）3枚。将以上药材水煎取汁服，每日1次。

治干呕哕逆、手足厥冷： 陈皮20克，生姜25克。以上药材加水煎服。

别名 青橘皮、青柑皮、四花青皮、青皮子　　**来源** 橘及其栽培变种的干燥幼果或未成熟果实的果皮

青皮

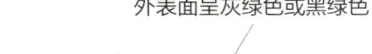

外表面呈灰绿色或黑绿色

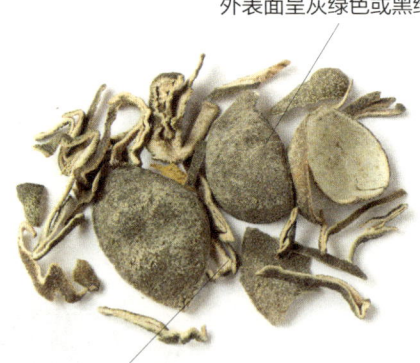

内表面粗糙，呈类白色或黄白色

性味归经
- 性温，味苦、辛；归肝、胆、胃经。

用法用量
- 煎汤，3～10克，或入丸、散。

功效主治
- 疏肝理气，消积化滞，散结消痰，温阳止疼。用于胃脘疼痛、食积、乳肿、胸胁胀痛等症。

实用妙方

治肾阳不足所致畏寒肢冷、腰膝酸软疼痛等： 乌药、益智仁、陈皮、青皮各6克，附子3克，补骨脂、当归、杜仲、茯苓各9克，木香5克，生姜3片。以上药材加水煎服。（《医醇賸义》开阳汤）

治痰湿阻遏所致的疟疾： 青皮、厚朴（姜汁炒）、白术、草果仁、柴胡、半夏、茯苓各9克，黄芩12克，甘草3克，生姜3片。上药加水煎服，发作前2～3小时顿服。（《济生方》清脾饮）

别名 生枳实、炒枳实、鹅眼枳实 **来源** 芸香科植物酸橙及其栽培变种或甜橙的干燥幼果

枳实

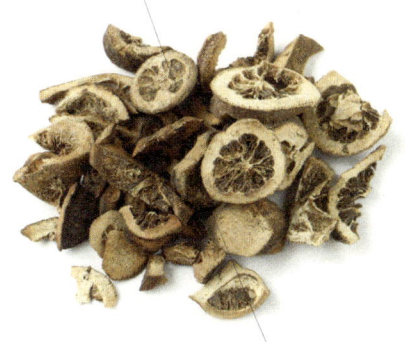

呈半球形，少数为球形

性味归经
- 性微寒，味苦、辛、酸；归脾、胃经。

用法用量
- 水煎，3～10克，或入丸、散；外用适量，研末调涂或炒热熨。

功效主治
- 破气消积，化痰散痞。用于积滞内停、痞满胀痛、泻痢后重、胸痹等症。

外表呈黑绿色或暗棕绿色

🍂 实用妙方

治胸痹、胸满而痛等： 枳实、厚朴、瓜蒌各12克，薤白9克，桂枝6克。将以上药材加水煎煮，去渣温服。（《金匮要略》枳实薤白桂枝汤）

治咳嗽恶心、呕不能食、头痛眩晕等： 半夏6克，胆南星、枳实、茯苓、橘红、生姜各3克，甘草2克。将以上药材加水煎煮，去渣温服。（《妇人良方》导痰汤）

别名 南木香、云木香、青木香、五香、五木香、蜜香、广木香 **来源** 菊科植物木香的根

木香

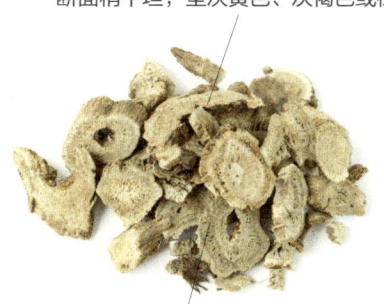

断面稍平坦，呈灰黄色、灰褐色或棕褐色

性味归经
- 性温，味辛、苦；归脾、胃、大肠、胆、三焦经。

用法用量
- 煎汤，3～10克，或入丸、散。

功效主治
- 行气止痛，温中暖胃，健脾和胃。用于胸腹胀痛、呕吐、腹泻、痢疾里急等症。

有放射状纹理

🍂 实用妙方

治妇女气滞血瘀所致月经不调等： 当归、延胡索、蒲黄、肉桂、姜黄各15克，乳香、没药、木香各9克，炙甘草7克。将以上药材研为粗末，每服12克，加牛姜7片，水煎服。（《济生方》延胡索汤）

治虫积腹痛属实证： 槟榔150克，沉香、木香、雷丸各30克，大黄240克，牵牛子120克，皂角、苦楝根皮各60克。将前6味药材研末，将皂角、苦楝根皮水煎熬膏，和药末为丸，每服9克，日服2～3次。

别名 土沉香、蜜香、女儿香、栈香、莞香　　**来源** 瑞香科植物沉香或白木香的含有树脂的木材

沉香

性味归经
- 性微温，味辛、苦；归肾、脾、胃经。

用法用量
- 煎汤用 2～5 克，研末用 0.5～1 克，或磨汁服。

功效主治
- 化痰，温中理气，止痛，温肾纳气。用于气逆喘息、呕吐、脘腹胀痛、腰膝虚冷、小便气淋等症。

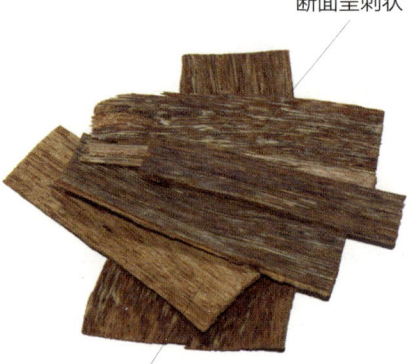

断面呈刺状

呈棕色，质坚硬而重

实用妙方

治软组织挫伤及骨折疼痛等：没药、血竭、沉香、麝香、朱砂各 30 克，木香 15 克，甘草 60 克。将以上药材分别研为细末，熬甘草为膏，和匀为小粒丸，以姜盐汤送下。(《苏沈良方》神仙沉麝丸)

治慢性胃炎、慢性肝炎：木香、当归尾、槟榔、莱菔子、紫苏子、砂仁各 5 克，沉香、猪牙皂各 3 克。将以上药材共研为末，每服 3～6 克，以黄酒调下。(《赤水玄珠》宽中八宝散)

别名 白檀、白檀木、灰木、白花茶、牛筋叶、檀花青　　**来源** 檀香科植物檀香树干的心材

檀香

性味归经
- 性温，味辛；归脾、胃、肺经。

用法用量
- 煎汤，2～5 克，或入丸、散；外用适量，磨汁涂抹。

功效主治
- 调中顺气，温中散寒，安神定志。用于精神不爽、头目昏眩、心忪烦躁、胃脘寒痛、呕吐食少等症。

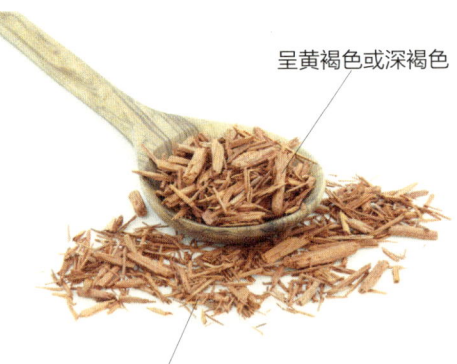

呈黄褐色或深褐色

质地坚硬、细腻、光滑

实用妙方

治胸膈痞闷、脘腹胀痛、恶心呕吐等：丁香、檀香、木香、豆蔻各 60 克，藿香、甘草各 240 克，砂仁 120 克。将以上药材共研为细末，每服 6～9 克，日服 2～3 次。(《太平惠民和剂局方》匀气散)

治阴寒霍乱：檀香、藿香梗、木香、肉桂各 4.5 克。将以上药材共研为极细末，每用 3 克，以 15 毫升炒姜泡汤调下。(《本草汇言》)

别名 川楝、实楝实、苦楝子、楝子、金铃子、仁枣　　**来源** 樟科植物川楝的果实

川楝子

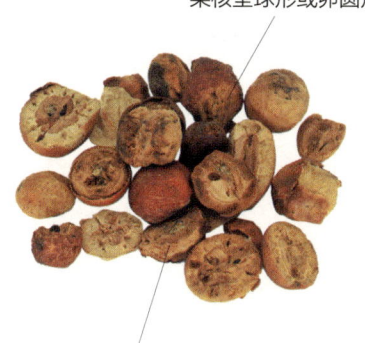

果核呈球形或卵圆形

性味归经
- 性寒，味苦，有小毒；归肝、小肠、膀胱经。

用法用量
- 煎汤，4.5～8克，或入丸、散；外用适量，研末调敷。

功效主治
- 疏肝，驱虫杀虫，除寒湿，行气止痛。用于胸胁疼痛、脘腹胀痛、疝痛、虫积腹痛等症。

质坚硬，气特异，味酸、苦

实用妙方

治寒湿疝气： 橘核、海藻、昆布、海带、川楝子、桃仁各30克，厚朴、木通、枳实、延胡索、肉桂、木香各15克。上药研细末，加酒糊为小丸，每日服1～2次，每次9克，空腹温酒或淡盐汤送下。

治寒疝、脐腹疼痛等： 小茴香、沙参、川楝子、木香各30克。将以上药材共为细末，米糊为小丸，如绿豆大，每服20～30丸，日服3次，空腹以温酒或盐汤送服。（《景岳全书》三层茴香丸）

别名 台乌药、青竹香、白叶柴、白背树、铜钱树　　**来源** 樟科植物乌药的块根

乌药

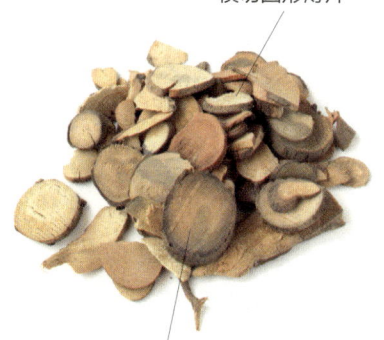

横切圆形薄片

性味归经
- 性温，味辛；归脾、肺、肾、膀胱经。

用法用量
- 煎汤，3～8克，磨汁或入丸、散。

功效主治
- 温肾散寒，行气止痛，消肿痛。用于心胃气痛、吐泻腹痛、风湿疼痛、跌打损伤、外伤出血等症。

切面呈黄白色至淡棕黄色而微红

实用妙方

治肾阳不足、寒邪外袭所致畏寒肢冷： 乌药、益智仁、陈皮、青皮各6克，附子3克，补骨脂、当归、杜仲、茯苓各9克，木香5克，生姜3片。上药加水煎服。（《医醇賸义》开阳汤）

治月经不调、痛经、经前期综合征、慢性盆腔炎、慢性肝炎等： 乌药9克，香附、当归各6克，木香4.5克，甘草3克。将以上药材加水煎煮，去渣温服。（《兰室秘藏》乌药汤）

第八章 理气药

别名 丹荔枝、大荔核、丹荔、荔仁、丽枝、枝核　　**来源** 无患子科植物荔枝的种子

荔枝核

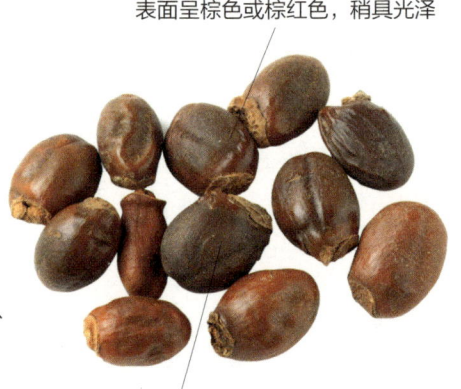

表面呈棕色或棕红色，稍具光泽

质坚硬

性味归经
- 性温，味辛、微苦；归肝、肾经。

用法用量
- 煎汤，3～8克，或入丸、散。

功效主治
- 温中散寒，理气止痛，散结。用于疝气痛、睾丸肿痛、痛经、产后腹痛等症。

实用妙方

治疝气阴核肿大： 荔枝核（烧炭存性）14枚，八角茴香（炒）、沉香、木香、青盐、盐各3克，川楝子肉、小茴香各6克。上药研为细末，每服9克，空腹以热酒调下。（《证治准绳》荔枝散）

治女性痛经、产后腹痛等： 荔枝核（烧存性）25克，香附（去毛，炒）50克。将荔枝核和香附研成细末，每服10克，以盐汤送服，不拘时。（《妇人良方》蠲痛散）

别名 生香附、香附子、香附米、碎香附、雷公草、莎草根　　**来源** 莎草科植物莎草的根茎

香附

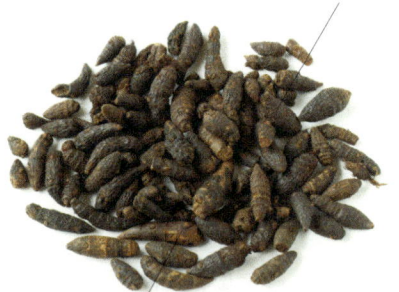

表面呈棕褐色或黑褐色

根茎呈纺锤形，或稍弯曲

性味归经
- 性平，味微苦、微甘、辛；归肝、脾、三焦经。

用法用量
- 煎汤，5～8克；外用适量，研末调敷。

功效主治
- 理气解郁，消肿止痛，调经疏肝。用于肝郁气滞引起的胸胁胀痛、月经不调、脘腹胀痛等症。

实用妙方

治外感风寒、经期腹痛等： 香附12克，紫苏120克，陈皮60克，炙甘草30克。以上药材研为粗末，每服9克，加水煎服。如研细末，每服6克，入盐点服。（《太平惠民和剂局方》香苏散）

治癫狂、哭笑不休等： 桃仁（去皮、尖）24克，柴胡、木通、赤芍、半夏、大腹皮、青皮、陈皮、桑白皮各9克，香附、甘草各10克，紫苏子12克。上药加水煎服。（《医林改错》癫狂梦醒汤）

别名 佛手柑、九爪木、香圆、五指橘、五指柑、佛手香橼　　**来源** 芸香科植物佛手的干燥果实

佛手

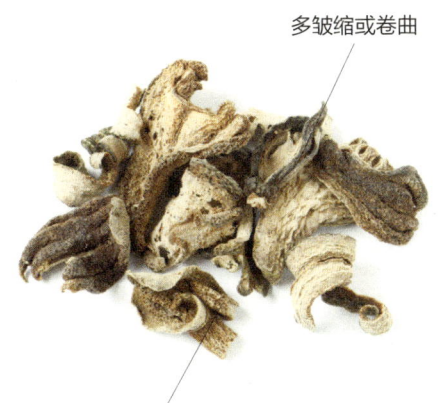

多皱缩或卷曲

常有 3～5 个手指状的裂瓣

性味归经
- 性温，味辛、苦、酸；归肝、脾、胃、肺经。

用法用量
- 煎汤，5～25 克，或泡茶饮。

功效主治
- 疏肝，健脾胃，祛风止痛，理气化痰。用于肝胃气滞、胸胁胀痛、胃脘痞满、食少呕吐等症。

实用妙方

治胸腹痞满、妊娠少腹胀痛： 佛手、紫苏梗各 15 克，粳米 50 克。先将佛手、紫苏梗水煎取汁，再将粳米入锅加水煮粥；粥将熟时倒入药汁煮至熟，加糖调味后服用。

治慢性胃炎、胃腹寒痛： 佛手 30 克，洗净，加清水润透，切成丁，放入瓶中，加低度白酒 500 毫升密闭，泡 10 日后饮用，每次 15 毫升。

别名 玫瑰露、徘徊花、刺客、离娘草、刺玫花、笔头花　　**来源** 蔷薇科植物玫瑰的干燥花蕾

玫瑰花

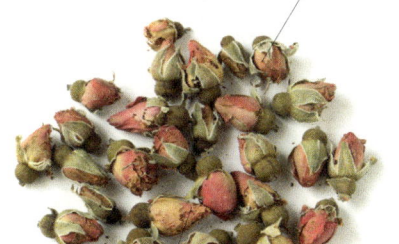

呈半球形或不规则团块状

呈紫红色或棕红色

性味归经
- 性温，味甘、微苦；归肝、脾经。

用法用量
- 煎汤或温饮，30～60 克。

功效主治
- 理气解郁，行气止痛，活血散瘀。用于胸膈满闷、胃脘痛、乳房胀痛、月经不调、痈肿等症。

实用妙方

治神经衰弱，因神志不遂所致的肝气郁结、胸闷、心烦少寐： 玫瑰花、厚朴花、合欢花、菊花、佛手花各 10 克。以上药材水煎 2 次，药液混合后分 2 次服，每日 1 剂。

治慢性胆囊炎： 玫瑰花 11.3 克，蚊仔烟草、鲜马蹄金、含壳草各 18.8 克。将以上药材加水 3 碗，煎至 1 碗；药渣中加水 2 碗，煎至 8 分，分 2 次服。

第八章 理气药

别名 薤白头、薤根、小根菜、山蒜、苦蒜、小根蒜、野蒜　　**来源** 百合科植物小根蒜或薤的鳞茎

薤白

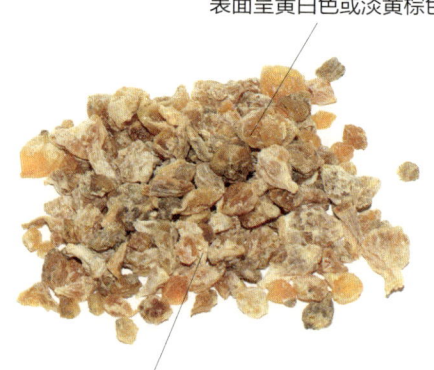

表面呈黄白色或淡黄棕色

皱缩，半透明

性味归经
- 性温，味辛、苦；归心、肺、胃、大肠经。

用法用量
- 煎汤，3～9克；外用适量，捣烂外敷。

功效主治
- 温中理气，补阳散结。用于胸胁刺痛、胸闷、慢性气管炎、疮疖、干呕等症。

实用妙方

治灸疮经久不愈： 薤白（细切）、白芷、栀子仁、杏仁（去皮）、生地黄（拍碎）、胡粉各90克，酥60克，羊肾脂（炼成者）600毫升。将以上药材，除酥、脂外，细锉，先以酥、脂微火煎烊，下薤白等药，等白芷色红，以绵滤去渣，用瓷器盛装，下粉搅拌均匀，涂帛上贴之，每日2～3次。（《圣济总录》薤白膏）

别名 槟榔皮、大腹绒、茯毛、槟榔衣、大腹毛　　**来源** 棕榈科植物槟榔的干燥果皮

大腹皮

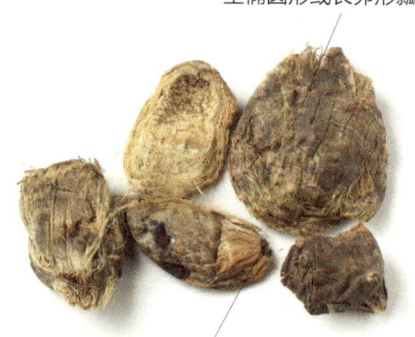

呈椭圆形或长卵形瓢状

有果柄或圆形果柄痕

性味归经
- 性微温，味辛；归脾、胃、大肠、小肠经。

用法用量
- 煎汤，5～10克，或入丸、散；外用适量，煎水洗或研末调敷。

功效主治
- 利水消肿，疏肝益气，活血化瘀。用于脘腹胀闷、水肿胀满、脚气浮肿、小便不利等症。

实用妙方

治慢性肾炎、肝硬化腹水等： 枳壳6克，厚朴4.5克，大腹皮3～6克，白芥子1.5～2.1克，莱菔子（生捣）、陈皮各3克，茯苓、泽泻各6～9克。以上药材水煎煮，去渣温服。（《景岳全书》廓清饮）

治肾性水肿、妊娠水肿、心腹胀满、小便不利等： 桑白皮、陈皮、生姜皮、大腹皮、茯苓皮各9克。将以上药材共研粗末，每服9克，加水煎煮，去渣，不拘时温服。（《华氏中藏经》五皮散）

别名 香松、甘香松　　**来源** 败酱科植物甘松的干燥根及根茎

甘松

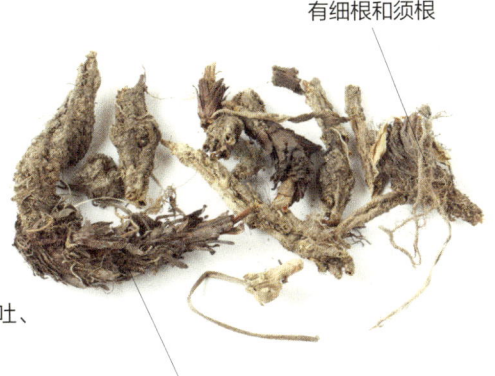

有细根和须根

表面皱缩，呈棕褐色

性味归经
- 性温，味辛、甘；归脾、胃经。

用法用量
- 煎汤，2～5克；外用适量，泡水含漱或煎水洗。

功效主治
- 理气止痛，祛湿消肿，开郁醒脾。用于脘腹胀痛、呕吐、食欲不振、头痛、牙痛、脚肿等症。

实用妙方

治癔症、神经官能症等： 龙眼肉24克，柏子仁、龙骨（生）、牡蛎各15克，生地黄18克，天冬12克，生麦芽9克，远志、甘松、石菖蒲各6克，甘草4.5克，朱砂0.9克。将以上药材加入铁锈浓水煎服。（《医学衷中参西录》调气养神汤）

治脚气： 甘松、荷叶、藁本各等份。以上药材加水煎煮，去渣，用药汁泡脚，每晚睡前泡30分钟。

别名 黑兜虫、瓜黑蝽、屁板虫、打屁虫、屁巴虫　　**来源** 蝽科昆虫九香虫的干燥全虫

九香虫

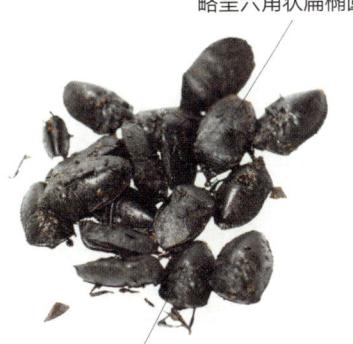

略呈六角状扁椭圆形

表面呈棕褐色或棕黑色

性味归经
- 性温，味咸；归肝、脾、肾经。

用法用量
- 煎汤，3～9克，或入丸、散，0.6～1.2克。

功效主治
- 祛风湿，理气止痛，温中壮阳。用于胃寒胀痛、肝胃气痛、肾虚阳痿、腰膝酸痛等症。

实用妙方

治胸脘胁痛： 九香虫90克，炙全蝎60克。将以上药材共研为细末，炼蜜为丸，如梧桐子大，每服10丸，每日2次。

治膈脘滞气、脾肾亏损、肾阳不足： 九香虫（半生焙）30克，车前子、陈皮各12克，白术（焙）15克，杜仲（酥炙）24克。以上药材研末，炼蜜为丸，如梧桐子大，每服4.5克，以盐开水或盐酒送服。

第八章 理气药

别名 关刀豆、葛豆、刀豆角、马刀豆、刀豆子、挟剑豆　　**来源** 豆科植物刀豆的干燥成熟种子

刀豆

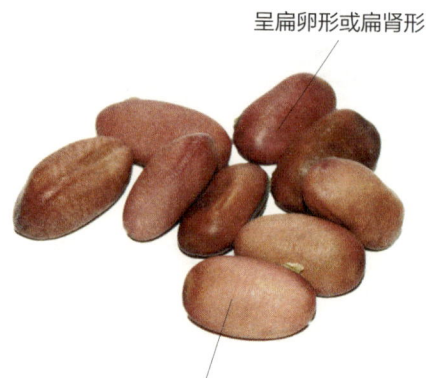

呈扁卵形或扁肾形

表面呈淡红色至红紫色，略有光泽

性味归经
- 性温，味甘；归胃、肾经。

用法用量
- 煎汤，9～15克，或烧存性研末。

功效主治
- 健脾理气，温肾益肾，舒筋活络，温中止呕。用于虚寒呃逆、呕吐、腹胀、肾虚腰痛、跌打损伤等症。

实用妙方

治老年腰疼：刀豆壳适量，烧炭存性研末，然后拌入米饭，每日1次，分2次服用。
治百日咳：刀豆10粒，甘草3克，冰糖适量。将以上材料加水煎煮，去渣，取汁频频服用。
治扭伤腰痛：刀豆15克，泽兰、川楝子各12克。以上药材水煎服。（《安徽中草药》）
治鼻窦炎：老刀豆适量，焙干研末。每次6克，每日早、晚各1次，以黄酒冲服。（《安徽中草药》）

别名 柿钱、柿萼、柿子把、柿丁　　**来源** 柿科植物柿的干燥宿萼

柿蒂

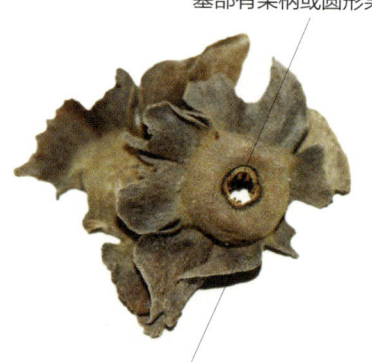

基部有果柄或圆形果柄痕

萼筒密生短茸毛，呈放射状排列

性味归经
- 性平，味苦、涩；归胃经。

用法用量
- 煎汤或入散剂，5～10克；外用适量，研末撒。

功效主治
- 理气，降气，止呃，止咳，清热。用于胃寒呃逆、虚寒呃逆、胃热呃逆等症。

实用妙方

治胃气虚寒、呃逆不已：丁香、生姜各6克，柿蒂9克，人参3克。将以上药材加水煎煮，去渣温服。（《症因脉治》丁香柿蒂汤）
治诸种呃逆、呕吐痰涎：丁香、柿蒂、青皮、陈皮各等份。将以上药材研为粗末，每服9克，用水220毫升，煎至150毫升，去渣温服，不拘时。（《卫生宝鉴》丁香柿蒂散）

别名 橘子仁、橘仁、橘米、橘子核　　**来源** 芸香科植物橘及其栽培变种的干燥成熟种子

橘核

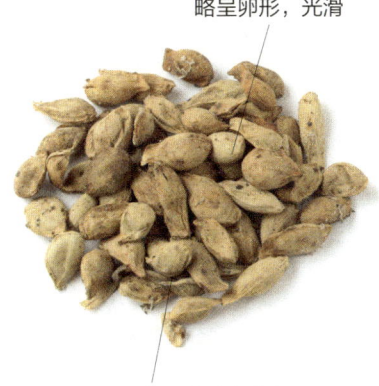

略呈卵形，光滑

表面呈淡黄白色或淡灰白色

性味归经
- 性平，味苦；归肝、肾经。

用法用量
- 煎汤，3～9克，或入丸、散。

功效主治
- 理气，散结，止痛。用于小腹疝气、腰痛、睾丸肿痛、乳痈肿痛等症。

实用妙方

治寒湿疝气，睾丸肿胀偏坠，或坚硬如石，或痛引脐腹： 橘核、海藻、昆布、川楝子、桃仁、海带各30克，厚朴、木通、枳实、延胡索、肉桂、木香各15克。将以上药材研为细末，酒糊为小丸，每日服1～2次，每次9克，空腹以温酒或淡盐汤送下。（《济生方》橘核丸）

治腰痛： 橘核、杜仲各60克。以上药材入锅炒，研成末，每服6克，以盐酒送服。（《简便单方》）

别名 白梅花、绿梅花、绿萼梅　　**来源** 蔷薇科植物梅的干燥花蕾

梅花

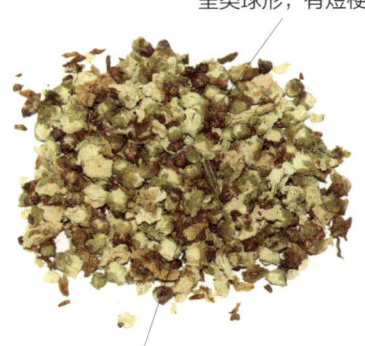

呈类球形，有短梗

花萼呈灰绿色或红棕色

性味归经
- 性平，味微酸；归胃、肺、肝经。

用法用量
- 煎汤，2～6克，或入丸、散；外用适量，鲜品敷。

功效主治
- 解郁疏肝，理气和胃，解疮毒。用于郁闷心烦、肝胃气痛、瘰疬、疮毒、梅核气等症。

实用妙方

治郁闷心烦： 梅花1.5克，青果3枚，山楂、绿茶各3克，冰糖10克。将以上药材用开水泡饮，或用前几味药的水煎液泡茶。（《养生茶大全》梅花青山茶）

治外痈肿毒等： 熊胆、珍珠、麝香、冰片各6克，血竭、没药、雄黄、硼砂各18克，西黄、蟾酥、黄连、沉香、葶苈子、梅花各12克。以上药材糊为丸，金箔为衣。每服1丸，好酒化下。

第八章 理气药

别名 八角香、大料、舶上茴香、大茴香、八角珠　　**来源** 木兰科植物八角茴香的果实

八角茴香

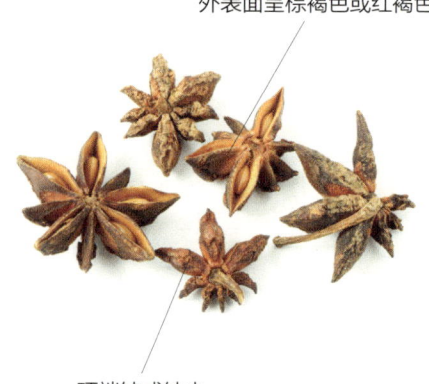

外表面呈棕褐色或红褐色

顶端钝或钝尖

性味归经
- 性温，味辛；归脾、肾经。

用法用量
- 煎汤，3～6克，或入丸、散。

功效主治
- 理气，补肾，生津，益气，温中散寒。用于胃寒呕吐、食欲不振、疝气腹痛、肾虚腰痛等症。

实用妙方

治胁下刺痛： 八角茴香、枳壳各适量。以上药材麸炒研末，以盐、酒调服。（《得配本草》）

治小肠气坠： 八角茴香、小茴香各9克，乳香适量。将以上药材加水煎服，取汗。（《仁斋直指方》）

治大小便皆秘，腹胀如鼓，气促： 大麻子（炒，去壳）20克，八角茴香7个。以上药材研末，加生葱白5个，同煎汤服用。（《永类钤方》）

别名 荔枝根、荔枝核、荔枝壳、荔枝子、荔支、丹荔、丽枝　　**来源** 无患子科植物荔枝的果肉

荔枝

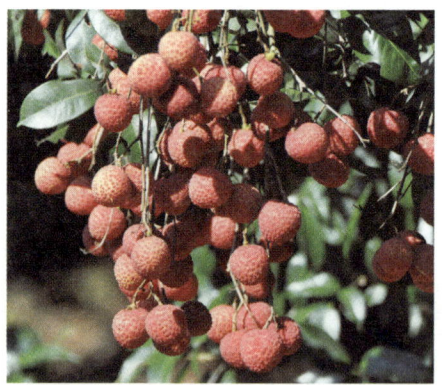

采收：6～7月果实成熟时采摘

性味归经
- 性温，味甘、酸；归脾、肝经。

用法用量
- 煎汤，5～10枚，烧存性，研末或浸酒；外用适量，捣烂外敷。

功效主治
- 温中散结，理气止痛，行气散寒。用于烦渴、呃逆、感冒头痛、痢疾、腹痛、疔肿等症。

实用妙方

治毒疮： 荔枝37.5克，将其捣烂，外敷于患处。

治呃逆不止： 荔枝7枚（带皮、核），将其洗干净，炒炭存性（研粉末），白开水送服。

治疔疮恶肿： 荔枝、白梅各3枚。以上药材捣作饼子，贴于疮上。（《济生秘览》）

治气虚寒痛： 荔枝5枚，煮酒50毫升服用，屡服有效。

别名 熏草、铃铃香、千层塔、九层塔、苏薄荷、香佩兰　　**来源** 唇形科植物罗勒的全草

罗勒

性味归经
- 性温，味甘；归肺、脾、胃、大肠经。

用法用量
- 煎汤，5～15克，捣汁或入丸、散；外用适量，捣敷、煎汤洗、烧存性，研末调敷或含漱。

功效主治
- 疏风解表，化湿和中，行气活血，解毒消肿。用于中暑、脘腹胀满疼痛、风湿痹痛、跌打损伤等。

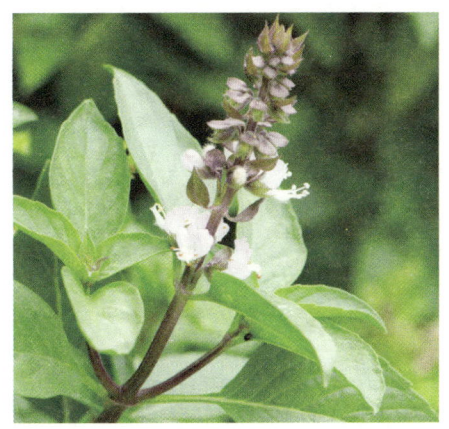

炮制：拣去杂质，稍润后切段，晒干

实用妙方

治跌打损伤： 鲜罗勒叶37.5克，捣烂，敷在伤处。

治齿龈生疮： 罗勒37.5克，洗净，烧灰存性，每日数次敷于患处。

别名 小南强、奈花、木梨花　　**来源** 木犀科植物茉莉的花

茉莉花

性味归经
- 性温，味辛、微甘；归脾、胃、肝经。

用法用量
- 煎汤，3～10克，或泡茶；外用适量，煎水外洗或菜油浸滴耳。

功效主治
- 理气止痛，辟秽开郁。用于湿浊中阻、胸膈不舒、头晕头痛、泻痢腹痛、目赤、疮毒等。

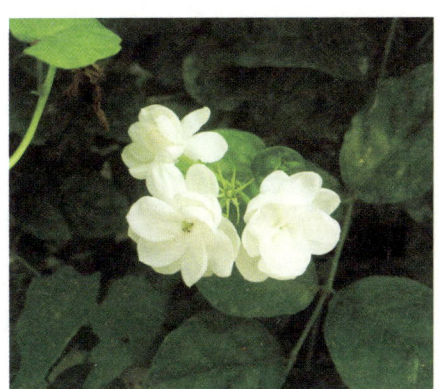

采收、存储：夏季花初开时采收，晒干或烘干

实用妙方

治湿浊中阻、脘腹闷胀、泄泻腹痛： 茉莉花（后下）、石菖蒲（后下）各6克，青茶10克。以上药材加水煎服。（《四川中药志》）

治腹胀腹泻： 茉莉花、厚朴各6克，木香9克，山楂30克。以上药材加水煎服。

治头晕头痛： 茉莉花15克，鲢鱼头1个。以上药材加水炖服。（《福建药物志》）

别名 烟、金丝烟、相思草、八角草、土烟草、烟叶、土烟　　**来源** 茄科植物烟草的叶子

烟草

性味归经
- 性温，味辛，有毒；归肺、脾、胃经。

用法用量
- 煎汤，鲜叶 9～15 克；外用适量，煎水洗或捣敷、研末调敷。

功效主治
- 行气止痛，消肿，燥湿，解毒杀虫。用于食滞饱胀、气结疼痛、关节痹痛、痈疽、疔疮、湿疹等。

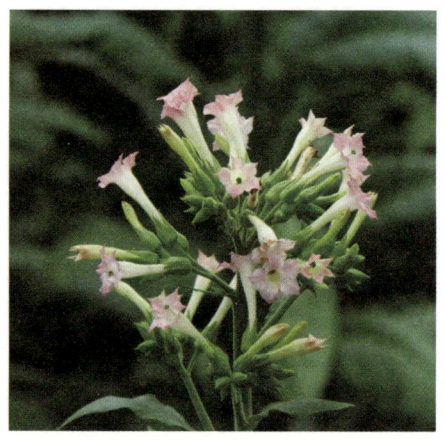

采收、炮制：秋季采收，阴干

> ### 实用妙方
> **治项疽、背痛：** 烟丝（焙燥，研细末）3 克，樟脑 1.5 克。以上药材以蜂蜜调如糊状，贴于患处。
> **治无名肿毒、对口疮：** 烟草鲜叶、红糖各适量。以上材料捣烂，敷于患处。（《福建中草药》）
> **治乳痈初起：** 鲜烟叶草适量，浸热酒，敷于患处。（《福建中草药》）

别名 玉桃、草扣、大良姜、假砂仁、土砂仁、大草蔻　　**来源** 姜科植物艳山姜的根茎和果实

艳山姜

性味归经
- 性温，味辛、涩；归肺、大肠、脾、胃经。

用法用量
- 煎汤，种子或根茎 3～9 克，种子研末，1.5 克；外用适量，鲜根茎捣敷。

功效主治
- 温中燥湿，行气止痛，截疟。用于心腹冷痛、胸腹胀满、呕吐腹泻、痰食积滞、消化不良等。

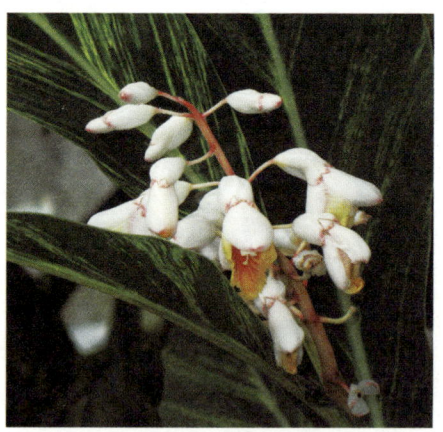

采收：根茎全年均可，果实将熟时采收

> ### 实用妙方
> **治胃痛：** 艳山姜、五灵脂各 6 克。以上药材共研末，每次 3 克，温开水送服。（《福建药物志》）
> **治疟：** 艳山姜根茎 60 克，生姜 2 片，江南香 0.3 克。将以上药材洗净，一起捣烂，外敷于患处。（《福建药物志》）

第九章
活血化瘀药

活血化瘀药可以温经通络、散寒化瘀，驱散阴寒凝滞之邪，使经脉舒通，血活瘀化，取"寒者热之""血得温则行"的意思。活血化瘀药不仅能治疗胸腹痛、头痛、肢体麻木，还对跌打损伤、女性闭经、痛经等有治疗作用。本类药常见的有川芎、当归、骨碎补、红花、乳香、五灵脂及天仙藤等。活血化瘀药由于行散能力强，容易耗血动血，所以月经过多及没有瘀血症状者应慎服。

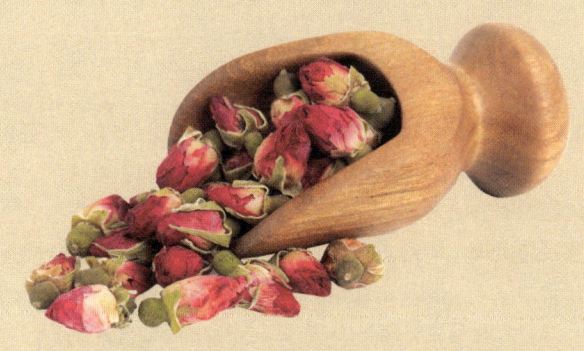

别名 西川芎、小叶川芎、大川芎、香果、马衔、贯芎　　**来源** 伞形科植物川芎的根茎

川芎

性味归经
- 性温，味辛；归肝、胆、心包经。

用法用量
- 煎汤，3～10克，或入丸、散；外用适量，研末撒或煎汤漱口。

功效主治
- 活血止痛，行气化瘀，通络，散寒，祛风。用于脑血栓、偏头痛、高血压、肩周炎、痛经、闭经等。

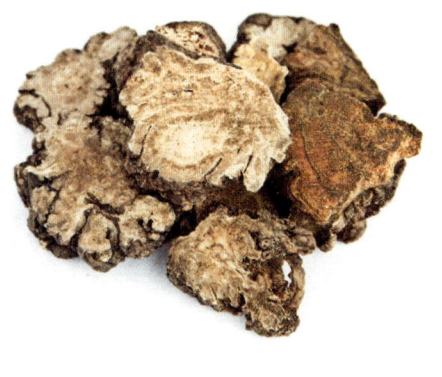

呈不规则结节状拳形团块

质坚实，不易折断

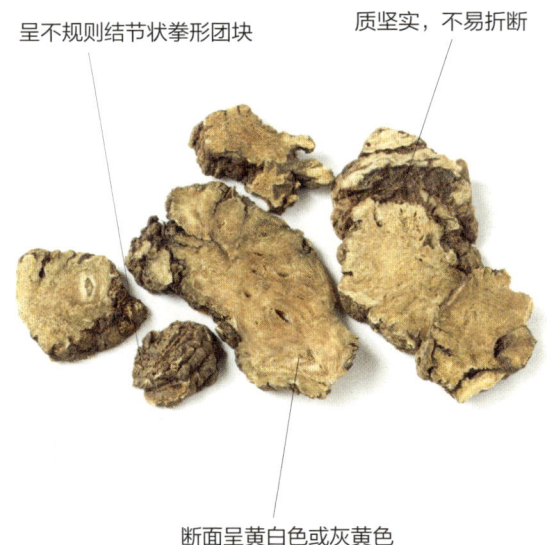

断面呈黄白色或灰黄色

家用养生

- 代茶饮：川芎、绿茶叶、杭白菊各3克。将以上药材用沸水冲泡，代茶饮。可治风热头痛。
- 煮汤：川芎5克，丹参10克，鸡蛋2个。将各材料加水同煮，鸡蛋熟后去壳再煮片刻，喝汤吃蛋。可补肝益肾。
- 浸酒：川芎适量，研为细末，放入酒中浸泡。每次饮用20～30毫升。可治偏头痛。
- 煎汤：川芎15克，当归30克，荆芥穗（炒黑）6克。以上药材水煎服。可治产后血晕。

实用妙方

治感冒、发热恶寒、头痛身痛等： 川芎6克，紫苏叶、枳壳、桔梗、柴胡、半夏、陈皮、茯苓各3克，葛根4.5克，炙甘草1.5克。将以上药材研为粗末，每服9克，加生姜3片、大枣1枚，加水煎煮，去渣温服。（《增补内经拾遗方论》芎苏散）

治感受风寒、鼻内壅塞及鼻炎等： 辛夷、细辛、藁本、升麻、川芎、木通、防风、羌活、炙甘草、白芷各等份。以上药材研为细末，每服6克，饭后用茶清调服。（《重订严氏济生方》辛夷散）

治风热型头痛： 川芎5克，天麻6克，酸枣仁10克。将以上药材共研细末，以开水浸泡10分钟，代茶饮用。

治气虚血瘀型冠心病： 川芎、丹参各5克，五加皮10克。以上药材水煎取汁，饭前热服。

治偏头痛、头风： 川芎、甘菊、石膏各9克。上药研末，每服3克，以茶清调下。（《赤水玄珠》川芎散）

别名 延胡、元胡、元胡索、玄胡索　　**来源** 罂粟科植物延胡索的干燥块茎

延胡索

性味归经
- 性温，味苦、辛；归肝、脾经。

用法用量
- 煎汤，3～10克；研末吞服，1～3克。

功效主治
- 活血散瘀，理气止痛。用于全身各部气滞血瘀作痛、痛经、闭经、产后瘀阻、跌扑损伤等症。

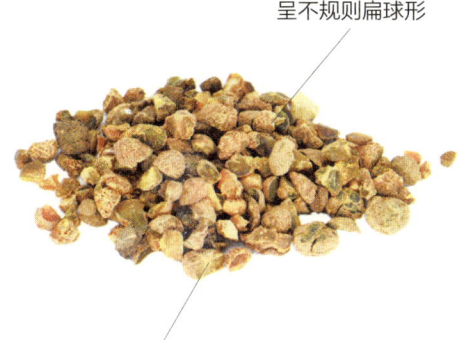

呈不规则扁球形

顶端中间有略凹陷的茎痕

📖 实用妙方

治精神分裂症等： 煅龙齿、远志、人参、当归身各15克，茯神、麦冬、桂心、炙甘草各10克，延胡索30克，细辛5克。将以上药材共研末，每服12～15克，加姜、大枣，再加水煎煮，去渣温服。

治腹痛、腹泻、肝炎等： 五灵脂、当归、甘草、红花、桃仁各9克，牡丹皮、乌药、赤芍、川芎各6克，延胡索、香附各3克，枳壳5克。以上药材加水煎服。（《医林改错》膈下逐瘀汤）

别名 玉金、川郁金、黄郁、马蒁、黑郁金、广郁金　　**来源** 姜科植物郁金的块根

郁金

性味归经
- 性寒，味辛、苦；归肝、肺、心经。

用法用量
- 煎汤，3～10克，或入丸、散。

功效主治
- 活血化瘀，行气解郁，疏肝利胆，清心凉血。用于胸胁脘腹疼痛、癫痫痰闭、月经不调、痛经、胆石症等症。

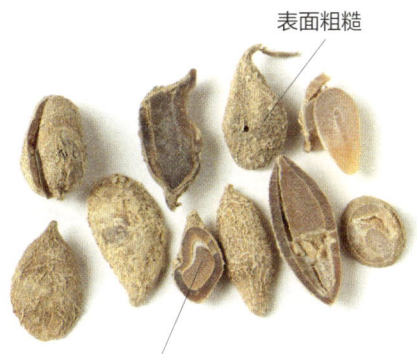

表面粗糙

呈半透明状

📖 实用妙方

治流行性脑脊髓膜炎、流行性感冒等： 石菖蒲、炒栀子、鲜竹叶、牡丹皮各9克，郁金、连翘、灯心草各6克，木通4.5克，竹沥（冲）、玉枢丹（冲）各1.5克。以上药材加水煎服。（《温病全书》菖蒲郁金汤）

治湿热弥漫三焦、胸脘痞闷等： 杏仁、滑石、制半夏各9克，黄芩、厚朴、郁金各6克，橘红4.5克，黄连、通草各3克。将以上药材加水煎煮。（《温病条辨》杏仁滑石汤）

第九章 活血化瘀药

别名 毛姜黄、片姜黄、黄姜、宝鼎香、黄丝郁金　　**来源** 姜科植物姜黄或郁金的根茎

姜黄

性味归经
- 性温，味辛、苦；归肝、脾经。

用法用量
- 煎汤，3～10克；外用适量，煎洗患处。

功效主治
- 活血止痛，行气化瘀，通经，祛风。用于血瘀气滞、胸胁刺痛、经闭腹痛、产后瘀阻等。

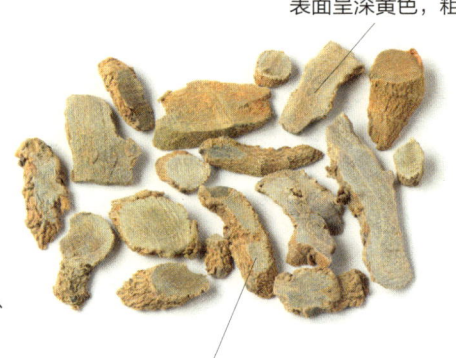

表面呈深黄色，粗糙

断面呈棕黄色至金黄色，角质样

📖 实用妙方

治疮毒焮痛、烫伤染毒等： 当归尾15克，黄柏、姜黄、黄连各9克，生地黄30克，麻油360毫升，黄蜡120克。以上药材除黄蜡外，浸入麻油内，1日后，用小火熬煎至药枯，去渣滤清，加入黄蜡，小火徐徐收膏，摊纱布上，敷于疮面。（《医宗金鉴》黄连膏）

治跌打损伤： 姜黄、炒香附各3克。将以上药材研成细末，以温水送服，每日3次。

别名 马尾香、天泽香、炒乳香、塌香、熏陆香　　**来源** 橄榄科植物乳香树及同属植物树皮渗出的树脂

乳香

性味归经
- 性温，味辛、苦；归心、肝、脾经。

用法用量
- 煎汤，3～10克，或入丸、散；外用适量，研末调敷。

功效主治
- 活血，止痛，行气，消肿生肌。用于胸痹心痛、胃脘疼痛、痛经经闭、跌打损伤、痈肿疮疡等症。

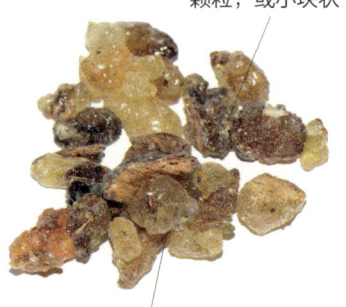

呈类球形或泪滴状颗粒，或小块状

呈淡黄色，微带蓝绿色或棕红色

📖 实用妙方

治带下、痛经等： 禹余粮、赤石脂、紫石英、代赭石各120克，五灵脂、乳香、没药各60克，朱砂30克。以上药材研末和匀，加入糯米粉打糊为丸，每服3～6克，每日服2～3次，开水送下。

治心虚怔忡： 龙眼肉30克，酸枣仁（炒）、山茱萸各15克，柏子仁、龙骨（生）、牡蛎（生）各12克，生乳香、生没药各3克。以上药材加水煎服。（《医学衷中参西录》定心汤）

别名 末药、明没药　　**来源** 橄榄科植物地丁树或哈地丁树的干燥树脂

没药

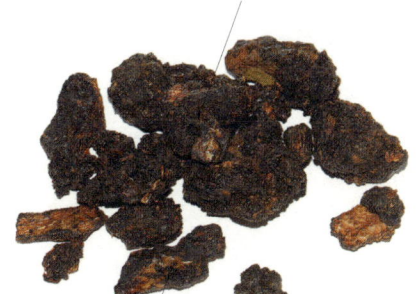

呈不规则颗粒状或黏结成团块

质坚脆，有油样光泽

性味归经
- 性平，味辛、苦；归心、肝、脾经。

用法用量
- 煎汤，3～8克，或入丸、散；外用适量，研末调敷。

功效主治
- 散瘀消肿，生肌，祛风，止痛。用于胸痹心痛、胃脘疼痛、痛经、经闭、产后瘀阻、痈肿疮疡等症。

📖 实用妙方

治肢体筋脉挛痛等： 制川乌、制草乌、地龙、制南星各180克，乳香、没药各66克。上药研为细末，酒面糊为丸，每丸3克，每服1丸，日服2次，陈酒送服。（《太平惠民和剂局方》活络丹）

治疮疡肿毒初起、红肿热痛等： 炮山甲、乳香、没药、白芷、赤芍、贝母、防风、皂角刺、当归、陈皮各9克，天花粉12克，金银花15克，甘草6克。以上药材加水煎服。（《外科发挥》仙方活命饮）

别名 灵脂米、灵脂块、灵脂、寒号虫粪、寒雀粪　　**来源** 鼯鼠科动物橙足鼯鼠和飞鼠等的干燥粪便

五灵脂

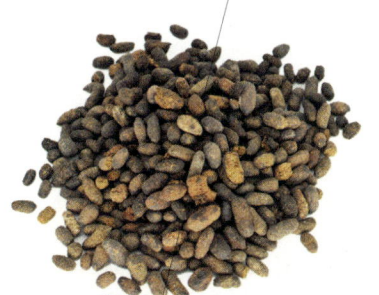

呈长椭圆形颗粒，两端钝圆

表面粗糙，有麻点

性味归经
- 性温，味苦、甘；归肝、脾经。

用法用量
- 煎汤或入丸、散，3～8克；外用适量，研末调敷。

功效主治
- 行血止痛，化瘀止血。用于心腹血瘀气滞诸痛、妇女闭经、产后瘀血作痛等症。

📖 实用妙方

治肝气郁结、瘀血阻滞所致崩漏不止、经行腹痛、产后恶露不净等： 香附120克，当归尾36克，五灵脂30克。将以上药材加适量清水煎煮，去渣温服。（《沈氏尊生书》备金散）

治瘀血停滞、心腹剧痛、产后恶露不行、月经不调、少腹急痛等： 五灵脂、蒲黄各等份。将以上药材研为细末，每服6克，用黄酒或醋冲服。（《太平惠民和剂局方》失笑散）

第九章 活血化瘀药

别名 山参、紫丹参、大红袍、赤丹参、红根、赤参、血参根　　**来源** 唇形科植物丹参的根

丹参

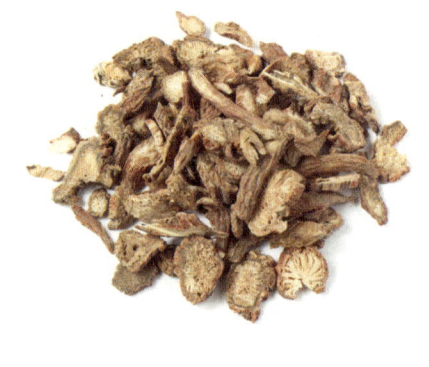

性味归经
- 性微寒，味苦；归心、肝经。

用法用量
- 煎汤，5～15克，大剂量可用至30克。

功效主治
- 凉血调经，活血祛瘀，养血安神。用于月经不调、痛经、产后疼痛、风湿痹痛、痈肿疮疡等症。

表面粗糙，有多数纵沟或皱纹　　呈放射状

断面不平，疏松、有裂隙

家用养生
- 煎汤：丹参、玉竹、山楂各12克。将以上药材加水煎煮，去渣温服。可治冠心病型心绞痛、高脂血症。
- 研末：丹参、黄精各10克，绿茶5克。将以上材料共研成粗末，用开水冲泡，加盖闷10分钟后服用，每日1剂。可治贫血。
- 泡酒：丹参30克，放入纱布袋，扎紧口，浸于500毫升白酒中浸泡15日，即可饮用。可治瘀血型月经不调。
- 煎汤：丹参15克，郁金6克。上药加水煎汤，每日1剂，分2次服。可治痛经。

📖 实用妙方

治心腹疼痛、腿臂疼痛、跌打瘀肿、内外痔疮等： 当归、丹参、生乳香、生没药各15克。上药煎汤服用。如果为散，1剂分作4次服，温酒送下。（《医学衷中参西录》活络效灵丹）

治心烦不眠、心悸神疲等： 生地黄120克，当归身、天冬、麦冬、柏子仁、酸枣仁各60克，人参、玄参、丹参、茯苓、远志、桔梗、五味子、朱砂各15克。上药为末，炼蜜丸如梧桐子大，朱砂为衣，每服9克，空腹温开水送下。（《摄生秘剖》天王补心丹）

治神经衰弱、失眠、头痛、头晕： 丹参30克，水煎取汁。每日1剂，早、晚分2次服。

治贫血： 丹参、黄精各10克，绿茶5克。将以上药材共研成粗末，以开水冲泡，闷10分钟再服用，每日1剂。

治妇人乳房肿痛： 丹参、白芍各60克，白芷30克。将以上药材放苦酒中浸泡1夜，取出，用500克猪脂微火熬膏，敷于肿痛处。（《刘涓子鬼遗方》丹参膏）

别名 红桃、大桃仁、白桃、毛桃、毛桃仁、扁桃仁 **来源** 蔷薇科植物桃或山桃的种子

桃仁

性味归经
- 性平，味苦、甘；归心、肝、大肠经。

用法用量
- 煎汤，3～9克，或入丸、散；外用适量，捣敷。

功效主治
- 活血祛瘀，润肺止咳平喘，通经络，润肠通便。用于痛经、闭经、腹部肿块、跌打损伤、肺痈等症。

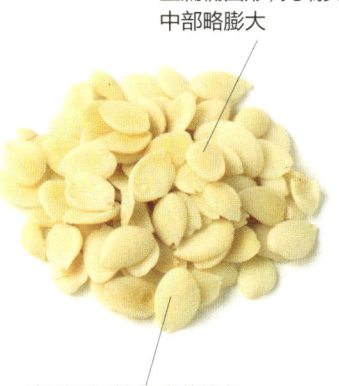

呈扁椭圆形，先端具尖，中部略膨大

表面呈红棕色或黄棕色

📖 实用妙方

治阑尾炎，子宫附件炎，盆腔炎而有腹痛、便秘者： 大黄、牡丹皮、桃仁、芒硝（冲）各9克，冬瓜子15克。将以上药材加水煎煮，去渣温服。（《金匮要略》大黄牡丹汤）

治饮食劳倦、大便秘结及风结、血结等证： 大黄、当归梢、羌活各15克，桃仁30克，火麻仁38克。将以上药材研为末，炼蜜为丸，每服12克，空腹以温开水送服。（《脾胃论》润肠丸）

别名 地鳖虫、䗪虫、地乌龟、土元、簸虫 **来源** 鳖蠊科昆虫地鳖或冀地鳖的雌虫干燥体

土鳖虫

性味归经
- 性寒，味咸，有小毒；归肝经。

用法用量
- 煎汤，3～10克，浸酒饮或研末；外用适量，煎汤含漱、研末撒或捣敷。

功效主治
- 化瘀止痛，止痒，续筋骨，活血化瘀。用于筋骨折伤、瘀血经闭、症瘕痞块等症。

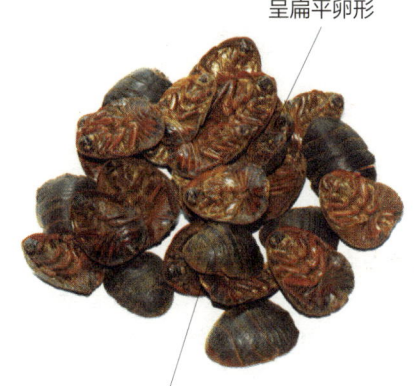

呈扁平卵形

背部呈紫褐色，有光泽

📖 实用妙方

治外伤型骨折： 土鳖虫、香瓜子各100克，鸡蛋壳200克。以上材料研末，混匀，每次15克，每日3次，口服，连服半个月。

治闭经、痛经： 土鳖虫6克，丹参15克，赤芍、香附各12克，桃仁、延胡索各9克。水煎服。

第九章 活血化瘀药

别名 怀牛膝、牛茎、铁牛膝、牛盖膝、接骨丹、百倍　　**来源** 苋科植物牛膝（怀牛膝）和川牛膝的根

牛膝

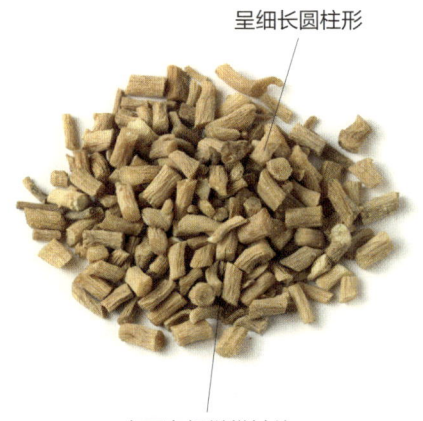

呈细长圆柱形

表面有细微纵皱纹

性味归经
- 性平，味苦、甘、酸；归肝、肾经。

用法用量
- 煎汤，5～15克，或入丸、散；外用适量，捣敷或研末撒。

功效主治
- 祛瘀止痛，补肝肾，降血压，活血通经，利水通淋，引血下行。用于闭经、痛经、跌打损伤、腰膝酸痛、水肿等症。

实用妙方
治风湿痹痛、经络不利、手脚麻木等： 天麻、牛膝、萆薢、玄参各180克，杜仲210克，炮附子30克，羌活420克，当归300克，生地黄500克，独活150克。将以上药材研末，炼蜜为丸，如梧桐子大，每服9克，每日2次。（《仁斋直指方论》天麻丸）

预防中风： 牛膝、地龙、川芎、赤芍、丹参各10克。上药水煎去渣，温水送服，每日2次。

别名 血风藤、马鹿藤、紫梗藤　　**来源** 密花豆、白花油麻藤、香花岩豆藤或亮叶岩豆藤等的藤茎

鸡血藤

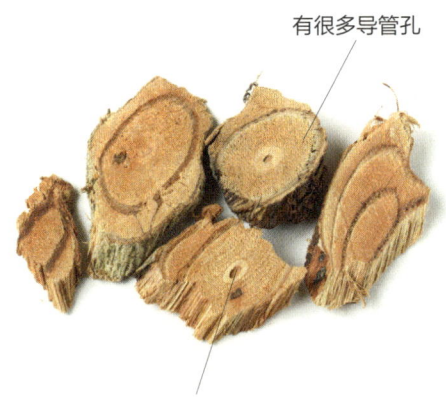

有很多导管孔

有3～10个偏心形的半圆形

性味归经
- 性温，味甘、苦；归肝、肾经。

用法用量
- 煎汤，10～15克，或浸酒，大剂量可用至30克。

功效主治
- 行血补血，调经止痛，祛风湿，舒筋活络。用于筋骨疼痛、手足麻木、月经不调、闭经、痛经等症。

实用妙方
治风湿痹痛： 鸡血藤、半枫荷、当归、枫香寄生、海风藤、淡豆豉各15克，牛膝9克。以上药材水煎去渣，取汁温服，每日1剂。

治腰痛： 鸡血藤30克，金樱根、千斤拔、杜仲藤、墨旱莲各15克。以上药材加水煎，去渣，取汁服，每日1剂。

别名 王不留、麦蓝子、大麦牛、王母牛、留行子　　**来源** 石竹科植物麦蓝菜的成熟种子

王不留行

性味归经
- 性平，味苦；归肝、胃经。

用法用量
- 煎汤，4～9克；外用适量，研末调敷。

功效主治
- 活血通经，消肿敛疮，催生下乳，利尿。用于乳汁不下、闭经、痛经、乳痈肿痛、金疮出血等症。

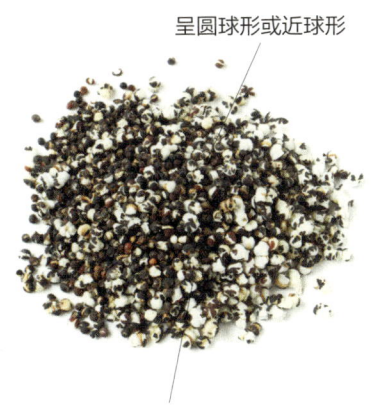

呈圆球形或近球形

种脐圆点状，下陷

实用妙方

治产后乳汁缺乏： 野党参、黄芪、王不留行各15克，当归身12克，麦冬、天花粉、陈皮各9克，穿山甲6克，通草3克，猪蹄2个。以上材料加水煎煮，去渣温服。（《妇科证治概要》益气通乳汤）

治宫颈炎、阴道炎、宫颈糜烂等： 大黄、茯苓、车前子、王不留行、黄连、刘寄奴、栀子各9克，知母6克，白术、煅石膏各15克。将以上药材加水煎煮，去渣温服。（《傅青主女科》利火汤）

别名 月季、月月红、月月开、月七花、月贵花、长春花　　**来源** 蔷薇科植物月季花半开放的花

月季花

性味归经
- 性温，味甘；归肝经。

用法用量
- 煎汤或冲泡，3～6克，鲜品9～15克；外用适量，捣敷或研末搽。

功效主治
- 祛瘀，行气止痛，活血调经，疏肝解郁，消肿散结。用于肝郁血滞、胸胁胀痛、痛疽肿痛、跌打损伤等症。

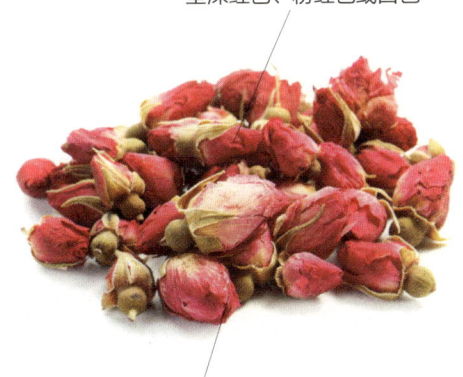

呈深红色、粉红色或白色

边缘有锐锯齿

实用妙方

治月经不调： 鲜月季花15～20克，放入保温杯内，以开水冲泡，连服数次。

治气滞血瘀型月经不调： 月季花、香附、当归、益母草各15克。以上药材水煎取汁，代茶饮。

治产后子宫下垂： 月季花30克，红酒适量。以上材料加水炖服。（《闽东本草》）

别名 益母蒿、红花艾、坤草、月母草、地母草、益母艾　　**来源** 唇形科植物益母草的干燥地上部分

益母草

性味归经
- 性微寒，味辛、苦；归心、肝、膀胱经。

用法用量
- 煎汤，10～20克，熬膏或入丸、散。

功效主治
- 活血化瘀，调经止痛，利尿消肿，清热解毒。用于月经不调、痛经、闭经、恶露不尽等症。

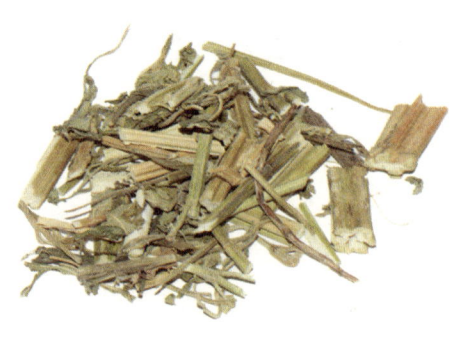

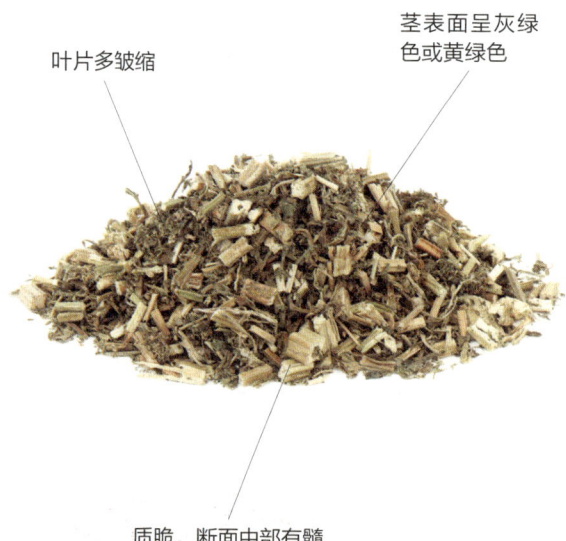

叶片多皱缩

茎表面呈灰绿色或黄绿色

质脆，断面中部有髓

家用养生

- 代茶饮：益母草、香附各12克，丹参15克，白芍10克。以上药材加水煎，去渣，取汁，代茶饮。经前3～5日开始，每日1剂，早、晚各1次。可治气血两虚型痛经。
- 代茶饮：益母草30克，红糖10克。以上材料加水煎，去渣，取汁，代茶饮，每日1剂，经前3～5日开始服用。可治气滞血瘀型痛经。
- 煎汤：益母草30克，加水煎，去渣取汁，分3次，趁热服用。可治肾炎。

实用妙方

治月经不调、经闭不行、小腹疼痛等： 益母草（膏）、熟地黄、当归各125克，白芍、川芎各30克。将后4味研末，加益母草膏炼蜜为小丸，每服6克，日服2次。（《济生方》四物益母丸）

治产后腹痛： 益母草50克，生姜30克，大枣、红糖各15克。将以上药材加适量清水煎煮，去渣温服，每日1次。

治肝厥头痛、晕眩、失眠： 钩藤（后下）、牛膝各12克，石决明（先煎）18克，栀子、黄芩、天麻、杜仲、益母草、桑寄生、首乌藤、朱茯神各9克。将以上药材加水煎服。（《杂病证治新义》天麻钩藤饮）

治痛经： 延胡索8克，益母草15克。以上药材加水煎服。

治前列腺肥大： 益母草30～50克，柳根白皮60～80克。以上药材随症加减，每日1剂，加水煎服。

别名 光三棱、黑三棱、荆三棱、湖三棱　　**来源** 黑三棱科植物黑三棱的块茎

三棱

性味归经
- 性平，味辛、苦；归肝、脾经。

用法用量
- 煎汤，4～9克，或入丸、散。

功效主治
- 活血化瘀，消积止痛，破血行气。用于血瘀气滞、腹部结块、经闭腹痛、食积胀痛等症。

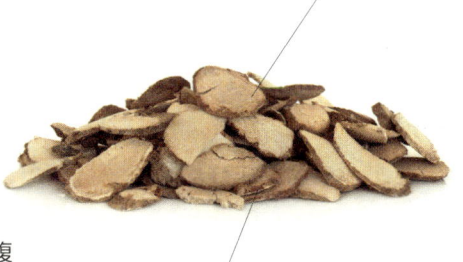

呈圆锥形或倒卵形

表面呈黄白色或灰黄色

📖 实用妙方

治妇女经闭不行或产后恶露不尽等： 党参、白术各6克，山药15克，天花粉、知母各12克，黄芪、三棱、莪术、鸡内金各9克。将以上药材加水煎煮，去渣温服。(《医学衷中参西录》理冲汤)

治气阴两虚兼有血瘀等： 党参、黄芪各15克，山药、知母、玄参、生龙骨、生牡蛎各12克，丹参9克，三棱、莪术各6克。将以上药材加水煎煮，去渣温服。(《医学衷中参西录》十全育真汤)

别名 蚂蟥、蛭蝚、马蜞、马蛭　　**来源** 水蛭科动物蚂蟥、水蛭或柳叶蚂蟥的干燥全体

水蛭

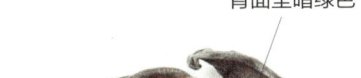

背面呈暗绿色

性味归经
- 性平，味咸、苦，有小毒；归肝经。

用法用量
- 煎汤，3～9克，或入丸、散，0.5～1.5克。

功效主治
- 化瘀止痛，活血通经，散瘀消症。用于血瘀经闭、症瘕积聚、跌打损伤、心腹疼痛等症。

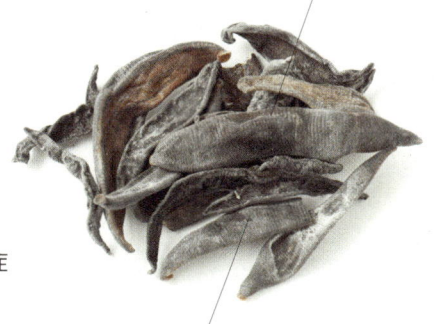

具黑色和淡黄色两种斑纹

📖 实用妙方

治少腹硬满、小便自利、妇女经闭等： 水蛭、蛇虫各5克，大黄、桃仁各9克。将以上药材加水5升，煮取3升，去渣，温服1升。(《伤寒论》抵当汤)

治伤骨损折疼痛： 水蛭、白绵、没药、乳香各等份，血余炭适量。将以上药材研成细末，每服0.3～1.5克，以温酒送服。

别名 番木鳖、苦实把豆儿、方八、苦实、马前、牛银　　**来源** 马钱科植物马钱子的种子

马钱子

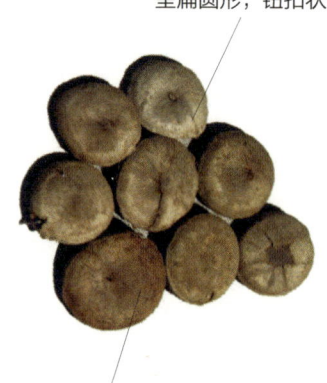

呈扁圆形，钮扣状

表面呈灰棕色或灰绿色

性味归经
- 性温，味苦，有大毒；归肝、脾经。

用法用量
- 水煎，0.3～0.6克，或入丸、散；外用适量，研末调敷。

功效主治
- 通络散结，祛风止痛，消肿化瘀。用于肢体瘫软、类风湿性关节痛、跌打损伤、痈疽等症。

📖 实用妙方

治脚气、半身不遂： 马钱子、甘草各10克。以上药材炼蜜为丸，如梧桐子大，每日3次，每服2丸，饭后温水送服，连服7日，停7日再服。

治中耳炎： 马钱子20克，麻油50毫升。马钱子焙黄去皮毛，然后用芝麻油煎之，除去马钱子，留油备用。治疗时先洗去脓垢，然后滴入药油2滴，每日2次。

别名 苏枋、苏方、苏方木、赤木、红柴、红苏木、落文树、棕木　　**来源** 豆科植物苏木的干燥心材

苏木

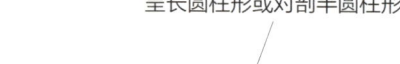

呈长圆柱形或对剖半圆柱形

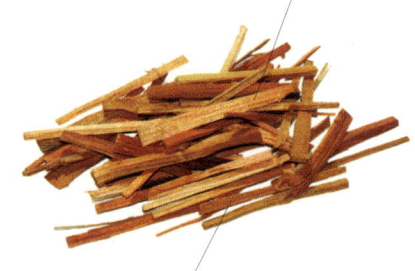

表面呈黄红色至棕红色

性味归经
- 性平，味甘、咸；归心、肝、脾经。

用法用量
- 煎汤，3～9克，研末或熬膏；外用适量，研末撒。

功效主治
- 活血化瘀，消肿止痛，行血通经。用于产后瘀阻、胸腹刺痛、痛经、经闭、贫血、外伤肿痛等症。

📖 实用妙方

治女性月经不通、烦热疼痛： 苏木（锉）60克，硇砂（研）15克，川大黄（末）30克。将以上药材加水750毫升，煎苏木至350毫升，去渣，入硇砂、大黄末，同熬成膏。每日空腹，以温酒调下半大匙。

治跌打损伤、因疮中风： 苏木（槌令烂，研）60克，取2升白酒，放入苏木，煎取1升，分3次服，每日饭前、午时、夜卧各服1次。（《圣济总录》苏木酒）

别名 毛姜、申姜、猴姜、岩连姜、肉碎补、碎补、石岩姜　**来源** 蕨科植物槲蕨的根茎

骨碎补

性味归经
- 性温，味苦；归肾、肝经。

用法用量
- 煎汤，10～20克，或入丸、散；外用适量，捣敷或研末敷。

功效主治
- 补肾强骨，活血化瘀，止血，止痛，舒筋活络，消风祛斑。用于肾虚久泻及腰痛、风湿痹痛、跌打闪挫等症。

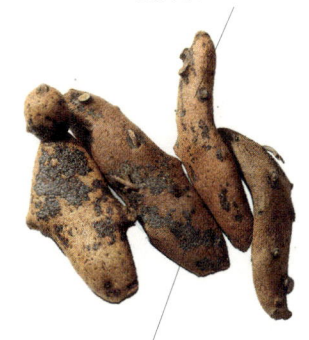

呈不规侧扁平条状、块状或片状

表面密被棕色或红棕色细小鳞片

📖 实用妙方

治金疮、筋骨损伤： 骨碎补、自然铜、虎胫骨、龟甲各25克，没药50克。将以上药材研成细末。每服5克，以核桃仁半个，一起嚼烂，温酒送服，每日3次。

治耳鸣耳聋、牙痛难忍： 骨碎补100克，熟地黄、山茱萸、茯苓各50克，牡丹皮25克，泽泻20克。将以上药材研成细末，每服25克，饭前以白汤送服。

别名 骐驎竭、海蜡、麒麟血、木血竭　**来源** 棕榈科植物麒麟竭的果实及树干中的树脂

血竭

性味归经
- 性平，味甘、咸；归心、肝经。

用法用量
- 研末，1～1.5克，或入丸剂；外用适量，研末调敷或入膏药内贴敷。

功效主治
- 散瘀止痛，止血生肌。用于跌打折损、内伤瘀痛、外伤出血不止、臁疮溃久不愈等症。

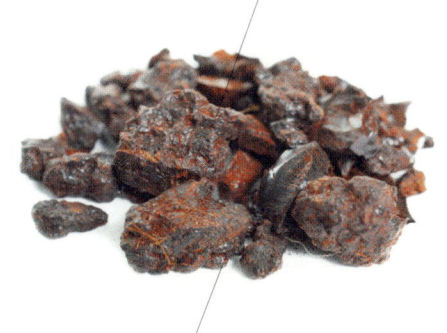

略呈扁圆四方形

表面呈暗红色或黑红色，有光泽

📖 实用妙方

治跌打损伤、痔疮、冠心病等： 代赭石、紫石英、禹余粮、香附各60克，阳起石、川芎、鹿茸、茯神、阿胶、蒲黄、当归各30克，血竭15克。以上药材研为细末，用艾煎醋汁，加打糯米为丸，如梧桐子大，每服9克，空腹时以米汤送下。（《重订严氏济生方》镇宫丸）

第九章　活血化瘀药

别名 儿茶膏、孩儿茶、乌爹泥、粉儿茶　**来源** 豆科植物儿茶的去皮枝、干的干燥煎膏

儿茶

性味归经
- 性微寒，味苦、涩；归肺、心经。

用法用量
- 煎汤，0.9～3克，或入丸、散；外用适量，研末撒或调敷。

功效主治
- 活血止痛，收湿敛疮，止血，清肺化痰。用于跌扑伤痛、外伤出血、吐血、湿疹、肺热咳嗽等症。

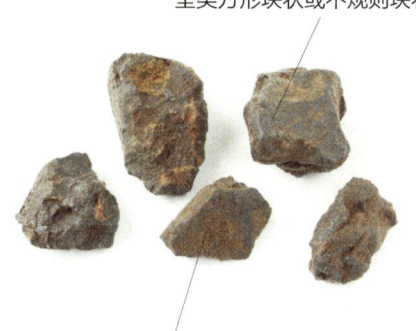

呈类方形块状或不规则块状

表面呈棕褐色或黑褐色

📖 实用妙方

治痈疽疮疖、破烂不敛者： 儿茶、乳香、没药、血竭、旱三七各9克，冰片3克，麝香0.6克。将以上药材研为末，撒于患处。（《医宗金鉴》腐尽生肌散）

治下部疳疮： 橄榄、儿茶各等份，烧存性，研末，加油调敷于患处。（《乾坤生意》）

治下疳阴疮： 儿茶5克，珍珠0.5克，冰片0.25克。以上药材研末，敷于患处。（《纂要奇方》）

别名 蓬莪术、青姜、文术、绿姜等　**来源** 姜科植物广西莪术、温郁金、蓬莪术的干燥根茎

莪术

性味归经
- 性温，味辛、苦；归肝、脾经。

用法用量
- 煎汤，3～10克，入丸、散；外用适量，煎汤洗或研末敷。

功效主治
- 化痰，破瘀行气，消积止痛，利胆退黄。用于症瘕积聚、食积脘腹胀痛、血瘀经闭、跌打损伤等症。

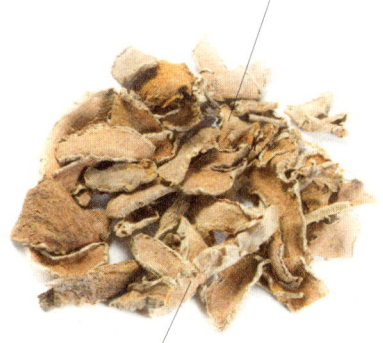

表面呈土黄色至灰黄色

断面呈深绿黄色至棕色

📖 实用妙方

治小儿宿食： 莪术（炮，锉）、三棱（炮，锉）、净香附（醇醋浸7日，小火煮干再焙）各200克，槟榔（薄锉）、生牵牛末各50克，木香、谷芽（焙干）、青皮各25克，荜澄茄、丁香、南木香各20克。上除槟榔、丁香、木香及牵牛末不过火，余7味锉，焙，仍同槟榔、木香为末，临入牵牛末和匀，水煮面糊为丸，如绿豆大。每服30丸至50丸，用淡姜汤送下。（《幼科准绳》莪术丸）

别名 杜红花、怀红、川红花、草红花、刺红花　　**来源** 菊科植物红花的管状花

红花

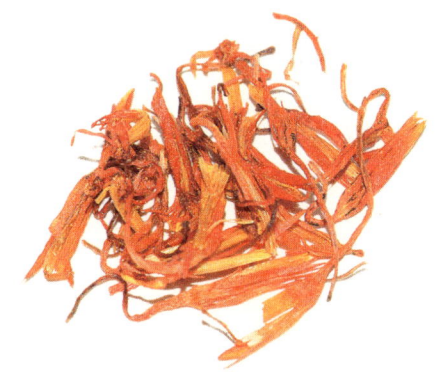

性味归经
- 性温，味辛；归心、肝经。

用法用量
- 煎汤，3～10克。

功效主治
- 活血通经，抗癌，化瘀止痛，消食。用于闭经、难产、死胎、产后恶露不行、痛肿、跌打损伤等症。

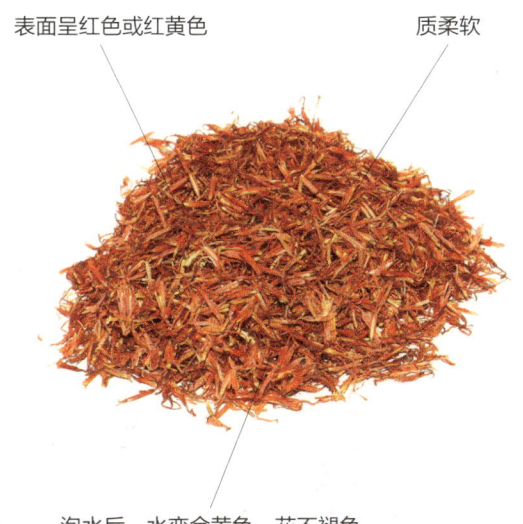

表面呈红色或红黄色　　质柔软

泡水后，水变金黄色，花不褪色

家用养生

- 泡酒：红花、肉桂各10克，白酒500毫升。将红花、肉桂放入白酒中，浸泡1日即可服用。可温经活血。
- 炖汤：红花12克，黑豆200克，红糖适量。将红花、黑豆加水炖至黑豆熟烂，拣去红花，加入红糖，喝汤吃黑豆。可养血活血、红润肌肤。
- 代茶饮：红花、绿茶各适量。将二者放入茶杯，以沸水冲泡3～5次再饮用。可活血化瘀。
- 泡脚：红花适量，放入纱布包煮，以药水泡脚。可促进血液循环。

实用妙方

治妇女月经不调、闭经、痛经、经前腹痛等： 熟地黄15克，川芎8克，白芍10克，当归12克，桃仁6克，红花4克。将以上药材加水煎煮，去渣温服。（《医宗金鉴》桃红四物汤）

治阳举不衰、阴茎肿硬、前阴肿胀或疼痛、头痛头晕、心烦易怒等： 当归尾、石决明各15克，皂角刺、红花、连翘各12克，僵蚕、穿山甲、乳香、大黄、贝母各9克，牵牛子6克。以上药材加水、酒各半，煎煮，去渣温服。（《外科正宗》红花散瘀汤）

治丹毒、接触性皮炎： 红花、大黄、黄柏、牡丹皮各100克。以上药材加水煎服。

治痛经： 红花、当归、生地黄、牛膝各9克，桃仁12克，枳壳、赤芍、甘草各6克，柴胡3克，桔梗、川芎各45克。以上药材加水煎服。

治女性经期超前、血多有块、色紫黏稠、腹痛： 红花6克，桃仁、白芍、当归各9克，熟地黄12克。以上药材加水煎服。

别名 鲮鲤甲、鲮鲤角、鳖鲤甲、川山甲、山甲　　**来源** 鲮鲤科动物鲮鲤的鳞片

穿山甲

性味归经
- 性微寒，味咸；归肝、胃经。

用法用量
- 煎汤，3～9克，或入散剂；外用适量，研末调敷。

功效主治
- 活血化瘀，散结消痈，通经下乳，消肿拔脓。用于血瘀经闭、癥瘕、风湿痹痛、痈肿等症。

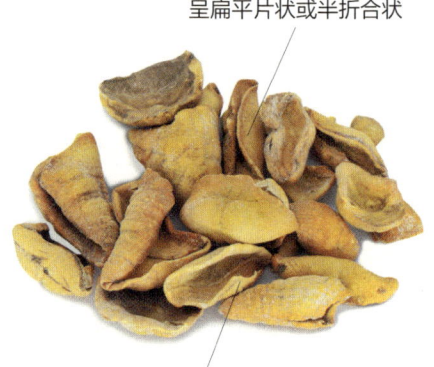
呈扁平片状或半折合状
外表呈黑褐色或黄褐色

📚 实用妙方

治疮疡日久、漫肿钝痛等： 当归6克，白术、黄芪、人参各4.5克，白芍、茯苓、陈皮、川芎、附子各3克，木香、炙甘草各1.5克，穿山甲2.5克。共研为细末，入3片煨姜、2枚大枣，水煎服。

治软组织挫伤、骨折、肾炎等： 柴胡15克，天花粉、当归、桃仁各9克，红花、甘草、穿山甲各6克，大黄30克。以上药材加水和黄酒同煎（水和黄酒的比例为3∶1），空腹温服。（《医学发明》）

别名 西红花、藏红花、撒法即　　**来源** 鸢尾科植物番红花的柱头

番红花

性味归经
- 性平，味甘；归心、肝经。

用法用量
- 煎汤，1.5～3克，或浸酒。

功效主治
- 活血化瘀，止痛，解毒，解郁安神。用于惊怖恍惚、闭经、痛经、吐血、跌打肿痛等症。

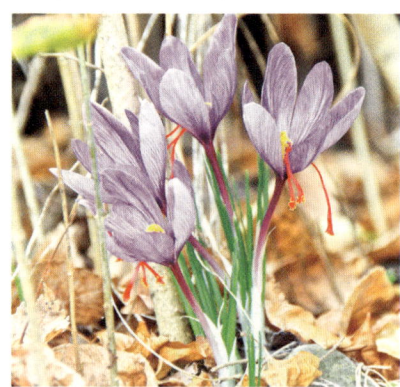
采收：花盛期采集花柱和柱头

📚 实用妙方

治各种痞结： 番红花适量，每服1朵，冲汤服下，忌油荤。

治吐血： 番红花1朵，无灰酒适量。将番红花放入酒内，隔汤炖出汁服用。

治风湿性关节炎、痛风： 生地黄、蕲蛇干、乌梢蛇干各15克，桑寄生12克，番红花1克，制川乌5克，当归10克，白酒1升。将以上药材泡药酒，每日早饭、晚饭前各服1次，每次25毫升。

别名 紫葳、堕胎花、五爪龙钟、白狗肠、吊墙花、上树龙　　**来源** 紫薇科植物凌霄及美洲凌霄的干燥花

凌霄花

性味归经
- 性寒，味咸，有小毒；归肝经。

用法用量
- 煎汤，15～30克；外用适量，捣敷。

功效主治
- 行血活血，化瘀止痛，凉血祛风。用于经闭癥瘕、产后乳肿、风疹发红、皮肤瘙痒、小腹疼痛等症。

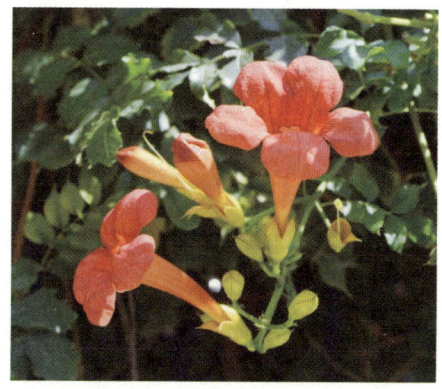

采收：夏、秋二季花盛开时采摘

实用妙方

治血瘀经闭： 凌霄花、当归、陈皮各15克，大麦蘖、大黄、没药、肉桂、川芎各0.3克。将以上药材研成细末，每服3克，饭前以温酒送服。

治血热风盛所致周身瘙痒： 凌霄花、当归尾、防风、荆芥各9克，生地黄30克，赤芍、白鲜皮各10克，甘草6克。以上药材水煎，去渣，取汁，温服，每日1剂。

别名 地笋、地瓜儿苗、方梗泽兰　　**来源** 唇形科植物地笋或硬毛地笋的全草

泽兰

性味归经
- 性微温，味苦、辛；归肝、脾经。

用法用量
- 煎汤，5～12克；外用适量，捣敷或煎水熏洗。

功效主治
- 祛瘀止痛，补肝肾，降血压，活血通经。用于月经不调、闭经、痛经、产后瘀血腹痛、水肿等症。

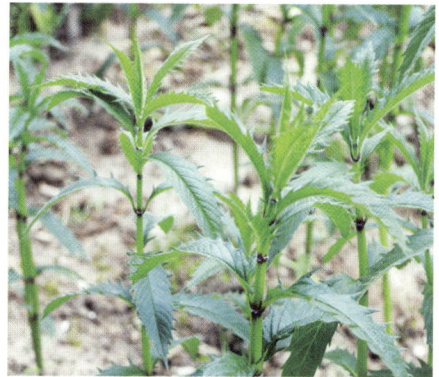

采收：夏、秋二季茎叶茂盛时采割，晒干

实用妙方

治月经不调、痛经： 泽兰、赤芍各10克，益母草、熟地黄各30克，当归、香附各8克。以上药材水煎去渣，取汁，温水送服，每日2次。

治跌打损伤： 泽兰15克，当归12克，熟地黄30克，桃仁、赤芍、枳壳各10克，红花、乳香、没药各9克。以上药材水煎，去渣，取汁温服，每日1剂。

第九章 活血化瘀药

别名 金盏花、大金盏花、水涨菊、山金菊、灯盏花　　**来源** 菊科植物金盏菊的全草

金盏菊

性味归经
- 性寒，味苦；归肝、大肠经。

用法用量
- 煎汤，5～15克；外用适量，鲜品取汁滴耳。

功效主治
- 清热解毒，活血调经，理气解郁。用于中耳炎、月经不调、感冒、不思饮食等症。

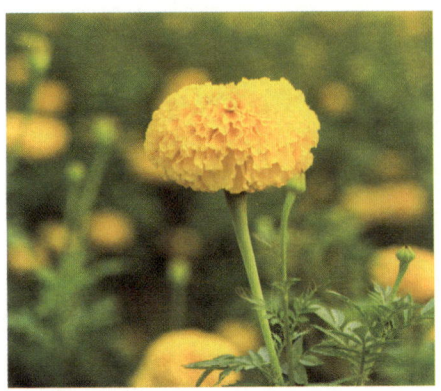

炮制：鲜用或切段晒干

实用妙方

治中耳炎： 鲜金盏菊叶适量，取汁滴入耳内。（《云南中草药》）
治月经不调： 金盏菊全草9克，将其加水煎服。（《云南中草药》）
治肠风便血： 金盏菊鲜花10朵，加入冰糖，加水煎服。

别名 板栗、大栗、栗果、木巽子、木奄子、栗果　　**来源** 壳斗科植物栗的种仁

栗子

性味归经
- 性平，味甘、微咸；归脾、肾经。

用法用量
- 生食、煮食或炒存性后研末服；外用适量，捣敷。

功效主治
- 健脾益气，活血消肿，止血，补肾。用于脾虚泄泻、腰膝酸软、筋骨折伤肿痛、吐血等。

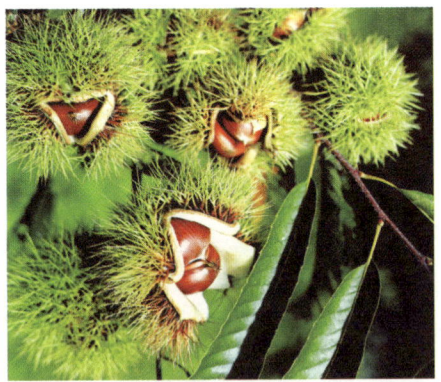

花期4～6月，果期8～10月

实用妙方

治气管炎： 栗子半斤，猪瘦肉适量。以上材料加水煮，服食。（江西《草药手册》）
治筋骨肿痛： 栗子适量，捣烂敷于患处。（《浙江天目山药用植物志》）
治肾虚腰膝酸软、脚弱乏力等症： 栗子10枚，猪腰子1个，大米50克。栗子去壳，猪腰子洗净切片，加大米、水煮粥，每天早晨空腹食。

别名 鼠姑、鹿韭、牡丹、木芍药、洛阳花、富贵花　　**来源** 毛茛科植物牡丹的花

牡丹花

性味归经
- 性平，味苦、淡；归肝经。

用法用量
- 煎汤，3～6克。

功效主治
- 活血调经。用于女性月经不调、经行腹痛、闭经等症。

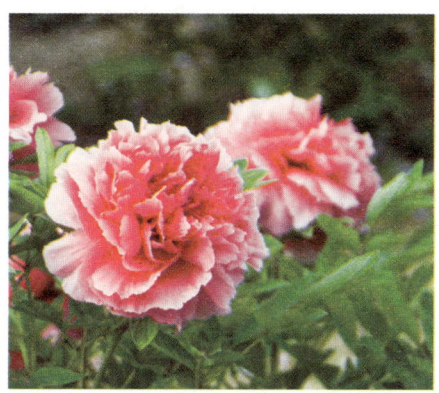

花单生枝顶，花瓣5枚，或为重瓣，倒卵形

实用妙方

治月经不调、经期腹痛：牡丹花（干品）6克，粳米适量。将粳米洗净入锅，加水熬粥，至粥黏稠时放入牡丹花，稍煮即可食用。

治月经不调：牡丹花6克，洗净，加水煎服。

治关节痛、风湿痛：牡丹花4～6克，放入壶中，加开水，冲泡3～5分钟即可饮用。

别名 凤尾蕉花、梭罗花、铁树花　　**来源** 苏铁科植物苏铁的花

苏铁花

性味归经
- 性平，味甘、淡；归肝、胃经。

用法用量
- 煎汤，15～60克。

功效主治
- 理气祛湿，活血止血，益肾固精。用于风湿疼痛、跌打损伤、遗精、咳血、吐血、痛经等。

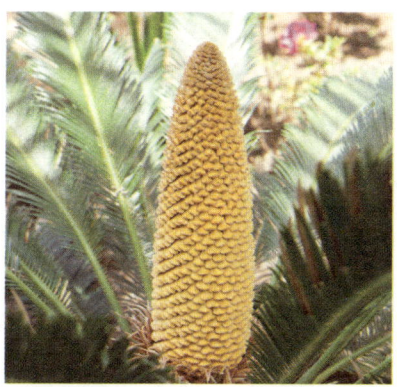

采收、存储：夏季采摘，鲜用或阴干备用

实用妙方

治肺结核咯血、先兆流产、月经过多、尿血、痔疮出血、风湿骨痛、跌打肿痛、肠炎、细菌性痢疾：红叶苏铁干花0.3～1.5克，加水煎服。

治咳嗽、咯血：苏铁花15～30克（干花减半），加冰糖适量，煮汤饮服。

治小儿痉挛、发热：苏铁花、金银花各适量。以上药材加水煎服。（《四川中药志》）

别名 飞蛾叶、鸭脚子、白果叶、银杏叶片　　**来源** 银杏科植物银杏的干燥叶

银杏叶

性味归经
- 性平，味甘、苦、涩；归心、肺经。

用法用量
- 煎汤，9～12克；外用适量，煎水洗。

功效主治
- 活血化瘀，通络止痛，敛肺平喘。用于瘀血阻络、胸痹心痛、高脂血症、中风偏瘫、肺虚咳喘等。

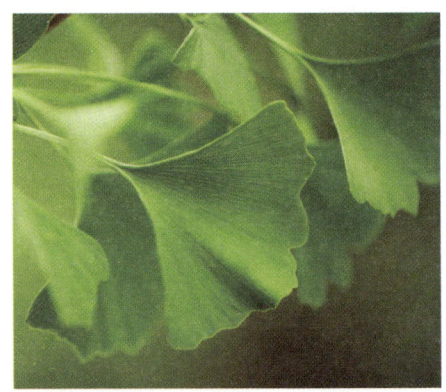

采收、炮制：秋季叶尚绿时采收，干燥

实用妙方
治灰指甲： 鲜银杏叶适量，水煎去渣，取汁，清洗患处，亦可经常服用。
治冠心病： 银杏叶、瓜蒌、丹参各15克，郁金9克，甘草5克。将以上所有药材加水煎煮，去渣，取汁温服。
治小儿肠炎： 银杏叶3～9克，水煎煮，去渣取汁。用药汁擦洗患儿脚心、手心、胸口，每日2次。

别名 白花曼陀罗、大白花曼陀罗　　**来源** 茄科植物大花曼陀罗的花、叶、果

大花曼陀罗

性味归经
- 性温，味苦、辛，有大毒；归肝、肺经。

用法用量
- 煎水熏洗或捣敷，叶0.3～0.8克，干花0.2～0.4克。

功效主治
- 止咳平喘，活血止痛，化痰。用于慢性气管炎、风湿痹痛、跌打伤痛、疔疮、震颤麻痹等症。

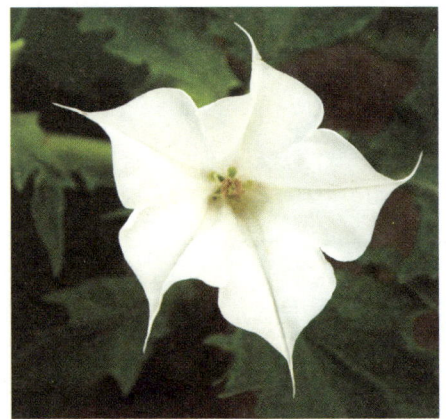

全株有剧毒，不宜随便取用，以免发生危险

实用妙方
治关节痛、筋骨痛、腰膝软弱、脚气浮肿、拘挛疼痛： 大花曼陀罗花、大花曼陀罗叶、苍耳草、花椒叶各30克，石菖蒲37.5克。将以上药材加水盖过药草，煎煮，取药液熏洗患处，不可内服。
治疔疮： 鲜大花曼陀罗3个，捣烂，外敷于疔疮患处。

第十章

止血药

　　只要是能够制止体内外出血的药物，均称为止血药。止血药适用于各部位的出血病症，如咯血、衄血、便血、吐血、崩漏及创伤出血等。本类药常见的有仙鹤草、白及、艾叶、紫珠等。以药性来看，止血药可分为凉血止血、温经止血、收敛止血和化瘀止血 4 种。

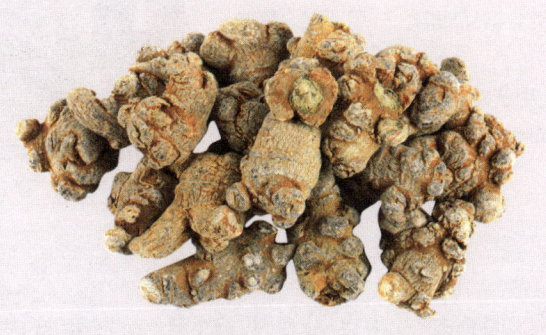

别名 马蓟、虎蓟、刺蓟、鸡脚刺、鸡项草、将军草、牛口刺　　**来源** 菊科植物大蓟的地上部分或根

大蓟

性味归经
- 性凉，味甘、苦；归肝、心经。

用法用量
- 煎汤，5～10克，鲜品加倍；外用适量，捣敷。

功效主治
- 凉血止血，利尿降压，散瘀消肿。用于吐血、咯血、衄血、尿血、便血、痈肿疮疖、外伤出血等。

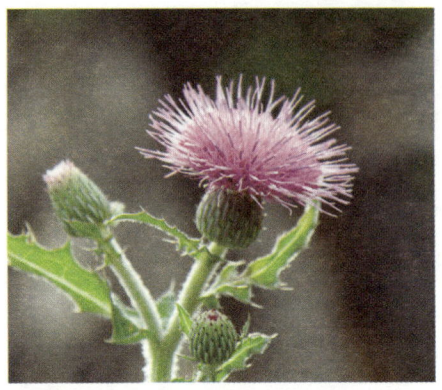

花冠呈紫色或紫红色；瘦果呈长椭圆形

实用妙方

治上消化道出血： 大蓟根150克，研成细粉；白糖30克，香料适量。将以上材料混合，每次服3克，每日3次。

治功能性子宫出血、月经过多： 大蓟、小蓟、茜草、炒蒲黄各9克，女贞子、墨旱莲各12克。将以上药材加水煎服。

别名 青刺蓟、刺蓟菜、千针草、猫蓟、小刺盖、青青菜　　**来源** 菊科植物小蓟的全草或根

小蓟

性味归经
- 性凉，味甘、苦；归心、肝经。

用法用量
- 煎汤或捣汁，5～10克，鲜品加倍；外用适量，捣敷。

功效主治
- 凉血止血，清热消肿。用于衄血、吐血、尿血、便血、崩漏下血、外伤出血、痈肿疮毒等。

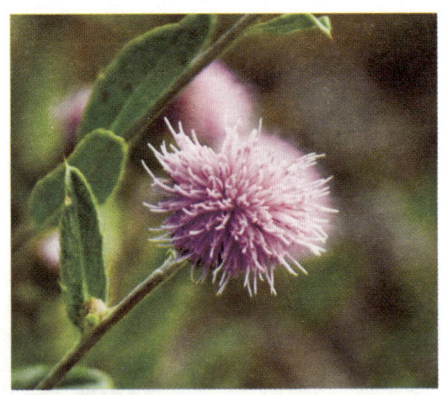

头状花序顶生，直立，管状花呈紫红色

实用妙方

治哮喘属热证者： 鲜小蓟、猪瘦肉各120克。猪瘦肉、鲜小蓟分别洗净切好，共煮至肉熟，去渣喝汤，每3～5日喝1次。

治心热吐血、口干： 生藕汁、生牛蒡汁、生地黄汁、小蓟根汁各300毫升，白蜜5毫升。以上药材混合，搅匀，不计时候，细细呷之。（《圣惠方》）

别名 柏叶、丛柏叶、扁柏叶、侧柏叶炭　　**来源** 柏科植物侧柏的枝梢与叶

侧柏叶

性味归经
- 性寒，味苦、涩；归肺、肝、肺经。

用法用量
- 煎汤，6～15克，或入丸、散；外用适量，煎水洗、捣敷或研末调敷。

功效主治
- 凉血止血，化痰，祛湿。用于吐血、衄血、便血、崩漏下血、风湿痹痛、血热脱发、须发早白、咳嗽等。

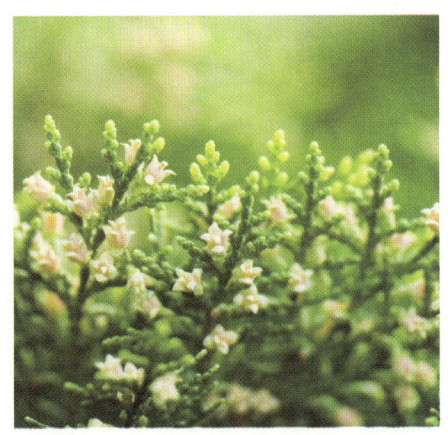

叶鳞形，交互对生，球花单生于短枝顶端

实用妙方
治肠风、脏毒、下血不止：侧柏叶100克，槐花（炒至半黑色）50克。以上药材共研为细末，炼蜜为丸，如梧桐子大，每服40丸，以温酒送服。

治烧伤：鲜侧柏叶300克，洗净，捣成泥，加75%酒精少许，调成糊，外敷于患处。

别名 蒲厘花粉、蒲棒花粉　　**来源** 香蒲科植物狭叶香蒲、宽叶香蒲、东方香蒲和长苞香蒲的花粉

蒲黄

性味归经
- 性平，味甘；归肝、心包经。

用法用量
- 煎汤，5～10克，或入丸、散；外用适量，研末撒或调敷。

功效主治
- 凉血止血，活血化瘀，利尿通淋。用于吐血、衄血、外伤出血、闭经痛经、跌扑肿痛、血淋涩痛等。

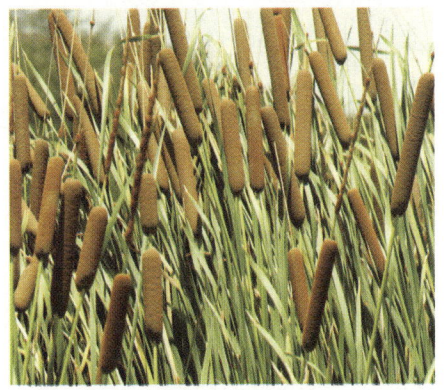

采收：花将开时采蒲棒上部的黄色雄性花穗

实用妙方
治月经过多、血伤漏下不止：蒲黄150克，龙骨125克，艾叶50克。将以上药材共研为细末，炼蜜为丸，如梧桐子大，每服20丸，以米汤送服，每日1次。

治便血不止：蒲黄（微炒）100克，郁金150克。将以上药材共研为细末，每服5克，以粟米汤送服，晚饭前空腹服。

别名 白地榆、马猴枣、黄瓜香、绵地榆、红地榆　　**来源** 蔷薇科植物地榆和长叶地榆的干燥根

地榆

性味归经
- 性微寒，味苦、酸、涩；归肝、大肠经。

用法用量
- 煎汤、绞汁或入丸、散，6～15克，鲜品加倍；外用适量，煎水洗、捣汁外涂、研末搽或捣烂外敷。

功效主治
- 清热凉血，止血，生肌敛疮。用于便血、血痢、痔疮出血、崩漏、关节炎、痈肿疮毒、烧伤、烫伤等。

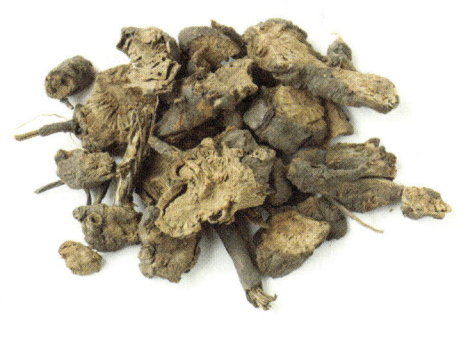

家用养生
- 煮粥：地榆15克，大米50克。将地榆浸泡5～10分钟后，水煎去渣，取汁，加大米煮粥，待粥熟时加白糖调味即可。可清热凉血。
- 外敷：地榆适量，炙黄，研成细末，用凡士林配成30%药膏，敷于患处。可治湿疹。
- 涂抹：地榆适量，焙干，研成细末，过筛。香油适量，放入锅中烧开，再放地榆末，搅拌成糊状，涂于创面。可治烧伤。

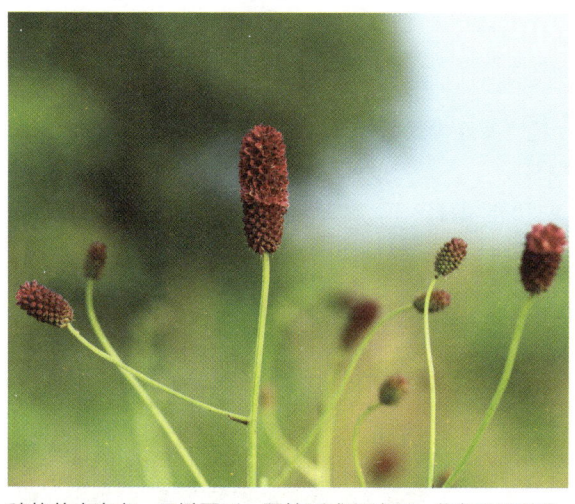

穗状花序直立，呈椭圆形、圆柱形或卵球形，紫色至暗紫色

📚 实用妙方

治血崩、量多色红、口燥唇焦等：生地黄15克，白芍、黄芩、牡丹皮、焦栀子、莲须、甘草各9克，黄连6克，地榆12克，牡蛎30克。将以上药材加适量清水煎煮，去渣温服。(《女科辑要》崩证极验方)

治血痢不止：地榆100克，炙甘草25克。将地榆和炙甘草研成粗末，每服25克，水煎，去渣，取汁温服，每日2次。(《圣济总录》地榆汤)

治血热久崩：地榆45克，醋、清水各半。将地榆用水、醋一同煎服，每日1剂，连用3～4剂。

治漏下赤色不止，令人黄瘦虚渴：地榆100克，醋1升。醋煎地榆，取汁，饭前温服。

别名 参三七、田三七、田七、盘龙七、金不换　　**来源** 五加科植物三七的干燥根和根茎

三七

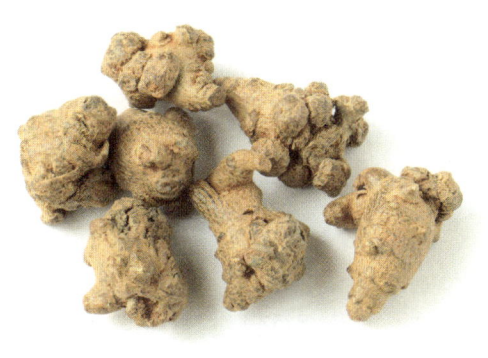

性味归经
- 性温，味甘、微苦；归肝、胃经。

用法用量
- 煎汤，3～9克，或入丸、散；外用适量，磨汁涂或研末调敷。

功效主治
- 活血散瘀，止血，消肿定痛。用于跌扑瘀肿、胸痹绞痛、血瘀闭经、痛经、产后腹痛、疮痈肿痛。

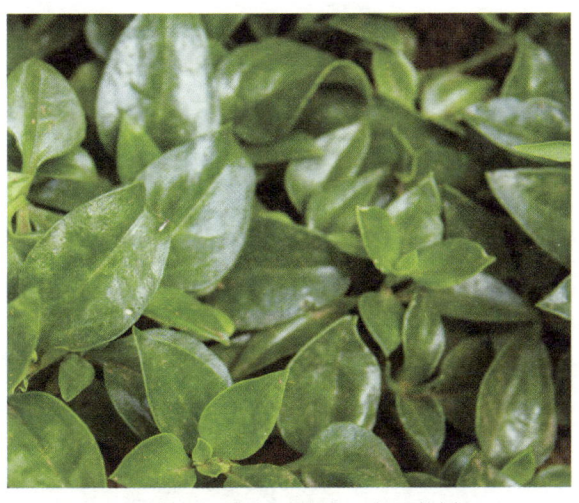

掌状复叶轮生于茎端，叶片呈椭圆形至长圆状倒卵形

家用养生
- 代茶饮：三七、川芎各10克。以上药材水煎，取汁，代茶饮。可活血养颜。
- 冲泡：三七适量，研成末，以沸水冲服，每日2次。可消炎止痛。
- 炖汤：三七10克，鸡1只，盐适量。将鸡处理干净，与三七同炖1小时，加盐调味。可益气养血、活血化瘀，治疗崩漏、产后虚弱、自汗、盗汗。
- 涂敷：三七适量，研末，以米醋制成糊，涂于患处。可治痈肿、疼痛不止。

实用妙方

治肺肾阴虚、久咳成痰中带血、五心烦热、形体羸弱：天冬、麦冬、生地黄、熟地黄、山药、百部、沙参、川贝母、阿胶各30克，茯苓、獭肝、三七各15克，白菊花、桑叶各60克。将以上药材加水煎煮，去渣温服。(《医学心悟》月华丸)

治咯血：三七适量，研末。每服1克，每日2～3次，以温水送服。

治大肠下血：三七适量，研末。每服3～6克，以淡白酒送服。

治产后血多：三七适量，研末。每服3克，以米汤送服。

别名 茹芦、茜根、地血、活血丹、涩拉秧、小活血、土丹参　　**来源** 茜草科植物茜草的根

茜草

性味归经
- 性寒，味苦；归肝经。

用法用量
- 煎汤，10～15克，浸酒或入丸、散。

功效主治
- 凉血止血，活血祛瘀，通经活络。用于吐血、衄血、便血、崩漏、月经不调、跌打损伤、瘀滞肿痛等。

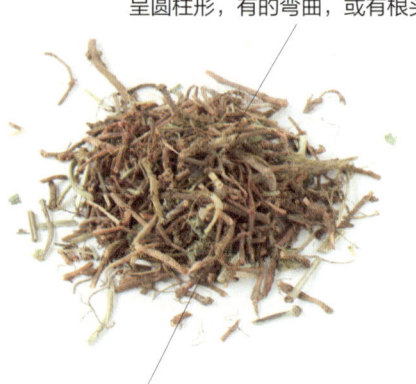

呈圆柱形，有的弯曲，或有根头

呈红棕色，有细纵纹及少数须根痕

实用妙方

治脾气虚弱、月经过多： 白术、黄芪、生龙骨、生牡蛎、生地黄、生杭芍各18克，海螵蛸、续断各12克，茜草9克。将以上药材加水煎煮，去渣温服。

治小便频数涩痛、遗精白浊： 知母、黄柏、生龙骨、生牡蛎、白芍、山药各12克，海螵蛸9克，茜草6克，泽泻4.5克。将以上药材加水煎煮，去渣温服。

别名 茅根、地节根、茅草、白茅花、茅针花　　**来源** 禾本科植物白茅的干燥根茎

白茅根

性味归经
- 性寒，味甘；归肺、胃、膀胱经。

用法用量
- 煎汤或捣汁，10～30克，鲜品加倍；外用适量，鲜品捣汁涂。

功效主治
- 凉血止血，清热利尿。用于热病烦渴、吐血、衄血、肺热喘急、胃热呕逆、淋病、小便不利等。

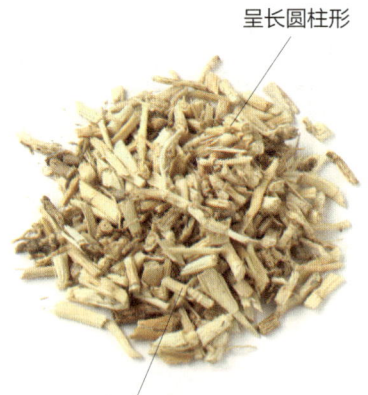

呈长圆柱形

表面呈黄白色或淡黄色

实用妙方

治各种热病： 白茅根（锉）25克，葛根、陈皮（汤浸，去白瓤，焙）各50克，桂心150克，高良姜、枇杷叶（拭去毛，炙微黄）各25克。将以上药材锉细，和匀，每服25克，以水1大盏，加生姜半分，煎至5分，去渣，不拘时温服。（《太平圣惠方》白茅根饮子）

别名 苎麻头、川绵葱、野苎、银苎、天名精、园麻、线麻、山麻　　**来源** 荨麻科植物苎麻的根、叶

苎麻

性味归经
- 性寒，味甘；归心、肝、膀胱经。

用法用量
- 煎汤或捣汁，5～30克；外用适量，鲜品捣敷或煎汤熏洗。

功效主治
- 止血凉血，利尿，清热，安胎。用于口渴、牙痛、吐血、尿血、跌打损伤、创伤、痈肿、小便白浊等。

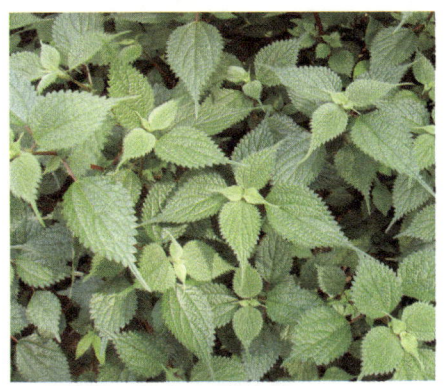

叶互生，草质，呈宽卵形或卵形

📚 实用妙方

治吐血不止： 苎麻根、人参、白垩、蛤粉各10克。将以上药材共研为细末，每服2克，以糯米汤送服，不拘时服。

治习惯性流产： 苎麻根30克，莲子、山药各15克。以上药材加水煎服。

治血淋、脐腹及阴茎涩痛： 苎麻根10克，捣碎，水煎，分2次服。（《圣惠方》）

别名 土大黄、羊舌头、野菠菜、羊蹄叶　　**来源** 蓼科植物皱叶酸模或羊蹄的根或全草

羊蹄

性味归经
- 性寒，味苦、酸；归心、肝、大肠经。

用法用量
- 煎汤，9～15克，捣汁或熬膏；外用适量，捣烂敷、外涂或煎水洗。

功效主治
- 清热解毒，止血，通便，杀虫。用于大便秘结、吐血、衄血、便血、痔血、崩漏、疥癣、跌打损伤等。

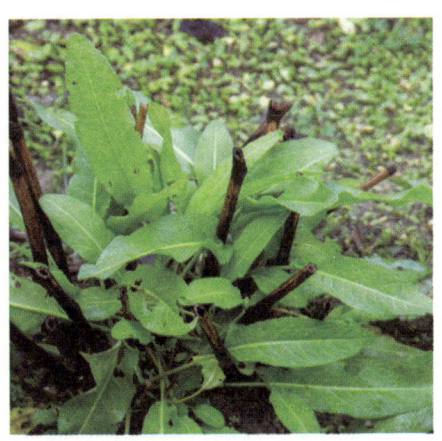

单叶互生，呈长圆形至长圆状的披针形

📚 实用妙方

治大便秘涩不通： 羊蹄根（锉）30克，以水200毫升煎取6分，去渣，温温顿服之。（《圣惠方》）

治湿热黄疸： 羊蹄根、五加皮各15克。以上药材加水煎服。（《江西民间草药》）

治湿癣： 鲜羊蹄根适量，捣烂，和醋调匀，涂搽患处，每日1次。

别名 花乳石、白云石　　**来源** 变质岩类岩石含蛇纹石大理岩的石块

花蕊石

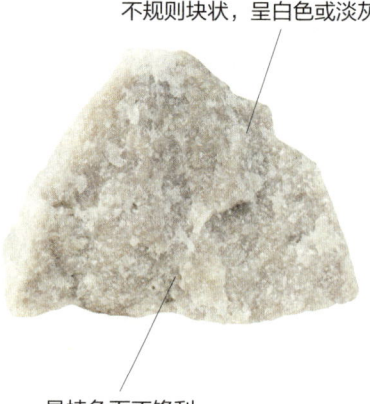

不规则块状，呈白色或淡灰白色

具棱角而不锋利

性味归经
- 性平，味酸、涩；归肝经。

用法用量
- 入散剂，3～9克，外用适量，研末撒。

功效主治
- 化瘀止血，理气，明目。用于吐血、衄血、便血、崩漏、产妇血晕、胞衣不下、死胎、金疮出血等。

实用妙方

治咯血、吐血、二便下血： 煅花蕊石9克，三七6克，血余炭3克。将以上药材共研为细末，分2次冲服。

治多年障翳： 花蕊石（水飞，焙）、防风、川芎、甘菊花、白附子、牛蒡子各30克，甘草（炙）15克。以上药材共研为末，每服1.5克，以腊茶送服。（《卫生家宝方》）

别名 降真香、降真、紫藤香、花梨母　　**来源** 豆科植物降香檀树干和根的干燥心材

降香

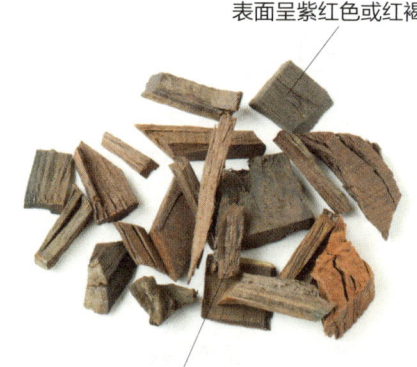

表面呈紫红色或红褐色

呈类圆柱形或不规则块状

性味归经
- 性温，味辛；归肝、脾经。

用法用量
- 煎汤，3～6克，研末，或入丸、散；外用适量，研末敷。

功效主治
- 活血散瘀，止血定痛，降气止呕。用于胸胁疼痛、跌打损伤、创伤出血、寒疝、秽浊内阻之呕吐腹痛。

实用妙方

治外伤性吐血： 降香、花蕊石各2克，没药、乳香各1克。将以上药材一起研为细末，每服0.2克，以黄酒送服。

治跌打损伤、外伤出血： 降香末、五倍子末、自然铜末各等份。将以上药材搅拌均匀，涂于患处，用纱布包扎好，每日换药1次。

别名 白芨、甘根、白鸡儿、连及草、冰球子、白鸡儿、羊角七　　**来源** 兰科植物白及的块茎

白及

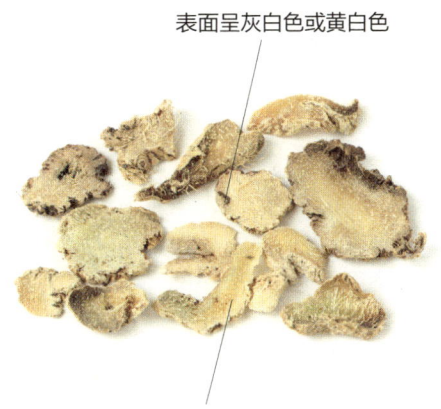

表面呈灰白色或黄白色

断面呈类白色，半透明

性味归经
- 性寒，味苦、甘、涩；归肺、肝、胃经。

用法用量
- 煎汤用 3～10 克，研末用 1.5～3 克；外用适量，研末撒或调涂。

功效主治
- 收敛止血，补益脾肺，消肿生肌。用于肺虚久咳、咯血、便血、外伤出血、痈肿溃疡、烫伤等。

> **📚 实用妙方**
>
> **治吐血**：白及 30 克，枇杷叶（去毛，蜜炙）、藕节各 15 克。将以上药材研为细末，另以阿胶 15 克，锉如豆大，蛤粉炒成珠，生地黄捣汁调之，在火上炖化，入前药为丸，如龙眼大，每服 1 丸。（《证治准绳》白及枇杷丸）
>
> **治肺热，见吐血不止**：白及适量，研为细末。每服 6 克，以白汤送服。（《本草发明》）

别名 龙头草、龙芽草、金顶龙芽、狼牙草、脱力草　　**来源** 蔷薇科植物龙芽草的干燥地上部分

仙鹤草

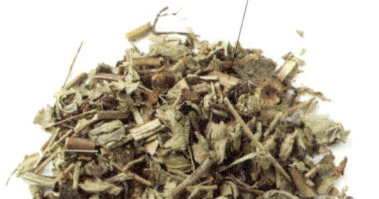

茎下部呈圆柱形，红棕色

叶片呈暗绿色，皱缩卷曲

性味归经
- 性平，味苦、涩；归心、肝经。

用法用量
- 煎汤，10～15 克，或入散剂；外用适量，捣敷或熬膏敷。

功效主治
- 收敛补虚，凉血止血，解毒截疟。用于咳血、崩漏、便血、疟疾、痈肿疮毒、创伤出血、跌打损伤等。

> **📚 实用妙方**
>
> **治血热咯血**：鲜仙鹤草 30 克，鲜墨旱莲 12 克，侧柏叶 9 克。以上药材加水煎服。
>
> **治咳唾脓血**：仙鹤草、苇茎各 30 克，鱼腥草、茜草各 15 克，薏苡仁、瓜蒌仁各 12 克，桃仁 9 克。以上药材加水煎服。
>
> **治疗疮肿痛**：仙鹤草适量，加水煎，熬膏，涂于疮肿处，每日 1 次。

第十章 止血药

别名 紫荆、紫珠草　　**来源** 马鞭草科植物杜虹花、白棠子树、华紫珠、老鸦糊的叶

紫珠

性味归经
● 性凉,味苦、涩;归肝、肺、胃经。

用法用量
● 煎汤用 10～15 克,鲜品加倍,研末用 1.5～3 克;外用适量,捣敷或研末撒。

功效主治
● 凉血,收敛止血,清热解毒。用于咯血、便血、尿血、牙龈出血、崩漏、外伤出血、痈疽肿毒、毒蛇咬伤、烧伤等。

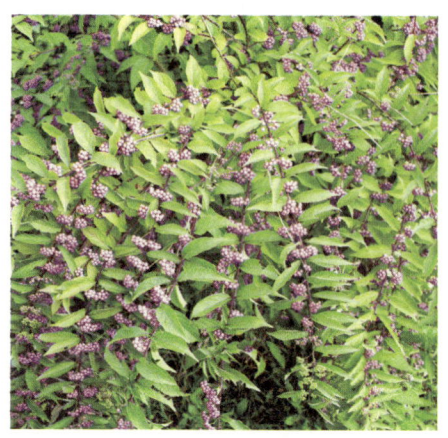

采收、存储:7～8 月采收,晒干

📚 实用妙方

治肠胃出血: 干紫珠末 6 克,加水煎煮,代茶常饮。

治衄血: 干紫珠叶 6 克,与 1 个鸡蛋清调匀服用。外用消毒棉蘸药末塞鼻。

治创伤出血: 鲜紫珠叶适量,用冷开水洗净,捣匀后敷于创口。

别名 棕榈皮、棕榈木皮、棕皮　　**来源** 棕榈科植物棕榈的干燥叶柄

棕榈炭

性味归经
● 性平,味苦、涩;归肝、肺、大肠经。

用法用量
● 煎汤用 3～9 克,研末用 1～1.5 克。

功效主治
● 收敛止血,止泻,止带。用于吐血、鼻衄、便血、崩漏、月经过多、久泻久痢、赤白带下等。

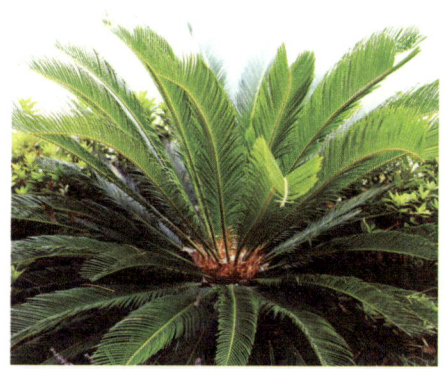

采收:取旧叶柄下延部分及鞘片,去毛,晒干

📚 实用妙方

治功能失调性子宫出血: 棕榈炭、血余炭、白芍、生地黄、阿胶、续断、茜草、海螵蛸各 9 克,生龙骨、生牡蛎各 24 克,黄芪 12 克,白术 6 克。以上药材加水煎服,每日 1 剂。

治便血: 棕榈炭 100 克,以小火炒至微黄,研末。每服 5～10 克,每日 3 次,饭前以米汤送服,3 日为 1 个疗程。

别名 艾、医草、祈艾、艾蒿、艾草、五月艾、灸草、灰草、狼尾蒿子　　**来源** 菊科植物艾的叶

艾叶

性味归经
● 性温，味苦、辛；归肝、脾、肾经。

用法用量
● 煎汤，3～10克，捣汁或入丸、散；外用适量，艾灸、捣敷、煎水熏洗或炒热温熨。

功效主治
● 温经止血，散寒调经，安胎，外用祛湿止痒。用于吐血、便血、崩漏、痛经、胎动不安、心腹冷痛、湿疹等。

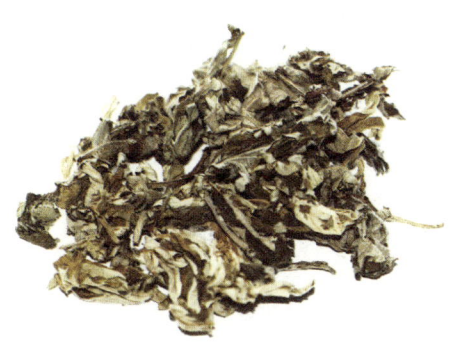

家用养生
● 泡茶：艾叶适量，洗净晒干加生姜5克、大枣3枚。将以上药材以沸水冲泡。可祛湿。

● 泡脚：艾叶适量，洗净晒干，煮水泡脚。可祛寒。

● 煮粥：艾叶6克（鲜品12克），大米50克，红糖适量。艾叶水煎取汁，与大米共煮粥，粥熟加红糖。可温暖子宫，适用于宫冷不孕等症。

● 悬挂：新鲜艾叶适量，悬挂，有驱蚊虫的作用。

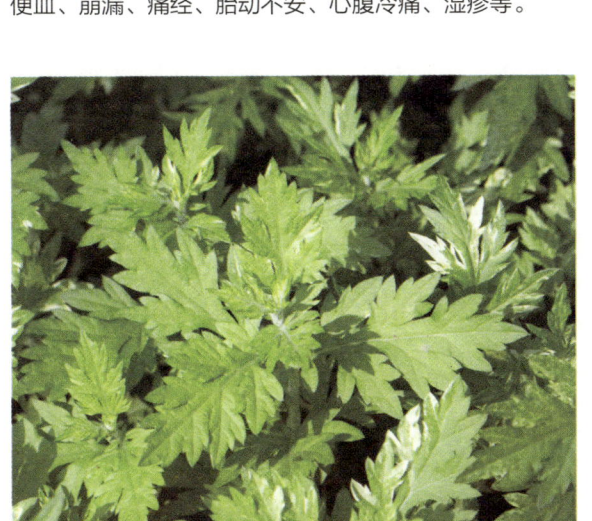

采收：9月或6月花未开时摘取叶片嫩梢

🌿 实用妙方

治子宫虚寒、月经不调、久不怀孕：艾叶、吴茱萸、川芎、酒白芍、黄芪、当归各90克，制香附180克，续断45克，生地黄30克，肉桂15克。将以上药材共研为细末，加米醋打糊为丸，每服9克，每日2次。（《仁斋直指》艾附暖宫丸）

治月经失调、经期延迟、经血有紫色血块、腹部胀痛：艾叶、乌药、川芎各7.5克，香附、当归、炒白芍各11.3克，白花益母草15克。以上药材水煎2次，将药液混合，每日分早、晚服。

治血崩：艾叶、地榆各11.3克，山茶仔头、鲜侧柏叶各18.8克。以上药材加水煎服。

治子宫出血：艾叶、陈棕榈炭各11.3克，鲜侧柏叶18.8克，生地黄15克。以上药材加水煎服。

治习惯性流产：老枝艾叶15克，鸡蛋1个。将艾叶及鸡蛋加水煮熟，食蛋。

治肠炎、久痢：艾叶、生姜各12克，陈皮8克，鲜石榴叶30克。上药水煎取汁，加少许盐调服。

别名 乱发炭、人发炭、头发炭　　**来源** 健康人头发制成的炭化物

血余炭

性味归经
- 性平，味苦；归肝、胃经。

用法用量
- 研末，5～9克。

功效主治
- 消肿止痛，收敛止血，化瘀，利尿。用于吐血、衄血、血淋、血痢、女性崩漏、小便不利等。

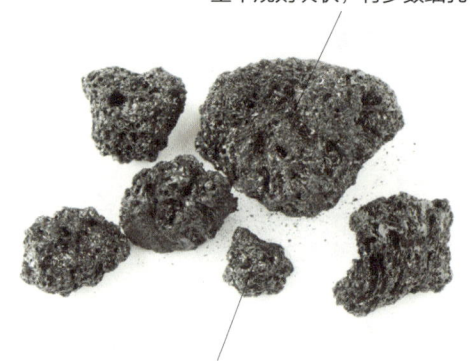

呈不规则块状，有多数细孔

乌黑光亮，用火烧之有焦发气

实用妙方

治泻血脏毒： 血余炭25克，鸡冠花根、侧柏叶各50克。将以上药材各研为末，临睡以温酒调下10克。（《普济方》血余散）

治支气管扩张、肺结核、胃及十二指肠溃疡、肾结石等所致的出血： 煅花蕊石9克，三七6克，血余炭3克。将以上药材共研为细末，分2次冲服。（《医学衷中参西录》化血丹）

别名 莲藕、藕节疤、午节、光藕节、生藕节　　**来源** 睡莲科植物莲的根茎节部

藕节

性味归经
- 性平，味甘、涩；归肝、肺、胃经。

用法用量
- 煎汤，10～30克，捣汁、冲服或入散剂。

功效主治
- 散瘀止血。用于吐血、咯血、尿血、便血、血痢、血崩等。

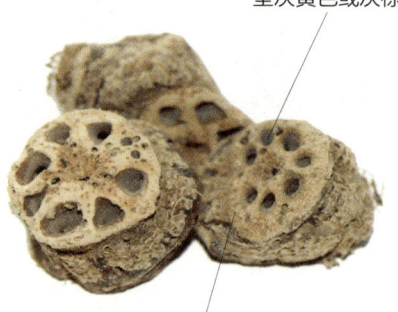

呈灰黄色或灰棕色

有多数残留须根或圆形须根痕

实用妙方

治气阴两虚所致的牙龈出血： 藕节、茜草、蒲黄（醋炒）、炙甘草、牛膝、白洋参（另煎兑服）各6克，石决明、阿胶、麦冬、杭芍（炒）各9克，玄参、龟甲（炙）各15克，牡蛎24克。将以上药材加水煎服。（《戴丽三医疗经验选》牙宣汤）

治血热出血： 鲜藕节、鲜茅根各120克，鲜小蓟根60克。将以上药材加水煎服。

别名 槐实、槐豆、天豆、槐子、槐连豆　　**来源** 豆科植物槐的干燥成熟果实

槐角

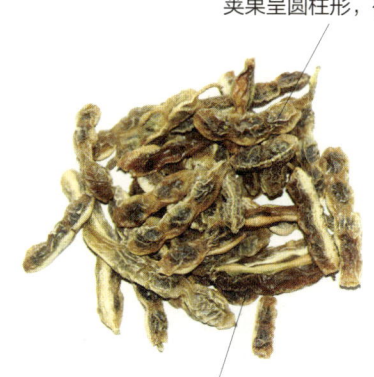

荚果呈圆柱形，有时弯曲

表面呈黄绿色或黄褐色

性味归经
- 性寒，味苦；归肝、大肠经。

用法用量
- 煎汤，5～12克，或入丸、散；嫩槐角捣汁外用。

功效主治
- 清热泻火，清肝，凉血，止血。用于肠热便血、痔肿出血、肝热头痛、眩晕目赤等症。

实用妙方

治眼热目暗： 槐角、黄连各60克。将以上药材研成细末，炼蜜为丸，如梧桐子大，每于饭后以温水送服20丸，临睡时再服。

治肠胃有湿、胀满下血： 苍术、厚朴、陈皮、当归、枳壳各30克，槐角60克，甘草、乌梅各15克。将以上药材混合，每服15克，加水煎服。（《袖珍方》槐角散）

别名 黑姜　　**来源** 姜科植物姜的干燥根茎的炮制品

炮姜

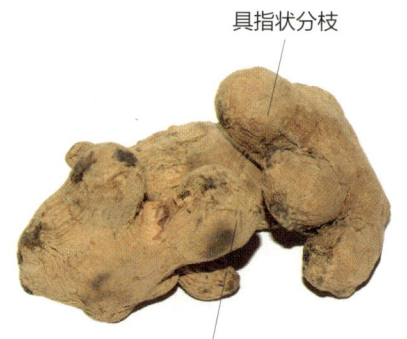

具指状分枝

呈棕黑色或棕褐色

性味归经
- 性温，味苦、涩；归胃、脾、肾经。

用法用量
- 煎汤，3～6克，或入丸、散；外用适量，研末调敷。

功效主治
- 温经止血，止痢，温中止痛。用于虚寒性脘腹疼痛、呕吐、泻痢、吐血、便血、崩漏等。

实用妙方

治小儿久病吐泻、面色青白、四肢发凉、大便溏薄、四肢抽搐： 胡椒、炮姜、肉桂、丁香各3克，灶心土90克。先以灶心土煎汤，澄清后放入剩余药材煎汤，频服。

治产后恶露不尽等： 川芎3克，当归12克，炮姜1.2克，桃仁10粒，炙甘草、荆芥炭、乌梅炭、炒蒲黄各1.5克。将以上药材加入大枣，加水煎服。

第十章 止血药

别名 桎木柴、檵花、继花、檵树、刺木花、满山白　　**来源** 金缕梅科植物檵木的根、叶和花

檵木

性味归经
- 性平，味苦、涩；归肝、胃、大肠经。

用法用量
- 煎汤，花 6～10 克，叶 15～30 克，根 30～60 克；外用适量，捣敷。

功效主治
- 收敛止血，清热解毒，止泻。花用于血痢、血崩、遗精、泄泻；叶用于止血；根用于跌打损伤。

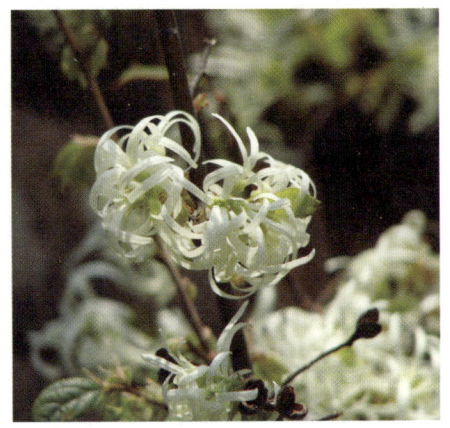
（花）采收：清明前后采收

实用妙方

治遗精： 檵木花 12 克，猪瘦肉 120 克。将以上材料加水炖煮，食肉喝汤，每日 1 剂。(《江西草药》)
治咳血： 檵木根 120 克，加水煎服。(《江西草药》)
治鼻衄： 檵木花 12 克，加水煎服。(《江西民间草药》)

别名 红踯躅、山踯躅、杜鹃、山石榴、映山红、满山红、清明花　　**来源** 杜鹃花科植物杜鹃花的花和叶

杜鹃花

性味归经
- 性平，味甘、酸；归脾、肝、肾经。

用法用量
- 煎汤，10～30 克。

功效主治
- 活血调经，止血，祛风湿。用于月经不调、闭经、崩漏、吐血、跌打损伤、风湿痛等症。

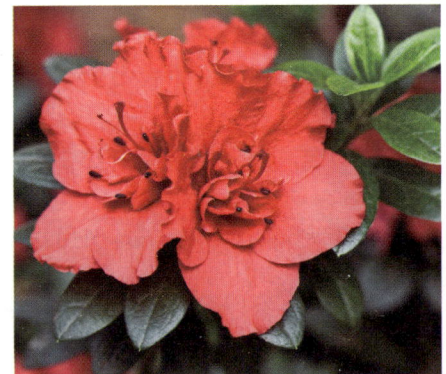
采收、存储：4～5 月花盛开时采收，烘干

实用妙方

治外伤出血： 鲜杜鹃花叶 11.3 克，捣烂，外敷于伤处。
治眼睛外伤红肿： 鲜杜鹃花嫩叶 18.8 克，母乳少许。用冷开水将杜鹃花嫩叶洗净，捣烂后调入母乳，外敷于伤处。
治疗疮痈疖、外伤出血： 鲜杜鹃花叶 37.5 克，洗净，捣烂外敷于患处。

别名 槐蕊、槐米、槐花炭　　**来源** 豆科植物槐的干燥花及花蕾

槐花

性味归经
- 性微寒，味苦；归肝、大肠经。

用法用量
- 煎汤，5~10克，或入丸、散；外用适量，煎水熏洗或研末撒。

功效主治
- 清热，凉血止血。用于便血、痔血、血痢、尿血、吐血、崩漏、赤白下痢、痈疽疮毒、头痛眩晕等。

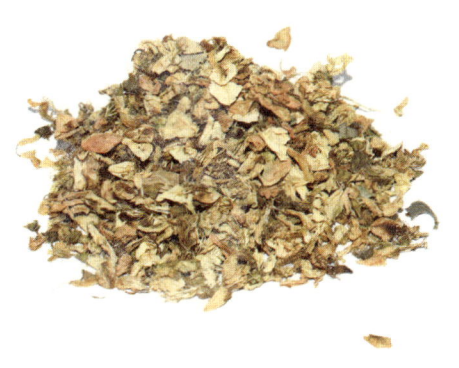

家用养生
- 代茶饮：槐花25克，地榆50克，蜂蜜适量。将槐花和地榆水煎取汁，放温后加适量蜂蜜调味，代茶饮。可清热凉血。
- 煮粥：槐花20克，侧柏叶、牡丹皮各10克，大米50克，冰糖适量。将药材水煎，取汁。将药汁与大米共煮粥，粥将熟时加冰糖。可治脱发、头痛。
- 蒸食：槐花500克，洗净后蒸熟，加盐、麻油、蒜汁调味食用。可清肝明目。
- 研末：槐花(炒)、牡蛎(煅)各等份。以上药材研末，每服9克，以黄酒调下。可治白带不止。

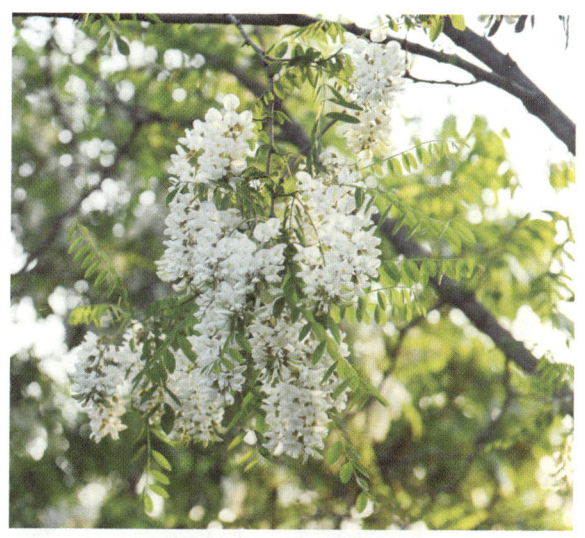

落叶乔木，圆锥花序顶生，花冠蝶形，乳白色

📖 实用妙方

治肠内脏毒下血、肛裂、痔疮出血等：槐花、侧柏叶各12克，荆芥穗、枳壳各6克。将以上药材加适量清水煎煮，去渣温服。(《本事方》槐花散)

治肠澼下血、湿毒下血等：川芎1.2克，青皮、槐花、荆芥穗、熟地黄、白术各1.8克，当归身、升麻各3克。将以上药材均研为细末，每次6克，以开水或米汤调服。(《兰室秘藏》槐花散)

治大肠下血：槐花、荆芥穗各等份。以上药材研为细末，每服6克，温水送服，每日早、晚各1次。

治赤白痢疾：槐花10克，白芍6克，枳壳3克，甘草1.5克。以上药材加水煎服。

治烧烫伤：鲜槐花30克，洗净晾干，炒黄研末；加香油10毫升熬开，加入槐花末调成糊，涂搽患处，每日3次。

别名 木蛾、耳子、木耳、木菌、云耳、木茸　　**来源** 木耳科真菌黑木耳的子实体

黑木耳

性味归经
- 性平,味甘;归胃、大肠经。

用法用量
- 煎汤,3～10克,或炖汤、烧炭存性后研末。

功效主治
- 补血止血,润肺,润肠通便,滋阴益胃。用于肠风、血痢、小便淋血、崩漏、痔疮等症。

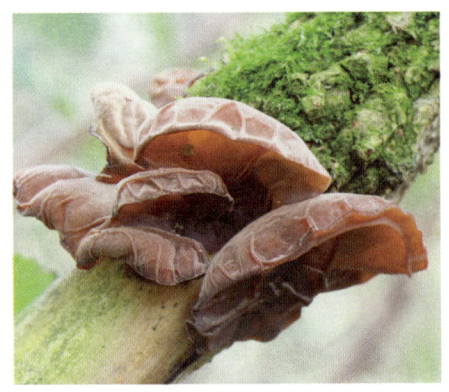

采收、存储:夏、秋季采收,晒干

实用妙方

治月经过多、淋漓不止、赤白带下: 黑木耳适量,焙燥,研细,每次3～6克,每日2次,以红糖水送服。

治崩漏: 黑木耳60克,加水煮烂,加红糖60克,每日服2次。

治大便下血: 黑木耳10克,柿饼2个。将以上药材加水200毫升,煮烂吃下,每日2次,5日痊愈。

治贫血: 黑木耳30克,大枣30枚。将以上药材煮熟服食,也可加红糖调味。

别名 对叶莲、鸡骨草、铁菱角、败毒草、蜈蚣草、水柳、马鞭草　　**来源** 千屈菜科植物千屈菜的全草

千屈菜

性味归经
- 性寒,味苦;归大肠、肝经。

用法用量
- 煎汤,10～30克;外用适量,研末敷或捣敷、煎水洗。

功效主治
- 清热解毒,收敛止血。用于痢疾、泄泻、便血、疮疡溃烂、吐血、外伤出血等。

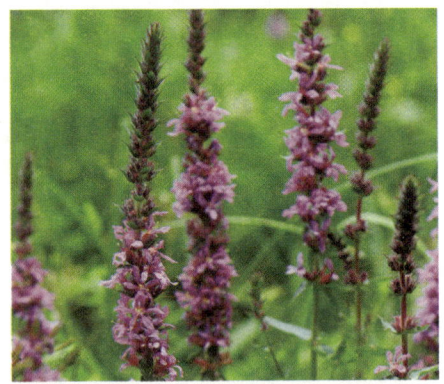

炮制:洗净,切碎,鲜用或晒干

实用妙方

治痢疾: 千屈菜15克,陈茶叶12克。以上药材加水煎服。(南药《中草药学》)

治吐血、衄血、便血: 千屈菜、墨菜各15克,大枣5枚。以上药材加水煎服。

治溃疡: 千屈菜叶、向日葵盘各适量。以上药材晒干,研末,用蜂蜜搽患处,再用药末敷患处。

治外伤出血: 千屈菜鲜草适量,捣烂绞汁,外用。或干草研末后撒布上,然后包扎患处。

别名 茶花、曼阳罗树、宝珠山茶、红茶花、宝珠花、一捻红　　**来源** 山茶科植物山茶的花

山茶花

性味归经
- 性凉，味甘、苦、辛、涩；归肝、肺经。

用法用量
- 煎汤，5～10克，或研末；外用适量，研末后以麻油调涂。

功效主治
- 凉血止血，散瘀消肿。用于吐血、咳血、便血、痔血、血淋、血崩、带下、跌扑损伤等。

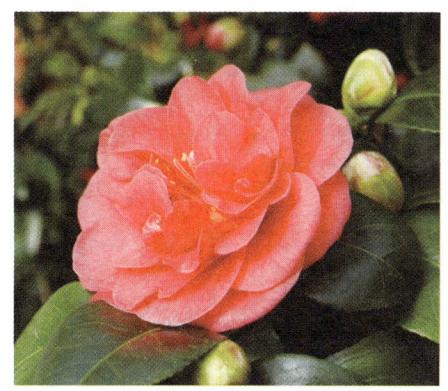

采收：4～5月花朵盛开期分批采收

实用妙方

治吐血咳嗽： 山茶花适量，取1朵在瓦上焙黑色，调红糖，日服适量。再取山茶花10朵，红花1.5克，白及50克，大枣200克，加水煎至1碗，服用；渣再服，大枣不拘时食用。（王玷桂《不药良方》）

治赤痢： 山茶花适量，阴干研末，加白糖拌匀，放饭锅上蒸3～4次服用。（《救生苦海》）

治痔疮出血： 山茶花适量，研末，以开水冲服。（《本草纲目拾遗》）

别名 安石榴、金罂、金庞、天浆、若榴、丹若、珠实　　**来源** 石榴科植物石榴的干燥花朵

石榴花

性味归经
- 性温，味酸、涩；归脾、肾经。

用法用量
- 煎汤，0.3～0.6克，或入散剂；外用适量，研末撒或调敷。

功效主治
- 活血止血，祛瘀止痛。用于鼻衄、吐血、中耳炎、创伤出血、月经不调、牙痛等症。

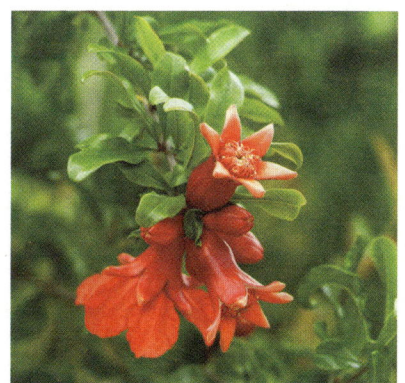

采收：夏季采集开放的石榴花

实用妙方

治中耳炎： 石榴花适量，焙干，加冰片少许，研细末，吹入耳内。

治外伤出血： 石榴花、白菜各等份。以上材料晒干研末，敷于伤口，外用敷料压迫即可。

治崩漏带下： 石榴花3～5克，加水煎煮，加黄酒少许饮服。

治烧烫伤： 石榴花（或石榴皮）适量，研细，加麻油，调敷于伤处。

第十章 止血药

别名 吴葵华、棋盘花、蜀其花、蜀季花、木槿花、公鸡花　　**来源** 锦葵科植物蜀葵的花

蜀葵花

性味归经
- 性凉，味甘、咸；归肝、大肠、小肠经。

用法用量
- 煎汤用 3～9 克，或研末用 1～3 克；外用适量，研末敷或鲜品捣敷。

功效主治
- 通利大小便，和血止血，解毒散结。用于吐血、衄血、月经过多、痈疽疖肿、烧烫伤等症。

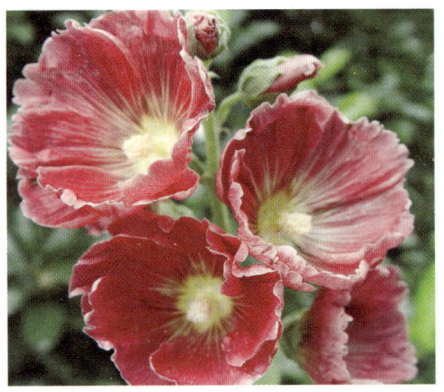

采收：夏、秋季采收，晒干

📖 实用妙方

治月经不调：蜀葵花 3～9 克，加水煎服。(《浙江药用植物志》)
治大小便不畅：蜀葵花 6 克，加水煎服。(《青岛中草药手册》)
治尿路结石：蜀葵花 90 克，研末，每日服 2 次，每次服 6 克，以温开水送服。(《湖北中草药志》)
治喉中有异物感：蜀葵花 3 克，加开水泡，代茶饮。(《湖北中草药志》)

别名 红铁树、铁树、朱竹、铁蓬草、红叶铁树　　**来源** 龙舌兰科植物朱蕉的叶或根

朱蕉

性味归经
- 性微寒，味甘、淡；归心、肺、胃经。

用法用量
- 煎汤 15～30 克，鲜品 30～60 克，或绞汁。

功效主治
- 凉血止血，散瘀定痛。用于胃痛、咳血、吐血、尿血、崩漏、筋骨痛、跌打肿痛等。

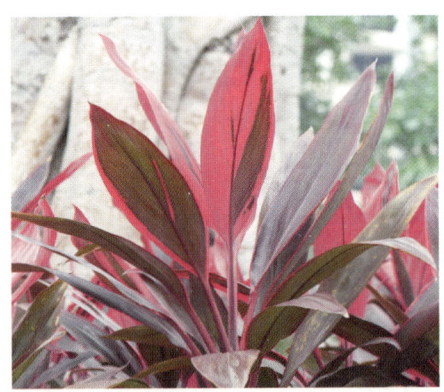

采收、炮制：随时可采，鲜用或晒干

📖 实用妙方

治肺热咯血：朱蕉叶 30 克，莲藕 2500 克。将以上药材共捣烂，绞汁饮服。(《新会草药》)
治咳嗽吐血、衄血：朱蕉叶 125 克，同猪心或猪肺煲服。(《广西民间常用草药》)
治血尿初起：朱蕉叶 7 片，加水煎服。(《新会草药》)
治月经过多、白带异常：鲜朱蕉叶 60～90 克，加水煎服。(《广西中草药》)

第十一章

驱虫药

能将肠道内的寄生虫杀死或驱出体外的药物,即可称为驱虫药。这一类药物主要用于治疗肠内寄生虫引起的疾病,患者常见有腹胀、腹痛、厌食、面黄消瘦等症状。一般在空腹时服用驱虫药,这样方便药物和虫体接触,更好地发挥驱虫效果。常见的驱虫药有苦楝皮、南瓜子、使君子、槟榔等。此外,有些驱虫药有毒,应严格控制用量,否则会损伤正气或中毒,孕妇和老弱者更应该慎用。

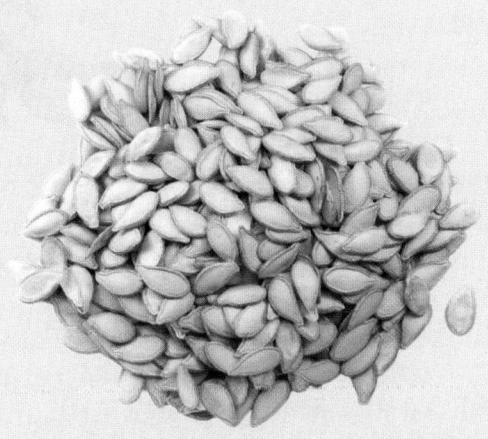

别名 索子果、留球子、五棱子、君子仁、冬均子、山羊屎　　**来源** 使君子科植物使君子的成熟果实

使君子

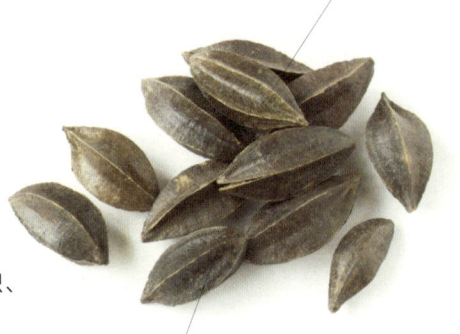

有5条纵棱，偶有4～9棱

呈黑褐色至紫褐色，平滑

性味归经
- 性温，味甘；归脾、胃经。

用法用量
- 煎汤，6～15克，入丸、散或去壳炒香后嚼服。

功效主治
- 驱虫杀虫，健脾和胃，消积。用于蛔虫腹痛、小儿疳积、乳食停滞、腹胀、泻痢等。

实用妙方

治小儿蛔虫病： 使君子（去壳取仁）3.8克，苦楝根皮5.6克，槟榔7.5克。将以上药材加水煎服。

治小儿疳积： 夜明砂、芜荑、使君子各60克，人参、白术、茯苓、芦荟、甘草各15克。将以上药材共研细末，每服3～6克，布包，加猪瘦肉60克，加水同煮，肉烂后去袋，让小儿食用熟肉与汤汁。（《补要袖珍小儿方论》布袋丸）

别名 彼子、榧实、柀子、玉山果、赤果、玉榧、香榧、野杉子　　**来源** 红豆杉科植物榧树的种子

榧子

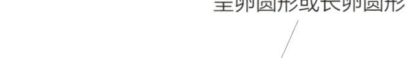

呈卵圆形或长卵圆形

呈灰黄色或淡黄棕色，有纵皱纹

性味归经
- 性平，味甘、涩；归大肠、胃、肺经。

用法用量
- 煎汤，15～50克；嚼服，10～40枚，或入丸、散。

功效主治
- 杀虫消积，润肺止咳，润燥通便。用于肠道寄生虫病、小儿疳积、肺燥咳嗽、肠燥便秘、痔疮等症。

实用妙方

治绦虫病： 榧子49枚，每日食7枚，连服7日。（《食疗本草》）

治痔疮便秘： 榧子适量，炒熟后嚼服。

治蛔虫病、蛲虫病等： 榧子（切碎）、使君子仁（切细）、大蒜瓣（切细）各30克。以上药材水煎去渣，每日3次，食前空腹服。（《现代实用中药》）

别名 槟榔子、大白、槟榔玉、大腹槟榔、花大白、大腹子 **来源** 棕榈科植物槟榔的种子

槟榔

性味归经
- 性温，味苦、辛；归胃、大肠经。

用法用量
- 煎汤，6~15克，或入丸、散。

功效主治
- 驱虫，消积，下气，行水，截疟。用于虫积、食滞、脘腹胀痛、泻痢后重、脚气、水肿、疟疾等症。

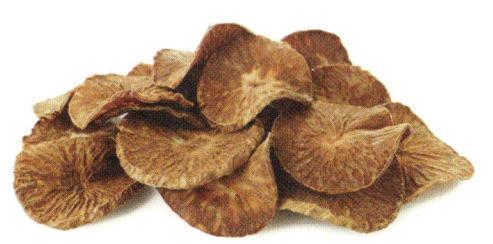

家用养生
- 研末：槟榔适量，研成细末，吹入耳中。可治耳朵脓疮。
- 煮粥：槟榔5克，马齿苋20克，大米50克。先将马齿苋洗净，切碎，然后将槟榔和大米共煮粥，粥将熟时，放入马齿苋再煮3分钟，加白糖调味。可清热益胃。
- 煮粥：陈皮5克，鸡内金、槟榔各8克，生麦芽25克。将前3味药材煎煮30分钟，去渣，加生麦芽煮成粥。
- 煎水洗：槟榔适量，煎水洗。可治阴毛生虱。

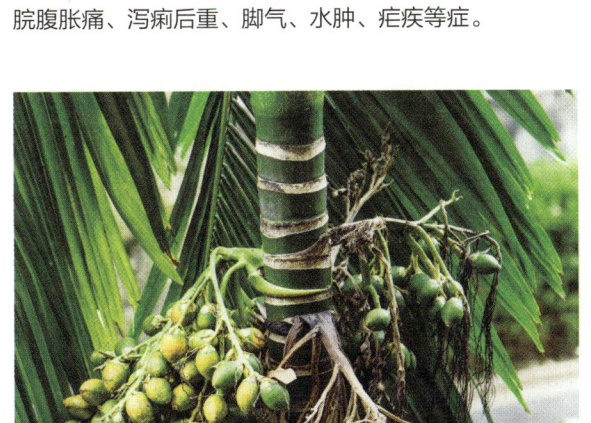

坚果呈卵圆形或长圆形，熟时呈红色

实用妙方

治疟疾发作，较久不止： 常山、草果、槟榔、知母、贝母、乌梅各9克，生姜3片，大枣3枚。将以上药材加适量清水煎煮，煮沸后入陈酒10毫升，在疟疾发作前2~3小时顿服。（《汤头歌诀》常山饮）

治蛔虫搅动、心腹作痛、痔疮痒痛： 大黄450克，木香、槟榔、诃子、附子、羌活、鹤虱、干姜各315克。将以上药材共研末，炼蜜为丸，如梧桐子大，每服30丸，以陈皮汤送下，女性以醋汤服下。（《太平惠民和剂局方》集效丸）

治肠道鞭虫病： 槟榔（打碎）50克，水煎2次，将药液混合后加入20克蔗糖拌匀。每日早、晚饭前分服，连服10剂。

治蛲虫病： 槟榔、土茯苓各30克。以上药材水煎，空腹服，每日1剂。另取百部30克，煎水洗肛门，每日2次，连用4~12日。

别名 南瓜仁、窝瓜子、白瓜子、金瓜米、倭瓜子、北瓜子　　**来源** 葫芦科植物南瓜的种子

南瓜子

性味归经
- 性平，味甘；归大肠、胃经。

用法用量
- 煎汤、研末或制成乳剂，30～60克；外用适量，煎水熏洗。

功效主治
- 杀虫，下乳，利水消肿。用于绦虫病、蛔虫病、血吸虫病、钩虫病、产后缺乳、手足浮肿、痔疮等。

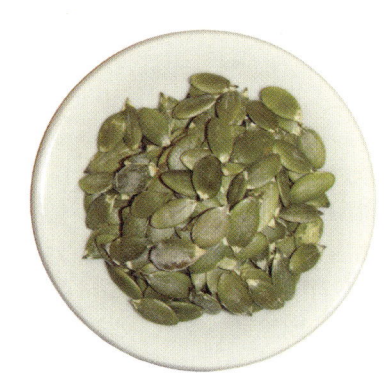

家用养生

- **嚼服**：南瓜子适量，去皮嚼服。有补中益气、消炎止痛、解毒杀虫、降糖止渴等作用，可治久病气虚、便溏、糖尿病、蛔虫病等症。
- **涂抹**：南瓜子100克，水煎取汁，涂抹患处，每日2次，连用数日。可治内痔。
- **煎汤**：南瓜子15克，薏苡仁20克。以上药材加水煎服。可治手足浮肿。
- **煎汤**：南瓜子30克，炒熟，加水煎服。可治产后手脚浮肿。

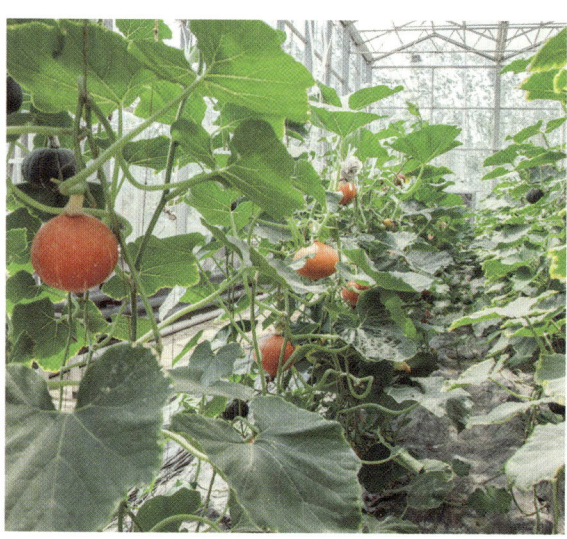

采收：秋季采摘成熟果实，取出种子

实用妙方

治蛔虫病：南瓜子30克，去皮；蜂蜜适量。将南瓜子捣碎，加开水、蜂蜜拌成糊，温水送服。(《闽东本草》)

治血吸虫病：南瓜子、白糖各适量。将南瓜子炒黄，研成细末。每日60克，分成2次，加白糖开水冲服。

治绦虫病：南瓜子30～60克，去皮，捣碎，加适量水制成乳剂，放入冰糖(或蜂蜜)化匀，空腹顿服。或将南瓜子榨油，每次服用13～30滴。或南瓜子、石榴根皮各30克，水煎服，每日3次，连服2日。

治营养不良、面色萎黄：南瓜子、花生仁、核桃仁各适量。以上材料嚼服。(《四川中药志》)

治小儿咽喉痛：南瓜子晒干，用冰糖煎汤，每日服6～9克。

别名 龙芽草、仙鹤草、脱力草、狼牙草、黄龙尾　　**来源** 蔷薇科植物龙芽草的地下冬芽

鹤草芽

性味归经
- 性凉，味苦、涩；归肝、小肠、大肠经。

用法用量
- 研粉，9～30克。

功效主治
- 驱虫，收敛，止血，止痢，杀虫。用于赤白痢疾、劳伤脱力、痈肿、创伤出血、绦虫病等。

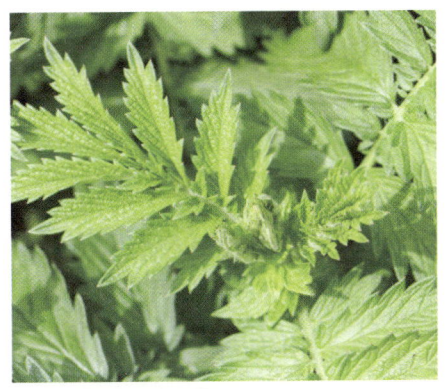

叶为间断奇数羽状复叶，一般有小叶3～4对

实用妙方

治绦虫病： 鹤草芽30克，研成细末，晨起空腹顿服。一般服药后5～6小时可排出虫体。
治金疮： 鹤草芽适量，捣烂，贴敷于患处，每日1剂。
治吐血、衄血、肠炎、赤痢便血： 鲜鹤草芽50克，加水煎服。
治鼻衄、大便下血： 鹤草芽、蒲黄、茅草根、大蓟各适量。上药加水煎服。（《四川中药志》）

别名 雷矢、雷实、竹苓、竹林子、竹铃芝、木连子　　**来源** 多孔菌科真菌雷丸的菌核

雷丸

性味归经
- 性寒，味微苦；归胃、大肠经。

用法用量
- 研末，15～20克。

功效主治
- 杀虫消积。用于绦虫病、钩虫病、蛔虫病、虫积腹痛、小儿疳积等。

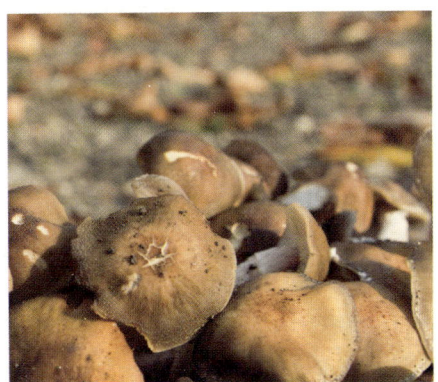

采收：秋季选枝叶枯黄的病株，挖取根部菌核

实用妙方

治绦虫病、钩虫病、蛔虫病： 雷丸（炮）、川芎各30克。以上药材捣罗为细散，每服5克，空腹煎粟米饮调下，晚上、次日晨起各1次。（《圣济总录》雷丸散）
治疳积： 雷丸、使君子（炮，去壳）、鹤虱、榧子肉、槟榔各等份。以上药材研为细末，每服3克，以温米汤调下。（《杨氏家藏方》雷丸散）

别名 楝皮、楝根木皮、楝木皮、双白皮、楝根皮、川楝皮　　**来源** 楝科植物楝和川楝的树皮及根皮

苦楝皮

性味归经
- 性寒，味苦，有毒；归胃、脾、肝经。

用法用量
- 煎汤，6~15克，或入丸、散；外用适量，煎水洗或研末调敷。

功效主治
- 燥湿，杀虫，疗癣。用于蛔虫病、蛲虫病、虫积腹痛、阴道滴虫病、疥癣、风疹等。

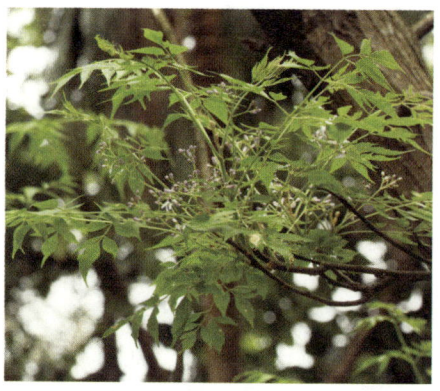

采收：春、秋季剥取干皮或根皮

📖 实用妙方

治蛲虫病： 苦楝皮、苦参各10克，蛇床子5克，皂荚2.5克。将以上药材共研为细末，炼蜜为丸，如大枣大，塞入肛门内。

治痢疾： 苦楝皮10克，骨碎补、檵木花各8克，荆芥、木香各5克。以上药材加水煎服。

治小儿秃疮及诸恶疮、蠷螋疮： 苦楝皮烧灰，与适量猪膏拌匀，敷于患处。(《千金方》)

别名 黄榆、毛榆、山榆、殿蘼、无夷、白芜荑　　**来源** 榆科植物大果榆种子的加工品

芜荑

性味归经
- 性温，味苦、辛；归脾、胃经。

用法用量
- 煎汤，3~10克，或入丸、散；外用适量，研末调敷。

功效主治
- 杀虫消积，除湿止痢，外用祛湿，杀虫止痒。用于虫积腹痛、小儿疳积、久泻久痢、疮疡、疥癣等。

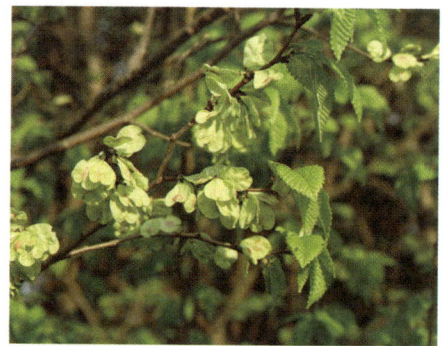

采收：夏季果实成熟时采下

📖 实用妙方

治蛔虫病： 芜荑、雷丸各15克，干漆30克。将以上药材共研为细末，每服9克，水煎，去渣，温服，不拘时服。

治久患脾胃气泄不止： 芜荑150克，捣成细末，以饭糊丸。每日午饭前用米汤送服30丸。

治诸虫病： 生芜荑、生槟榔各200克。以上药材研末，做成饼丸，如梧桐子大，蒸熟，每服20丸，以白汤送下。

第十二章
消食药

消食药是以消食化积、增进食欲为主要功效的药物，又可称为消导药或助消化药。这类药味甘，性平，少数偏温，主归脾、胃经。主要适用于食积停滞不化所导致的脘腹胀满、不思饮食、恶心呕吐及泄泻、大便失常、消化不良等症。消食药的功能有所不同，所以应根据患者的不同症状和病因，辨别其病变部位，选择适当的消食药进行治疗。

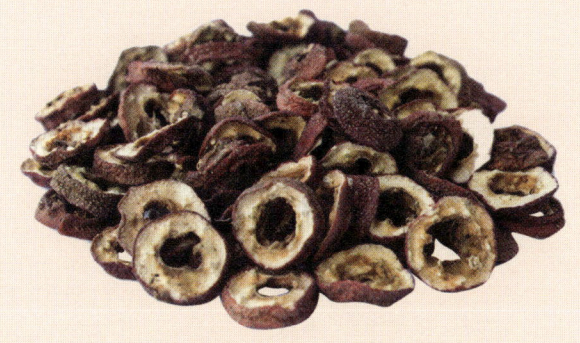

别名 山红果、山梨果、胭脂果、海红、棠球子　　**来源** 蔷薇科植物山楂或野山楂的干燥成熟果实

山楂

性味归经
- 性微温，味甘、酸；归脾、胃、肝经。

用法用量
- 煎汤，3~10克，或入丸、散；外用适量，煎水洗或捣敷。

功效主治
- 消食化积，活血散瘀。用于积食、脘腹胀痛、泄泻痢疾、血瘀痛经、闭经、恶露不尽、产后腹痛等。

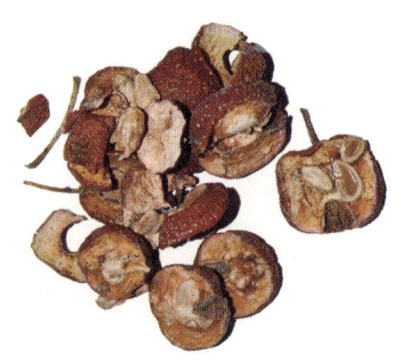

家用养生
- 代茶饮：山楂、当归各10克，白鲜皮、刺蒺藜各5克。将以上药材以沸水冲泡，闷约20分钟，代茶饮。可祛斑美颜。
- 代茶饮：山楂15克，荷叶12克。以上药材水煎取汁，代茶饮。可排毒消脂。
- 炖汤：山楂15克，大枣10枚，山药200克，冰糖适量。将以上食材清洗干净，切好，一起入锅炖至山药熟软，加入冰糖调味。可健脾益胃、滋肾益精、降压降脂。
- 煎汤：山楂120克，加水煮食，并饮其汁。可治食肉不消。

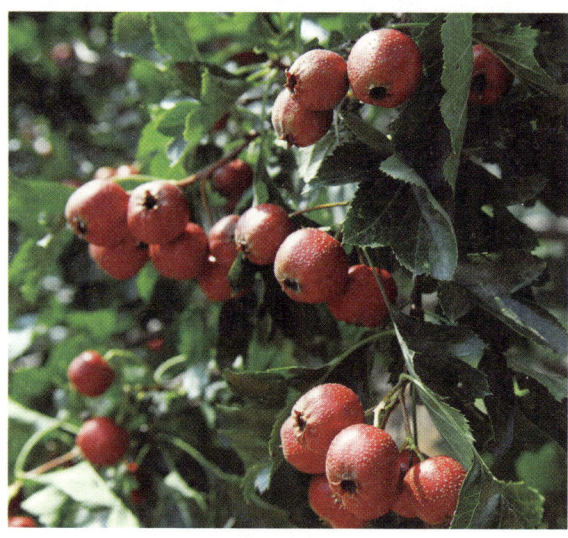

采收：9~10月果实成熟后采收

实用妙方

治食滞中焦、脘腹胀满引起的呃逆或嗳气、不思饮食：莱菔子、焦山楂、麦芽、神曲各10克，厚朴、酒大黄、枳实各6克。将以上药材加水煎煮，去渣温服。(《温病刍言》宽中降逆汤)

治一切食积：山楂、白术各200克，神曲100克。将以上药材共研为细末，蒸熟，制成丸，如梧桐子大，每服70丸，以温汤送服。

治脾虚食滞、腹胀食少、大便溏稀：山楂、白术各60克，炒神曲、半夏、茯苓各30克，陈皮、莱菔子、连翘各15克。将以上药材研为末，粥糊为丸，每服6~9克，以温水送下。(《丹溪心法》大安丸)

治功能性痛经：山楂(去核)50克，葵花籽(不去皮)25克。将以上药材烤干后粉碎，过筛，制成散剂，以红糖水送服。经前1日开始服用，每日1剂，分2次服用。

别名 萝卜子、芦菔子、菜头子、萝白子　　**来源** 十字花科植物萝卜的干燥成熟种子

莱菔子

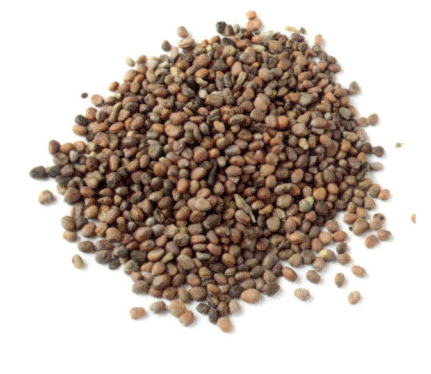

性味归经
- 性平，味辛、甘；归脾、胃、肺经。

用法用量
- 煎汤，5～10克，或入丸、散；外用适量，研末调敷。

功效主治
- 下气祛痰，消食消积。用于食积气滞、脘腹胀满、腹泻、下痢后重、气逆喘满、咳嗽痰多等。

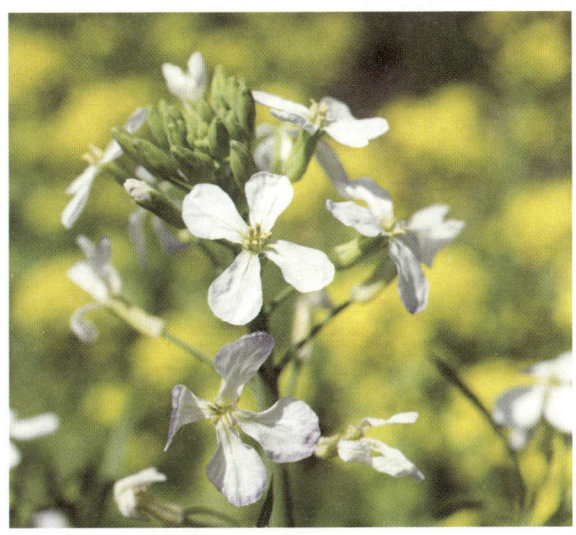

采收：5～8月果实成熟时采割植株，打下种子

家用养生

- 煮粥：莱菔子12克，大米50克。将莱菔子和大米共煮成粥，每日早、晚趁温热食用。可治慢性气管炎。
- 炖汤：莱菔子10克，胡萝卜适量。将莱菔子装入纱布袋中，胡萝卜洗净切碎末。将纱布袋、胡萝卜入锅同煮至胡萝卜熟，取出莱菔子，连汤食用，每日1次。可降压、消食。
- 煎汤：莱菔子、大黄各10克，芒硝24克，白芥子9克。将以上药材加水煎煮，去渣，取汁温服，每日1剂。可治癫狂。

实用妙方

治咳嗽喘逆、胸膈痞满： 白芥子6克，紫苏子、莱菔子各9克。将以上药材均捣碎，用纱布包裹，煎汤频服。（《韩氏医通》三子养亲汤）

治消化不良： 山楂180克，神曲60克，半夏、茯苓各90克，陈皮、连翘、莱菔子各30克。将以上药材均研为末，炊饼丸如梧桐子大。每服70～80丸，饭前2小时服用，以白汤送下。（《丹溪心法》保和丸）

治高血压： 莱菔子、决明子各15克。以上药材以沸水冲泡，代茶饮。

治小儿疳积： 莱菔子20克，醋适量。将莱菔子炒制后研为细末，用醋调成糊，贴敷于神阙穴（肚脐眼），用双层消毒纱布固定，每日2次。

治大便秘结： 莱菔子适量，以小火炒黄，研成末。每服30克，以温水送服。

治高脂血症： 莱菔子、白芥子、决明子各30克。以上药材水煎取汁，分早、晚服，每日1剂。

别名 捣芽、栗芽、蘖米、谷蘖、谷芽　　**来源** 禾本科植物粟的成熟果实经发芽干燥的加工品

稻芽

性味归经
- 性温，味甘；归脾、胃经。

用法用量
- 煎汤，10～15克，大剂量可用至30克，或研末。

功效主治
- 行气和中，消食消胀，健脾开胃。用于食积不消、腹满泄泻、脾虚少食、食欲不振等。

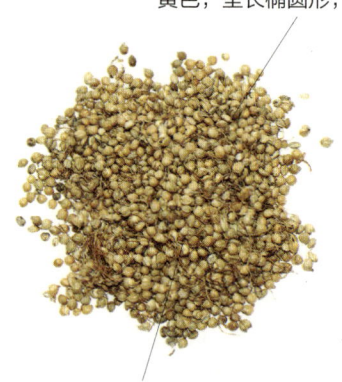

黄色，呈长椭圆形，两端略尖

浆片内伸出淡黄色的初生根

📚 实用妙方

治腹胀：稻芽适量，研为末，加生姜汁及少许盐和匀，再加炙甘草、砂仁、白术（麸炒）末制成丸。以温水送服，每次10克，每日3次。

治脾胃虚弱型泄泻：稻芽、茯苓、芡实、神曲、山楂、白扁豆、泽泻、甘草各等份。将以上药材加水煎服。（《麻疹集成》健脾止泻汤）

别名 鸡食皮、鸡肫皮、鸡合子、鸡肫、鸡中金、化石胆　　**来源** 雉科动物鸡的沙囊内膜

鸡内金

性味归经
- 性平，味甘；归脾、胃、小肠、膀胱经。

用法用量
- 煎汤或入丸、散，3～10克，研末，1.5～3克；外用适量，研末调敷或生贴。

功效主治
- 健脾益胃，散寒，消积，涩精止遗。用于消化不良、饮食积滞、嗳气、脘腹胀满等。

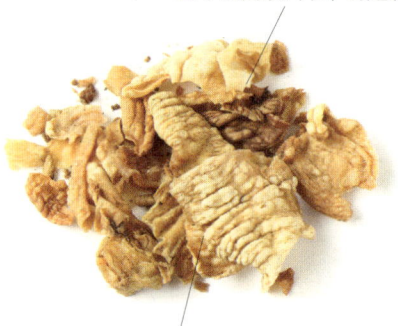

呈不规则囊片状，略卷曲

呈黄色、黄绿色或黄褐色，薄而半透明

📚 实用妙方

治脾胃湿寒、饮食减少、日久泄泻、完谷不化：白术120克，干姜、鸡内金各60克，大枣250克。先将白术、鸡内金各自轧细焙熟，再将干姜轧细，与大枣同捣如泥，做成小饼，置于炭火上炙干。空腹，当点心，细嚼咽服。（《医学衷中参西录》益脾饼）

别名 六神曲、陈曲　　**来源** 辣蓼、青蒿、杏仁泥、赤小豆、鲜苍耳子加面粉或麸皮发酵而成

神曲

性味归经
- 性温，味甘、辛；归脾、胃经。

用法用量
- 煎汤，10～15克，或入丸、散。

功效主治
- 消食消积，健脾开胃，和胃。用于食滞脘腹胀痛、食少纳呆、肠鸣腹泻等。

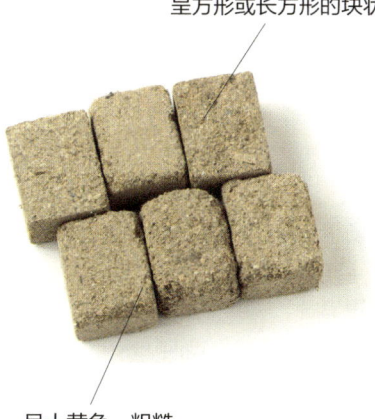

呈方形或长方形的块状

呈土黄色，粗糙

🔖 实用妙方

治脾胃俱虚、胸膈痞闷、口苦无味： 乌梅、干姜各120克，麦芽90克，神曲360克。将以上药材共研为细末，炼蜜为丸，如梧桐子大。每服20丸，以米汤送服，每日2次，不拘时服。

治休息痢，日夜不止，腹内冷痛： 神曲、芜荑、吴茱萸各等份。以上药材加水熬煮，加生姜汁和丸，如梧桐子大，食前用粥送服30丸。（《普济方》神曲丸）

别名 大麦芽、大麦毛、炒麦芽、焦麦芽、大麦蘖　　**来源** 禾本科植物大麦的发芽颖果

麦芽

性味归经
- 性平，味甘；归脾、胃、肝经。

用法用量
- 煎汤或入丸、散，10～15克，大剂量可用至30～120克。

功效主治
- 健脾开胃，消食和中，回乳。用于食积不消、脘腹胀满、食欲不振、呕吐泄泻、乳胀不消等。

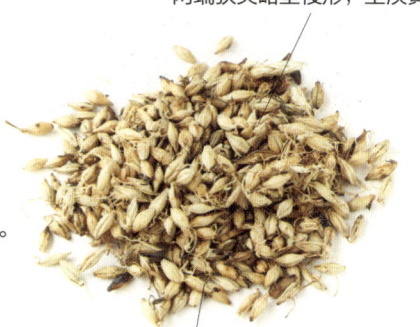

两端狭尖略呈梭形，呈淡黄色

基部胚根处长出胚芽及须根

🔖 实用妙方

治脾胃虚弱、不能消化水谷及胸膈痞闷： 神曲180克，乌梅肉（炒）、炮姜各120克，麦芽90克。将以上药材均研为细末，炼蜜为丸，每服6克，以米汤送下，每日3次。（《杂病源流犀烛》消谷丸）

治食少难消、脘腹痞闷、体倦少气： 白术75克，木香、黄连、甘草各22.5克，茯苓60克，人参45克，神曲、陈皮、砂仁、麦芽、山楂、山药、肉豆蔻各30克。以上药材加水煎服。

别名 鸡屎藤、女青、清风藤、主屎藤、鸡脚藤　　**来源** 茜草科植物鸡屎藤的全草及根

鸡矢藤

性味归经
- 性平，味甘、微苦；归心、肝、脾、肾经。

用法用量
- 煎汤、浸酒，10～15克；外用适量，捣敷或煎水洗。

功效主治
- 健胃消食，消肿止痛，化痰止咳，活血解毒。用于食积腹胀、小儿疳积、痢疾、水火烫伤、湿疹等。

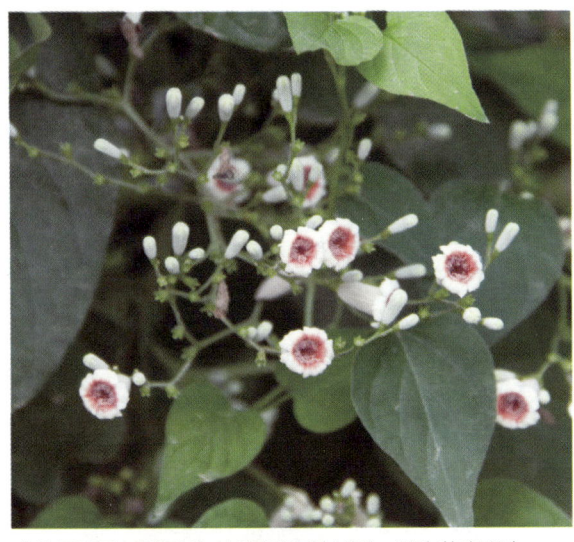

叶片呈卵形、椭圆形、长圆形至披针形，聚伞花序顶生

家用养生

- **煲汤**：鸡矢藤12克，猪肚1副。猪肚处理干净，洗好切条。将鸡矢藤、猪肚一起入锅煲2小时，拣去药渣，加盐调味，喝汤食猪肚即可。可健脾胃、消肿痛。

- **入丸**：鸡矢藤叶50克，大米500克。鸡矢藤叶和浸泡过的大米放在石臼中研成粉状，然后用水和匀，掐成约小指大小似的小虫状粑仔。等锅中水烧开后，下粑仔，加适量红糖即可。可消食健胃、化痰止咳。

- **煎汤**：鸡矢藤30克，百部15克，枇杷叶10克。以上药材加水煎，取汁加盐调服。可治慢性气管炎。

📖 实用妙方

治气郁胸闷、胃痛、食积腹泻：鸡矢藤根30克，加水煎服。

治红痢：鸡矢藤120克，路边姜60克，猪瘦肉300克。先将猪瘦肉洗净，切块，放入砂锅中，加入清水，放入路边姜、鸡矢藤炖1小时，除去药渣，食肉喝汤。

治风湿关节痛：鸡矢藤30～60克，以酒水煎服。

治跌打损伤：鸡矢藤根、藤各120克。以上药材加酒水煎服。（《福建中草药》）

治小儿疳积：鸡矢藤干根15克，猪小肚1幅。以上药材加水炖服。（《福建中草药》）

治阑尾炎：鲜鸡矢藤根或茎叶30～60克，加水煎服。

治女性虚弱咳嗽、白带异常、腹胀：鸡矢藤根、红小芭煎头各120克。以上药材炖鸡饮服。（《重庆草药》）

治背疽：鲜鸡矢藤60克，加酒水煎服。药渣（或另用鲜叶捣烂）敷患处。

别名 隔山撬、白首乌、山瓜蒌、隔山牛皮消　　**来源** 萝藦科植物牛皮消、戟叶牛皮消的块根

隔山消

性味归经
- 性微温，味甘、微苦；归脾、胃、肾经。

用法用量
- 煎汤，6~15克，研末或浸酒；外用适量，鲜品捣敷。

功效主治
- 健脾胃，补肝肾，强筋骨，解毒。用于食欲不振、小儿疳积、肝肾两虚致腰膝酸软、疮痈肿痛等。

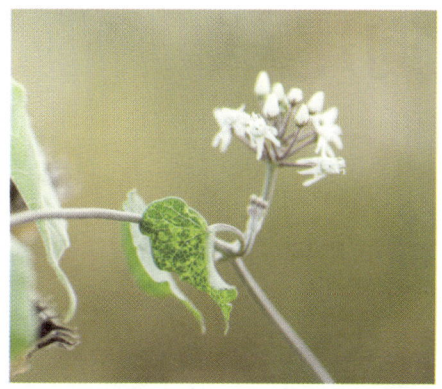

叶片呈心形至卵状心形，伞房状聚伞花序腋生

实用妙方

治食积饱胀：隔山消3克，研末，用开水吞服，每日1次。（贵州《常用民间草药手册》）

治食滞致脘腹胀满：隔山消、山当归、马兰各30克。以上药材加水煎服。

治气膈噎食：隔山消60克，鸡内金、胆南星、朱砂各30克，急性子6克。以上药材研末，炼蜜为丸，如小豆大，每服3克，以淡姜汤送服。（《孙天仁集效方》）

别名 臭阿魏、魏去疾、哈昔泥、五彩魏　　**来源** 伞形科植物阿魏、新疆阿魏、阜康阿魏的树脂

阿魏

性味归经
- 性温，味苦、辛；归肝、脾、胃经。

用法用量
- 入丸、散，1~1.5克；外用适量，熬药膏或研末入膏药。

功效主治
- 消积，杀虫。用于症瘕痞块、虫积、肉食积滞、心腹冷痛、疟疾、痢疾等。

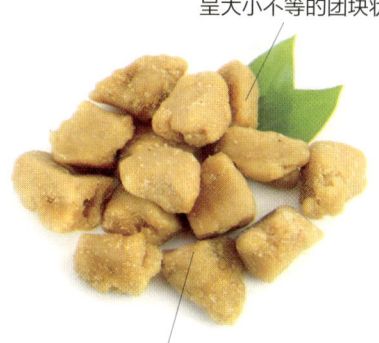

呈大小不等的团块状

呈蜡黄色至棕黑色

实用妙方

治小儿食积、腹痛：阿魏（醋浸1夜，研如泥）、黄连（炒）各15克，石碱（研成粉）9克，连翘45克，山楂肉、半夏（皂荚浸1夜）各30克。将以上药材均研末，用炒神曲糊丸，如莱菔子大，每服20丸，空腹以米汤饮下。

治瘀血阻滞：阿魏、柴胡、甘草各1.5克，当归尾、赤芍各4.5克，桔梗3克。以上药材加水煎服。

别名 莠、兔尾草、通天草、狐狸尾、狗尾仔、阿罗汉草、犬尾草　　**来源** 禾本科植物狗尾草的全草

狗尾草

性味归经
- 性平，味甘、微苦；归脾、胃、肝经。

用法用量
- 煎汤，6～12克，鲜品用30～60克；外用适量，煎水洗或捣敷。

功效主治
- 活血散瘀，祛湿，健脾消食，补气益肾。用于痈肿、疮癣、小儿脾胃虚弱、食欲不进、胃溃疡等。

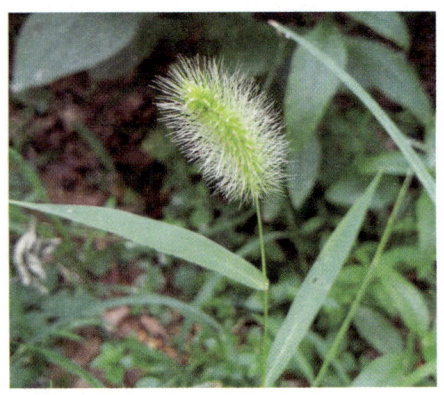

采收、存储：夏、秋季采收，晒干或鲜用

实用妙方

治胃气郁痛：狗尾草75克，白橄榄根、桂花根、佛手根各37.5克，猪瘦肉187.5克。将前4味药材加水3碗、酒3碗，加猪瘦肉炖烂，分3次服。

治食欲不振：狗尾草56.3克，小本山葡萄、小本牛乳埔、白橄榄根各30克，含壳草18.8克。以上药材加水6碗，煎至2碗，加猪瘦肉150克，炖烂，分2次服。

别名 青桐、桐麻豌、瓢儿果　　**来源** 梧桐科植物梧桐的种子

梧桐子

性味归经
- 性平，味甘；归胃、心、肺经。

用法用量
- 煎汤，3～9克，或研末，2～3克；外用适量，煅存性后研末敷。

功效主治
- 健脾和胃，顺气消食，止血。用于伤食、胃痛、小儿口疮、疝气、须发早白等症。

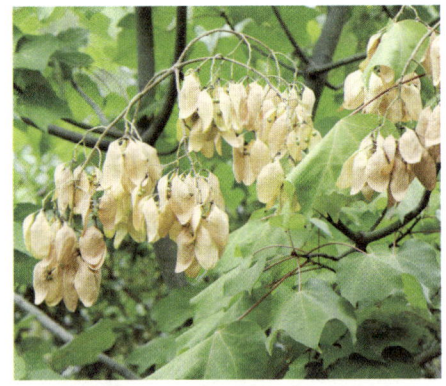

炮制：打落种子，除去杂质，晒干

实用妙方

治伤食腹泻：梧桐子适量，将其炒焦，研成细末，每服3克，以温水送服。

治口疮：梧桐子数枚，烧灰存性，研细为末，和鸡蛋清调成糊状，涂抹于患处，每日3次。

治疝气：梧桐子适量，炒香，剥壳食之即可。

治白发多：梧桐子、黑芝麻各9克，何首乌、熟地黄各15克。以上药材加水煎服。

第十三章

安神药

安神药是以宁心安神为主要功效，用于治疗心神不安的药物。根据药物来源和应用特点的不同，可将安神药分为重镇安神和养心安神两类。重镇安神药多为质地沉重的矿石类物质，如朱砂、琥珀、云母等，多用于心悸失眠、烦躁易怒、惊痫发狂等实证。养心安神药为植物药，常见的有酸枣仁、首乌藤、合欢皮及远志等，多用于心肝血虚、心神失养所致的心悸怔忡、失眠多梦等虚证。

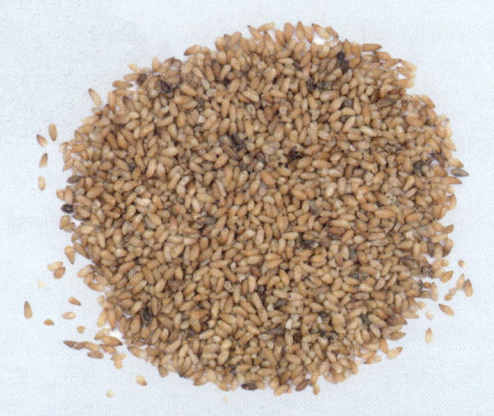

别名 丹粟、丹砂、朱丹、赤丹、汞沙、真朱、光明砂、辰砂　　**来源** 天然的辰砂矿石

朱砂

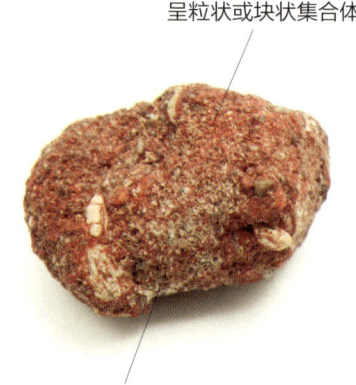

呈粒状或块状集合体

呈鲜红色或暗红色，手触之不染指

性味归经
- 性微寒，味甘；归心经。

用法用量
- 研末，0.3～0.9克，入丸、散或煎汤；外用适量，研末撒。

功效主治
- 镇心安神，清热明目，解毒。用于癫狂、惊悸、心烦、失眠、眩晕、目昏、肿毒、疮疡等。

📖 实用妙方

治心神昏乱、惊悸怔忡、夜寐不安： 朱砂、黄连各15克，当归、甘草各6克，生地黄9克。以上药材共研为细末，酒泡后蒸饼、丸如麻子大，以朱砂为衣，每服30丸，睡觉前含服。

治小儿夜啼： 伏龙肝末6克，朱砂3克，麝香少许。将以上药材研为末，制蜜丸如绿豆大，每服5丸，以桃符汤送下。（《普济方》）

别名 玄石、吸铁石、延年沙、玄武石、磁君、处石　　**来源** 氧化物类矿物磁铁矿的矿石

磁石

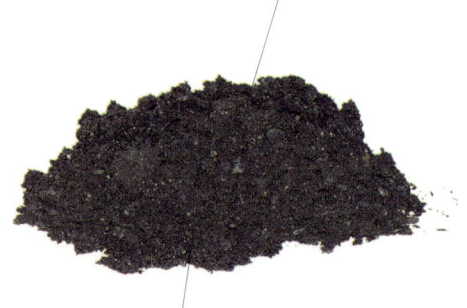

呈铁黑色，不透明，半金属光泽

体重，质坚硬，有土腥气

性味归经
- 性寒，味咸；归心、肝、肾经。

用法用量
- 煎汤，10～30克，或入丸剂；外用适量，研末敷。

功效主治
- 安神定惊，补肝肾，聪耳明目，纳气平喘。用于惊悸、失眠、肾虚喘逆、头目眩晕、耳鸣耳聋、惊痫、怔忡等。

📖 实用妙方

治肾虚喘逆、头目眩晕： 磁石30克，石菖蒲、川乌、巴戟天、黄芪、肉苁蓉、玄参各等份。将以上药材研成细末，炼蜜为丸，如梧桐子大，每服20丸，以盐酒汤送服。

治疗肿： 磁石适量，碱、醋各等份。将磁石研末，放入碱、醋拌匀，敷于疔肿处24小时，拔出疔根。（《古今录验方》）

别名 花龙骨、白龙骨　　**来源** 古代哺乳动物象类、犀牛类、三趾马等的骨骼化石

龙骨

性味归经
- 性平，味甘、涩；归心、肝、肾经。

用法用量
- 煎汤，12～30克，或入丸、散；外用适量，研末或调敷。

功效主治
- 镇惊安神，敛汗固精。用于惊痫癫狂、心悸怔忡、失眠健忘、头晕目眩、自汗盗汗、遗精遗尿等。

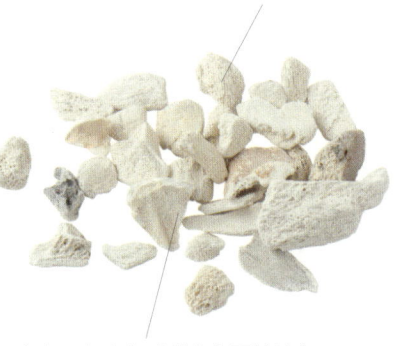

呈骨骼状或不规则块状，断面有蜂窝状小孔

呈白色、灰白色或黄白色至淡棕色

实用妙方

治健忘： 龙骨、虎骨、远志各等份。以上药材焙干，碾细，饭后服5克，每日2次。

治血崩不止： 煅龙骨、当归、炒香附各50克，棕毛灰15克。研为细末，每服12克，空腹以米汤调下。

治小便白浊、小便不利、遗精早泄： 菟丝子、韭菜子、牡蛎、龙骨、五味子、桑螵蛸、白石脂、茯苓各等份。将以上药材一起研末，酒糊为丸，如梧桐子大，每服9克，每日2次，空腹以盐汤送下。

别名 虎珀、江珠　　**来源** 古代松科植物的树脂埋藏地下经久凝结而成的碳氢化合物

琥珀

性味归经
- 性平，味甘；归心、肝、小肠经。

用法用量
- 入丸、散，0.9～1.8克；外用适量，研末点、撒。

功效主治
- 镇惊安神，散瘀止血，利水通淋，明目退翳。用于惊风癫痫、惊悸失眠、血淋血尿、产后腹痛、目生翳膜等。

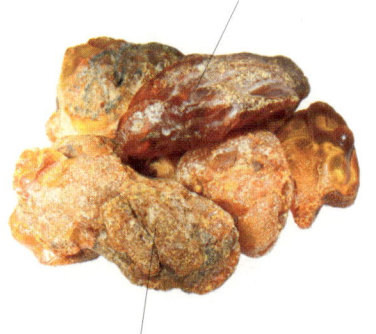

呈不规则块状、钟乳状、粗颗粒状

呈血红色、淡黄色至淡棕色或深棕色

实用妙方

治小便淋痛、灼热、脐腹疼痛： 琥珀、石韦、滑石、冬葵子、瞿麦各30克，当归、赤芍、木香各15克。将以上药材共研为细末，每服6克，以葱白汤调服。

治心血虚寒、怔忡不已、痰多恍惚： 龙齿、炮附子、远志、酸枣仁、当归、肉桂、琥珀、天南星、木香、沉香、紫石英、熟地黄各15克。上药研为细末，和为丸，每服9克，每日3次。（《济生方》）

第十三章 安神药

别名 紫芝、瑞草、三秀、红芝、丹芝、神芝、仙草　**来源** 多孔菌科真菌赤芝或紫芝的子实体

灵芝

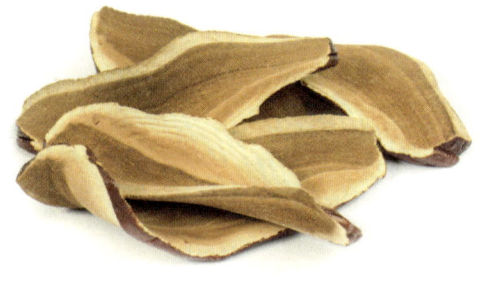

性味归经
- 性平，味甘；归心、肺、肝、肾经。

用法用量
- 煎汤，10～15克，研末，2～6克，或适量浸酒。

功效主治
- 安心神，益气血，健脾胃，止咳喘。用于心悸失眠、头晕、神疲乏力、虚劳、久咳气喘等。

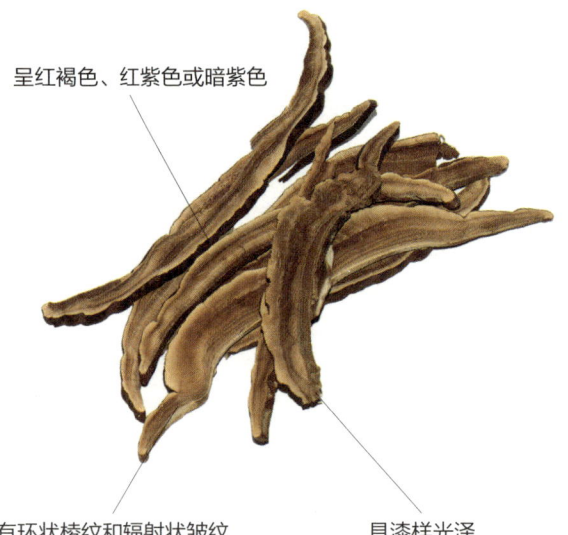

呈红褐色、红紫色或暗紫色

有环状棱纹和辐射状皱纹　　具漆样光泽

家用养生

- 代茶饮：灵芝适量，剪成碎块，放入茶杯，以开水冲泡，代茶饮。可治甲状腺功能亢进症、失眠、大便溏稀、腹泻等症。也可加水煎服，可煎煮3～4次。
- 煮粥：灵芝、枸杞子各10克，大米50克。将灵芝碾成细末，枸杞子、大米洗净，共煮粥，加白糖调味即可。有补益肝肾、延年益寿等作用。
- 煎汤：灵芝、山楂、何首乌各10克。将以上药材加水煎煮，去渣温服，时时饮服。可治痰浊阻滞型高脂血症。

📖 实用妙方

治肝肾阴虚、精血亏损所致的头昏头痛、失眠多梦等：灵芝、何首乌各500克，薏苡仁、核桃仁各250克。将灵芝、何首乌、薏苡仁加水反复煎煮，去渣浓缩，加蜜制膏，去渣温服，后将核桃肉研末兑入，频频冲服。（《医方新解》灵乌二仁膏）

治心脾两虚型失眠：灵芝15克，西洋参3克。以上药材加水煎服，时时饮用。

治神经衰弱、失眠、头晕：灵芝7.5克，水煎3次，将药液混合后，续服。

治哮喘：灵芝16克，半夏、厚朴各3克，紫苏叶6克，茯苓9克。以上药材用清水煎煮后加入冰糖，每日3次。

治高胆固醇血症：灵芝（切碎）、山楂各11.3克，菜瓜根18.8克。以上药材水煎3次，温服。

治积年胃病：灵芝1.5克，切碎，用老酒浸泡服用。《杭州药用植物志》

治血瘀型闭经：灵芝、川芎、白芍、厚朴、木香、桃仁各5克，当归、乌药、香附、牛膝各8克，红花、桂枝各4克，甘草3克。以上药材加水煎服，煎2次，每日1剂。

别名 柏实、侧柏子、柏子、柏仁　**来源** 柏科植物侧柏的干燥成熟种仁

柏子仁

性味归经
- 性平，味甘；归心、肾、大肠经。

用法用量
- 煎汤，10～15克，或入丸、散；外用适量，研末调敷或鲜品捣敷。

功效主治
- 养心安神，润肠通便，止血止汗，祛风清热。用于惊悸怔忡、失眠健忘、盗汗、肠燥便秘等。

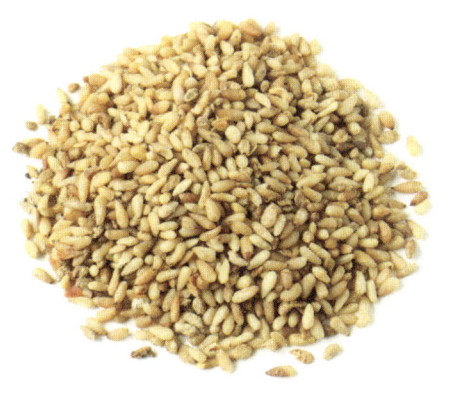

炮制：球果晒干，收集种子，碾去种皮，簸净

家用养生

- **入丸**：柏子仁、大麻子仁、松子仁各等份。以上药材一起研末，溶白蜡，制丸如梧桐子大，饭前以少铅丹服20～30丸。可治老年性虚秘。

- **入丸**：柏子仁、半夏曲各60克，牡蛎、人参、白术、麻黄、五味子各30克，净麸15克，大枣90克。以上药材研为细末，炼蜜为丸。每服6～9克，每日2次，开水送下。可治惊悸怔忡。

- **煎汤**：柏子仁、酸枣仁各10克，麦冬、党参各12克，五味子6克。水煎服。可治肝郁化火型失眠。

实用妙方

治女性更年期头晕头痛、焦虑忧郁、失眠多梦、健忘等：玄参、丹参、党参、柏子仁、酸枣仁、茯苓、浮小麦、白芍各10克，天冬、麦冬、远志、五味子、桔梗各5克，生地黄、熟地黄各12克，当归3克，牡蛎15克。以上药材加水煎服，每日1剂，16剂为1个疗程。(《首批国家级名老中医效验秘方精选》更年康汤)

治肝阳上亢所致、头目眩晕、心悸健忘、烦躁不宁、失眠多梦等：生山药、牛膝各30克，生赭石24克，生龙骨、生牡蛎、生地黄各18克，生杭芍、柏子仁各12克。以上药材加水煎服。(《医学衷中参西录》建瓴汤)

治脱发：当归、柏子仁各250克。以上药材共研为细末，炼蜜为丸，每日3次，每次饭后服6～9克。(《全国中草药新医疗法展览会技术资料选编》)

第十三章 安神药

别名 枣仁、山枣、炒枣核、酸枣核　　**来源** 鼠李科植物酸枣的干燥成熟种子

酸枣仁

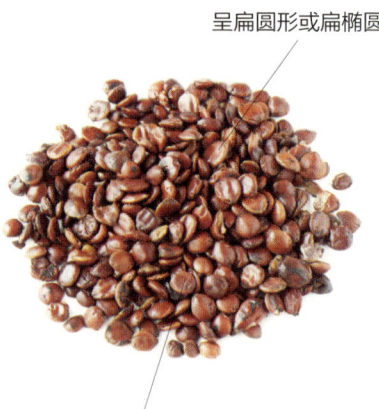

呈扁圆形或扁椭圆形

呈紫红色或紫褐色

性味归经
- 性平,味甘、酸;归心、肝、胆经。

用法用量
- 煎汤,6~15克,研末,3~5克,或入丸、散。

功效主治
- 宁心安神,养肝,敛汗,生津。用于虚烦不眠、惊悸多梦、体虚多汗、津伤口渴等症。

📚 实用妙方

治胆虚所致睡卧不安、心多惊悸: 酸枣仁30克,炒至香,捣细罗为散。每服6克,以竹叶汤送服,不计时候。(《圣惠方》)

治骨蒸,心烦不得卧: 酸枣仁60克,水煎取汁;大米50克,淘洗干净。将药汁与大米共煮粥,粥将熟时加生地黄汁150毫升,微煮,不计时候食用。(《圣惠方》酸枣仁粥)

别名 合昏皮、夜台皮、合欢木皮　　**来源** 豆科植物合欢的树皮

合欢皮

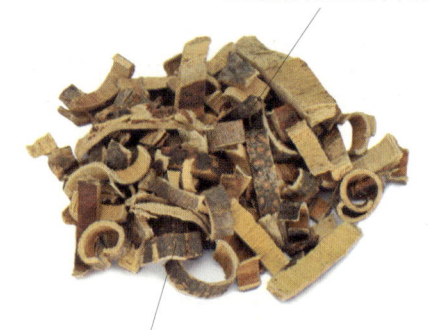

呈浅槽状或卷成单筒状

外表面呈灰褐色,内表面呈淡黄白色

性味归经
- 性平,味甘;归心、肝、肺经。

用法用量
- 煎汤,10~15克,或入丸、散;外用适量,研末调敷。

功效主治
- 安神解郁,活血消肿。用于心神不安、忧郁失眠、健忘、痈肿、心胃气痛、咽痛、跌扑伤痛等。

📚 实用妙方

治失眠: 首乌藤、合欢皮各20克,酸枣仁、柏子仁、猪苓各15克,琥珀10克。以上药材水煎去渣,温服,每日1剂,分3次服。

治跌扑伤损筋骨: 合欢皮120克,炒干,研末;麝香、乳香各3克。将以上药材和匀,每服9克,饭后2小时以温酒送服。(《续本事方》)

别名 鹿子草、抓地虎、拔地麻、七里香　　**来源** 败酱科植物缬草、黑水缬草、宽叶缬草的根和根茎

缬草

性味归经
- 性温，味辛、苦；归心、肝经。

用法用量
- 煎汤，3~9克，或研末、浸酒；外用适量，研末调敷。

功效主治
- 理气安神，活血止痛。用于心神不安、心悸失眠、癫狂、风湿痹痛、痛经、闭经等。

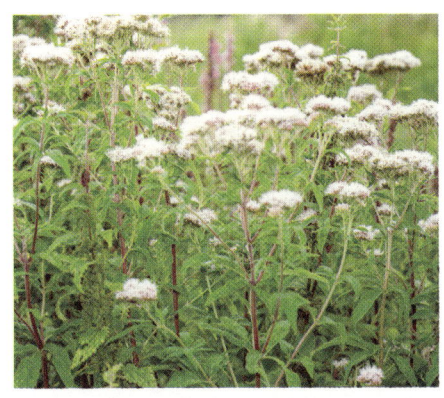

茎生叶卵形至宽卵形，伞形圆锥花序顶生

📘 实用妙方

治腰痛、腿痛、腹痛、跌打损伤、心悸：缬草适量，研成细末。每服3克，以温水送服。

治神经衰弱：缬草、五味子各等份。以上药材加水煎服或浸酒服。（《四川中药志》）

治神经衰弱、失眠：缬草、合欢皮、石菖蒲各9克。以上药材加水煎服。（《安徽中草药》）

治痛经：缬草、丹参、益母草、泽兰、红花各等份。以上药材加水煎煮，去渣，取汁，以温水送服。

别名 麦、麦子、麦麸、淮小麦　　**来源** 禾本科植物小麦的种子或其面粉

小麦

性味归经
- 性寒，味甘、咸；归心、脾、肾经。

用法用量
- 煎汤，50~100克，或煮粥；外用适量，炒黑研末敷。

功效主治
- 除烦渴，利小便，养肝气，养心安神。用于心神不宁、失眠、烦躁不安等。

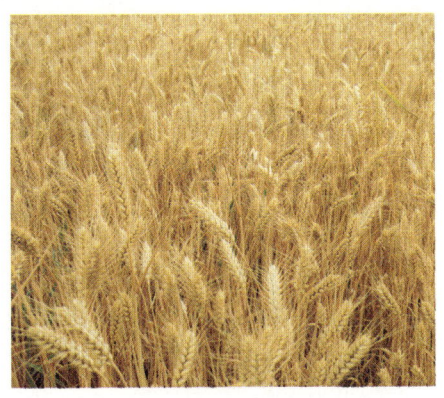

炮制：果穗晾晒，除去杂质，晒干备用

📘 实用妙方

治消渴、心烦：小麦适量，做饭和粥食用。（《心镜》）

治老人五淋，身热腹满：小麦1000克，通草100克。以上药材加水3000毫升，煮至1000毫升，饮之即愈。（《奉亲书》）

治心神不宁、失眠：小麦30克，大枣10枚，甘草6克。以上药材加水煮熟，取汁饮用。

第十三章 安神药

别名 夜合花、合欢米、苦情花　　**来源** 豆科植物合欢的花或花蕾

合欢花

性味归经
- 性平，味甘；归心、肝经。

用法用量
- 煎汤，3～9克，或入丸、散。

功效主治
- 解郁安神，理气开胃，明目，活血止痛。用于郁结胸闷、失眠、心神不安、健忘、视物不清、痈肿等症。

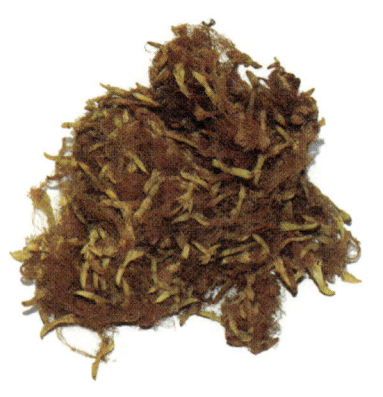

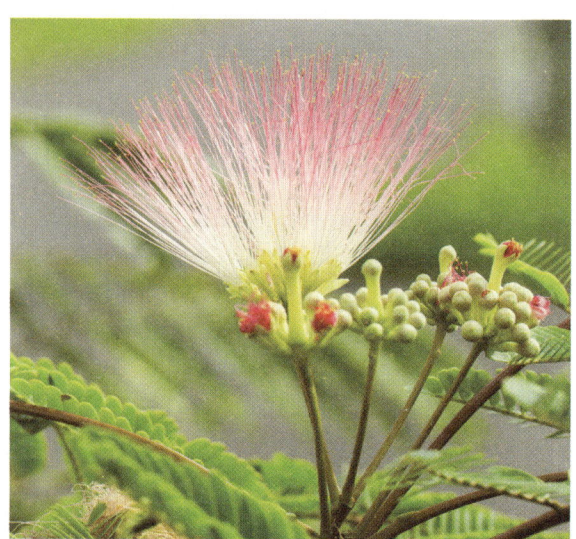

采收、存储：夏季花初开时采收，晒干

家用养生

- **煮粥**：合欢花25克，大米50克，红糖适量。将合欢花、大米同入锅中煮粥，粥熟加入红糖调味。每晚睡前1小时趁温热食用。可治健忘、失眠。
- **泡酒**：合欢花50克，白酒1000毫升。将合欢花入白酒，密封浸泡7日即可饮用。有安神、理气、活血的作用，可用于治疗肝郁胸闷、忧而不乐、健忘失眠、性欲寡淡等症。

实用妙方

治心肾不交所致失眠：合欢花、肉桂、黄连、首乌藤各10克。水煎服。（《四川中药志》）

治风火眼疾：合欢花15克，鸡肝200克。鸡肝处理干净，切碎，将合欢花与鸡肝一起隔水蒸服。（《四川中药志》）

治腰脚疼痛，日久不愈：合欢花120克，牛膝（去苗）、红花、石盐、桂心各30克，杏仁（汤浸去皮，麸炒微黄）15克。将以上药材捣罗为末，炼蜜和捣百余杵，丸如梧桐子大。每日空腹，以温酒送服30丸，晚饭前再服。（《圣惠方》夜合花丸）

治眼雾不明：合欢花、阴地蕨各等份，一起放入酒中浸泡1周，内服。（《四川中药志》）

治跌打损伤疼痛：合欢花适量，研为末。每服10克，以酒调服。（《子母秘录》）

治神烦不宁、抑郁失眠：合欢花、柏子仁各9克，白芍6克，龙齿15克，琥珀粉3克（分2次冲服）。以上药材加水煎服。（《安徽中草药》）

别名 棋藤、夜交藤、何首乌藤、夜交屯　　**来源** 蓼科植物何首乌的藤茎或带叶的藤茎

首乌藤

性味归经
- 性平，味甘；归心、肝经。

用法用量
- 煎汤，10～20克；外用适量，煎水洗或捣敷。

功效主治
- 养心安神，祛风通络。用于失眠、劳伤、多汗、血虚身痛、痈疽、风疮、疥癣等。

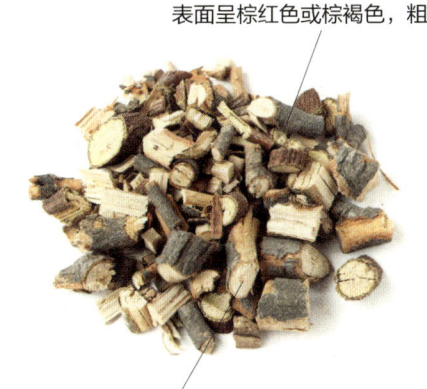

表面呈棕红色或棕褐色，粗糙

中央为白色疏松的髓部

实用妙方

治彻夜不寐：首乌藤（切）12克，珍珠母24克，龙骨、当归身、丹参、柏子仁、合欢花各6克，柴胡（醋炒）、薄荷各3克，生地黄18克，白芍（酒炒）4.5克，沉香1.5克，大枣10枚。以上药材加水煎服。（《医醇賸义》甲乙归藏汤）

治神经衰弱、心烦等：首乌藤10克，小麦45克，黑豆30克。以上药材加水煎服，每日2次。

别名 棘菀、细草、小鸡眼、小草根　　**来源** 远志科植物远志或卵叶远志的干燥根或根皮

远志

性味归经
- 性温，味苦、辛；归心、肾、肺经。

用法用量
- 煎汤，3～9克，浸酒或入丸、散；外用适量，研末调敷。

功效主治
- 宁心安神，祛痰开窍，解毒消肿，交通心肾。用于神经衰弱、惊悸健忘、失眠多梦、寒痰咳嗽、痰湿痈肿等。

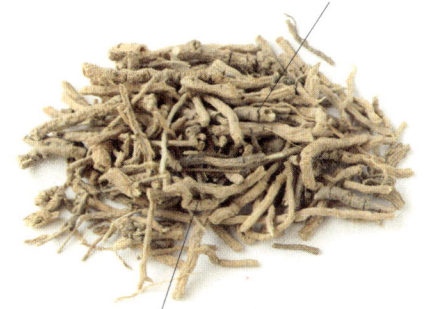

呈灰黄色至灰棕色

呈圆柱形，稍弯曲；嚼之有刺喉感

实用妙方

治心虚惊悸怔忡：当归、生地黄、茯神、黄芩各3.5克，川芎2.1克，白芍、白术各3克，酸枣仁、远志各2.4克，麦冬6克，玄参1.5克，甘草0.9克。以上药材加水煎服。

治失眠、健忘：远志、石菖蒲各150克，茯苓60克。将以上药材共研末，每服3克，空腹以开水冲服。

治不寐：远志肉、酸枣仁（炒）、石莲肉各等份。以上药材加水煎服。（《种杏仙方》）

第十三章　安神药

别名 青龙齿、白龙齿　　**来源** 古代哺乳动物如象类、犀牛类、三趾马等的牙齿化石

龙齿

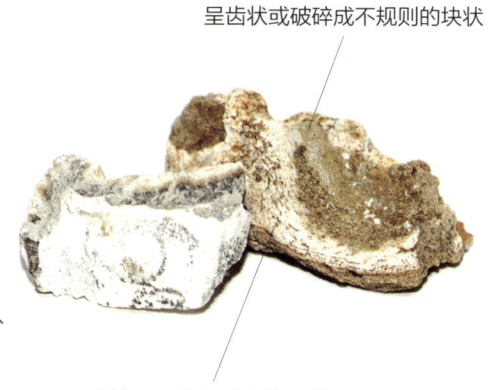

呈齿状或破碎成不规则的块状

质坚硬，断面常分为 2 层

性味归经
- 性凉，味涩、甘；归心、肝经。

用法用量
- 打碎煎汤，10～15 克；外用适量，研末撒或调敷。

功效主治
- 清心散热，镇惊安神，清热除烦。用于惊痫、癫狂、身热心烦、心悸怔忡、失眠多梦等症。

实用妙方

治小儿惊悸夜啼：龙齿、茯苓、白附子（炮制）、蝉蜕、甘草各等份。以上药材研成细末，每服 3 克，临睡前以薄荷汤送服。

治小儿百日以来，痰实壮热兼惊：龙齿、大黄、芒硝、甘草各 3 克，枳壳 1 枚。以上药材研成细末，水煎去渣，饭前温服，每日 2 次。

别名 知羞草、感应草、怕羞草、喝呼草、怕丑草、望江南　　**来源** 豆科植物含羞草的全草

含羞草

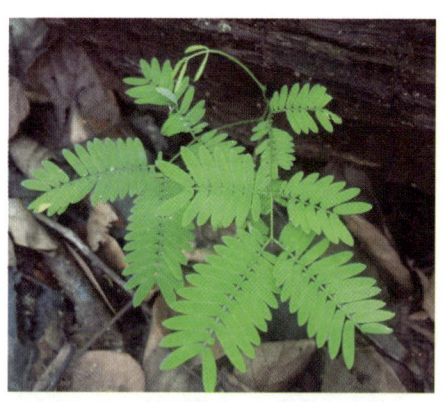

采收、存储：夏季采收，除去泥沙，洗净

性味归经
- 性微寒，味苦、涩，有小毒；归心、肝、胃、大肠经。

用法用量
- 煎汤，15～30 克，鲜品 30～60 克；外用适量，捣敷。

功效主治
- 凉血解毒，清热利湿，镇惊安神。用于感冒、小儿高热、结膜炎、神经衰弱、失眠、跌打损伤等。

实用妙方

治胃肠炎、尿路结石：含羞草、车前草各 15 克，木通、海金沙各 10 克。以上药材加水煎服。（《四川中药志》）

治神经衰弱、失眠：含羞草 9 克，首乌藤 30 克。以上药材加水煎服。（《安徽中草药》）

治腹泻：含羞草 60 克，加水煎服。（《青岛中草药手册》）

第十四章

开窍药

只要是有辛香走窜之性，以开窍醒神为主要功效的药物，都可称为开窍药。这类药物主入心经，具有通闭开窍、苏醒神智的功效，是中医范畴里神志昏迷时的急救治疗药物。开窍药是急以治标之药，不适宜长期服用，否则会泄人元气。而且这类药走窜性强，大汗亡阳引起的虚脱及肝阳上亢所致的昏厥，应慎用。常见的开窍药有冰片、安息香、苏合香及石菖蒲等。

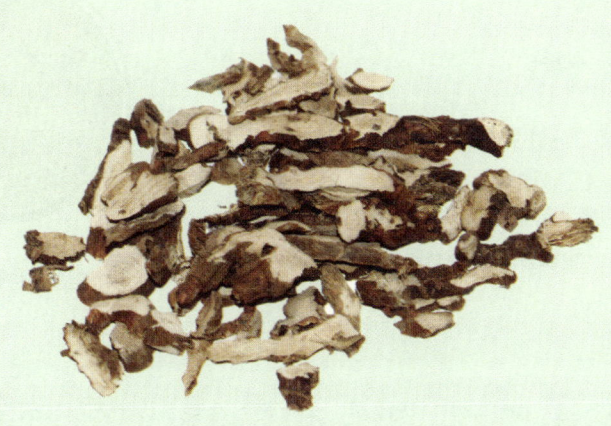

别名 龙脑、片脑、冰片脑、老梅片　　**来源** 龙脑香树的树脂中析出的天然结晶性化合物

冰片

性味归经
- 性微寒，味苦、辛；归心、脾、肺经。

用法用量
- 入丸、散，0.15 ~ 0.3 克；外用适量，研末撒、吹、搽、点，或调敷。

功效主治
- 开窍醒神，明目退翳，消肿止痛。用于中风口噤、热病神昏、惊痫痰迷、气闭耳聋、中耳炎等。

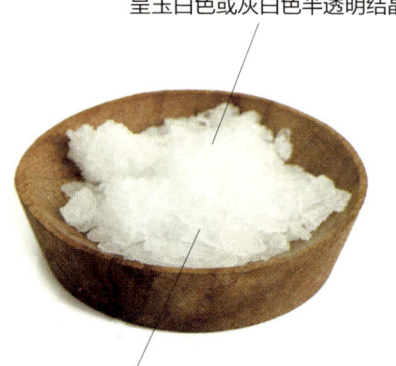

呈玉白色或灰白色半透明结晶

呈多角形片状或颗粒状

📗 实用妙方

治痰湿胶结成痈： 麻黄、细辛各 15 克，肉桂、丁香各 30 克，猪牙皂 9 克，生半夏、生南星各 24 克，麝香 1.8 克，冰片 1.2 克。将以上药材研为极细的粉末，掺入膏药内，贴于患处。（《药奁启秘》桂麝散）

治口疮咽燥： 冰片 9 克，黄柏 150 克。研为末，炼蜜为丸，如梧桐子大，每服以麦冬汤送服 10 丸。

别名 帝膏、苏合油、苏合香油、帝油流　　**来源** 金缕梅科植物苏合香树所分泌的树脂

苏合香

性味归经
- 性温，味辛；归心、脾经。

用法用量
- 泡汤或入丸、散，0.3 ~ 1 克；外用适量，搽剂涂敷。

功效主治
- 开窍辟秽，开郁豁痰，行气止痛。用于猝然昏倒、痰壅气厥、惊痫、温疟、心腹猝痛、疥癣等。

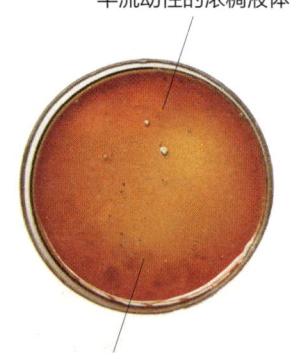

半流动性的浓稠液体

呈棕黄色或暗棕色，半透明

📗 实用妙方

治惊痫： 苏合香 4.5 克，姜制半夏、天南星、天竺黄各 9 克。以上药材共研为细末，以苏合香酒和化为丸，如龙眼核大，每服 6 克，饭前以淡姜汤送服，早、晚各 1 次。

治胸腹冷痛： 苏合香 1.5 克，藿香梗 3 克，五灵脂 6 克。以上药材共研末，每服 1.5 克，以生姜汤送服。

治冻疮： 苏合香、酒精各适量。将苏合香溶解于酒精重，涂敷患处。（《现代实用中药》）

别名 拙贝罗香　　**来源** 安息香科植物安息香和越南安息香的树脂

安息香

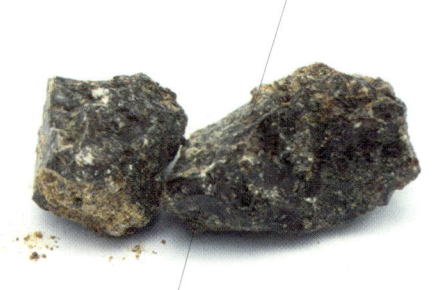

呈球形颗粒压结的团块

呈红棕色至棕色，嵌有黄白色及灰白色不透明颗粒

性味归经
- 性平，味辛、苦；归心、脾经。

用法用量
- 研末，0.3～1.5 克，或入丸、散。

功效主治
- 开窍醒神，豁痰辟秽，行气止痛。用于卒中暴厥、心腹疼痛、产后血晕、小儿惊痫、风痹腰痛等。

📚 实用妙方

治心腹痛： 安息香、桃仁、莪术、使君子各 15 克，全蝎 0.3 克，阿魏 3 克，小茴香 9 克。将以上药材共研为细末，炼蜜为丸，如皂荚子大，每服 3 丸，以薄荷汤送服。

治大人、小儿卒中、恶气： 安息香 3 克，鬼臼 6 克，犀角 2.4 克，牛黄 1.5 克，朱砂、乳香、雄黄各 3.5 克。以上药材共研为极细末，加菖蒲、生姜各 3 克，泡汤调服 1.5 克。

别名 猪牙皂角、牙皂、小皂荚、乌犀　　**来源** 豆科植物皂荚的干燥不育果实

猪牙皂

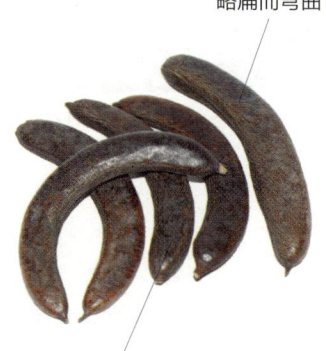

略扁而弯曲

表面呈紫棕色或紫褐色

性味归经
- 性温，味辛、咸，有毒；归肺、大肠经。

用法用量
- 入丸、散，1～1.5 克；外用适量，研末吹鼻。

功效主治
- 祛痰开窍，散结消肿。用于中风口噤、昏迷不醒、癫痫痰盛、关窍不通、喉痹痰阻、咯痰不爽等。

📚 实用妙方

治诸窍不通，因气、因痰、因风、因火暴病闭塞者： 猪牙皂（去皮、弦、子，炒）适量，研为细末，吹入鼻内。（《本草汇言》）

治咽喉肿痛： 猪牙皂 1 个，去皮，米醋浸炙 7 次，研为末。每吹少许，吐涎即止。

治乳痈： 猪牙皂（烧存性，研细）、蛤粉各等份。以上药材研匀，以温酒调下 1.5 克，末散稍加服药。

第十四章 开窍药

别名 昌本、菖蒲、昌草、尧韭、木蜡、水剑草、苦菖蒲、石蜈蚣　　**来源** 天南星科植物石菖蒲的根茎

石菖蒲

性味归经
- 性温，味辛、苦；归心、胃经。

用法用量
- 煎汤，3～6克，鲜品加倍，或入丸、散；外用适量，煎水洗或研末敷。

功效主治
- 化痰开窍，祛风化湿，消肿止痛。用于癫痫、痰厥、热病神昏、风寒湿痹、痈疽肿毒、胃痛等。

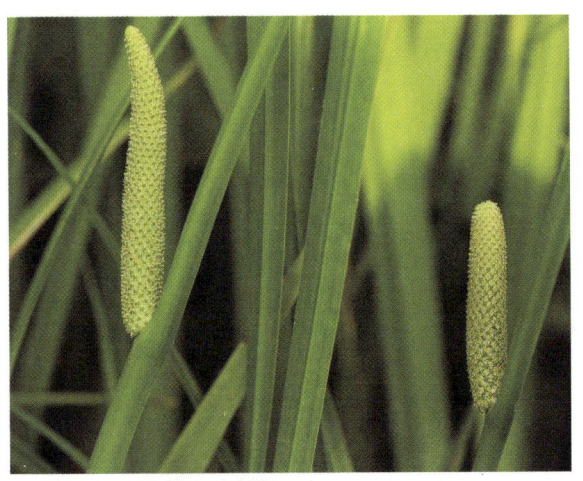

线形叶片，暗绿色；肉穗花序圆柱状

家用养生
- 炖煮：石菖蒲、玉竹各8克，山药12克，鸭1只，盐、生姜各适量。将鸭处理干净，切块；山药去皮洗净，切块；将石菖蒲、玉竹放入纱布袋中；将纱布袋与鸭肉、山药、生姜同炖至鸭肉熟烂，加盐调味。有安神益智的作用。
- 代茶饮：石菖蒲5克，龙齿8克。将以上药材装入纱布袋中，放入保温杯内，以开水冲泡，代茶饮。可镇惊安神。

实用妙方

治失音：石菖蒲5克，胖大海5枚，薄荷适量。以上药材装入纱布袋中，放入保温杯中，加沸水冲泡，代茶饮。

治湿痰内阻、神志昏乱、胸闷、多梦、耳聋：石菖蒲8克，远志、陈皮各6克，茯神、制胆南星各12克。以上药材加水煎服。

治中风后遗症：大黄60克，芒硝、石菖蒲、连翘、远志、黄芩各30克，栀子24克，薄荷21克，甘草18克。将以上药材研末，炼蜜为丸，朱砂为衣，每服6～9克，以温开水送服。（《张氏医通》转舌丸）

治头晕、耳鸣、耳聋：石菖蒲、蝉蜕各等份。以上药材加水煎服。

治消化不良、腹胀、肠鸣多气：石菖蒲7.5克，陈皮、厚朴各5.6克。以上药材加水煎服。

第十五章
平肝息风药

　　平肝息风药具有平肝潜阳、息风止痉的功效，主治肝阳上亢或肝风内动的病症。中医常常将肝风归属为内风，称之为肝风内动。肝风临床上常见有热极生风、肝阳上扰，以及虚风内动三种。常见的平肝息风药有石决明、珍珠母、牛黄、珍珠、刺蒺藜、蜈蚣、地龙、全蝎、僵蚕、牡蛎以及羚羊角等。这类药物多为介类、昆虫等动物药和矿物药，均入肝经。

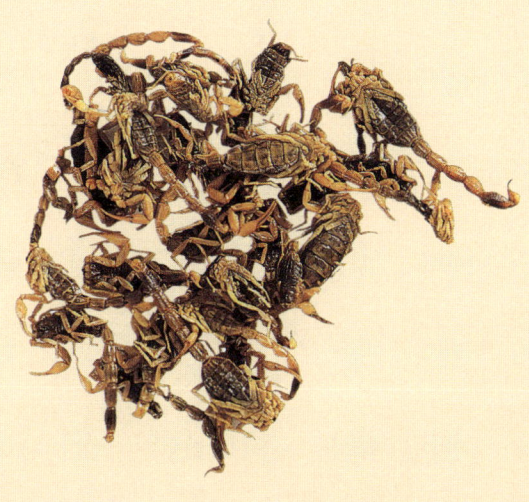

别名 鳆鱼甲、鲍鱼皮、九孔螺　　**来源** 鲍科动物杂色鲍、皱纹盘鲍、羊鲍等的贝壳

石决明

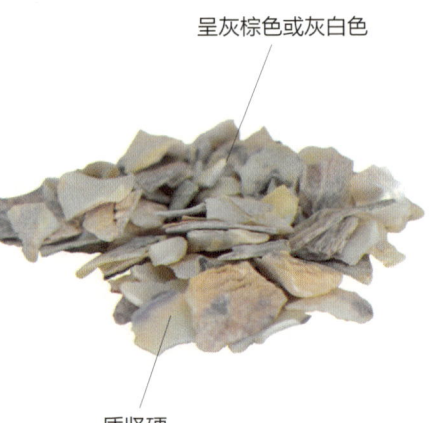

呈灰棕色或灰白色

质坚硬

性味归经
- 性寒，味咸；归肝经。

用法用量
- 煎汤，3～12克，或入丸、散；外用适量，研末水飞点眼。

功效主治
- 平肝清热，明目退翳。用于肝阳上亢、头目眩晕、虚劳骨蒸、吐血、白内障等。

实用妙方

治风毒气攻入头、眼、目昏及头目不利： 石决明、羌活、决明子、菊花各30克，炙甘草15克。将以上药材共研为细末，每服6克，水煎，饭后、睡前各温服1次。

治白内障： 石决明、益母草、防风各6克，人参、菊花、车前子各9克。将以上药材共研成细末，每服3克，饭后以米汤送服。

别名 真珠母、珠母　　**来源** 蚌科动物褶纹冠蚌、三角帆蚌或珍珠贝科动物合浦珠母贝的贝壳

珍珠母

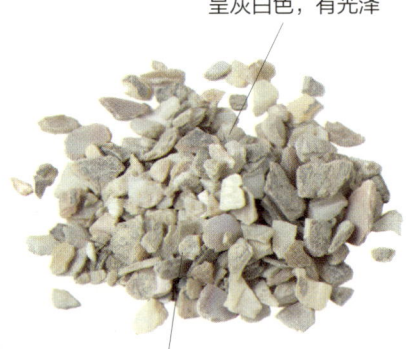

呈灰白色，有光泽

质坚硬，气微腥，味淡

性味归经
- 性寒，味咸；归肝、心经。

用法用量
- 煎汤，10～30克，或研末，或入丸、散。

功效主治
- 凉血止血，滋阴养血，安神，平肝潜阳，明目。用于眩晕、耳鸣、心悸、失眠、惊痫、吐血、衄血等。

实用妙方

治神志不安、惊悸、眩晕： 珍珠母0.9克，当归4.5克，熟地黄45克，人参、酸枣仁、柏子仁各30克，犀角、茯神（去木）、沉香、龙齿各15克。将以上药材均研为细末，炼蜜为丸，朱砂为衣。每服6～9克，每日2～3次，以温开水送服。（《普济本事方》珍珠母丸）

治头痛眩晕： 珍珠母、钩藤、菊花、天麻、石决明各等份。上药水煎去渣，取汁温服，每日1次。

别名 蛎蛤、牡蛤、蛎房、左壳、海蛎子壳　　**来源** 牡蛎科动物长牡蛎、大连湾牡蛎或近江牡蛎的贝壳

牡蛎

性味归经
- 性微寒，味咸；归肝、胆、肾经。

用法用量
- 煎汤，15～30克，或入丸、散；外用适量，研末撒或调敷。

功效主治
- 平肝潜阳，重镇安神，软坚散结，收敛固涩。用于眩晕耳鸣、瘰疬瘿瘤、自汗盗汗、遗精、崩漏等。

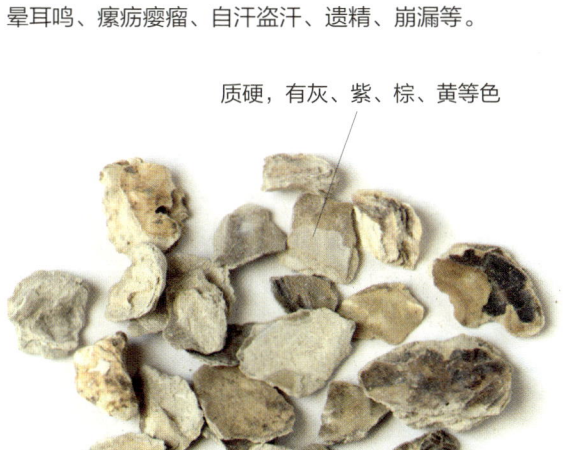

质硬，有灰、紫、棕、黄等色

无臭，味微咸

家用养生
- 煎汤：牡蛎、龙骨各30克，菊花15克，枸杞子、何首乌各20克。将以上药材加适量清水煎煮，去渣温服。可治眩晕。
- 炖汤：鲜牡蛎150克，猪瘦肉100克，淀粉、盐各适量。将鲜牡蛎、猪瘦肉洗净，猪瘦肉切片，拌入淀粉，放入水中煮熟，加盐调味。适用于眩晕耳鸣、惊悸失眠、自汗盗汗、遗精、带下异常等症。
- 煅粉：牡蛎适量，煅成粉，以酒送服6克。可治心脾气痛、有痰。

实用妙方

治肝阳上亢、头晕目眩： 牡蛎、生龟甲、炙甘草、鳖甲各12克，生白芍、生地黄、麦冬各18克，火麻仁、五味子各6克，阿胶9克，鸡蛋2个。将以上药材水煎取汁，鸡蛋取鸡蛋黄打散，冲入药汁拌匀，分3次温服。

治自汗盗汗、遗精： 鲜牡蛎150克，淫羊藿8克，太子参20克，大枣（去核）20枚，盐适量。将以上材料处理干净，加水炖1小时，加盐调味。

治功能性子宫出血、绝经期综合征： 牡蛎粉、代赭石、赤石脂各30克，阿胶、当归、川芎、续断、鹿茸、炮姜各22.5克，甘草7.5克。将以上药材捣罗为末，炼蜜为丸，如梧桐子大，空腹时以温酒送下6克。(《太平圣惠方》牡蛎丸)

治宫颈炎： 鹿角霜、白术、茯苓、香白芷、白薇、山药、白芍、牡蛎、海螵蛸各等份。将以上药材均研为细末，面糊为丸，如梧桐子大，每服6克，空腹时用温米汤送下。

别名 文贝、砑螺、紫贝、贝齿、海巴　　**来源** 宝贝科动物蛇首眼球贝、山猫宝贝或阿文绶贝等的贝壳

紫贝齿

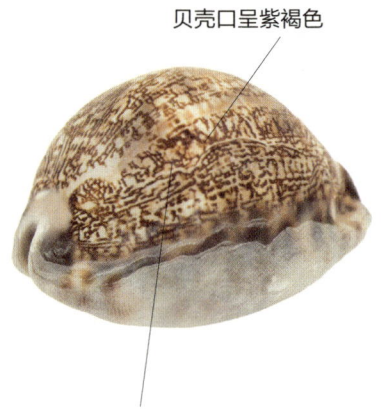

贝壳口呈紫褐色

壳表有棕褐色断续条纹

性味归经
- 性平,味咸;归肝、心经。

用法用量
- 煎汤,10~15克;外用适量,水飞点眼。

功效主治
- 清肝明目,平肝潜阳,镇惊安神。用于肝阳上亢、目赤肿痛、目生翳膜、头晕目眩、惊悸失眠等。

🍴 实用妙方

治小儿痘疹入眼:紫贝齿10克,羊子肝30克。先将紫贝齿研成细末,羊子肝切成两片,再将药末放入羊子肝中间,用棉线缠好,放入淘米水中煮熟。星月下露1夜,次日早晨空腹服用。

治更年期综合征:首乌藤30克,紫贝齿、远志、陈皮各9克,柴胡、石菖蒲各6克,炒酸枣仁、茯苓各15克,生地黄、合欢皮各10克,生龙齿12克。以上药材加水煎服。

别名 赤土、土朱、红石头、紫朱、赭石、钉赭石、赤赭石　　**来源** 氧化物类矿物赤铁矿的矿石

代赭石

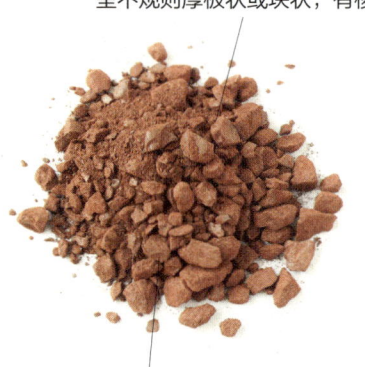

呈不规则厚板状或块状,有棱角

呈棕红色至暗棕红色或铁青色

性味归经
- 性寒,味苦;归肝、肺、胃、心经。

用法用量
- 煎汤,9~30克,或入丸、散。

功效主治
- 平肝潜阳,平肝息风,凉血止血。用于肝阳上亢、头晕目眩、肠风、呕逆、气逆喘息、痔瘘等。

🍴 实用妙方

治噫气,呕逆,噎膈,反胃:代赭石30克,旋覆花、炙甘草各90克,人参60克,生姜150克,半夏10克,大枣12枚。以上药材水煎,去渣,取汁,每日早、中、晚3次分服。

治肠风,血痢久不愈:代赭石60克,柿饼1个。代赭石火烧,醋淬2次,柿饼煮熟,与代赭石捣为丸,如梧桐子大,每服5丸,以白汤送服。

别名 旁通、屈人、止行、蒺藜、硬蒺藜　　**来源** 蒺藜科植物蒺藜和大花蒺藜的果实

刺蒺藜

性味归经
- 性平，味苦、辛，有小毒；归肝经。

用法用量
- 煎汤，6～9克，或入丸、散；外用适量，水煎外洗或研末调敷。

功效主治
- 平肝息风，止痒止痛，明目，解郁。用于头痛、身痒、目赤肿翳、胸满、咳逆、痈疽等。

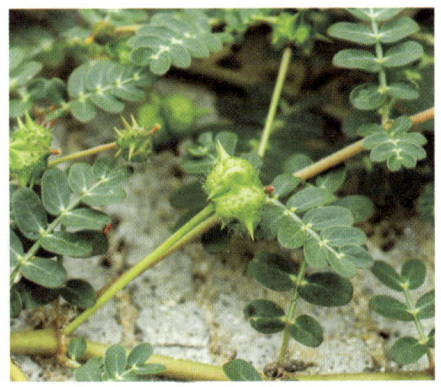

果实呈五角形或球形，背面有短硬毛及瘤状突起

📚 实用妙方

治风疹瘙痒： 刺蒺藜120克，胡麻仁60克，玉竹90克，金银花30克。将以上药材研为细末，炼蜜为丸，每日早、晚各服9克，以白汤送服。

治眼疾： 刺蒺藜100克，玉竹70克。以上药材共研为末，每服8克，饭后以白汤送服。

治小便不通、腹胀： 刺蒺藜适量，炒黄为末，以黄酒调下。（《寿世保元》）

别名 茶叶花、野茶叶、羊肚拉角、泽漆麻、红根草、红麻　　**来源** 夹竹桃科植物罗布麻的叶

罗布麻叶

性味归经
- 性凉，味甘、苦；归肝经。

用法用量
- 煎汤，5～10克，或适量泡茶。

功效主治
- 平肝息风，清热利水，安神。用于肝阳眩晕、心悸失眠、浮肿尿少、高血压、神经衰弱、肾性水肿等。

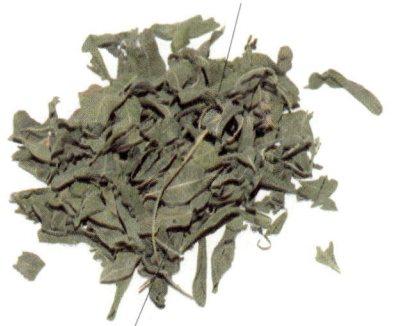

呈淡绿色或灰绿色

边缘常反卷，两面无毛

📚 实用妙方

治神经衰弱、眩晕、脑震荡后遗症、心悸、失眠、高血压、浮肿等： 罗布麻3～9克，以开水冲泡，代茶饮。（《新疆中草药手册》）

治肝炎、腹胀： 罗布麻叶、延胡索各6克，甜瓜蒂4.5克，公丁香3克，木香9克。将以上药材共研为末，每服1.5克，每日2次，温水送服。（《新疆中草药手册》）

别名 铁洛、铁液、铁屎、铁屑、铁花、铁蛾　　**来源** 生铁煅至红赤，外层氧化时被锤落的铁屑

生铁落

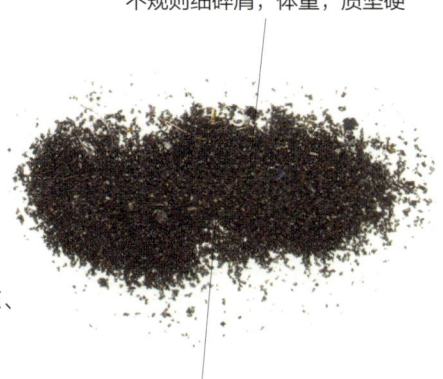

不规则细碎屑，体重，质坚硬

呈铁灰色或棕褐色

性味归经
- 性凉，味辛；归心、肝经。

用法用量
- 煎汤，0.9～30克；外用适量，研末调敷。

功效主治
- 平肝镇惊，解毒敛疮。用于癫狂、热病谵妄、心悸易惊、风湿痹痛、疮疡肿毒等。

🧰 实用妙方
治癫狂：生铁落30克，加水煎，去渣，取汁温服，每日1剂。
治严重神经衰弱：生铁落30克，山茱萸9克，远志6克，黄连4.5克。上药加水煎服，每日1剂。
治扭伤疼痛：生铁落适量，研成细末，用醋搅拌均匀，置于药用纱布上，贴敷于患处。
治小儿丹毒：生铁落适量，研成细末，调猪油涂搽于患处。

别名 蚌珠、药珠　　**来源** 珍珠贝科动物珍珠贝等及蚌科动物三角帆蚌等受刺激形成的珍珠

珍珠

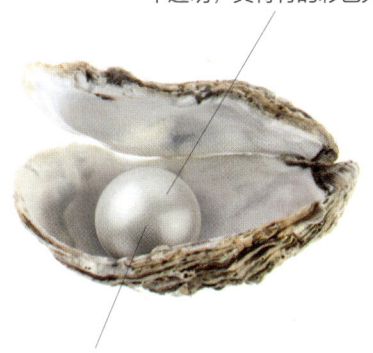

半透明，具特有的彩色光泽

质坚硬

性味归经
- 性寒，味甘、咸；归心、肝经。

用法用量
- 研末，入丸、散，0.1～0.3克；外用适量，研末撒、点眼或吹喉。

功效主治
- 安神定惊，清肝明目，解毒生肌，润肤祛斑。用于惊悸失眠、惊风癫痫、口舌生疮、目赤翳障等。

🧰 实用妙方
治大人惊悸怔忡、癫狂恍惚、神志不宁及小儿气血未定、遇触即惊或急慢惊风：珍珠（研细末）3克，茯苓、钩藤、半夏曲各30克，甘草、人参（同炒黄，研极细末）各18克。以上药材和匀，炼蜜丸如龙眼核大，每服1丸，生姜汤化下。（《本草汇言》）
治发斑：珍珠7个，研碎，用新水调匀饮服。（《儒门事亲》发斑药）

别名 川麻、春天麻、煨天麻、定风草、离母、赤箭根、合离草、白龙皮　　**来源** 兰科植物天麻的块茎

天麻

性味归经
- 性平，味甘；归肝经。

用法用量
- 煎汤，3～10克，研末，1～1.5克，或入丸、散。

功效主治
- 平肝息风，平肝潜阳，通络止痛，祛风。用于头晕目眩、肢体麻木、口眼歪斜、小儿惊风等。

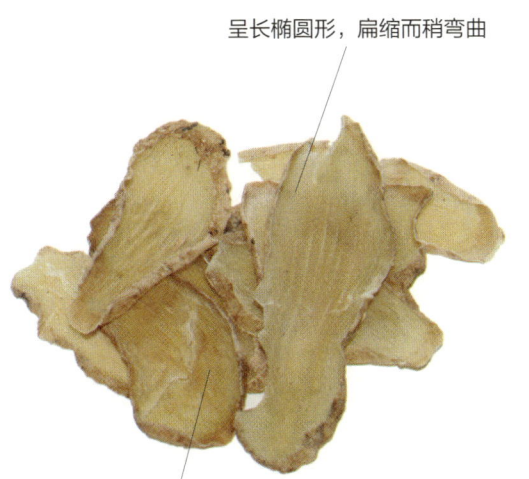

呈长椭圆形，扁缩而稍弯曲

呈黄白色或淡黄色，微透明

家用养生
- 炖汤：天麻5克，鲢鱼头1个，盐适量。鲢鱼头处理干净，与天麻共炖浓汤，加盐调味。可舒筋活络。
- 熬汤：天麻5克，鲢鱼头半个。将鲢鱼头处理干净，放入锅中，加入天麻一起熬成浓汤，加入适量调料即可食用。可利水消肿。
- 代茶饮：天麻、丹参、制半夏、茯苓、僵蚕各8克，花茶5克。水煎前5味药材，去渣取汁，用热汤汁冲泡花茶，代茶饮。可治头晕目眩。

实用妙方

治破伤风、面部神经麻痹、跌打损伤： 天南星、防风、白芷、天麻、羌活、白附子各等份。将以上药材共研细末，每服3～6克，日服2～3次，用热酒调服。（《外科正宗》玉真散）

治痰饮上逆、头昏眩晕、恶心呕吐： 半夏4.5克，白术、天麻、陈皮、茯苓、蔓荆子各3克，甘草（炙）1.5克，生姜2片，大枣3枚。将以上药材加适量水煎煮，去渣温服。（《医学心悟》半夏白术天麻汤）

治中风后半身不遂、筋骨疼痛、腰膝沉重： 天麻60克，没药0.9克，地榆、玄参、乌头各30克，麝香0.3克。将前5味药材共研细末，与麝香拌匀，炼蜜为丸，如梧桐子大，每服20丸，晚饭前以温酒送服。

治风湿麻木瘫痪： 天麻、扭子七各30克，羌活、独活各5克。以上药材入白酒（40度）500毫升中浸泡7日。每日早、晚取适量服用。

治高血压： 天麻5克，杜仲、野菊花各10克，川芎9克。水煎服。（《秦岭巴山天然药物志》）

别名 蚯蚓、附蚓、寒蚓　　**来源** 钜蚓科动物参环毛蚓、通俗环毛蚓、栉盲毛蚓等的干燥体

地龙

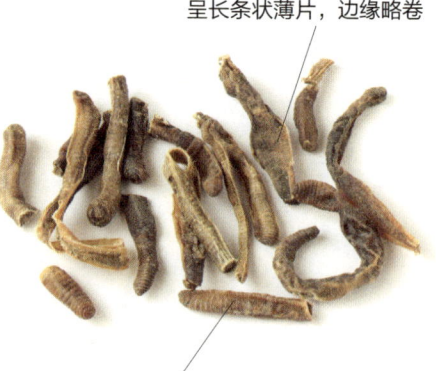

呈长条状薄片，边缘略卷

体轻，略呈革质，不易折断

性味归经
- 性寒，味咸；归肝、脾、膀胱经。

用法用量
- 煎汤，3～8克，或入丸、散；外用适量，捣敷或涂敷。

功效主治
- 平肝息风，通经活络，利尿通淋，清肺平喘。用于高热惊痫、小便不利、风寒湿痹、肺热哮喘等。

实用妙方
治痉挛： 地龙5克，胡黄连3克。以上药材加水煎，去渣，取汁温服，每日3次。
治中风： 地龙、生地黄各20克，丹参30克，赤芍、红花各15克，没药10克。以上药材加水煎服。
治中风手足麻木、四肢筋骨疼痛： 制川乌、制草乌、地龙、制南星各180克，乳香、没药各66克。将以上药材共研细末，制成丸剂，每服3克，每日2次，空腹以陈酒送服。

别名 蝎子、钳蝎、虿、奎、杜伯、茯背虫、主簿虫、虿尾虫　　**来源** 钳蝎科动物东亚钳蝎的全体

全蝎

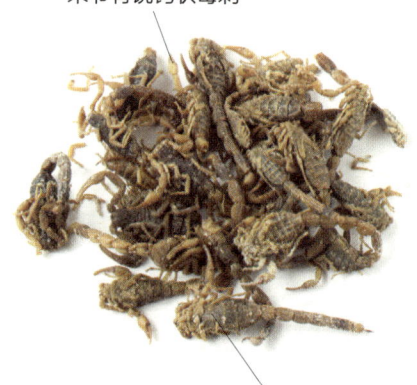

末节有锐钩状毒刺

头胸部与前腹部扁平长椭圆形

性味归经
- 性平，味辛，有毒；归肝经。

用法用量
- 煎汤，2～5克，研末或入丸、散；外用适量，研末搽、熬膏或油浸涂敷。

功效主治
- 祛风止痉，通络止痛，攻毒散结。用于惊风抽搐、癫痫、中风、风湿痹痛、风疹疮肿等。

实用妙方
治脑血栓形成、脑梗塞等所致言语謇涩等： 炮白附子、石菖蒲、远志、天麻、全蝎、羌活、胆南星各30克，木香15克。将以上药材共研细末，面糊为丸，如龙眼大，每服1丸，以薄荷汤送服，每日2～3次。（《医学心悟》解语丹）

别名 千足虫、蝍蛆、吴公、天龙、百脚、百足虫　**来源** 蜈蚣科动物少棘巨蜈蚣的干燥体

蜈蚣

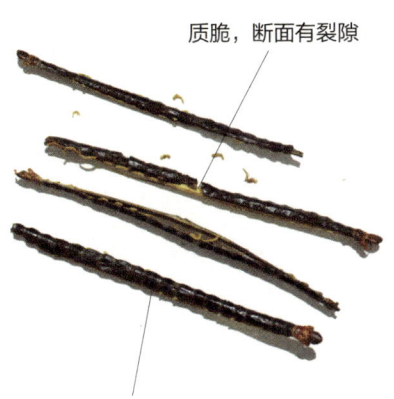

质脆，断面有裂隙

背板为棕绿色或墨绿色

性味归经
- 性温，味辛，有毒；归肝经。

用法用量
- 煎汤，2～5克，研末，0.5～1克，或入丸、散；外用适量，研末撒、油浸或研末调敷。

功效主治
- 息风镇痉，通络止痛，攻毒散结。用于肝风内动、痉挛抽搐、中风口歪、半身不遂、偏正头痛等。

> **实用妙方**
>
> **治中风抽搐及破伤后受风抽搐者：** 生黄芪18克，当归12克，羌活、独活、全蝎各6克，全蜈蚣大者2条。以上药材加水煎服。(《医学衷中参西录》逐风汤)
>
> **治中风口眼歪斜：** 蜈蚣1条，焙干研末，以猪胆汁调敷于患处。(《吉林中草药》)
>
> **治吐血不止：** 黄芪7.5克，紫背浮萍15克。上药研末，每服3克，以姜蜜水送下。(《圣济总录》)

别名 钓藤、钓钩藤、倒挂刺　**来源** 茜草科植物钩藤或华钩藤及其同属植物的带钩枝条

钩藤

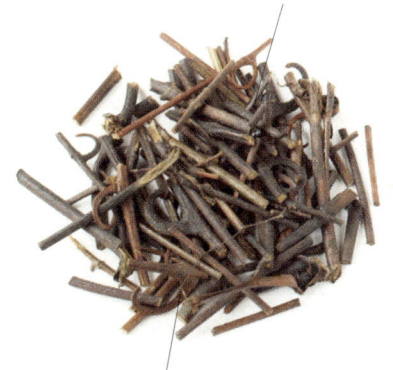

表面呈红棕色至紫棕色或棕褐色

对生两个向下弯曲的钩或仅一侧有钩

性味归经
- 性凉，味甘；归肝、心包经。

用法用量
- 煎汤，6～30克，或入散剂。

功效主治
- 息风止痉，清热平肝，定惊。用于小儿惊痫、小儿夜啼及大人血压偏高、头晕、目眩等。

> **实用妙方**
>
> **治流行性乙型脑炎、高热惊厥、原发性高血压：** 羚羊角片(先煎)4.5克，冬桑叶6克，川贝母12克，生地黄、淡竹茹(与羚羊角先煎代水)各15克，钩藤(后下)、菊花、茯神木、生白芍各9克，生甘草2.4克。将以上药材加水煎煮，去渣温服。(《通俗伤寒论》羚角钩藤汤)
>
> **治高血压、头晕目眩、神经性头痛：** 钩藤6～15克，加水煎服。

第十五章 平肝息风药

别名 天虫、姜蚕、白僵蚕、僵虫　　**来源** 蚕蛾科昆虫家蚕蛾的幼虫感染白僵菌而僵死的全虫

僵蚕

性味归经
- 性平，味咸、辛；归肝、肺、胃经。

用法用量
- 煎汤，3～10克，研末，1～3克。

功效主治
- 祛风止痉，化痰散结，解毒利咽。用于惊痫抽搐、风热头痛、目赤、风疹瘙痒、热咳、疮毒等。

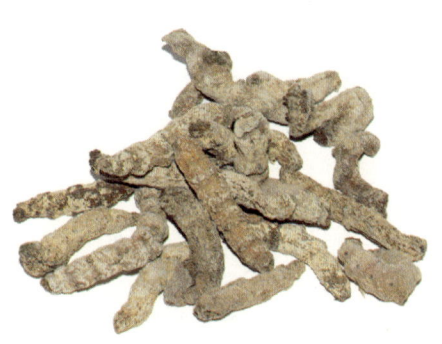

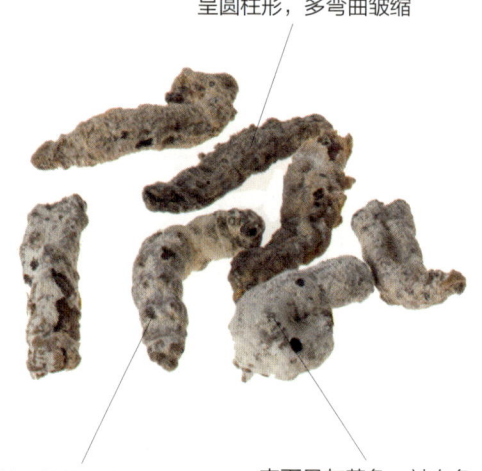

呈圆柱形，多弯曲皱缩
粉霜状的气生菌丝
表面呈灰黄色，被白色

家用养生

- **漱口：** 僵蚕、藁本、白芷各等份。将以上药材共研细末，取少许涂抹于牙痛处，以盐水漱口。可治牙痛。
- **研末：** 僵蚕、乌头、没药各50克，炙蜈蚣25克。将以上药材研成细末，酒面糊为丸，如梧桐子大，每服10丸，以温酒送服，每日3次。可治惊痫抽搐。
- **研末：** 僵蚕、牛蒡子各等份。将以上药材共研细末，炼蜜为丸，每50克做15丸。每服1丸，饭后含化。可治咽喉肿痛。

实用妙方

治风痰所致的癫、狂、痫证及小儿惊风抽搐： 天麻15克，僵蚕、白附子、制南星各30克，全蝎6克。将以上药材共研细末，面糊为丸，如绿豆大，每服3克，每日2次，以生姜汤送下。（《证治准绳》温白丸）

治小儿惊风： 僵蚕、蝎梢各等份，天雄尖、附子尖各5克。将以上药材共研成细末，每服2克，以生姜水送服。

治风热头痛： 僵蚕、菊花、石膏各200克。将以上药材共研末；葱白1个，细研绞汁。将药末与葱白汁拌匀，面糊为丸，如梧桐子大，每服20丸，温酒送服。

治头风： 僵蚕（去丝、嘴）、高良姜各等份。将以上药材共研细末，每服1.5克，以白梅茶送服。（《百一选方》）

治缠喉风，气息不通： 僵蚕3枚，枯矾7.5克。以上药材捣罗为散，以姜蜜水调下3克，细呷。（《圣济总录》僵蚕散）

第十六章
化痰止咳平喘药

本类药包括化痰药和止咳平喘药。以祛痰或消痰为主的药物为化痰药，能缓和或制止咳嗽、喘息的药物为止咳平喘药。化痰药药性辛而燥者，一般有燥湿化痰、温化寒痰的功效，而药性甘苦、微寒者，一般有清化热痰、润燥化痰的功效。根据药物不同的功效，化痰止咳平喘药可分为温化寒痰药、清化热痰药及止咳平喘药三类。

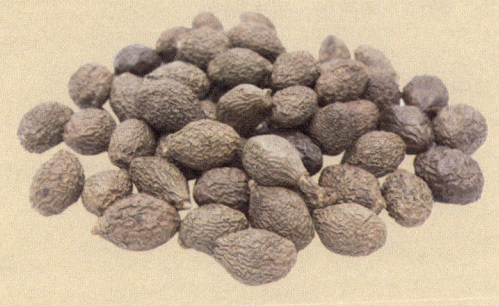

别名 三叶半夏、羊眼半夏、蝎子草、麻芋果、半月莲、羊眼　　**来源** 天南星科植物半夏的干燥块茎

半夏

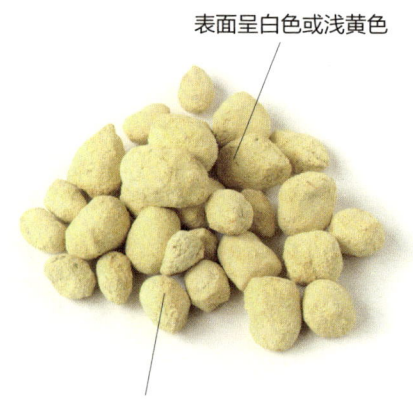

表面呈白色或浅黄色

呈圆球形、半圆球形或偏斜状

性味归经
- 性温，味辛，有毒；归脾、胃、肺经。

用法用量
- 煎汤，3～9克，或入丸、散；外用适量，调敷。

功效主治
- 燥湿化痰，降逆止呕，消痞散结，外用消肿止痛。用于痰饮喘咳、咳嗽气逆、胸脘痞闷、恶心呕吐、痈疽等。

🧱 实用妙方

治湿痰喘急、止心痛： 半夏适量，以香油炒制，研为末，以粥和丸，如梧桐子大，每服30～50丸，以生姜汤送服。（《丹溪心法》）

治痰厥： 半夏6克，防风3克，甘草1.5克。将以上药材共研为末，以生姜汤送服。（《卫生家宝方》省风汤）

别名 辣菜子、白罂粟　　**来源** 十字花科植物白芥的种子

白芥子

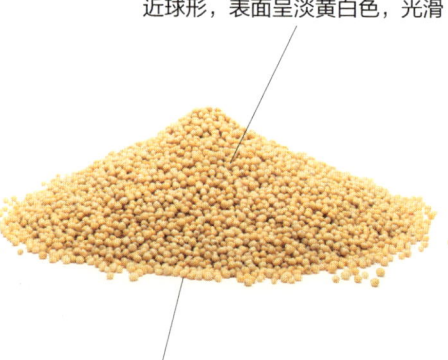

近球形，表面呈淡黄白色，光滑

粉碎湿润后有特殊的辛烈臭气

性味归经
- 性温，味辛；归肺经。

用法用量
- 煎汤，3～10克，或入丸、散；外用适量，研末调敷。

功效主治
- 理气化痰，通络止痛，温中散寒，止咳平喘。用于咳喘痰多、胸满胁痛、肢体麻木、关节肿痛等。

🧱 实用妙方

治年长咳嗽、气逆痰痞： 紫苏子、白芥子、莱菔子各等份。将以上药材各自洗净，击碎，每用9克，以布包裹，煮汤饮。（《韩氏医通》三子养亲汤）

治反胃、吐食上气及羸弱不欲动： 白芥子适量，晒干，研为末，酒服5克。（《普济方》）

治肿毒初起： 白芥子适量，研为末，以醋调敷于患处。（《濒湖集简方》）

别名 胆星　**来源** 天南星细粉与牛、羊或猪胆汁拌制或发酵而制成的加工品

胆南星

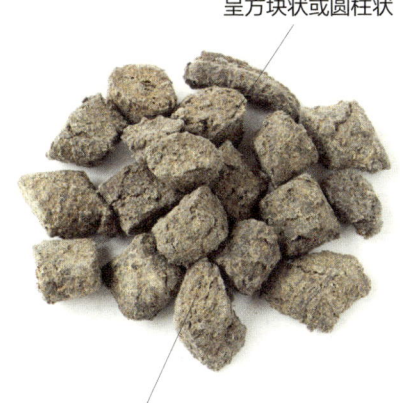

呈方块状或圆柱状

呈棕黄色、灰棕色或棕黑色

性味归经
- 性凉,味苦、微辛;归肝、胆、肺经。

用法用量
- 煎汤,3~6克,或入丸、散。

功效主治
- 清热化痰,息风定惊。用于痰热咳嗽、咯痰黄稠、中风痰迷、癫狂惊痫等。

实用妙方

治小儿痰迷不醒,口流涎沫,手足拘挛: 胆南星75克,犀角、羚羊角各50克,龙齿35克,白芥子25克,朱砂5克。以上药材共研末,加陈米汤制作成丸。用时,以1丸擦胸背并敷脐。

治痰涎喘急: 胆南星、天竺黄各15克,雄黄、朱砂各2.5克,牛黄、麝香各2克。以上药材共研末,甘草水为丸,如梧桐子大,每服2丸,以淡姜汤稍冷服。(《痧证汇要》牛黄丸)

别名 独角莲、禹白附、牛奶白附、野芋、鸡心白附　**来源** 天南星科植物独角莲的干燥块茎

白附子

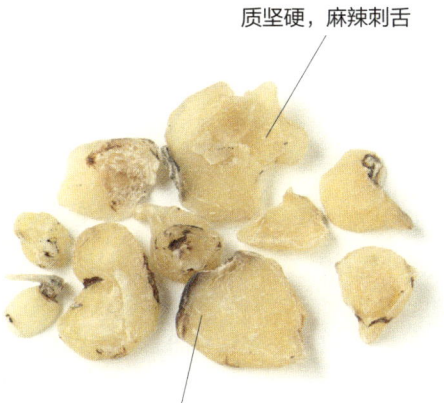

质坚硬,麻辣刺舌

切面呈黄色,略平滑

性味归经
- 性温,味辛,有毒;归胃、肝经。

用法用量
- 煎汤,3~6克,研末,0.5~1克;外用适量,捣烂敷或研末调敷。

功效主治
- 温化寒痰,逐寒湿,镇惊止痛,解毒散结。用于中风痰壅、口眼歪斜、偏头痛、破伤风、毒蛇咬伤、痈肿等。

实用妙方

治跌打损伤、金疮出血、破伤风: 白附子360克,防风、白芷、生胆南星、羌活各30克。以上药材共研为细粉,过筛,混合均匀。外用适量调敷患处,内用9~15克。

第十六章 化痰止咳平喘药

别名 虎掌、南星、蛇芋、白南星、山苞米、山棒子　**来源** 天南星、异叶天南星或东北天南星的干燥块茎

天南星

性味归经
- 性温，味苦、辛；归肺、肝、脾经。

用法用量
- 煎汤，3～9克，或入丸、散；外用适量，研末调敷。

功效主治
- 祛风定惊，消肿散结，化痰。用于中风、癫痫、痈肿、咳嗽、疔疮肿毒等。

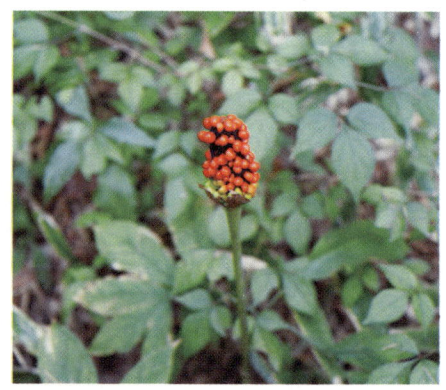

浆果熟时红色

实用妙方

治痰热咳嗽、烦热、心痛、唇口干燥： 天南星、半夏、黄芩各30克。将以上药材研为细末，用生姜汁浸泡后，蒸饼为丸，如梧桐子大，每服50丸，饭后以生姜汤送服。

治寒痰咳嗽、面色黑： 天南星、半夏、肉桂各30克。以上药材共研细末，蒸饼为丸，如梧桐子大，每服30丸，饭后以生姜汤送服。

别名 鸡栖子、皂角、大皂荚、长皂荚、悬刀、长皂角、大皂角、乌犀　**来源** 豆科植物皂荚的果实

皂荚

性味归经
- 性温，味辛、咸，有小毒；归肺、大肠经。

用法用量
- 煎汤，1～3克，或入丸、散；外用适量，研末搐鼻，或煎水洗，或研末搽或调敷，或熬膏涂、烧烟熏。

功效主治
- 化痰，除湿毒，通窍开闭。用于中风、头风头痛、咳嗽痰喘、肠风便血、下痢、疮癣疥癞等。

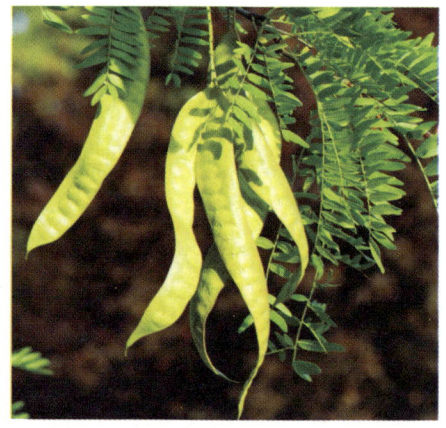

羽状复叶，荚果条形，不扭转

实用妙方

治咳逆上气、唾浊、不能睡卧： 皂荚适量，研成细末，炼蜜为丸，如梧桐子大。每服1丸，以枣膏汤送服，白天服3次，夜间服1次。

治肛门肿痛： 皂荚、铅粉各等份，共研细末，以热醋拌匀，用布包裹，热敷于患处。

别名 金线花、金盏花、金沸草、百叶草　　**来源** 菊科植物旋覆花或欧亚旋覆花的干燥头状花序

旋覆花

性味归经
- 性微温，味苦、辛、咸；归肺、胃、脾、大肠经。

用法用量
- 煎汤，3～10克。

功效主治
- 消痰行水，降气止呕。用于风寒咳嗽、痰饮蓄结、胸膈痞满、咳喘痰多、呕吐噫气、心下痞硬。

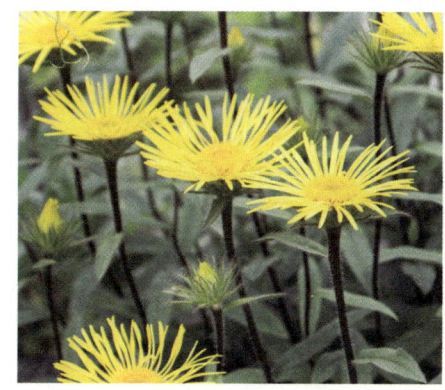

头状花序，多数或少数排列成疏散的伞房花序

📚 实用妙方

治伏暑湿温、饮停胁下、胸膜炎： 生香附、旋覆花、苏子霜、茯苓各9克，广陈皮6克，半夏10克，薏苡仁15克。将以上药材加水煎煮，去渣温服。

治伤寒发汗，呕吐，噫气不除： 旋覆花（包煎）30克，人参20克，生姜50克，代赭石10克，炙甘草9克，半夏6克，大枣12枚。以上药材水煎取汁，分3次温服。

别名 猫爪儿草、三散草　　**来源** 毛茛科植物小毛茛的块根或全草

猫爪草

性味归经
- 性温，味甘、辛；归肝、肺经。

用法用量
- 煎汤或捣汁，15～32.5克；外用适量，捣烂敷或煎水熏洗。

功效主治
- 解毒散结，化痰散结。用于淋巴结结核未溃、瘰疬、肺结核、疟疾等。

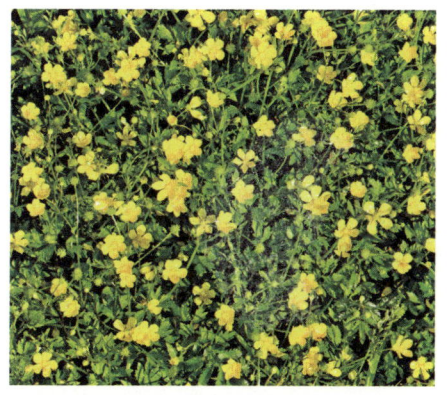

炮制：除去茎叶及须根，洗净泥土，晒干

📚 实用妙方

治肺结核： 猫爪草65克，加水煎煮，分2次服。（《河南中草药手册》）

治瘰疬： 猫爪草130克，加水煮沸后，改用小火煎半小时，过滤取汁，加黄酒或江米甜酒（忌用白酒）为引，分4次服。第2天，用上法将原药再煎，不加黄酒服。2日1剂，连服4剂，间隔3～5日续服。（《河南中草药手册》）

第十六章　化痰止咳平喘药

别名 石蓝、水杨柳、鹅白前、草白前、乌梗仔　　**来源** 萝藦科植物柳叶白前或白前的根及根茎

白前

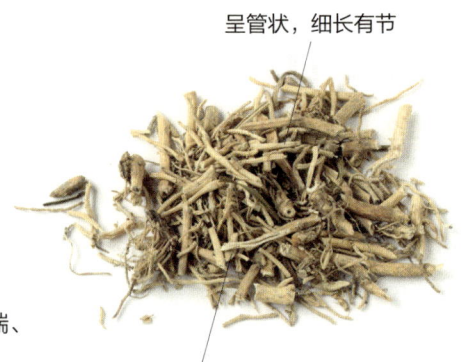

呈管状，细长有节

质坚脆，易折断

性味归经
- 性微温，味辛、苦；归肺经。

用法用量
- 煎汤，3～10克，或入丸、散。

功效主治
- 泻肺降气，下痰止嗽。用于感冒咳嗽、支气管炎、气喘、水肿、小便不利、喘咳痰多等。

实用妙方

治热性咳嗽： 白前、炙麻黄、甘草各6克，紫菀、桔梗、炒杏仁、浙贝母各9克，沙参、麦冬、枇杷叶各10克，生石膏15克，芦根20克。以上药材加水煎服，每日1剂。

治久嗽兼唾血： 白前90克，桑白皮、桔梗各60克，甘草（炙）30克。以上药材细切，水煎，空腹顿服。（《近效方》）

治胃痛： 白前、威灵仙各15克，肖梵天花根24克。以上药材加水煎服。（《福建药物志》）

别名 川贝、川母、贝母、贝父　　**来源** 百合科植物卷叶贝母、乌花贝母或棱砂贝母等的鳞茎

川贝母

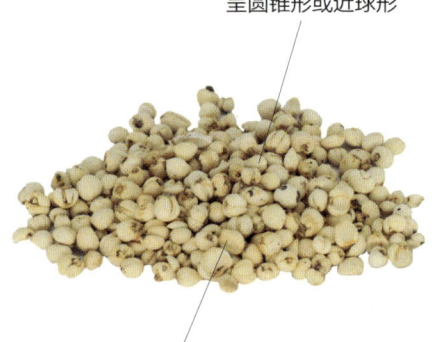

呈圆锥形或近球形

表面呈类白色

性味归经
- 性微寒，味甘、苦；归心、肺经。

用法用量
- 煎服，3～8克，研粉冲服，每次1～2克。

功效主治
- 可清热润肺、散结消肿、化痰止咳。用于虚劳咳嗽、咯血、疮痈肿毒、乳痈、肺痈等症。

实用妙方

治瘰疬： 川贝母、皂荚各等份。川贝母研成细末，皂荚锉碎，搓揉浓水，滤过作膏，和药末，制成药丸，如梧桐子大，每服50丸，早晨以温酒送服。

治久咳不愈： 川贝母粉10克，梨汁1000毫升，阿胶500克。将以上药材共蒸熟成贝梨膏，每次服用10克，日服2次。

别名 浙贝、象贝母、珠贝、大贝母、元宝贝、象贝　　**来源** 百合科植物浙贝母的干燥鳞茎

浙贝母

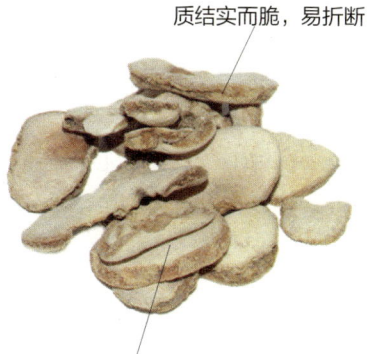

质结实而脆，易折断

断面呈白色，富粉性

性味归经
- 性寒，味苦；归肺、心经。

用法用量
- 煎汤，3～10克，或入丸、散；外用适量，研末撒。

功效主治
- 清热润肺，化痰止咳，祛瘀散结。用于咽喉肿痛、支气管炎、肺脓疡、疮毒等症。

实用妙方

治风热喉痹： 荆芥、金银花、赤芍、防风、玄参、连翘壳、浙贝母、桔梗、天花粉、淡黄芩、牛蒡子、桑白皮各10克，甘草3克。以上药材加水煎服。（《言庚孚医疗经验集》疏风清热饮）

治痈毒肿痛： 浙贝母、连翘各9克，金银花18克，蒲公英24克。以上药材加水煎服。

治感冒咳嗽： 浙贝母、知母、桑叶、杏仁各9克，紫苏6克。水煎服。（《山东中草药手册》）

别名 栝楼、药瓜、吊瓜、泽巨、地楼、栝楼蛋　　**来源** 葫芦科植物瓜蒌和双边瓜蒌的果实

瓜蒌

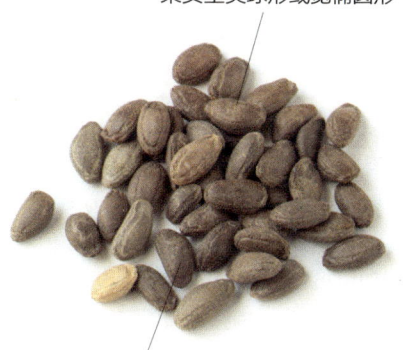

果实呈类球形或宽椭圆形

表面呈橙黄色

性味归经
- 性寒，味甘、微苦；归肺、胃、大肠经。

用法用量
- 煎汤，9～20克，或入丸、散；外用适量，研末调敷。

功效主治
- 清热化痰，止咳，宽胸散结，润燥滑肠。用于痰热咳嗽、心胸闷痛、胁痛、黄疸、痈肿疮毒等症。

实用妙方

治燥热伤肺、咳嗽气喘、咯痰不利、咽喉干燥作痛： 贝母4.5克，瓜蒌3克，天花粉、茯苓、橘红、桔梗各2.5克。以上药材加水煎煮，去渣温服。（《医学心悟》贝母瓜蒌散）

治胸痹、痰浊较甚、心痛彻背、不能安卧： 瓜蒌（捣）1枚，薤白、半夏各12克，白酒1升。将以上材料，一起煮取400毫升，温服100毫升，日服3次。（《金匮要略》瓜蒌薤白半夏汤）

第十六章　化痰止咳平喘药

别名 青竹茹、淡竹茹、姜竹茹、竹二青　　**来源** 淡竹、青竿竹、大头典竹等的茎秆去外皮刮出的中间层

竹茹

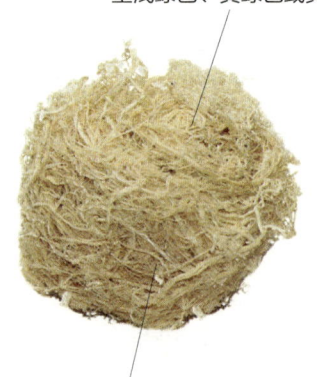

呈浅绿色、黄绿色或黄白色

呈不规则的丝状，韧性强

性味归经
- 性微寒，味甘；归肺、胃、心、胆经。

用法用量
- 煎汤，5～10克，或入丸、散；外用适量，熬膏贴。

功效主治
- 清热，化痰，止呕，止咳。用于痰热咳嗽、烦热呕吐、惊悸失眠、胃热呕吐等症。

实用妙方

治慢性胃炎、胃下垂呕吐较甚者、膈肌痉挛、胃癌等： 陈皮、竹茹各12克，大枣5克，生姜9克，甘草6克，人参3克。将以上药材加水煎服。（《金匮要略》橘皮竹茹汤）

治疟疾、胆囊炎、小儿夏季热、胃炎、高热等： 青蒿6克，竹茹、赤茯苓、碧玉散（包）各9克，黄芩6克，枳壳、陈皮、半夏各5克。将以上药材加水煎服。（《重订通俗伤寒论》蒿芩清胆汤）

别名 竹茧、竹糖、竹黄、竹花　　**来源** 青皮竹或薄竹等杆内的分泌液干燥后的块状物

天竺黄

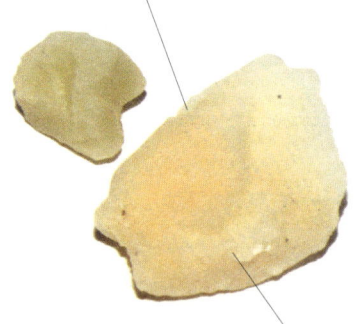

表面呈灰蓝色、灰黄色或灰白色

体轻，质硬而脆，易破碎

性味归经
- 性寒，味甘；归心、肝经。

用法用量
- 煎汤，2～5克，研粉冲服，0.6～1克。

功效主治
- 清热止血，止咳化痰，清心定惊。用于热病神昏、中风痰迷不语、小儿惊风抽搐、痰热咳嗽等症。

实用妙方

治小儿急惊风、手足抽搐等： 天竺黄30克，牛黄、雄黄各3克，朱砂、麝香各15克，胆南星120克。将以上药材研末，炼蜜为丸，每丸重1.5克。1～2岁每服1丸，3岁以上小儿每服2丸，以温水送下。

治癔症、癫痫等： 朱砂、琥珀、天竺黄各15克，胆南星30克，牛黄、雄黄、珍珠各6克，麝香3克。以上药材共研细末，炼蜜和丸，如皂角子大，金箔为衣，每服1丸，用薄荷汤送下。

258　500种常见中药材彩色图鉴

别名 土当归、野当归、岩风、水前胡、鸭脚七、野芹菜　　**来源** 伞形科植物白花前胡的干燥根

前胡

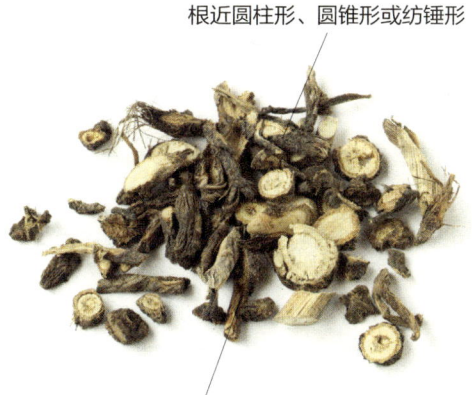

根近圆柱形、圆锥形或纺锤形

性味归经
- 性微寒，味苦、辛；归肺经。

用法用量
- 5～9克，水煎服。

功效主治
- 清热下气，化痰止咳，宣散风热。用于风热咳嗽痰多、痰热咳喘、胸膈满闷、呕逆、头痛等。

表面呈灰棕色至黑褐色

📖 实用妙方

治咳嗽涕唾黏稠、心胸不利、时有烦热： 前胡、川贝母、桑白皮各50克，麦冬75克，杏仁25克，甘草0.5克。将以上药材共研细末，每服20克，以生姜水煎取汁，不拘时，温服。

治肺热咳嗽、气喘不安： 前胡、麦冬、芍药、麻黄各75克，川贝母、白前、枳壳、大黄各50克。将以上药材共研细末，每服15克，水煎取汁，饭后温服，每日2次。

别名 梗草、铃铛花、白药、大药、尚头花、苦菜根　　**来源** 桔梗科植物桔梗的根

桔梗

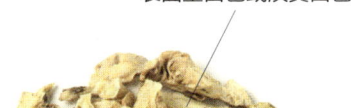

表面呈白色或淡黄白色

性味归经
- 性微温，味苦、辛；归肺经。

用法用量
- 煎汤，3～9克，或入丸、散；外用适量，烧灰研末敷。

功效主治
- 宣肺利咽，祛痰排脓，润肺补肺。用于咳嗽痰多、胸闷不畅、肺痈吐脓、扁桃体炎等症。

有不规则纵皱纹和沟纹

📖 实用妙方

治外感风寒、寒郁化热： 柴胡、葛根、黄芩、芍药各9克，羌活、白芷、桔梗各6克，石膏24克，甘草3克，生姜3片，大枣4枚。以上药材加水煎煮，去渣温服。（《伤寒六书》干葛解肌汤）

治外感凉燥、咳嗽痰稀等： 紫苏、杏仁、茯苓各9克，半夏、前胡各6克，陈皮4.5克，苦桔梗、甘草各3克，枳壳45克，生姜3片，大枣（去核）3枚。以上药材加水煎服。（《温病条辨》杏苏散）

第十六章 化痰止咳平喘药

别名 大海、大海子、大洞果、安南子、大海榄　　**来源** 梧桐科植物胖大海的干燥成熟种子

胖大海

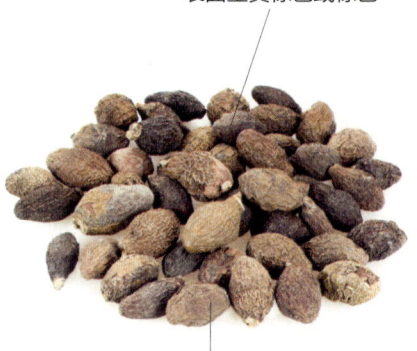

表面呈黄棕色或棕色

气微，味微甘，久嚼有黏性

性味归经
- 性寒，味甘；归肺、大肠经。

用法用量
- 煎汤或开水泡，2～4枚，大剂量可用至10枚。

功效主治
- 清热润肺，利咽开音，润肠通便。用于干咳无痰、咽痛音哑、慢性咽炎、热结便秘等症。

📖 实用妙方

治便秘： 胖大海2枚，麦冬5克，桔梗、乌梅各3克，大枣5枚。将以上药材用开水冲泡1小时，加适量冰糖调味。

治风热感冒引起的咽喉燥痛、干咳无痰、声音嘶哑： 胖大海2～4枚，甘草3克。以上药材用开水冲泡，服用3～5日。

别名 海蒿子、海菜、海草、大叶藻、海根菜　　**来源** 马尾藻科植物海蒿子或羊栖菜的干燥藻体

海藻

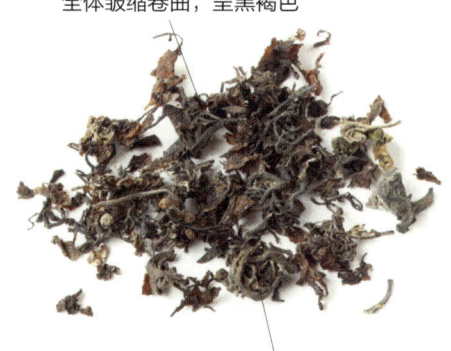

全体皱缩卷曲，呈黑褐色

有的被白霜

性味归经
- 性寒，味苦、咸；归肺、肾、胃经。

用法用量
- 煎汤，8～15克，浸酒或入丸、散。

功效主治
- 止咳化痰，利水消肿，清火排毒，散结。用于瘰疬、瘿瘤、水肿、脚气、睾丸肿痛等症。

📖 实用妙方

治各种瘰疬： 猫头蹄骨1具（炙酥为末），昆布、海藻各45克，连翘、黄芩、金银花、穿山甲、枳壳、香附各30克，皂角15克。将以上药材共研细末，以玄参为丸，如梧桐子大，每服70～80丸，日服3次，以生姜汁汤送下。（《华佗神方》瘰疬不消方）

治疝气： 海藻、昆布各15克，小茴香30克。将以上药材放入锅中，加水煎煮，去渣温服。

别名 海带、江白菜　　**来源** 海带科植物海带或翅藻科植物昆布的干燥叶状体

昆布

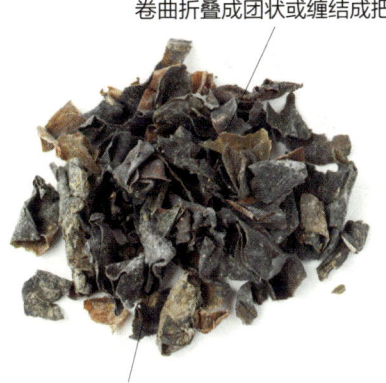

卷曲折叠成团状或缠结成把

呈绿褐色或黑褐色

性味归经
- 性寒，味咸；归肝、胃、肾经。

用法用量
- 煎汤，6~10克，或入丸、散。

功效主治
- 软坚散结，消痰散结，降压，利水。用于瘿瘤、瘰疬、睾丸肿痛、痰饮水肿、带下异常等症。

📖 实用妙方

治赘瘤： 海带、海藻、海蛤、昆布（4味皆焙）、泽泻（炒）、连翘各等份，猪靥、羊靥各10枚。将以上药材研为细末，炼蜜为丸，如鸡头大，睡前含1~2丸，口内含化。（《儒门事亲》化瘿丹）

治血瘿、肉瘿和气瘿： 海藻、海带、昆布、雷丸各50克，盐、莪术各25克。将以上材料分别研为细末，炼蜜为丸，口内含化。（《杂类名方》玉壶散）

别名 水花、海石、浮海石、浮水石　　**来源** 火山喷出的岩浆凝固形成的多孔状石块

海浮石

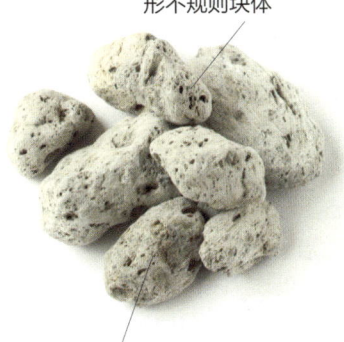

呈稀松似海绵状的卵形不规则块体

表面呈灰白色或灰黄色

性味归经
- 性寒，味咸；归肺、肾经。

用法用量
- 煎汤，10~15克，或入丸、散；外用适量，水飞后吹耳或点眼。

功效主治
- 软坚散结，利尿通淋，清肺化痰。用于痰热喘嗽、老痰积块、瘿瘤、淋病、疝气、疮肿等症。

📖 实用妙方

治支气管炎： 陈皮5克，贝母9克，胆南星、海浮石、木通各6克，白芥子2克。将以上药材一起混合，加水煎煮，去渣温服。（《景岳全书》清膈煎）

治血淋、小便涩痛： 海浮石、甘草各适量。将海浮石研成细末，将甘草加水煎汤，每次可服用6克海浮石，以甘草汤送服。（《仁斋直指方》海金散）

第十六章　化痰止咳平喘药

别名 蛤壳、瓦垄子、瓦屋子、花蚬壳、瓦屋子、瓦垄蛤　　**来源** 蚶科动物魁蚶、泥蚶及毛蚶的贝壳

瓦楞子

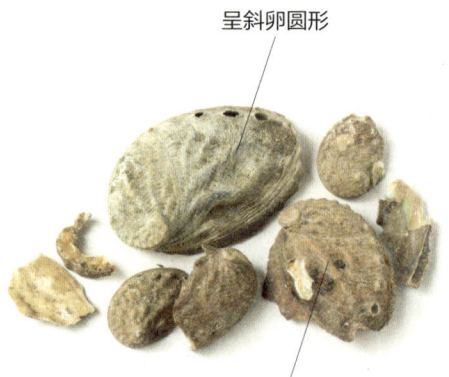

呈斜卵圆形

背面隆起，有直楞如瓦垄状

性味归经
- 性平，味咸；归肺、胃、肝经。

用法用量
- 煎汤，9～15克，或入丸、散；外用适量，煅后研末敷。

功效主治
- 散瘀，散结，止血，消痰软坚，制酸止痛。用于痰火郁结之瘿瘤、痰积、胃痛、烫伤、牙疳等症。

📖 实用妙方

治烧烫伤： 煅瓦楞子适量，研成细末，加入少许冰片，用香油搅拌均匀，涂抹于患处。

治消化道溃疡： 瓦楞子、甘草各等份。将以上药材研成细末，每服10克，以温水送服。

治胃痛吐酸水、嗳气： 瓦楞子270克，海螵蛸180克，广皮90克。将以上3药材研成细末，每服6克，饭后以温水送服，每日3次。

别名 苦杏仁、杏仁泥、木落子、杏梅仁　　**来源** 蔷薇科植物杏、山杏等的成熟种子

杏仁

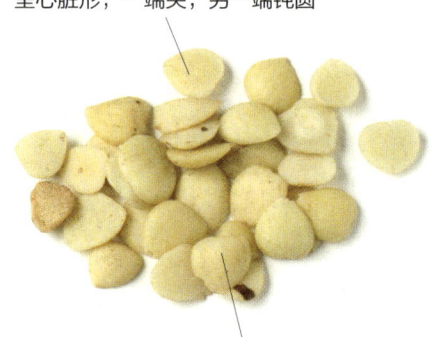

呈心脏形，一端尖，另一端钝圆

表面呈黄棕色至深棕色

性味归经
- 性微温，味苦，有小毒；归肺、大肠经。

用法用量
- 煎汤，3～10克，或入丸、散；外用适量，捣敷。

功效主治
- 祛痰，止咳平喘，润肠。用于外感咳嗽、喘满、胸闷痰多、喉痹、肠燥便秘等症。

📖 实用妙方

治肺疟、咳嗽频翻等： 杏仁、滑石、茯苓各9克，黄芩、桑叶、连翘各4.5克，白蔻皮2.4克，梨皮6克。将以上药材加水600毫升，煮取400毫升，每日服2次。（《温病条辨》杏仁汤）

治上气喘急： 桃仁、杏仁（去双仁皮尖，炒）各25克。将以上药材均研为细研，加水调生面少许，和丸如梧桐子大，每服10丸，以生姜汤或蜜汤服下。（《圣济总录》双仁丸）

别名 黑苏子、香苏、苏子、白苏、赤苏　　**来源** 唇形科植物紫苏的成熟果实

紫苏子

性味归经
- 性温，味辛；归肺经。

用法用量
- 煎汤，3～9克，或入丸、散。

功效主治
- 化痰止咳，润肺平喘，宽中开胃，润肠通便。用于痰壅气逆、肠燥便秘、风寒感冒、咳嗽气喘等症。

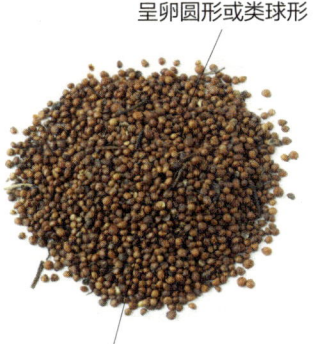

呈卵圆形或类球形

表面呈灰棕色或灰褐色

📚 实用妙方

治上呼吸道感染、支气管炎等： 炙桑白皮3、麻黄、杏仁、紫苏子、赤茯苓、陈皮各30克，炙甘草15克。将以上药材研为粗末，每服6克，加水煎煮，去渣温服。（《太平惠民和剂局方》华盖散）

治年老体虚和产后便秘、习惯性便秘等： 紫苏子、大麻子各50克。将以上药材洗净，研为极细的末，加水再研，取汁150毫升，分2次煮粥食用。（《普济本事方》麻子苏子粥）

别名 百条根、百奶、九虫根、药虱药、山百根　　**来源** 直立百部、蔓生百部或对叶百部的干燥块根

百部

性味归经
- 性微温，味甘、苦；归肺经。

用法用量
- 煎汤，3～10克；外用适量，煎水洗或研末外敷。

功效主治
- 止咳化痰，健脾补肾，温润肺气，杀虫灭虱。用于风寒咳嗽、百日咳、肺结核、蛲虫病、湿疹、阴痒等症。

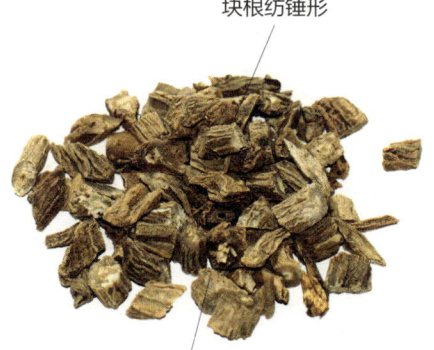

块根纺锤形

表面呈黄白色或淡土黄色

📚 实用妙方

治干咳无痰、喉间干痒等： 紫菀（炙）、百部、款冬花、叭哒杏仁各9克，陈皮、松子仁（炙）各6克，冰糖15克。将以上药材加水煎服。（《时病论》温润辛金法）

治小儿寒性咳嗽： 百部10克，生姜（拍烂）5克。以上药材加水煎煮30分钟，去渣取汁，调入蜂蜜少许，分次温服。

别名 青菀、返魂草、小辫儿、软紫菀、紫蒨、紫菀茸　**来源** 菊科植物紫菀的干燥根及根茎

紫菀

性味归经
- 性温，味辛、苦；归肺经。

用法用量
- 煎汤，4.5～10克，或入丸、散。

功效主治
- 润肺下气，化痰止咳。用于气逆咳嗽、痰吐不利、肺虚久咳、支气管炎、痰多喘咳等症。

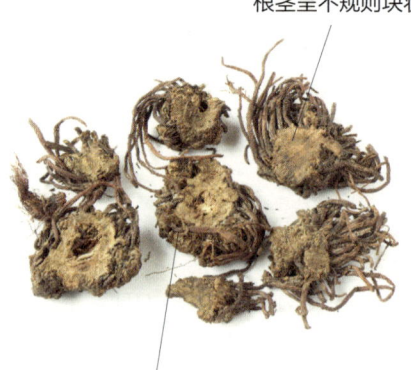

根茎呈不规则块状

表面呈紫红色或灰红色

📖 实用妙方

治咳嗽： 紫菀、桔梗、杏仁、浙贝母各8克，沙参、麦冬、制枇杷叶各10克，白前、炙麻黄、甘草各5克，石膏12克，芦根20克。以上药材水煎服，每日1次。

治伤寒后肺痿劳嗽、唾脓血腥臭： 紫菀、天冬、贝母各30克，桔梗、生地黄各45克，百合、知母各0.9克。将以上药材研成细末，每服12克，水煎去渣，取汁温服。

别名 冬花、款花、看灯花、艾冬花、九九花　**来源** 菊科植物款冬的花蕾

款冬花

性味归经
- 性温，味辛、微苦；归肺经。

用法用量
- 煎汤，3～10克，熬膏或入丸、散；外用适量，研末敷。

功效主治
- 润肺下气，止咳化痰。用于新久咳嗽、喘咳痰多、劳嗽咳血、喉痹等症。

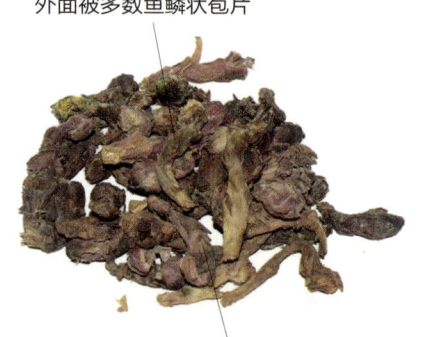

外面被多数鱼鳞状苞片

苞片外表面呈红紫色或淡红色

📖 实用妙方

治咳嗽： 款冬花90克，桑白皮、川贝母、五味子、炙甘草各15克，知母0.3克，杏仁0.9克。将以上药材共研粗末，每服9克，加水煎服。

治久嗽不止： 款冬花、紫菀各90克。将以上药材捣罗为散，每服9克，以生姜水煎服，每日3次。（《圣惠方》紫菀散）

别名 黄芥子、青菜子、芥菜子　　**来源** 十字花科植物白芥或芥的干燥成熟种子

芥子

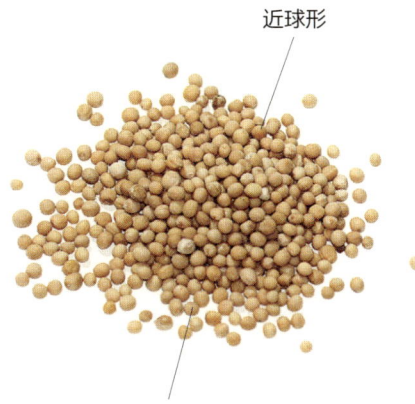

近球形

表面呈黄色至黄棕色，少数暗红棕色

性味归经
- 性温，味辛；归肺经。

用法用量
- 煎汤，3～8克，或入丸、散；外用适量，研粉调敷患处。

功效主治
- 止血，温肺止咳，消肿止痛，明目，利气祛痰。用于支气管哮喘、慢性支气管炎、寒性脓肿、挫伤等症。

📚 实用妙方

治上气呕吐、脐下绞痛： 芥子2000克，研末，炼蜜为丸，如梧桐子大，每服7丸，每日服2次。也可作散，空腹服之。或可酒浸饮服。（《千金方》）

治关节炎： 芥末30克，醋适量。将芥末先用少量开水湿润，再加醋调成糊状，摊在布上再盖上1层纱布，贴敷痛处。3小时后取下，每隔3～5日贴1次。（徐州《单方验方新医疗法选编》）

别名 巴叶、琵琶叶、卢橘叶　　**来源** 蔷薇科植物枇杷的叶子

枇杷叶

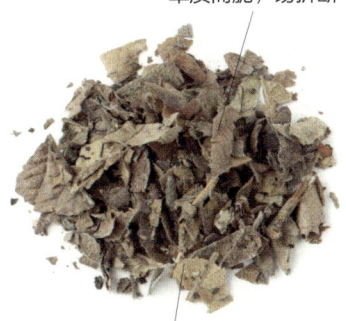

革质而脆，易折断

上表面呈灰绿色、黄棕色或红棕色

性味归经
- 性微寒，味苦；归肺、胃经。

用法用量
- 煎汤，9～15克，鲜品15～30克，或熬膏，入丸、散。

功效主治
- 止渴，下气，化痰，清肺止咳。用于肺痿咳嗽、吐血、衄血、支气管炎、慢性气管炎等症。

📚 实用妙方

治面部粉刺、色红疼痛等： 枇杷叶、沙参各9克，桑白皮12克，黄柏6克，黄连、生甘草各3克。将以上药材加水煎煮，去渣温服。（《外科大成》枇杷清肺饮）

治白喉初起、头痛恶寒或发热等： 桑叶、竹叶、甘草各6克，葛根、川贝母、枇杷叶各9克，金银花24克，生地黄15克，薄荷、川木通各3克。将以上药材加水煎服。（《白喉治法抉微》除瘟化毒汤）

第十六章 化痰止咳平喘药

别名 桑皮根、白桑皮、桑根白皮、桑皮　　**来源** 桑科植物桑的干燥根皮

桑白皮

性味归经
- 性寒，味甘；归肺经。

用法用量
- 煎汤，9～15克，或入散剂；外用适量，捣汁涂或煎水外洗。

功效主治
- 润肺止咳，平喘，利水消肿。用于肺热喘咳、吐血、水肿胀满、尿少、面目肌肤浮肿等症。

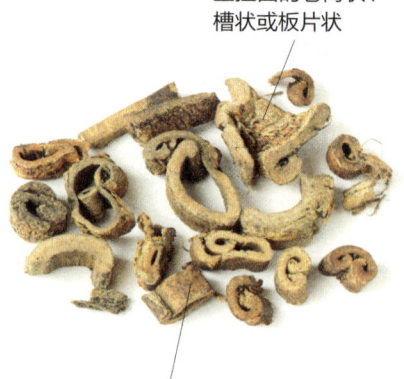

呈扭曲的卷筒状、槽状或板片状

表面呈白色或淡黄白色

📚 实用妙方

治久咳不已、肺虚气弱等： 人参、款冬花、桑白皮、桔梗、五味子、阿胶、乌梅各30克，贝母15克，罂粟壳240克。将以上药材共研为末，每服9克，日服2次。（《卫生宝鉴》九仙散）

治支气管哮喘、支气管炎等： 桑白皮、半夏、紫苏子、杏仁、贝母、栀子、黄芩各9克，黄连3克，生姜3片。将以上药材加水煎煮，去渣温服。（《景岳全书》桑白皮汤）

别名 大室、大适、丁历　　**来源** 十字花科植物独行菜或播娘蒿的干燥成熟种子

葶苈子

性味归经
- 性大寒，味辛、苦；归肺、膀胱经。

用法用量
- 煎汤，3～9克，或入丸、散；外用适量，煎水洗或研末敷。

功效主治
- 利水消肿，下气，润肺平喘。用于痰涎壅肺、喘咳痰多、胸胁胀满、胸腹水肿、小便不利等症。

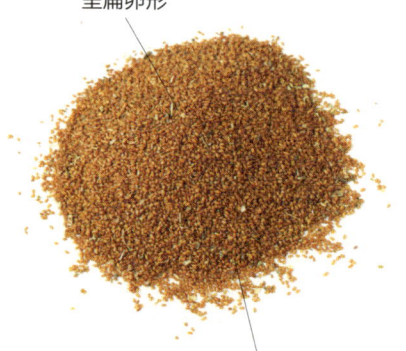

呈扁卵形

表面呈黄棕色或红棕色

📚 实用妙方

治肝硬化腹水、肺性脑病、哮喘、胸膜炎、肾炎、胰腺炎等： 防己、椒目、葶苈子、大黄各30克。将以上药材研末，炼蜜为丸，如梧桐子大，空腹时服1丸，每日3次。

治肺痈喘不得卧： 葶苈子10克，大枣12枚。葶苈子熬成黄色，捣烂，制成丸，如弹子大。葶苈子和大枣加水煎煮30分钟，除去葶苈子，喝汤，食大枣。

别名 银杏仁、银杏、白果仁、公孙树子　　**来源** 银杏科植物银杏的干燥成熟种子

白果

性味归经
- 性平，味甘、苦、涩；归肺、肾经。

用法用量
- 煎汤或捣汁，3～9克；外用适量，捣敷或切片涂。

功效主治
- 平喘，止带缩尿，止咳化痰，润肺。用于哮喘、痰嗽、白带、遗精、淋病、小便频数等症。

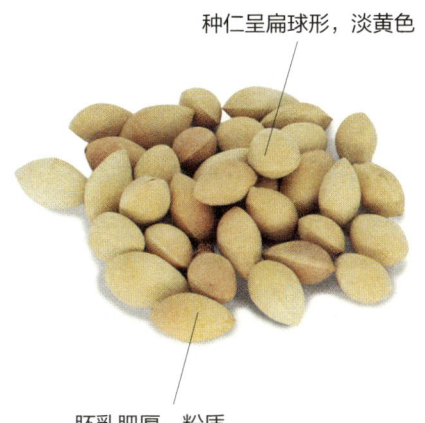

种仁呈扁球形，淡黄色

胚乳肥厚，粉质

实用妙方

治宫颈炎、阴道炎、宫颈糜烂等： 山药、芡实各30克，黄柏6克，车前子3克，白果10枚。将以上药材加水煎服。（《傅青主女科》易黄汤）

治风寒外束、痰多气急、哮喘咳嗽等： 白果、麻黄、杏仁、桑白皮、半夏各9克，紫苏子6克，甘草3克，款冬花、黄芩各4.5克。以上药材加水煎煮，去渣温服。（《摄生众妙方》定喘汤）

别名 神仙果、假苦瓜、长寿果、光果木髓、拉汗果　　**来源** 葫芦科植物罗汉果的果实

罗汉果

性味归经
- 性凉，味甘；归肺、大肠经。

用法用量
- 煎汤或泡水，9～25克。

功效主治
- 清热，润肺化痰，止咳，润肠通便。用于咳嗽、百日咳、咽喉炎、暑热口渴、肠燥便秘等症。

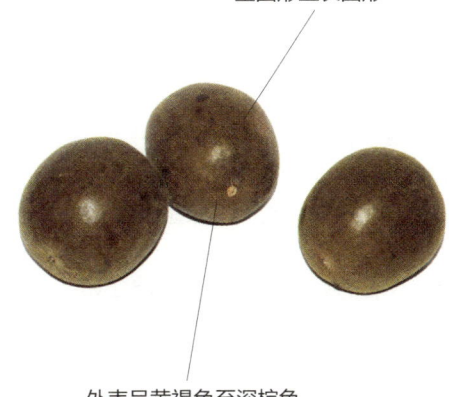

呈圆形至长圆形

外表呈黄褐色至深棕色

实用妙方

治肺热阴虚型痰咳、肺结核： 罗汉果100克，枇杷叶、南沙参、桔梗各150克，白糖适量。以上药材加水煎，取汁，加入蔗糖拌匀，温服，每日3次。

治百日咳： 罗汉果1个，柿饼15克。以上药材水煎30分钟，加入冰糖，溶化后搅匀，温服。

治支气管炎、扁桃体炎： 罗汉果半个，以开水冲泡，代茶饮。

第十六章　化痰止咳平喘药

别名 平地木、老勿大、地茶、叶底珠、叶下红、不出林　　**来源** 紫金牛科植物紫金牛的全株

矮地茶

性味归经
- 性平，味微苦、辛；归肺、肝经。

用法用量
- 煎汤，10～25克；外用适量，捣敷。

功效主治
- 化痰止咳，利湿，活血。用于咳嗽、痰中带血、慢性支气管炎、跌打损伤、湿热黄疸等症。

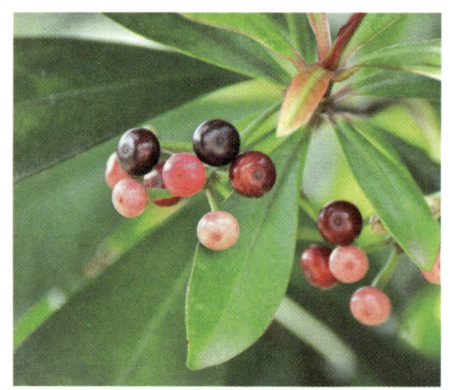

采收：夏、秋二季茎、叶茂盛时采挖

实用妙方

治肺热咳喘痰多： 矮地茶、枇杷叶、金银花各适量。以上药材加水煎，取汁温服。

治慢性气管炎： 矮地茶35克，水煎取汁，分3次温服。

治肺结核、结核性胸膜炎： 矮地茶、夏枯草各12克，百部、白及、天冬、枸骨叶、桑白皮各9克。以上药材加水煎服。

别名 蒲颓叶　　**来源** 胡颓子科植物胡颓子的叶片

胡颓子叶

性味归经
- 性温，味酸；归肺经。

用法用量
- 煎汤，8～12克；外用适量，外敷或煎水熏洗。

功效主治
- 平喘，止咳，化痰，止血，解毒。用于咳嗽气喘、咳血、痈疽、外伤出血等症。

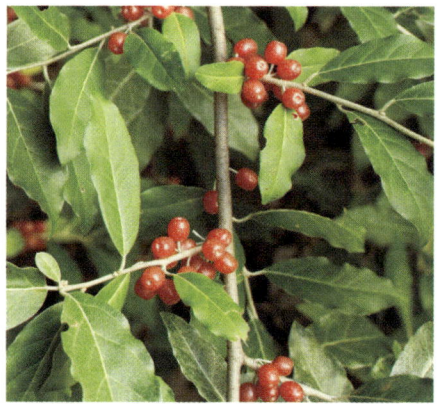

采收、存储：全年均可采，鲜用或晒干

实用妙方

治肺结核、咯血： 鲜胡颓子叶24克，冰糖15克。以上药材加水煎，去渣取汁，饭后温服。每日2次。

治支气管哮喘、慢性支气管炎： 胡颓子叶、枇杷叶各15克。水煎，去渣，取汁温服。或胡颓子叶研末，每日2次，每次45克，可加白糖或蜂蜜，温水冲服。

别名 马兜零、马兜苓、蛇参果、水马香果　　**来源** 马兜铃科植物北马兜铃和马兜铃的果实

马兜铃

性味归经
- 性微寒，味苦；归肺、大肠经。

用法用量
- 煎汤，3～9克，或入丸、散。

功效主治
- 下气，化痰止咳，清肺祛痰，清肠消痔。用于肺热喘咳、痰中带血、咯血、痔瘘肿痛等症。

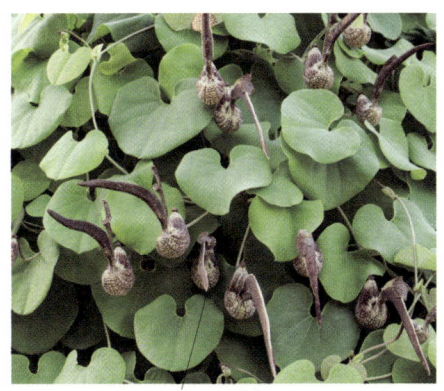

采收、存储：9～10月采摘，晒干

实用妙方

治肺虚火盛、咳喘咽干、痰中带血： 马兜铃15克，阿胶45克，牛蒡子、炙甘草各7.5克，杏仁10克，炒糯米30克。将以上药材研成细末，每服6克，水煎，去渣取汁，饭后温服。

治伤寒后肺气喘促： 马兜铃、紫苏茎叶各20克，木通30克，陈皮15克。将以上药材研成粗末，每服9克，加灯心草15克和大枣3枚，水煎去渣，取汁温服，每日2次。

别名 挂兰、葡萄兰、钓兰、树蕉瓜、兰草、倒吊兰、八叶兰　　**来源** 百合科植物吊兰的全草或根

吊兰

性味归经
- 性凉，味甘、微苦；归心、肝、肺经。

用法用量
- 煎汤，6～15克，鲜品15～30克；外用适量，捣敷或煎水洗。

功效主治
- 化痰止咳，散瘀消肿，清热解毒。用于痰热咳嗽、跌打损伤、骨折、痈肿、烧伤、痔疮等症。

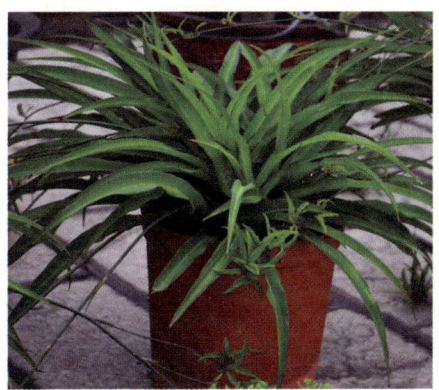

采收、炮制：全年均可采收，洗净鲜用

实用妙方

治咳嗽： 鲜吊兰15～30克，枇杷叶9～15克。将以上药材加水煎服。

治肺热咳嗽： 吊兰根、冰糖各30克。将以上材料加水煎煮，去渣温服。

治骨折： 鲜吊兰适量，捣烂，敷于患处。（复位后，以小夹板固定）

治痔疮肿痛： 鲜吊兰全草1把，加水煎煮，熏洗患处。

第十六章 化痰止咳平喘药

别名 清明菜、佛耳草、鼠曲草、白头草、黄花艾　　**来源** 菊科植物鼠麴草的全草

鼠麴草

性味归经
- 性平，味甘；归肺、胃、肾经。

用法用量
- 煎汤，1.5～50克。

功效主治
- 祛痰，止咳化痰，利湿，平喘，降血压。用于感冒咳嗽、肺寒咳嗽、肺热咳喘、跌打损伤等。

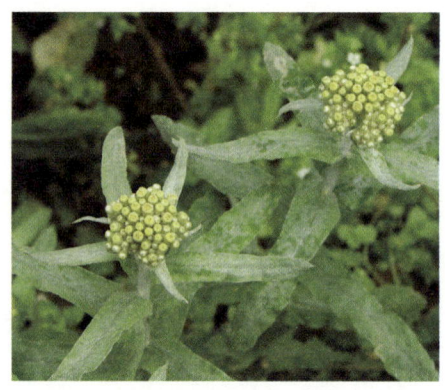

叶互生，匙状倒披针形或倒卵状匙形

实用妙方

治风热咳嗽、痰稠黄： 鼠麴草30克，蒲公英、观音串各15克，牛姜子11.3克。以上药材加水3碗半，煎1碗，渣以水3碗，煎至8分，每日早、晚饭后各服1次。

治慢性支气管炎： 鼠麴草30克，枇杷叶（去毛）、款冬花、杏仁各11.3克，陈皮7.5克，野百合18.8克。以上药材加水煎2次，每日早、晚饭后各服1次。

别名 铁场豆、天豆、马豆、朝天子、药王子、云实籽　　**来源** 豆科植物云实的种子

云实

性味归经
- 性温，味辛；归肺、脾经。

用法用量
- 煎汤，9～15克，或入丸、散。

功效主治
- 除湿解毒，止咳化痰，杀虫。用于痢疾、疟疾、慢性气管炎、小儿疳积、虫积。

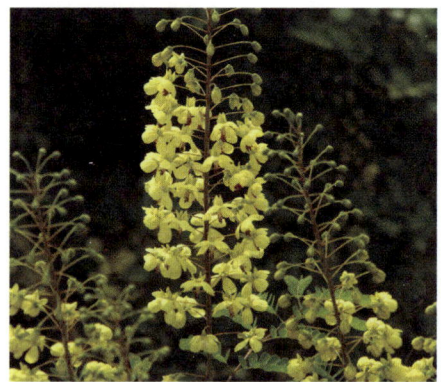

采收：秋季果实成熟时采收，剥取种子

实用妙方

治疟疾： 云实9克，加水煎服。（《湖南药物志》）

治慢性气管炎： 云实30克，加水煎，每日1剂，分2次服。或研成粗粉，水煎3次，浓缩成稠膏状，加入适量赋形剂，制成冲剂，连服10～20日。（《浙江药用植物志》）

治小儿过食水果面食，腹胀身瘦，遍身水肿： 锅焦0.6克，云实0.3克。以上药材研为末，久服痊愈。

第十七章
收涩药

只要是具有收敛固涩作用，能治疗各种滑脱症的药物，均可称为收涩药，或收敛药。这一类药物味多酸涩，性温或平，有敛肺止咳、收敛止血及涩肠止泻等功效。收涩药可分为固表止汗药、敛肺涩肠药和固精缩尿止带药三种。固表止汗药主治自汗、盗汗等；敛肺涩肠药主治肺虚或肺肾两虚之咳喘、久痢久泻等；固精缩尿止带药主治肾虚遗精、早泄等。

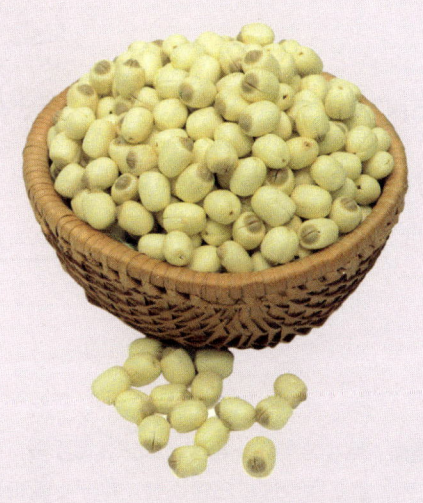

别名 龙沙、卑相、狗骨　　**来源** 麻黄科植物草麻黄或木贼麻黄或中麻黄的根及根茎

麻黄根

性味归经
- 性平，味甘、涩；归心、肺经。

用法用量
- 煎汤，3～10克，或入丸、散；外用适量，研粉扑。

功效主治
- 固表止汗。用于阳虚自汗、阴虚盗汗、肺气不足、梅核气等。

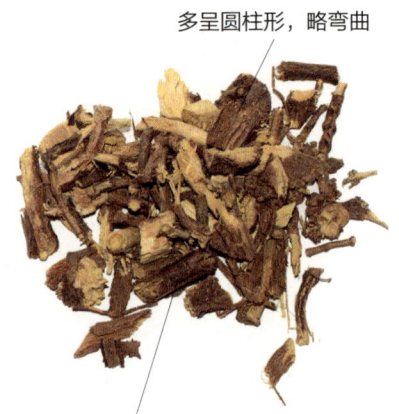

多呈圆柱形，略弯曲

表面呈红棕色或灰综色

📚 实用妙方

治虚汗无度： 麻黄、黄芪、牡蛎各等份。将以上药材研成细末，面糊为丸，如梧桐子大，每服50丸，以浮小麦汤送服，以止为度。

治产后虚汗不止： 麻黄60克，当归、黄芪各30克。将以上药材研成细末，每服12克，水煎，去渣取汁，不拘时，温服。

别名 浮水麦、浮麦　　**来源** 干瘪轻浮的小麦，水淘浮起者

浮小麦

性味归经
- 性凉，味甘；归心经。

用法用量
- 煎汤，12～30克，或研末吞服，2～5克。

功效主治
- 收涩，益气，解热，固表止汗。用于气虚自汗、阴虚盗汗、阴虚发热、骨蒸劳热等症。

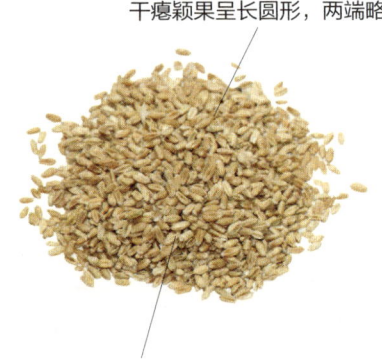

干瘪颖果呈长圆形，两端略尖

表面呈黄白色，皱缩

📚 实用妙方

治盗汗及虚汗不止： 浮小麦适量，用小火炒焦，再研成细末，每服取5克，以米汤送服，每日1剂。

治男子血淋不止： 浮小麦15克，童子尿少许，白糖适量。将浮小麦和童子尿一起炒黄，研成细末，加白糖煎水调服。

别名 臭椿、椿根皮、樗根皮、樗木、樗白皮　　**来源** 苦木科植物臭椿的干燥根皮或干皮

椿皮

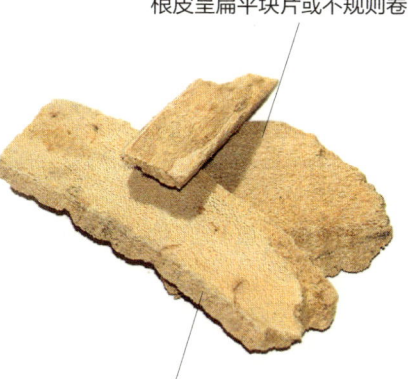

根皮呈扁平块片或不规则卷片状

表面粗糙,皮孔明显

性味归经
- 性寒,味苦、涩;归大肠、肝、胃经。

用法用量
- 煎汤,4～10克,或入丸、散;外用适量,煎水外洗或熬膏涂。

功效主治
- 清热燥湿,涩肠止泻,止血。用于慢性痢疾、肠炎、腹泻、胃及十二指肠溃疡、便血、白带异常等症。

📚 实用妙方

治赤白带下:椿皮4.5克,高良姜9克,黄柏、白芍各6克。将以上药材研成细末,面糊为丸,如梧桐子大,每服30丸,以茶汤送服。(《摄生众妙方》樗树根丸)

治痢疾:椿皮8克,爵床9克,凤尾草15克。以上药材加水煎服。

治痔疮:椿皮8克,加水煎汤,去渣取汁,待温后加入适量蜂蜜饮服。

别名 青梅、春梅、乌梅肉、梅实、熏梅　　**来源** 蔷薇科植物梅的果实,经烟火熏制而成

乌梅

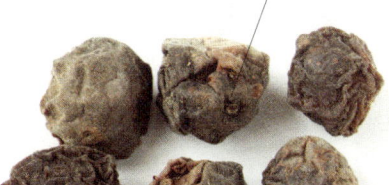

呈类球形或扁球形

表面呈棕黑色至乌黑色

性味归经
- 性平,味酸、涩;归肝、脾、肺、大肠经。

用法用量
- 煎汤,3～8克,或入丸、散;外用适量,煅研撒或调敷。

功效主治
- 安蛔驱虫,润肺止咳,涩肠,生津止渴,止咳化痰。用于晕眩、咳嗽少痰、干咳无痰等症。

📚 实用妙方

治虫积腹痛、不欲饮食、四肢逆冷、面赤身热等:胡黄连3克,花椒10粒,雷丸9克,生黄柏2.4克,乌梅、槟榔(磨汁、冲服)各2枚。以上药材水煎服。(《通俗伤寒论》连梅安蛔汤)

治胆道蛔虫病、肠蛔虫病:黄连500克,乌梅300枚,干姜300克,细辛、熟附子、桂枝、黄柏、党参各180克,当归、花椒各120克。以上药材加水煎煮,去渣温服。(《伤寒论》乌梅丸)

第十七章 收涩药

别名 文蛤、旱倍子、漆倍子　　**来源** 角倍蚜或倍蛋蚜在其寄主盐肤木、青麸杨等树上形成的虫瘿

五倍子

性味归经
- 性寒，味酸、涩；归肺、大肠、肾经。

用法用量
- 煎汤，3～8克，或入丸、散；外用适量，煎汤洗、研末敷。

功效主治
- 敛肺止咳，涩肠止血，固精，收湿敛疮。用于自汗盗汗、久痢久泻、遗精、白浊、痈肿疮疖等。

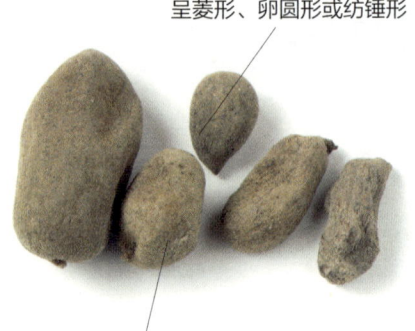

呈菱形、卵圆形或纺锤形

表面呈灰黄色或淡黄棕色

📖 实用妙方

治功能性子宫出血、胃溃疡出血等： 炒白术30克，生黄芪18克，煅龙骨、煅牡蛎、山茱萸各24克，白芍、海螵蛸各12克，茜草9克，棕榈炭6克，五倍子（研末）1.5克。以上药材加水煎服。

治小儿牙疳、齿龈赤烂疼痛、口臭出血、牙枯脱落等： 人中白（煅）、绿矾（烧红）、五倍子（炒黑）、冰片各等份。将以上药材研为细末。用水拭净牙齿，取本品少许敷于患处。（《医宗宝鉴》牙疳散）

别名 御米壳、米囊皮、米罂皮、粟壳、米壳、烟斗斗　　**来源** 罂粟科植物罂粟的干燥果壳

罂粟壳

性味归经
- 性平，味酸、涩，有毒；归肺、肾、大肠经。

用法用量
- 煎汤，3～10克，或入丸、散。

功效主治
- 敛肺涩肠，益肾止痛。用于久咳、久泻、脱肛、脘腹疼痛等症。

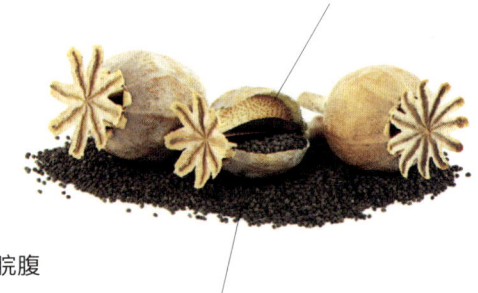

呈椭圆形或瓶状卵形

表面呈黄褐色或棕褐色

📖 实用妙方

治水泄不止： 罂粟壳1枚，乌梅肉、大枣肉各10枚。将罂粟壳去蒂膜，和乌梅肉、大枣肉一起加水煎服。（《经验方》）

治久痢不止： 罂粟壳适量，去筋，蜜炙为末，炼蜜为丸，如弹子大，每次1丸，加3克生姜煎汤，温服。（《本草纲目》）

别名 诃黎勒、诃黎、随风子　**来源** 使君子科植物诃子的果实

诃子

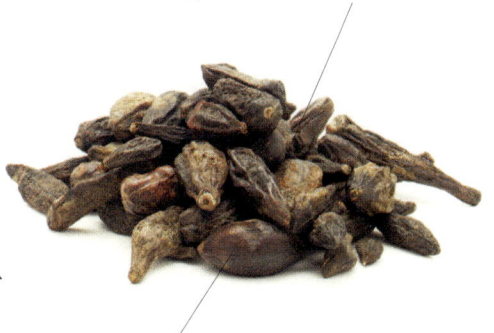

呈长圆形或卵圆形

表面呈黄棕色或暗棕色

性味归经
- 性平，味苦、涩、酸；归肺、大肠经。

用法用量
- 煎汤，3~10克。

功效主治
- 收涩，敛肺止咳，涩肠止泻。用于久咳失音、久泻、久痢、脱肛、便血、遗精等症。

📚 实用妙方

治久咳、失音：诃子（去核）、杏仁各30克，通草7.5克。将以上药材切细，每服12克，加适量生姜水煎，去渣，取汁，饭后温服。

治久泻、久痢、脱肛：诃子2.1克，罂粟壳、陈皮各1.5克，干姜1.8克。将以上药材均研成细末，水煎，去渣，取汁温服。

别名 石榴壳、酸石榴皮、西榴皮、安石榴、酸实壳、酸榴皮　**来源** 石榴科植物石榴的果皮

石榴皮

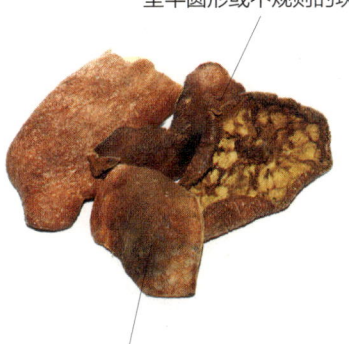

呈半圆形或不规则的块片

外表呈黄色或红棕色

性味归经
- 性温，味酸、涩；归大肠经。

用法用量
- 煎汤，3~9克；外用适量，煎水熏洗或研末调涂。

功效主治
- 涩肠止泻，止血，驱虫。用于久泻、久痢、便血、脱肛、滑精、崩漏、虫积腹痛等症。

📚 实用妙方

治脾虚泄泻：石榴皮、白扁豆各30克，生晒参10克。以上药材水煎，去渣，取汁温服，每日1剂，每剂药煎2次，早、晚各1次。

治痔疮肿痛出水：石榴皮50克，黄柏25克，冰片1克。将石榴皮和黄柏水煎，去渣，取汁，用药汁清洗患处，再将冰片纳入痔疮破烂处。

第十七章 收涩药

别名 豆蔻、玉果、迦拘勒、肉果、顶头肉　　**来源** 肉豆蔻科植物肉豆蔻的种子

肉豆蔻

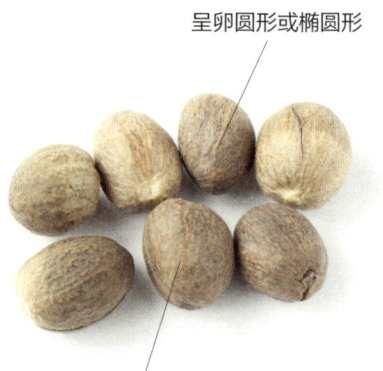

呈卵圆形或椭圆形

表面呈灰棕色至暗棕色

性味归经
- 性温，味辛；归脾、胃、大肠经。

用法用量
- 煎汤，1.5～6克，或入丸、散。

功效主治
- 温中涩肠，行气，消食，温养脾胃。用于虚泻、冷痢、脘腹胀痛、宿食不消、食少呕吐等症。

📚 实用妙方

治慢性肠炎、慢性痢疾等：白术、茯苓、干姜、赤石脂、丁香、诃子、肉豆蔻、没食子各6克。以上药材和匀，用汤泡蒸饼为丸，如梧桐子大，每服6克，空腹以米汤饮下，日服3次。

治慢性结肠炎等：诃子皮、龙骨、木香、赤石脂、白矾各15克，丁香90克，肉豆蔻、砂仁各30克。以上药材共研细末，炼蜜为丸，如梧桐子大，每服9克，每日2次。（《太平惠民和剂局方》肉豆蔻丸）

别名 山萸肉、萸肉、枣皮、药枣、肉枣、山芋肉　　**来源** 山茱萸科植物山茱萸的果肉

山茱萸

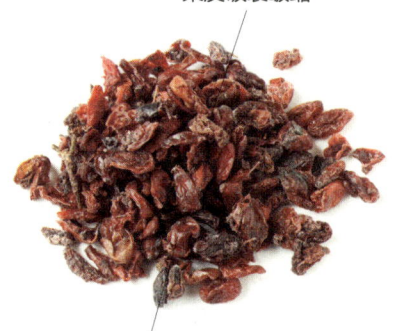

果皮破裂皱缩

不完整或呈扁筒状

性味归经
- 性微温，味酸、涩；归肝、肾经。

用法用量
- 煎汤，5～10克，或入丸、散。

功效主治
- 收敛止咳，补益肝肾，固肾涩精。用于腰膝酸痛、头晕、遗尿、尿频、遗精、大汗虚脱等症。

📚 实用妙方

治肾阳虚弱、脾气不振所致的黎明泄泻等：野党参、补骨脂、熟附子、核桃仁各9克，山药15克，山茱萸12克，茯苓、鸡内金各3克。以上药材加水煎服。（《医学衷中参西录》敦复汤）

治肾虚所致腰痛、阳痿、遗精等：山茱萸、补骨脂、菟丝子、金樱子各10克，当归8克。将以上药材水煎去渣，取汁，代茶饮，经常饮用。

别名 覆盆、乌藨子、小托盘、山泡　　**来源** 蔷薇科植物华东覆盆子的干燥果实

覆盆子

性味归经
- 性温，味甘、酸；归肝、肾、膀胱经。

用法用量
- 煎汤，3～8克，或浸酒、熬膏，入丸、散。

功效主治
- 助阳固精，收涩，明目，补肝肾。用于阳痿、遗精、遗溺、虚劳、目暗等症。

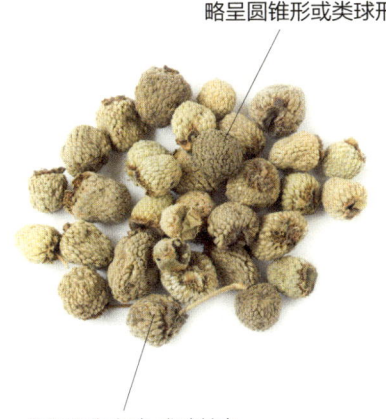

略呈圆锥形或类球形

表面呈灰绿色或淡棕色

实用妙方

治阳痿、慢性肾炎、闭经等： 菟丝子、枸杞子各240克，五味子30克，覆盆子120克，车前子60克。以上药材研细末，炼蜜为丸，每丸6～9克，日服2～3次，以开水或淡盐汤送服。

治阳痿： 覆盆子适量，白酒500毫升。将覆盆子放入密闭瓷罐中，倒入白酒，浸泡7日，滤出覆盆子焙研为末，每服9克，以温水送服。

别名 螵蛸、桑蛸、螳螂壳、螳螂蛋　　**来源** 螳螂科昆虫大刀螂、小刀螂或巨斧螳螂的干燥卵鞘

桑螵蛸

性味归经
- 性平，味甘、咸；归肝、肾经。

用法用量
- 煎汤或研末，4～9克；外用适量，研末撒或油调敷。

功效主治
- 温肾益气，固涩止遗，补肾助阳。用于遗精、肾亏梦遗、滑精、尿频、遗尿、肾虚阳痿等症。

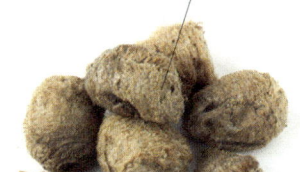

呈黄色或灰黄色

体轻而带韧性

实用妙方

治小儿遗尿、老年人尿失禁等症： 桑螵蛸、远志、石菖蒲、龙骨、人参、茯神、当归、龟甲（醋炙）各30克。将以上药材均研为末，临睡前取6克，以人参汤调下。（《本草衍义》桑螵蛸散）

治遗精、形寒肢冷、阳痿或缩阳等： 党参、土炒白术、山药、桑螵蛸、炒芡实各9克，巴戟天、覆盆子各15克，附子、肉桂各4.5克，肉苁蓉3克。以上药材加水煎服。（《揣摩有得集》暖肾助火汤）

第十七章 收涩药

别名 刺梨子、刺榆子、金罂子、山石榴、金樱子肉　　**来源** 金樱子的成熟假果或除去瘦果的成熟花朵

金樱子

性味归经
- 性平，味酸、涩、甘；归肾、膀胱、大肠经。

用法用量
- 煎汤，5～12克，或入丸、散，熬膏。

功效主治
- 涩肠止泻，健脾养胃，缩尿止遗，固肾涩精。用于遗精、滑精、久泻、久痢、遗尿、尿频等症。

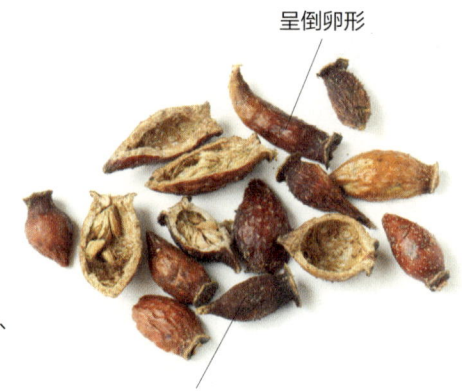

呈倒卵形

表面呈黄红色至棕红色

实用妙方

治前列腺炎、神经衰弱、腰膝酸软等： 菟丝子500克，煅牡蛎、金樱子、茯苓各120克。将以上药材均研为粉末，炼蜜为丸，每服9克，空腹时以酒或盐汤送下。（《景岳全书》固真丸）

治肝肾两虚所致的腰酸、梦遗、滑精： 金樱子适量，去刺和种子，水煎浓缩，似稀汤，每次服5毫升，温酒送服。

别名 墨鱼骨、乌贼鱼骨、墨鱼盖、乌贼骨　　**来源** 乌贼科动物无针乌贼或金乌贼的内壳

海螵蛸

性味归经
- 性温，味咸、涩；归脾、肾经。

用法用量
- 煎汤，5～12克；外用适量，研末撒或调敷。

功效主治
- 除湿，止痛，止血，固精止带。用于胃痛吞酸、衄血、呕血、崩漏带下、虚疟泻痢等症。

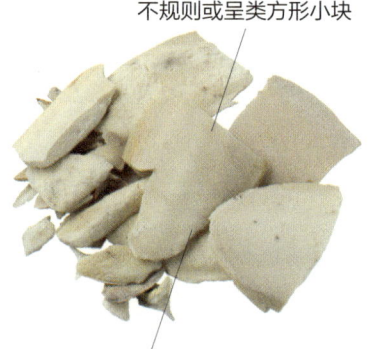

不规则或呈类方形小块

呈类白色或微黄色

实用妙方

治慢性前列腺炎、遗精、遗尿等症： 天冬、麦冬、泽泻、桑螵蛸、海螵蛸、牡蛎、龙骨、黄连、鸡内金各30克，远志11克。以上药材研细末，炼蜜为丸，如梧桐子大，每服9克，每日2次。

治慢性宫颈炎、阴道炎等症： 生山药30克，生龙骨、生牡蛎各18克，海螵蛸12克，茜草9克。以上药材加水煎煮，去渣温服。（《医学衷中参西录》清带汤）

别名 莲实、莲蓬子、白莲、莲肉、莲宝、藕实、莲米　　**来源** 睡莲科植物莲的成熟种子

莲子

性味归经
- 性平，味甘、涩；归心、脾、肾经。

用法用量
- 煎汤，6～15克，或入丸、散。

功效主治
- 养心安神，补肾，除烦，健脾，涩肠，止带。用于久泻、遗精、崩漏、带下、心悸、虚烦失眠等症。

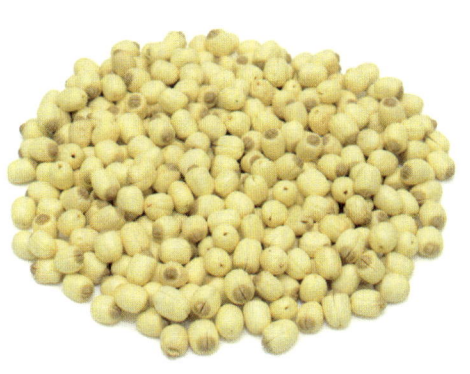

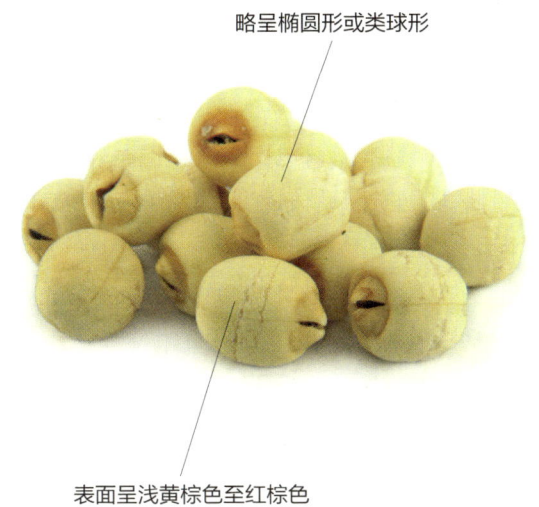

略呈椭圆形或类球形

表面呈浅黄棕色至红棕色

家用养生
- 煮粥：莲子10克，糯米50克。莲子去心，放入锅中和糯米一起煮粥食用。可治遗精。
- 煎汤：莲子20克，芡实10克，茯苓5克。莲子去心，将所有药材放入砂锅中加水煎煮，顿服。可治脾虚型久泻。
- 煮汤：莲子（去心）12克，豆腐200克，香菇50克。豆腐洗净，切块，油炸后捞起；香菇泡发，去蒂；莲子和香菇放入锅内，加入清水烧开，再放入豆腐，小火慢煮1小时，加盐调味食用。可治肾虚型阳痿。

实用妙方

治遗精淋浊、血崩带下、四肢倦怠： 黄芩、麦冬、地骨皮、车前子、莲子、茯苓、炙黄芪各10克，人参、炙甘草各6克。将以上药材加水煎煮，去渣温服。（《太平惠民和剂局方》清心莲子饮）

治慢性支气管炎、月经不调等： 人参、五味子、炙甘草各6克，麦冬、白芍、生地黄各12克，当归、薏苡仁、橘红、牡丹皮、莲子各9克，大枣2枚。上药水煎服。（《医宗必读》拯阴理劳汤）

治遗精： 菟丝子、沙苑子、韭菜子、金樱子、枸杞子各12克，莲子、覆盆子、当归、党参各9克，五味子6克，山药30克，煅龙骨、煅牡蛎各18克。以上药材加水煎服。（《辽宁中医杂志》八子固精汤）

治脱肛： 人参（白）、枸杞子、葡萄干各2克，莲子、山药各9克，肉苁蓉、火麻仁各12克，橘红3克，大枣、核桃各2枚。将以上药材加水煎服。（《蒲辅周医疗经验》益中气汤）

别名 鸡头米、鸡头苞、芡子、鸡头莲、南芡实、北芡实　　**来源** 睡莲科植物芡实的成熟种仁

芡实

性味归经
- 性平，味甘、涩；归脾、肾经。

用法用量
- 煎汤或入丸、散，8～12克，或适量煮粥。

功效主治
- 补中益气，强身，固肾涩精，健脾止泻。用于肾虚引起的梦遗、遗精、遗尿、尿频等症。

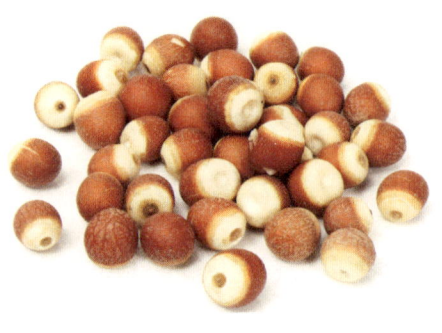

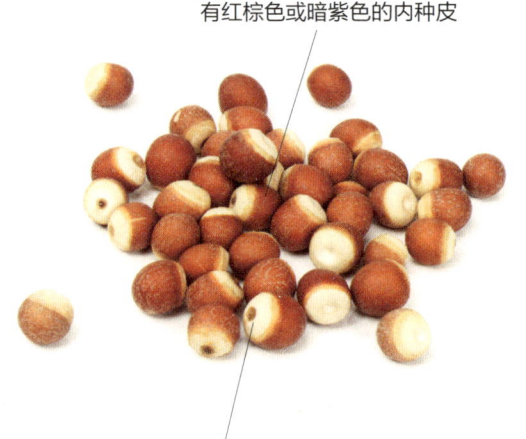

有红棕色或暗紫色的内种皮

一端约1/3为黄白色

家用养生

- 研末：芡实、山药、茯苓、白术、莲子、薏苡仁、白扁豆各12克，人参3克。以上药材炒黄，研细末，温水送服。可治脾肾虚热、久痢。

- 蒸糕点：白术30克，党参、茯苓、白扁豆、莲子肉各60克，薏苡仁、山药、芡实各90克，白糖250克。将以上材料共研细末，加入白米粉搅均，蒸糕，每块重30克。每服1块，日服2～3次，当点心服食。可治脾胃虚弱所致食少纳呆、少气倦乏之症。(《清太医院配方》八珍糕)

实用妙方

治神经衰弱、遗精、滑泄等症：金樱子、芡实、山药、人参、酸枣仁各6克，白术、茯苓各4.5克，炙甘草3克，远志2.4克，五味子14粒。以上药材加水煎煮，去渣，空腹服。(《景岳全书》秘元煎)

治脾肾精气虚、梦遗精滑等症：芡实、莲花蕊末、龙骨、乌梅肉各30克。以上药材研为细末，以山药糊为丸，每服9克，空腹时用温酒或淡盐汤送下。(《杨氏家藏方》玉锁丹)

治遗精、滑精：刺蒺藜、芡实、莲须各60克，龙骨、牡蛎各30克。将以上药材研成细末，莲子粉糊为丸，以盐汤送服。

治月经量多、崩漏、产后恶露不净等：党参、炙黄芪、煅龙骨、煅牡蛎各30克，茯苓5克，白术、芡实各15克，棕榈炭、血余炭、蒲黄炭、藕节炭各9克。将以上药材加水煎服。

治性功能减退、遗精等：猪肚1个，白术(炒)、牡蛎(煅)、芡实(炒)、莲须、龙骨(锻)、苦参各150克。以上药材研为细末，水泛为丸，每服9克，每日2次。(《北京市中成药方选集》猪肚丸)

别名 北五味子、山花椒、血藤子、五梅子　　**来源** 五味子或华中五味子的成熟果实

五味子

性味归经
- 性温，味酸、甘；归肺、心、肾经。

用法用量
- 煎汤，3～6克，熬膏或入丸、散；外用适量，研末搽或煎水洗。

功效主治
- 敛肺生津，滋肾涩精，益气。用于肺虚喘咳、自汗、盗汗、劳伤瘦、梦遗滑精等症。

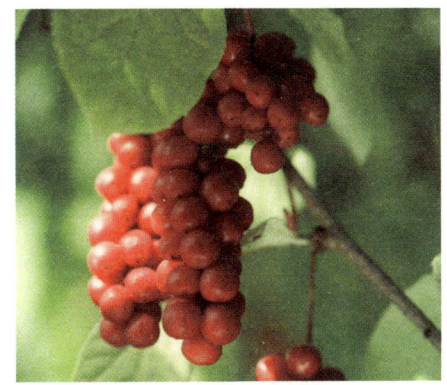

采收：果实呈紫红色时，随熟随收

实用妙方

治性支气管炎、肺气肿、肾炎、老年遗尿等：麻黄、白芍、半夏各9克，细辛、干姜、五味子各3克，炙甘草、桂枝各6克。将以上药材加水煎煮，去渣温服。(《伤寒论》小青龙汤)

治支气管哮喘、慢性支气管炎、肺气肿、百日咳等：人参、五味子、杏仁各6克，麦冬、陈皮各3克，生姜3片，大枣2枚。将以上药材加水煎煮，去渣温服。(《证治准绳》五味子汤)

别名 鸡公花、红鸡冠、笔鸡冠、鸡角根、芦花鸡冠　　**来源** 苋科植物鸡冠花的干燥花序

鸡冠花

性味归经
- 性凉，味甘、涩；归肝、大肠经。

用法用量
- 煎汤，5～15克，或入丸、散；外用适量，煎水熏洗。

功效主治
- 清热利湿，止血，止痢，收敛涩肠。用于吐血、咳血、痔疮出血、赤白带下、赤白痢疾等症。

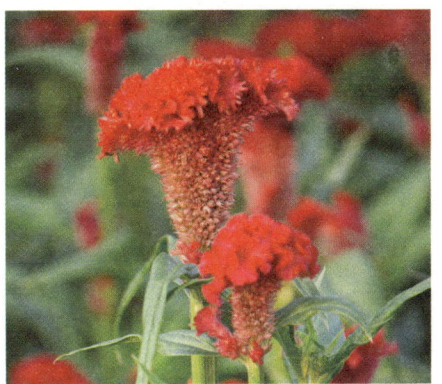

花被片呈淡红色至紫红色、黄白色或黄色

实用妙方

治风疹：鸡冠花、向日葵各8克，冰糖适量。鸡冠花和向日葵放入砂锅中，加入水和冰糖一起炖煮1小时，去渣取汁，温服。

治痔疮出血：鸡冠花、凤眼草各30克。将以上药材研成粗末，每用15克，加水煎煮，去渣取汁，清洗患处。

别名 薏、苦薏、莲薏、莲心　　**来源** 睡莲科植物莲的成熟种子的绿色胚芽

莲子心

性味归经
- 性寒，味苦；归心、肾经。

用法用量
- 煎汤，1.5～3克，或入散剂。

功效主治
- 清心，解热，止血，涩精。用于心烦口渴、吐血、遗精、烦躁失眠、目赤肿痛等症。

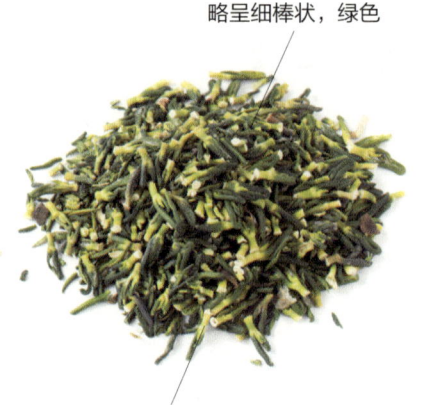

略呈细棒状，绿色

幼叶2枚，1长1短，卷成箭形

🍃 实用妙方

治太阴温病，发汗过多，神昏谵语： 玄参心、连心麦冬各9克，莲子心2克，竹叶卷心、连翘心各6克，水牛角30克。将以上药材加水煎服。

治遗精： 莲子心3克，八层砂0.3克。将以上药材研成细末，温水送服，每日2次。

治烦躁失眠： 莲子心1.5克，首乌藤25克，茯苓12克。将以上药材加水煎，去渣，取汁温服。

别名 蜜香、广木香、青木香、五香、五木香、南木香　　**来源** 蔷薇科植物木香花的根或叶

木香花

性味归经
- 性平，味涩；归肝经。

用法用量
- 煎汤，9～15克；外用适量，研粉撒或叶捣烂，调敷。

功效主治
- 涩肠止泻，解毒，止血。用于月经过多、腹泻、痢疾、疮疖、便血等症。

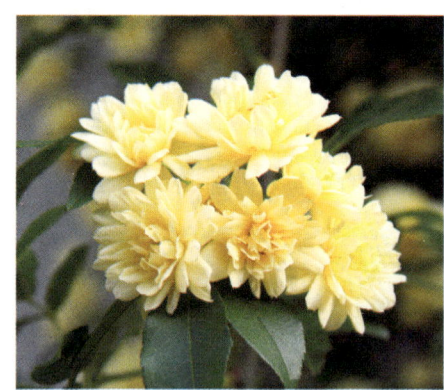

采收：夏季采叶，夏、秋季挖根

🍃 实用妙方

治胃寒冷痛： 木香花、吴茱萸各5克。以上药材加水煎服。（《百花治百病》）

治浅表型胃炎： 木香花、鸡内金各10克，蒲公英20克。以上药材加水煎服。（《百花治百病》）

治痢疾，里急后重： 木香花、黄连、白头翁各10克。以上药材加水煎服。（《百花治百病》）

治久泄不止： 煨木香花、煨诃子、石榴皮各10克。以上药材加水煎服。（《百花治百病》）

第十八章

补虚药

补虚药是能补充人体物质亏损、增强人体机能活动、提高抗病能力、缓解虚弱症状的药物,也可以称为补益药或补养药。补虚药可补充人体气血阴阳的亏损,适用于气虚、阳虚、血虚及阴虚等各种虚证。人体的气、血、阴、阳是相互关联的,用药时应根据兼证的不同,适当配伍。常见的补虚药有人参、西洋参、枸杞子、黄芪、肉苁蓉、海马、锁阳、阿胶等。

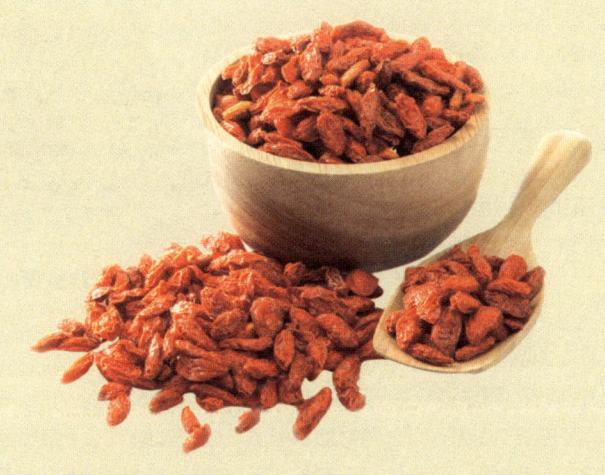

别名 白参、神草、黄参、红参、血参、朝鲜参、野山参　　**来源** 五加科植物人参的根

人参

性味归经
- 性微温,味甘、微苦;归脾、肺、心、肾经。

用法用量
- 煎汤或熬膏、泡酒,入丸、散,3～10克,研末,1～2克。

功效主治
- 补虚益气,补脾益肺,生津止渴,安神益智。用于四肢逆冷、食少、身体疲倦、失眠、心悸等症。

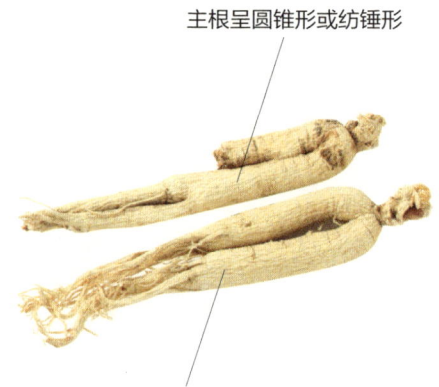

主根呈圆锥形或纺锤形

有不规则纵皱纹及细横纹

实用妙方

治遗精、心律失常等: 人参、茯苓、茯神、酸枣仁、远志、益智仁、牡蛎各15克,朱砂7.5克。将以上药材研细末,以大枣肉为丸,每服9克。(《景岳全书》人参丸)

治腰背痛、关节炎等: 人参、桑寄生、杜仲、牛膝、细辛、秦艽、茯苓、肉桂心、防风、川芎、甘草、当归、芍药、干地黄各6克,独活9克。上药加水煎服。(《备急千金要方》独活寄生汤)

别名 花旗参、洋参、顶光参、西参、泡参、粉广参　　**来源** 五加科植物西洋参的根

西洋参

性味归经
- 性凉,味甘、微苦;归肺、心、肾经。

用法用量
- 煎汤,3～6克,或入丸、散。

功效主治
- 滋阴补气,清火,生津止渴。用于热病、大汗、热病气虚及消渴所致多饮、多食、身体消瘦等。

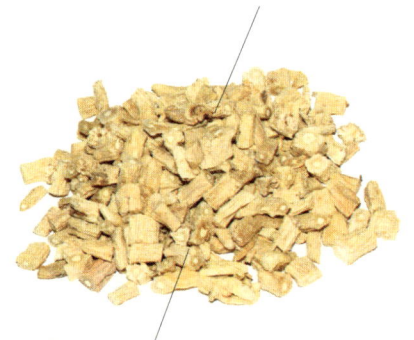

表面呈灰黄色、棕黄色或土黄色

有纵皱纹及少数横长皮孔

实用妙方

治夏季热、夏季感冒、肺炎等: 西洋参5克,黄连、甘草各3克,麦冬9克,竹叶、知母各6克,荷梗、粳米、石斛各15克,西瓜皮30克。以上药材加水煎煮,去渣温服。(《温热经纬》清暑益气汤)

治冠心病气阴两虚夹瘀证: 西洋参、三七各30克,灵芝90克,丹参45克。将以上药材共研细末,每次取3～5克,每日早、晚各服1次。

别名 路党参、纹党、合参、狮头参、黄参　　**来源** 桔梗科植物党参、素花党参或川党参的干燥根

党参

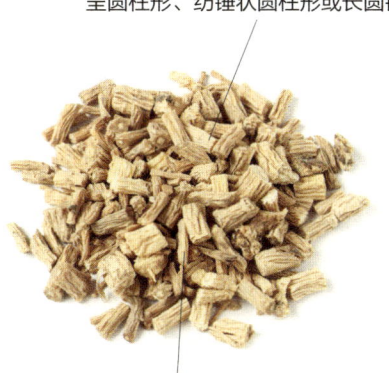

呈圆柱形、纺锤状圆柱形或长圆锥形

性味归经
- 性平，味甘；归脾、肺经。

用法用量
- 煎汤，6～15克，或熬膏，入丸、散。

功效主治
- 补中益气，生津养血，健脾益肺。用于面色萎黄、短气懒言、倦怠乏力、食少、大便溏稀等症。

呈黄白色、淡棕色或棕褐色

📖 实用妙方

治膀胱炎、肾盂肾炎、肾结核、尿路结石等： 山药30克，芡实、生龙骨、生牡蛎、生地黄各18克，党参、生杭芍各9克。将以上药材加水煎煮，去渣温服。(《医学衷中参西录》膏淋汤)

治疟疾久发不止、气血两虚、倦怠无力、面色萎黄等： 何首乌15克，当归、党参、陈皮各9克，生姜3片。将以上药材加水煎煮，或酒水共煎，疟疾发作前2小时顿服。(《景岳全书》何人饮)

别名 孩儿参、米参、四叶参、童参、双枇七　　**来源** 石竹科植物孩儿参的块根

太子参

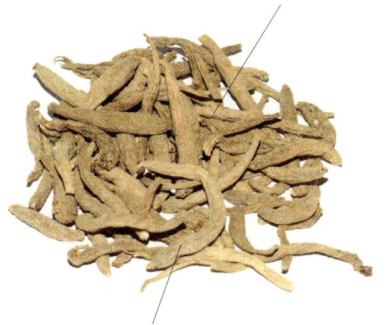

块根呈细长纺锤形或细长条形

性味归经
- 性平，味甘、微苦；归脾、肺经。

用法用量
- 煎汤，10～15克。

功效主治
- 补益脾肺，益气生津，滋阴养血。用于脾胃虚弱、气血不足、疲乏无力、肺虚咳喘、心悸等症。

表面呈黄白色至土黄色

📖 实用妙方

治津亏口渴、疲乏无力、心悸等： 太子参、乌梅各15克，甘草6克。将以上药材加水煎煮，去药渣，加冰糖，代茶饮。

治劳力损伤、神疲乏力： 太子参15克，黄酒、红糖各适量。太子参放入碗中，加黄酒、红糖，隔水蒸汁，每日3次，口服，每日1剂。

第十八章 补虚药

别名 生黄芪、绵黄芪、棉芪、北黄芪、百本、黄耆　　**来源** 豆科植物古黄芪或膜荚黄芪的根

黄芪

性味归经
- 性微温，味甘；归肺、脾经。

用法用量
- 煎汤或含服，9～30克。

功效主治
- 益卫固表，利水，补气升阳，补中益气。用于脾胃气虚引起的倦怠无力、大便溏薄等症。

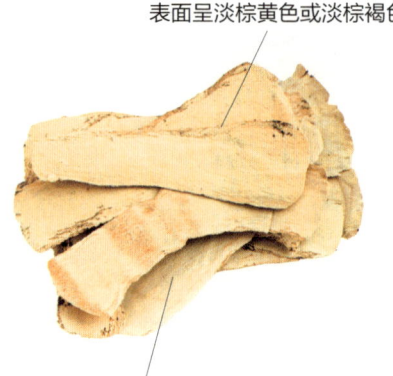

表面呈淡棕黄色或淡棕褐色

木部呈菊花纹理状

实用妙方

治体虚感冒、多汗、盗汗、黄疸、末梢神经炎、小儿感冒等： 桂枝、白芍、生姜各9克，大枣5枚，黄芪、甘草各6克。以上药材加水煎煮，去渣温服。（《金匮要略》桂枝加黄芪汤）

治慢性肾小球肾炎、心脏性水肿、风湿性关节炎等： 防己12克，黄芪15克，甘草6克，白术9克。将以上药材加生姜、大枣水煎煮，去渣温服。（《金匮要略》防己黄芪汤）

别名 土白术、山姜、于术、浙术、片术、山蓟、山芥、山连　　**来源** 菊科植物白术的根茎

白术

性味归经
- 性温，味甘、苦；归脾、胃经。

用法用量
- 煎汤，3～15克，熬膏或入丸、散。

功效主治
- 补脾养胃，利尿，安胎，补虚。用于体虚所致的恶风、感冒及脾气虚弱所致的体倦乏力、水肿等症。

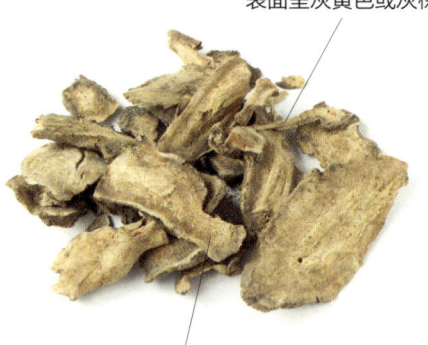

表面呈灰黄色或灰棕色

断面不平坦，呈黄白色至淡棕色

实用妙方

治风湿性关节炎、肩周炎等： 片姜黄、羌活、白术、防己各30克，炙甘草15克。将以上药材共研为粗末，每服12克，加生姜10片，加水煎煮，去渣温服。（《太平惠民和剂局方》五痹汤）

治妊娠转胞、脐下急痛、小便频数等： 人参、白术、甘草、熟地黄、川芎、白芍、陈皮、半夏各9克，生姜适量。将以上材料加水煎煮，去渣温服。（《丹溪心法》参术饮）

500种常见中药材彩色图鉴

别名 淮山药、怀山药、山薯、土薯、田薯、薯蓣　　**来源** 薯蓣科植物薯蓣的块根或根茎

山药

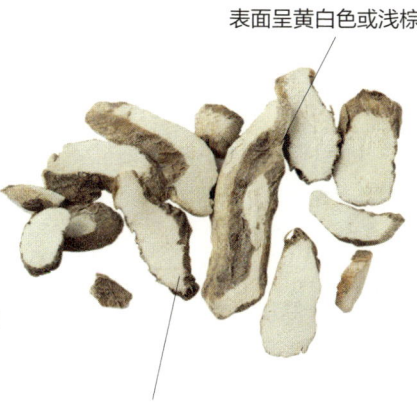

表面呈黄白色或浅棕黄色

断面呈白色，颗粒状

性味归经
- 性平，味甘；归脾、肺、肾经。

用法用量
- 煎汤，15～30克，或入丸、散；外用适量，捣敷。

功效主治
- 润肺补虚，补益脾胃，健脾止泻。用于脾虚气弱、食少腹泻、肺虚久咳、消渴、肾虚遗精等症。

实用妙方

治神经衰弱、失眠、遗精： 酸枣仁7.5克，车前子、茯神、茯苓、麦冬、五味子、肉桂各37克，龙齿、山药、天冬、熟地黄、远志、甘草各45克，人参、朱砂各15克。上药研末，炼蜜为丸，每服6克。

治月经不调、不孕不育症、慢性肾炎等： 熟地黄、山药、山茱萸、菟丝子、杜仲、枸杞子各9克，当归、茯苓各6克。上药共研细末，炼蜜为丸，每服6克，日服2次。（《景岳全书》归肾丸）

别名 白藊豆、南扁豆、蛾眉豆、茶豆、树豆、眉豆　　**来源** 豆科植物扁豆的种子

白扁豆

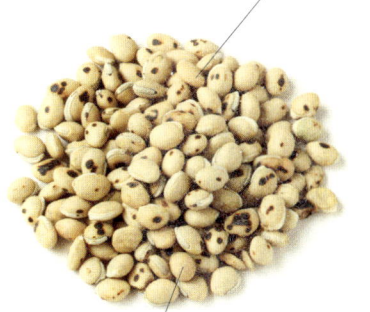

呈扁椭圆形或扁卵圆形

表面呈淡黄白色或淡黄色

性味归经
- 性微温，味甘；归脾、胃经。

用法用量
- 煎汤，10～15克。

功效主治
- 补虚，解暑，健脾化湿。用于脾胃虚弱、食欲不振、暑湿吐泻、胸闷腹胀等症。

实用妙方

治冒暑、中暑、痢疾、病毒性肺炎、肠炎等： 生甘草4克，青蒿4.5克，连翘、茯苓、滑石各9克，通草、白扁豆各3克，西瓜皮1片。以上药材加水煎煮，去渣温服。（《时病论》清凉涤暑法）

治支气管炎、肺炎、肺结核、口疮、呕吐、秋燥等： 沙参、玉竹、麦冬、白扁豆、天花粉各10克，生甘草5克，桑叶6克。将以上药材加水煎煮，去渣温服。（《温病条辨》沙参麦冬汤）

别名 粉甘草、甜草根、密草、棒草、生甘草、炙甘草　　**来源** 豆科植物甘草的根及根茎

甘草

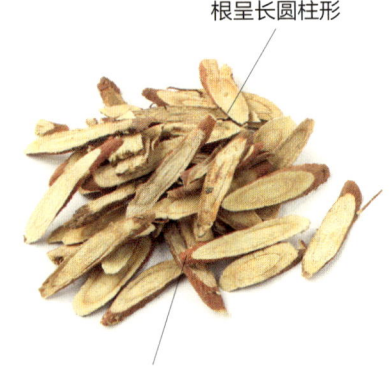

根呈长圆柱形

表面呈红棕色、暗棕色或灰褐色

性味归经
- 性平，味甘；归心、肺、脾、胃经。

用法用量
- 煎汤，1.5～9克。

功效主治
- 润肺，解毒，健脾补虚，和中缓急，祛痰止咳。用于脾胃虚弱、腹痛便溏、肺痿咳嗽、心悸、痈疽疮疡等症。

📚 实用妙方

治中虚寒滞、经行腹痛、神疲乏力等： 乌药300克，沉香150克，人参90克，甘草135克。将以上药材共研细末，每服6～9克，日服3次，饭前空腹时温开水送服。（《太平惠民和剂局方》乌沉汤）

治急性湿疹： 甘草（切碎）40克，加水2000毫升，煮沸过滤，冷后备用。取5～6层重叠纱布，浸于2%甘草水溶液，敷于患处，2小时换1次。

别名 红枣、干枣、枣子、枣　　**来源** 鼠李科植物枣树的果实

大枣

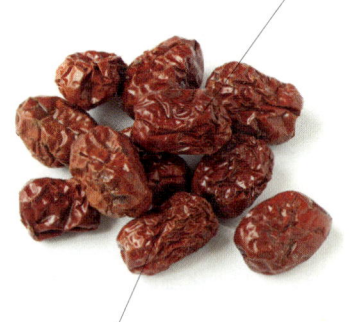

表面呈暗红色，有不规则皱纹

外果皮薄，肉质柔软

性味归经
- 性温，味甘；归脾、胃、心经。

用法用量
- 10～20克（干），煎汤、泡茶或生吃。

功效主治
- 补脾和胃，补中益气，养血安神。用于脾胃虚弱所致的气短懒言、饮食减少、神疲体倦等症。

📚 实用妙方

治胃及十二指肠溃疡、胆囊炎、原发性高血压、头痛和胃炎等： 吴茱萸3克，人参6克，大枣4枚，生姜18克。将以上药材加水煎煮，去渣温服。（《伤寒论》吴茱萸汤）

治神经衰弱： 大枣10枚，桑葚30克，白糖适量。将大枣、桑葚加水，小火煮烂，加入白糖调味，代茶饮，吃大枣和桑葚。

别名 五茄、刺拐棒、五加皮　　**来源** 五加科植物刺五加的干燥根及根茎或茎

刺五加

性味归经
- 性温，味辛、微苦；归脾、肺、心、肾经。

用法用量
- 9～27克，煎汤、泡酒或入丸、散；外用适量，研末调敷。

功效主治
- 补肝益肾，益气，补肾安神，活血散瘀。用于腰膝疼痛、阳痿、体虚乏力、失眠多梦、骨折等症。

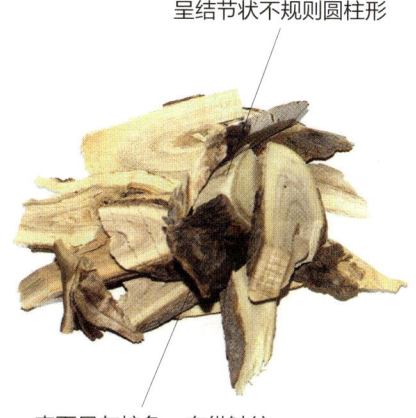

呈结节状不规则圆柱形

表面呈灰棕色，有纵皱纹

📖 实用妙方

治类风湿性关节炎： 刺五加、甘草各10克，白芍30克。将以上药材加水煎煮，去渣，代茶饮。

治高脂血症： 刺五加、香薷各等份。以上药材加水煎服，每日2次。

治阴虚火旺型失眠： 刺五加15克，五味子6克。将刺五加、五味子同放茶杯内，冲入开水，盖好盖闷15分钟，代茶饮，每日1剂。

别名 叶胆、五叶参、七叶参、小苦药、超人参、七叶胆　　**来源** 葫芦科植物绞股蓝的全草

绞股蓝

性味归经
- 性温，味微苦；归肺、脾、肾、心经。

用法用量
- 煎汤、泡茶或研末，15～30克；外用适量，捣烂涂擦。

功效主治
- 补虚安神，降血压，益气健脾，清热解毒，止咳祛痰。用于心烦失眠、头晕目眩、气虚体弱等症。

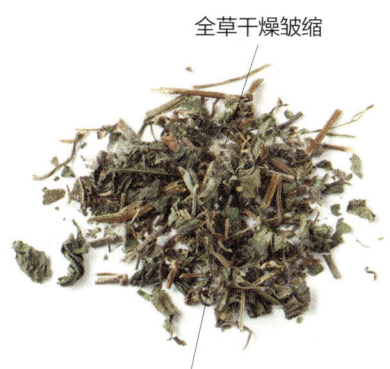

全草干燥皱缩

茎纤细，呈灰棕色或暗棕色

📖 实用妙方

治高血压、眩晕头痛、烦热不安、失眠烦躁等： 绞股蓝15克，杜仲叶10克。将以上药材以沸水浸泡，代茶饮。

治气虚、心悸失眠、烦热不宁： 绞股蓝10克，首乌藤15克，麦冬12克。将以上药材加水煎服，或开水浸泡服用。

第十八章 补虚药

别名 蔷薇红景天、扫罗玛布尔　　**来源** 景天科植物大花红景天的干燥根和根茎

红景天

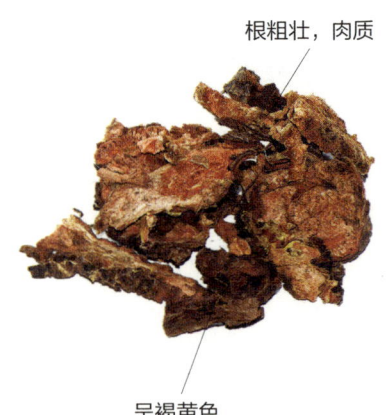

根粗壮，肉质

呈褐黄色

性味归经
- 性平，味甘、苦；归肺、心经。

用法用量
- 煎汤，3～6克；外用适量，捣敷或研末调敷。

功效主治
- 益气活血，通脉平喘。主要用于气虚血瘀、胸痹心痛、倦怠气喘、中风偏瘫等症。

📖 实用妙方

治痢疾：红景天、朱砂、蝎子七、索骨丹、石榴皮各6克。将以上药材加水水煎煮，去渣温服。（《中医药大辞典》）

治肺结核：红景天适量，研为细末，分次服用，每次6克。

治低血压：红景天10克，加水煎汁，分次温服。

别名 苦豆、胡巴、香草、芦巴子、苦草、季豆、香豆子　　**来源** 豆科植物葫芦巴的种子

葫芦巴

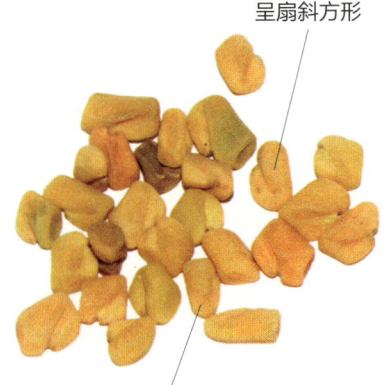

呈扇斜方形

表面呈淡黄色至淡黄棕色

性味归经
- 性温，味苦；归肝、肾经。

用法用量
- 煎汤，3～10克，或入丸、散。

功效主治
- 补肾壮阳，散寒祛湿。用于寒疝、腹胁胀满、肾虚腰酸、阳痿、寒湿脚气等症。

📖 实用妙方

治肾脏虚冷、腹胁胀满：葫芦巴100克，附子、硫黄各1.5克。将以上药材研成细末，酒煮面糊为丸，如梧桐子大，每服30丸，以盐汤送服。

治小儿疝气：炒葫芦巴500克，吴茱萸400克，川楝子600克，巴戟天、川乌各30克，小茴香300克。将以上药材研成细末，酒煮面糊为丸，如梧桐子大，每服5丸，温酒吞下。

别名 石蜜、石饴、蜜糖、白沙蜜、蜂糖、百花精　　**来源** 蜜蜂科昆虫中华蜜蜂等所酿的蜜糖

蜂蜜

性味归经
- 性平，味甘；归肺、脾、大肠经。

用法用量
- 冲调或入丸剂、膏剂，15～30克；外用适量，涂敷。

功效主治
- 解毒，补虚，润肺止咳，通便。用于脾胃虚弱引起的脘腹疼痛及燥邪伤肺引起的干咳、肠燥便秘等症。

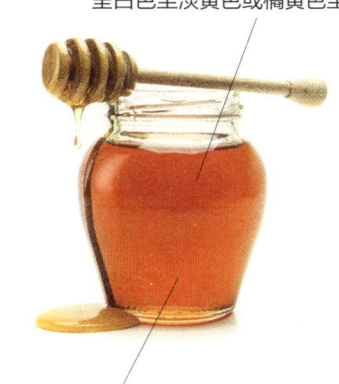

呈白色至淡黄色或橘黄色至黄褐色

半透明、带光泽、浓稠的液体

实用妙方

治疗肾阳衰微、肢冷烦热等： 熟附子、陈皮、人参、麦冬各9克，五味子、干姜、炙甘草各6克，腊茶3克，蜂蜜25毫升。将以上材料加水煎煮，去渣温服。（《伤寒六书》回阳返本汤）

治湿热泻痢、少食腹痛、小便短少： 马齿苋50克，车前草30克，蜂蜜30毫升。将马齿苋、车前草煎汤取汁，加蜂蜜溶化后服用。

别名 花鹿茸、斑龙珠、马鹿茸　　**来源** 梅花鹿或马鹿的雄鹿头上尚未骨化而带茸毛的幼角

鹿茸

性味归经
- 性温，味甘、咸；归肝、肾经。

用法用量
- 研末，1～3克，或入丸剂、酒浸服。

功效主治
- 补肾壮阳，补虚，益精血，强筋骨，调冲任，托疮毒。用于肾阳虚衰和精血不足导致的阳痿、遗精滑泄、宫冷不孕等症。

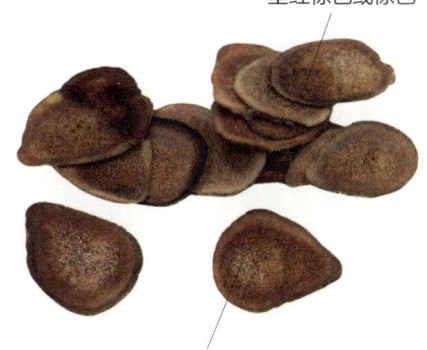

呈红棕色或棕色

质较重，无腥气

实用妙方

治产后出血过多、功能性子宫出血、更年期经血过多等： 阿胶、赤石脂各45克，续断、川芎、当归、甘草、丹参各30克，龙骨、鹿茸、海螵蛸、鳖甲各60克。将以上药材均研末，炼蜜为丸，如梧桐子大，每服9克，空腹时用温酒送下。（《妇人大全良方》阿胶丸）

治老年性肾虚腰痛： 鹿茸（冲服）1克，杜仲12克，核桃仁30克。以上药材加水煎服，每日1剂。

第十八章 补虚药

别名 仙灵脾、羊合叶　　**来源** 小檗科植物淫羊藿、心叶淫羊藿或箭叶淫羊藿的茎叶

淫羊藿

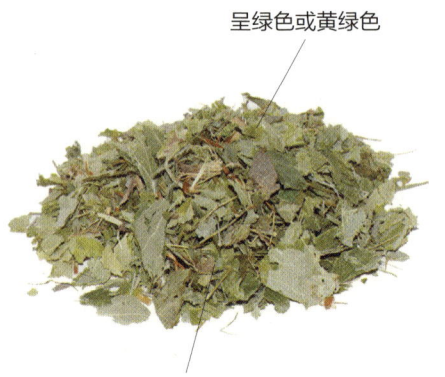

呈绿色或黄绿色

叶片近革质，较脆

性味归经
- 性温，味甘、辛；归肝、肾经。

用法用量
- 煎汤，3～9克，浸酒、熬膏或入丸、散；外用适量，煎汤含漱。

功效主治
- 补肾壮阳，祛风湿，强筋骨。用于肾阳虚衰导致的阳痿、腰膝萎软、肢冷畏寒、耳鸣耳聋等。

实用妙方

治不育不孕、月经失调： 熟地黄、白术各240克，当归、枸杞子各180克，杜仲、仙茅、巴戟天、山茱萸、淫羊藿、肉苁蓉、韭菜子各120克，蛇床子、附子、肉桂各60克。以上药材水煎服。（《景岳全书》赞育丹）

治风邪走注疼痛、来往不定： 淫羊藿、威灵仙、川芎、桂心、苍耳子各50克。将以上药材捣细罗为散，每服5克，以温酒调下，不计时服。（《太平圣惠方》淫羊藿散）

别名 巴戟、鸡肠风、鸡眼藤、黑藤钻、三角藤、糠藤　　**来源** 茜草科植物巴戟天的根

巴戟天

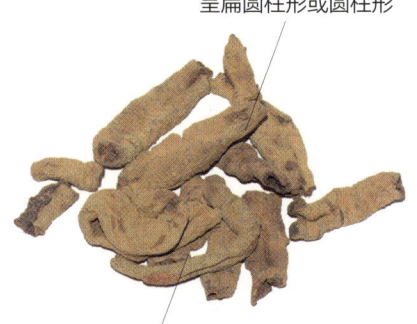

呈扁圆柱形或圆柱形

表面呈灰黄色或灰黄棕色

性味归经
- 性微温，味辛、甘；归肾、肝经。

用法用量
- 煎汤，6～15克，或入丸、散，浸酒、熬膏。

功效主治
- 补肾补阳，祛风除湿，强筋骨。用于阳痿、滑精早泄、宫冷不孕、性功能低下、风湿腰膝疼痛等症。

实用妙方

治脑动脉硬化症、低血压、老年体虚等所致眩晕症： 菊花、巴戟天各90克，枸杞子60克，肉苁蓉120克。以上药材共研为末，炼蜜为丸，如梧桐子大，每服30丸，日服2～3次，空腹以温酒送服。

治体虚肾亏所致怯寒、腰痛： 杜仲、补骨脂（盐水炒）、小茴香各30克，盐、肉苁蓉、巴戟天各15克。以上材料均研为末，将猪肾剖开，入药在内，缝住，纸包煨热，每服1个，以黄酒送下。

别名 独茅、仙茅参、地棕、地棕根、独茅根、山党参　　**来源** 石蒜科植物仙茅的根茎

仙茅

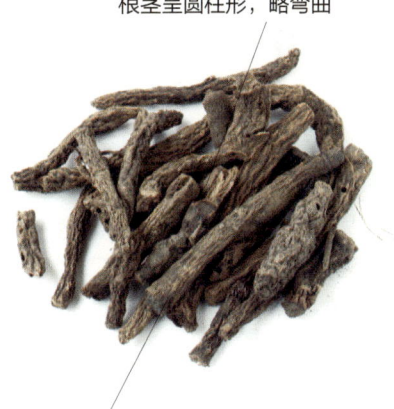

根茎呈圆柱形，略弯曲

呈黑褐色或棕褐色

性味归经
- 性热，味辛；归肾、肝、脾经。

用法用量
- 煎汤，5～15克；外用适量，捣碎外敷。

功效主治
- 温肾壮阳，散寒化湿。用于阳痿精冷、小便失禁、腰脚冷痹、痈疽、瘰疬、阳虚冷泻等症。

实用妙方

治阳痿滑精、腰膝冷痛、男子精寒、女子宫冷不孕、老年遗尿等症： 仙茅120克，白酒500毫升。将仙茅9蒸9晒后，放入干净的器皿中；倒入白酒浸泡，密封，在7日后开启，过滤去渣，装瓶备用。每次取15～20毫升，每日早、晚2次，空腹服用。(《本草纲目》仙茅酒)

治更年期综合征： 仙茅、淫羊藿各15克，巴戟天、当归、黄柏、知母各9克。水煎服，每日1剂。

别名 北仲、川杜仲、思仲、思仙、丝棉皮、厚杜仲　　**来源** 杜仲科植物杜仲的树皮

杜仲

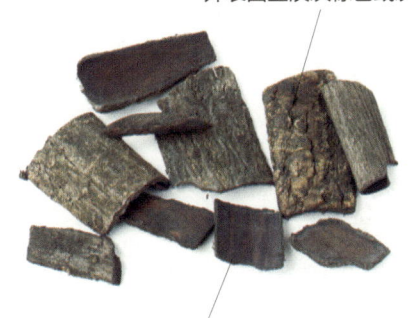

外表面呈淡灰棕色或灰褐色

呈扁平的板块状、卷筒状

性味归经
- 性温，味甘；归肝、肾经。

用法用量
- 煎汤，6～15克，或入丸、散，浸酒。

功效主治
- 安胎，补精血，补肝肾，强筋骨。用于慢性关节疾病、痛经、功能失调性子宫出血等症。

实用妙方

治男子不育、神经衰弱等： 山药、牛膝各45克，枸杞子、熟地黄各15克，山茱萸、茯苓、杜仲、远志、五味子、石菖蒲、楮实子、小茴香、巴戟天、肉苁蓉各30克。水煎服。(《洪氏集验方》还少丹)

治遗精、阳痿、男子不育等： 熟地黄、泽泻各9克，牡丹皮2.4克，云茯苓、山药、芡实、菟丝子、杜仲、巴戟天、猪油各3克。以上材料研粗末，水煎服。(《慈禧光绪医方选议》治遗精方)

别名 龙豆、属折、接骨、接骨草、南草　　**来源** 川续断科植物川续断的干燥根

续断

性味归经
- 性微温，味苦、辛、甘；归肝、肾经。

用法用量
- 煎汤，6~15克，或入丸、散；外用适量，捣烂外敷。

功效主治
- 补肝肾，续筋骨，续折伤，止崩漏。用于腰背酸痛、肢节痿痹、跌打损伤、血崩、遗精、带下异常、痈疽疮肿等症。

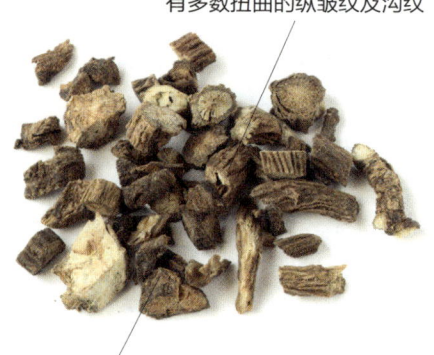

有多数扭曲的纵皱纹及沟纹

呈棕褐色或灰褐色

实用妙方

治月经先期、功能性子宫出血、宫颈炎、不孕症、更年期综合征等：生地黄、熟地黄、芍药各6克，黄芩、黄柏、山药、续断各4.5克，甘草3克。上药加水煎服。（《景岳全书》保阴煎）

治风湿性关节炎：续断、五香血藤、老君须各9克，小血藤、威灵仙、徐长卿各6克，青风藤3克。将以上药材加水煎服，每日1剂。

别名 甜苁蓉、咸苁蓉、大芸、苁蓉、地精、甜大芸　　**来源** 肉苁蓉或苁蓉、迷肉苁蓉等的肉质茎

肉苁蓉

性味归经
- 性温，味甘、咸；归肾、大肠经。

用法用量
- 煎汤，10~15克，或入丸、散，浸酒。

功效主治
- 补肾益精，润燥清肠。用于肾虚阳痿、女子不孕及肝肾不足之筋骨痿弱、腰膝冷痛等症。

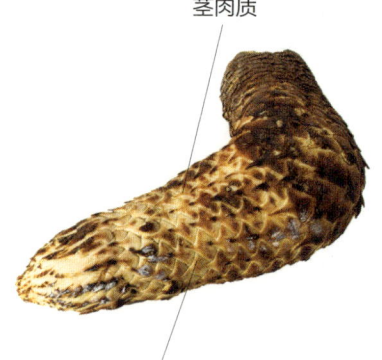

茎肉质

呈长圆柱形，有时稍扁，略弯曲

实用妙方

治虚寒带下、慢性结肠炎等：菟丝子120克，鹿茸、制附子、肉桂各60克，黄芪、沙苑子、紫菀茸、桑螵蛸、肉苁蓉、刺蒺藜各90克。以上药材加水煎煮，去渣温服。（《女科切要》内补丸）

治前列腺增生症：肉苁蓉20克，牛膝、生黄芪、通草各10克。将以上药材水煎2次，合并药液，每日分早、中、晚服用。

别名 不老药、锁燕、地毛球　　**来源** 锁阳科植物锁阳的肉质茎

锁阳

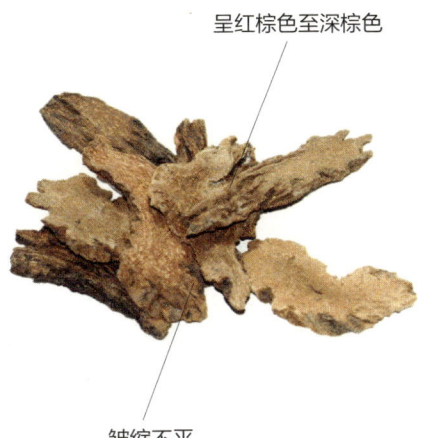

呈红棕色至深棕色

皱缩不平

性味归经
- 性温，味甘；归肾、肝、大肠经。

用法用量
- 煎汤，6~15克，或入丸、散。

功效主治
- 补虚，补肾，温脾止泄，固精缩尿，润肠通便。用于肾阳不足、精血虚亏、阳痿、腰膝酸软、肠燥便秘等症。

实用妙方
治阳痿： 锁阳75克，虎骨50克，黄柏250克，龟甲200克，知母、熟地黄、陈皮、白芍各100克，干姜25克。将以上药材研成细末，酒和为丸。

治阴衰血竭、大肠燥涸、便秘不运： 锁阳1500克，蜂蜜适量。将锁阳加水煎浓汁2次，在砂锅内加蜂蜜一起熬膏，收膏后放入瓷瓶内保存。每日早、中、晚食前各服60克，热酒化服。

别名 胡韭子、婆固脂、破故纸、补骨鸱、胡故子　　**来源** 豆科植物补骨脂的干燥成熟果实

补骨脂

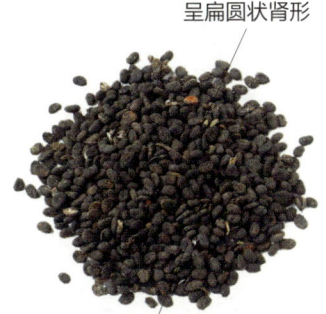

呈扁圆状肾形

表面呈黑棕色或棕褐色

性味归经
- 性温，味辛、苦；归肾、脾经。

用法用量
- 煎汤，6~15克，或入丸，散；外用适量，酒浸涂。

功效主治
- 补虚，补肾助阳，温脾止泄，固精缩尿，外用消风祛斑。用于肾阳不足导致的腰膝冷痛、少腹虚冷、性功能衰退等症。

实用妙方
治下元虚败、手脚沉重、盗汗等： 补骨脂、菟丝子各120克，核桃仁30克，乳香、没药、沉香各7.5克。以上药材炼蜜为丸，如梧桐子大，每服20丸，空腹以温酒送服。（《本草纲目》补骨脂丸）

治脾肾阳虚所致五更泄泻： 补骨脂、生姜各120克，肉豆蔻60克，大枣49枚。将补骨脂和肉豆蔻研成细末；大枣和生姜一同煮熟，取枣肉；将大枣肉和药末和为丸，如梧桐子大，每服30丸，以盐汤送服。

别名 益智子、益智　　**来源** 姜科植物益智的果实

益智仁

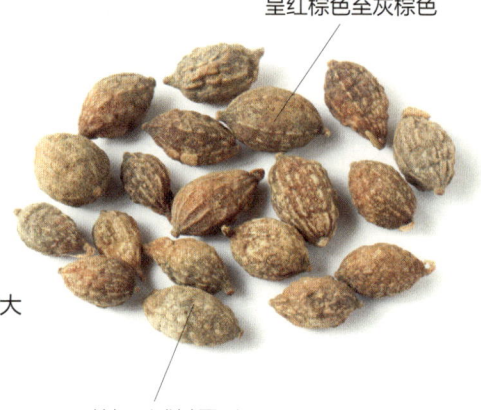

呈红棕色至灰棕色

呈纺锤形或椭圆形

性味归经
- 性温，味辛；归脾、肾经。

用法用量
- 煎汤，3～9克，或入丸、散。

功效主治
- 补肾壮阳，固精，温脾止泻。用于脾胃虚寒导致的大便溏薄、四肢不温、腰膝冷痛、遗精、遗尿等症。

实用妙方

治慢性胃炎、慢性肠炎、消化性溃疡等： 党参18克，白术（焦）15克，附子12克，补骨脂6克，炮姜、益智仁各9克，吴茱萸、砂仁、白豆蔻、粳米各3克。以上药材加水煎服。

治消化不良、胃肠痉挛等： 丁香、益智仁各9克，巴豆、小茴香、陈皮、青皮各15克，炮三棱、炮莪术、炒神曲各21克。以上药材研细末，醋糊为丸，如梧桐子大，每服3～6克，食前温姜汤送下。

别名 黄丝、菟丝饼、吐丝子、黄藤子、无根草　　**来源** 旋花科植物菟丝子的成熟种子

菟丝子

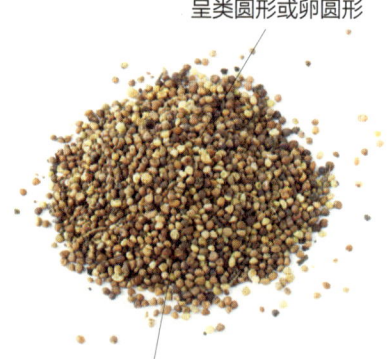

呈类圆形或卵圆形

表面呈灰棕色或黄棕色

性味归经
- 性平，味甘、辛；归肝、肾、脾经。

用法用量
- 煎汤，6～15克，或入丸、散；外用适量，炒研调敷。

功效主治
- 补虚止泻，益肝明目，益精髓，固精缩尿，安胎，外用祛风消斑。用于肾阳不足所致的阳痿、腰膝痿软、肢冷畏寒等症。

实用妙方

治妊娠恶阻： 荆芥2.4克，川芎、白芍各3.6克，厚朴、甘草、菟丝子各1克，枳壳1.8克，黄芪、川贝母各3克，艾叶2克，当归4.5克，生姜1片，大枣5枚。以上药材加水煎煮，去渣温服。

治遗精、阴道炎、宫颈炎等症： 茯苓、莲子各90克，菟丝子300克，山药180克，五味子210克。以上药材研细末，用山药末煮粥为丸，每服9克，日服2次，以淡盐汤送下。

别名 沙苑蒺藜、沙蒺藜、夏黄草、蔓黄芪　　**来源** 豆科植物扁茎黄芪或华黄芪的种子

沙苑子

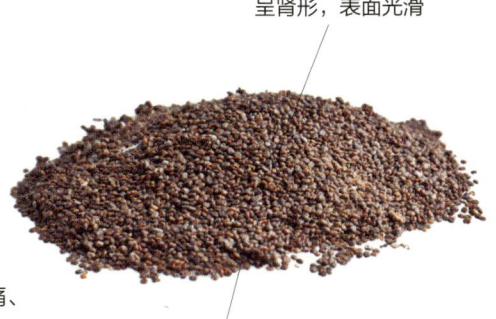

呈肾形，表面光滑

表面呈灰褐色或绿褐色

性味归经
- 性温，味甘；归肝、肾经。

用法用量
- 煎汤，8～20克，或入丸、散。

功效主治
- 明目，补虚固精，补肝肾，固精缩尿。用于肾虚腰痛、遗精早泄、白浊带下、眩晕目昏、视力减退等症。

实用妙方

治精滑不禁：沙苑子（炒）、芡实（蒸）、莲须、龙骨（酥炙）、牡蛎（盐水煮1日1夜，煅粉）各50克。以上药材研为末，莲子粉糊为丸，以盐汤送下。（《医方集解》金锁固精丸）

治脾胃虚弱、饮食不消等：沙苑子（酒拌炒）100克，苍术（米泔水浸1日，晒干，炒）400克。将以上药材共研为末，每服15克，以米汤调服。（《本草汇言》）

别名 大壁虎、大守宫、仙蟾　　**来源** 壁虎科动物蛤蚧除去内脏的全体

蛤蚧

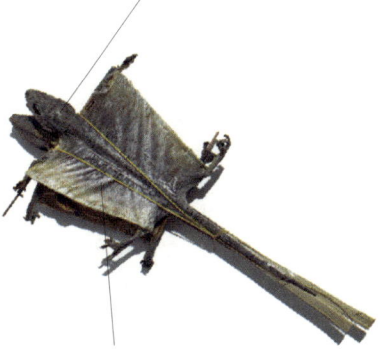

身体呈扁片状，头略呈扁三角状

背部呈灰黑色或银灰色

性味归经
- 性平，味咸；归肺、肾经。

用法用量
- 煎汤，3～6克，研末，1～1.5克，或入丸、散。

功效主治
- 补肺益肾，助阳益精，纳气定喘。用于肺虚咳嗽、肾虚作喘、虚劳喘咳、肾虚阳痿等症。

实用妙方

治久咳气喘、咳吐脓痰、面目浮肿等：蛤蚧1对，杏仁、炙甘草各150克，知母、桑白皮、人参、茯苓、贝母各60克。将以上药材共研为末，每服3～6克，日服2次。（《卫生宝鉴》人参蛤蚧散）

治产后气喘、气血两脱：人参，熟地黄各100克，麦冬15克，肉桂、紫苏子各5克，蛤蚧10克，半夏1.5克。将以上药材加水煎煮，去渣温服。

第十八章 补虚药

别名 胡桃仁、胡桃肉　　**来源** 胡桃科植物胡桃果实的核仁

核桃仁

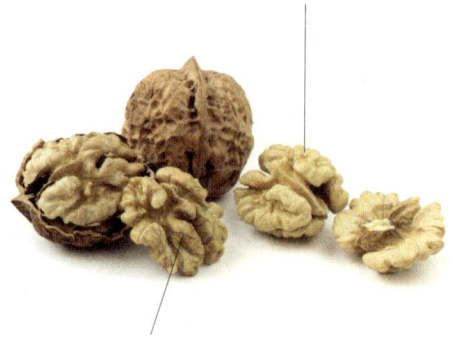

呈不规则的块状

有皱曲的沟槽

性味归经
- 性温，味甘；归肾、肺、大肠经。

用法用量
- 煎汤，9～15克，或入丸、散，嚼服；外用适量，捣敷。

功效主治
- 润肠，补虚，补肾固精，润肺平喘。用于肾阳不足引起的腰膝酸软、遗精、遗尿等症。

实用妙方

治赤痢不止： 枳壳、核桃仁各7枚，皂荚1枚。以上药材，就新瓦上以草灰烧令烟尽，研为极细末，分为8服。临睡前及早上9～11点、凌晨3～5点各1服，以荆芥茶调下。（《圣济总录》枳壳散）

治肾气虚弱、腰痛如折： 核桃仁（去皮膜）20个，补骨脂（酒浸、炒）400克，大蒜（熬膏）200克，杜仲（去皮，姜汁浸，炒）800克。以上药材研细末，蒜膏为丸，每服30丸，空腹以温酒服下，女性以淡醋汤服下。

别名 冬虫草、中华虫草、虫草　　**来源** 冬虫夏草菌的子座及其寄主虫草蝙蝠蛾等的幼虫尸体的复合体

冬虫夏草

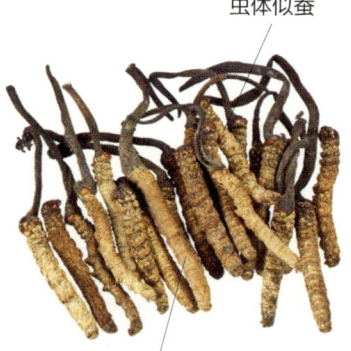

虫体似蚕

表面呈深棕黄色至黄棕色

性味归经
- 性温，味甘、咸；归肺、肾、肝经。

用法用量
- 煎汤，5～10克，炖服或入丸、散。

功效主治
- 补虚损，益精气，补肾阳，止咳化痰。用于腰膝酸痛、畏寒肢冷、阳痿、遗精滑精等症。

实用妙方

治筋骨疼痛： 冬虫夏草1克，杜仲12克，五加皮10克，鸡血藤9克。将以上药材水煎，代茶饮，每日1剂，10日为1个疗程。

治产后因外感寒邪导致的身痛： 冬虫夏草1克，五加皮50克，糯米适量。将药材加清水煎煮，取汁，加入糯米，煮成糯米干饭，放凉后加酒曲适量，发酵酿酒，每日佐餐食用。

别名 黄芝、兔竹、鹿竹、老虎姜、制黄精　　**来源** 百合科植物黄精、滇黄精、卷叶黄精等的根茎

黄精

性味归经
- 性平，味甘；归脾、肺、肾经。

用法用量
- 煎汤，6～10克，熬膏或入丸、散；外用适量，煎水洗或熬膏涂。

功效主治
- 健脾，补肝肾，润心肺，强筋骨。用于气阴两虚导致的面色萎黄及肾虚引起的早衰、头晕等症。

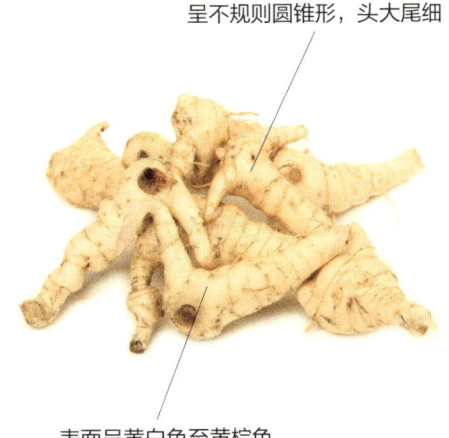

呈不规则圆锥形，头大尾细

表面呈黄白色至黄棕色

📖 实用妙方

治贫血、肝硬化、脑梗死及中老年人体质虚弱等：黄精、当归各等份，黄酒适量。将黄精、当归用黄酒浸泡，蒸黑、晒干，研为细粉，炼蜜为丸，每服6克，日服2～3次，以温开水送下。

治贫血：黄精、党参各30克，炙甘草10克。以上药材加水煎服，每日1剂。

别名 枸杞、甘枸杞、杞子、红耳坠、西杞子、狗奶子　　**来源** 茄科植物宁夏枸杞的成熟果实

枸杞子

性味归经
- 性平，味甘；归肝、肾经。

用法用量
- 煎汤，5～15克，熬膏、浸酒或入丸、散。

功效主治
- 补虚，润肺，明目，补肝肾。用于肝肾阴亏、腰膝酸软、头晕目眩、目昏多泪、虚劳咳嗽等症。

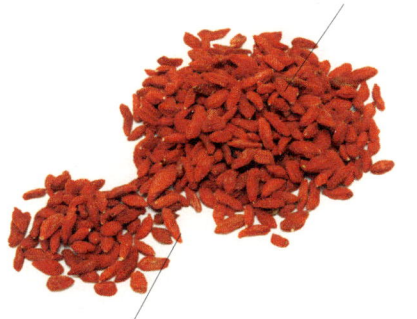

表面呈鲜红色或暗红色

呈长卵形或椭圆形，略扁

📖 实用妙方

治肺气肿、支气管扩张、慢性支气管炎等：苍术、桑葚各1000克，枸杞子、地骨皮各500克。将以上药材加水煎煮，去渣温服。（《杂病源流犀烛》山精丸）

治男性不育、脱发等：何首乌300克，茯苓、牛膝、当归、枸杞子、菟丝子各150克，补骨脂（黑芝麻拌炒）120克。以上药材碾细，炼蜜为丸，每丸10克，每日早、晚各服1丸，以淡盐温水送服。

第十八章 补虚药

别名 水马、马头鱼、龙落子鱼　　**来源** 海龙科动物线纹海马、刺海马、大海马等除去内脏的全体

海马

性味归经
- 性温，味甘、咸；归肝、肾经。

用法用量
- 煎汤，3～9克，或研末；外用适量，研末搽或调敷。

功效主治
- 补肾壮阳，散结消肿，止痛。用于肾虚阳痿、遗尿、遗精、宫寒不孕、腰膝酸软、疔疮肿毒等症。

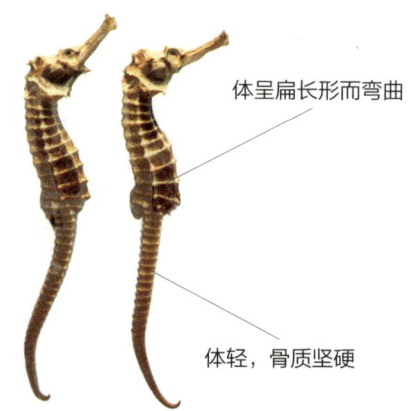

体呈扁长形而弯曲

体轻，骨质坚硬

📖 实用妙方

治肾虚阳痿： 海马1～2只，猪肾1个。将猪肾从中间割开，去除筋膜和臊腺，夹住海马，盛在瓷盅中隔水清炖，晚上临睡前食用。

治腰膝酸软： 海马1对，白酒500毫升。将海马洗净沥水，置入白酒中，封口浸泡15日即成。每日睡前饮20毫升。

别名 云归、秦归、全当归、西当归、岷当归、云当归　　**来源** 伞形科植物当归的干燥根

当归

性味归经
- 性温，味甘、辛；归肝、心、脾经。

用法用量
- 煎汤，6～12克，或入丸、散，浸酒、熬膏。

功效主治
- 活血补血，调经止痛，润燥滑肠。用于月经失调、经闭腹痛、崩漏、痈疽疮疡、跌打损伤等症。

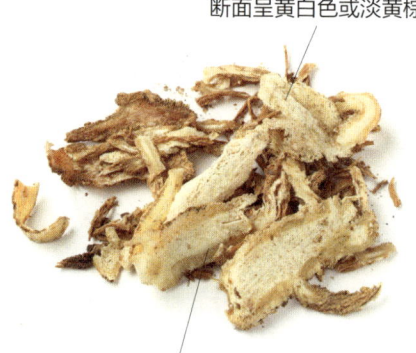

断面呈黄白色或淡黄棕色

质坚硬，易吸潮变软

📖 实用妙方

治血虚风燥所致脂溢性脱发： 羌活、木瓜、天麻、白芍、当归、菟丝子、川芎、熟地黄（酒蒸捣膏）各等份。上药研末，入地黄膏，炼蜜为丸，每服9克，日服2次。（《外科正宗》神应养真丹）

治更年期综合征等： 人参、茯苓、茯神、酸枣仁、石菖蒲、当归身、远志、柏子仁、琥珀各15克，乳香、朱砂各9克。以上药材研细末，炼蜜为丸，如梧桐子大，每服9克，饭后以大枣汤送下。

别名 熟地、怀熟地、大熟地　　**来源** 生地黄加上黄酒拌蒸或直接蒸至黑润而成

熟地黄

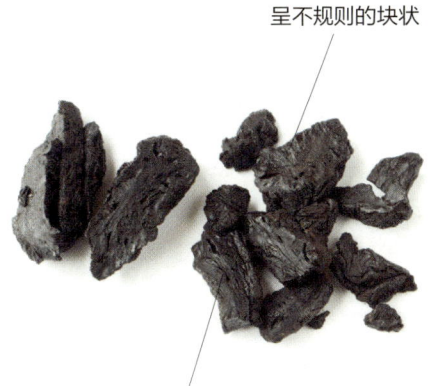

呈不规则的块状

呈漆黑色，有光泽

性味归经
- 性微温，味甘；归肝、肾经。

用法用量
- 煎汤或入丸、散，熬膏、浸酒，10～30克。

功效主治
- 滋阴补血，益精填髓。用于阴虚血少、腰膝痿弱、遗精、崩漏、月经失调、小便频数、耳聋、目昏等症。

实用妙方

治月经不调、闭经、不孕症、虚寒带下等： 当归15克，熟地黄21克，牛膝9克，枸杞子、杜仲、炙甘草、肉桂各6克。将以上药材加水煎煮，去渣温服。（《景岳全书》大营煎）

治腹胁疼痛、女性经日不调等： 熟地黄、当归各等份。将药材研成细末，炼蜜为丸，如梧桐子大，每服20丸，饭前以白汤送服。

别名 白芍药、杭白芍、毫芍、将离、芍药、金芍药　　**来源** 毛茛科植物芍药的根

白芍

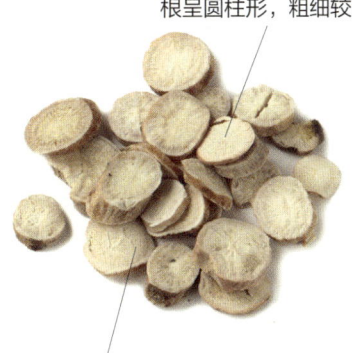

根呈圆柱形，粗细较均匀

断面呈灰白色或微带棕色

性味归经
- 性微寒，味苦、酸；归肝、脾经。

用法用量
- 煎汤，5～12克，或入丸、散，大剂量可用至15～30克。

功效主治
- 养血补肝，缓中止痛，敛阴收汗。用于胸腹胁肋疼痛、泻痢腹痛，以及女子血虚、经行腹痛、崩漏等症。

实用妙方

治慢性支气管炎等： 白芍180克，五味子、干姜（炮）、肉桂、半夏、陈皮、甘草、杏仁各90克，细辛60克。以上药材研粗末，每服10克，加水煎煮，去渣温服。（《太平惠民和剂局方》温肺汤）

治肢体抽搐等： 炙甘草、干地黄、生白芍各18克，麦冬、生牡蛎各15克，阿胶、火麻仁各9克，生鳖甲24克，生龟板30克。将以上药材加水煎服。

第十八章 补虚药

别名 驴皮胶、傅致胶、盆覆胶　　**来源** 马科动物驴的皮去毛后熬制成的胶块

阿胶

性味归经
- 性平，味甘；归肺、肝、肾经。

用法用量
- 烊化兑服，3～9克。

功效主治
- 滋阴润燥，补血，补虚，安胎。用于血虚、虚劳咳嗽、失眠、吐血、便血，以及妇女月经失调、崩漏等症。

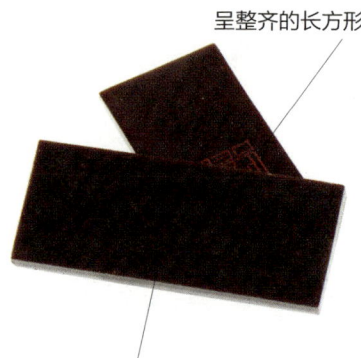

呈整齐的长方形或方形块

表面呈棕褐色或黑褐色

实用妙方

治阴虚风动： 阿胶9克，生白芍、干地黄、麦冬各18克，生龟甲、生牡蛎、炙甘草、生鳖甲各12克，火麻仁、五味子各6克，鸡蛋黄2个。以上药材加水煎去渣，再入鸡黄搅匀，温服。

治肺结核、慢性支气管炎等： 阿胶45克，牛蒡子、炙甘草各7.5克，马兜铃15克，杏仁6克，糯米30克。以上药材共研为末，每服3～6克，加水煎服。（《小儿药证直诀》补肺阿胶散）

别名 生首乌、制首乌、首乌、赤首乌、地精、紫乌藤、山首乌　　**来源** 蓼科植物何首乌的块根

何首乌

性味归经
- 性微温，味甘、苦、涩；归肝、心、肾经。

用法用量
- 煎汤，10～20克。

功效主治
- 补肾涩精，补虚安神，活血，解毒。用于肝肾阴亏、须发早白、血虚头晕、腰膝软弱、遗精等症。

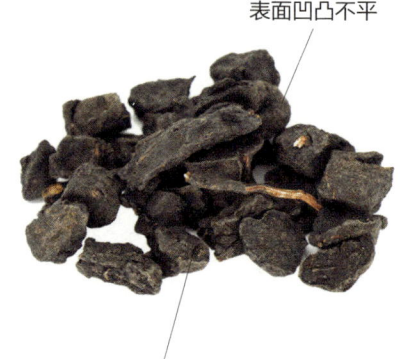

表面凹凸不平

质坚硬，不易折断

实用妙方

治精神分裂症、失眠、多汗等症： 何首乌、首乌藤各93.8克，大枣5枚。将以上药材加水5碗，煎2碗，分2次服，半个月为1个疗程。

治骨软风、腰膝痛、行履不稳、遍身瘙痒： 何首乌、牛膝各500克，白酒1000毫升。将何首乌和牛膝放入白酒中浸泡7日，曝干，研成粉末，炼蜜为丸，如梧桐子大，每日食前以酒送服30丸。

别名 桂圆肉、桂圆、龙眼干益智、龙眼 **来源** 无患子科植物龙眼果实的干燥假种皮

龙眼肉

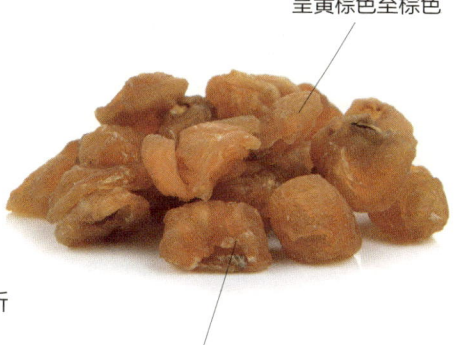

呈黄棕色至棕色

质柔润,有黏性

性味归经
- 性温,味甘;归心、脾经。

用法用量
- 煎汤,15～30 克,或入丸、散、熬膏、浸酒。

功效主治
- 补虚,益心脾,补气血,安神定志。用于心脾两虚所致面色萎黄、头晕目眩、气短乏力等症。

实用妙方

治神经衰弱、失眠、脱发等: 白术、茯神、黄芪、龙眼肉、酸枣仁各 30 克,人参、木香各 15 克,炙甘草 8 克,当归、远志各 3 克,生姜 6 克,大枣 3～5 枚。以上药材加水煎服。(《济生方》归脾汤)

治神经衰弱、癔症、神经官能症等: 龙眼肉 18 克,龙骨(生)、牡蛎(生)各 15 克,清半夏、茯苓各 9 克,酸枣仁、赭石(生)各 12 克。以上药材加水煎服。(《医学衷中参西录》安魂汤)

别名 北条参、莱阳参、海沙参、条参、银沙参、苏条参 **来源** 伞形科植物北沙参的根

北沙参

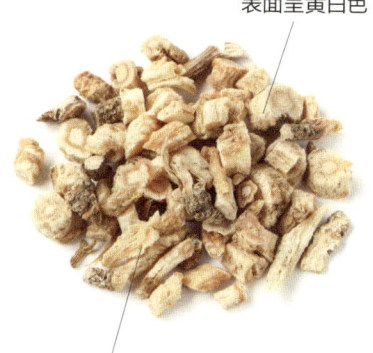

表面呈黄白色

质坚脆,易折断

性味归经
- 性微寒,味甘、微苦;归肺、胃经。

用法用量
- 煎汤,5～10 克,或入丸、散,膏剂。

功效主治
- 补虚,养胃生津,养阴清肺。用于肺热燥咳、虚劳久咳、口渴、阴伤咽干等症。

实用妙方

治慢性肝炎、脂肪肝、肝硬化、荨麻疹、皮肤瘙痒等: 北沙参、麦冬、当归身各 10 克,生地黄 30 克,枸杞子 12 克,川楝子 5 克。以上药材加水煎煮,去渣温服。(《柳州医话》一贯煎)

治燥火型咳嗽: 北沙参、百合各 5 克,银耳 10 克。将以上药材加水煎煮 2 次,合并药汁,食前加冰糖适量,每日分早、中、晚服用。

第十八章 补虚药

别名 沙参、泡参、泡沙参、四叶沙参　　**来源** 桔梗科植物轮叶沙参或沙参的干燥根

南沙参

性味归经
- 性微寒，味甘；归胃、肺经。

用法用量
- 煎汤，9~15克，或入丸、散。

功效主治
- 滋阴养胃，清肺化痰，益气。用于阴虚发热、肺燥干咳、肺痿痨嗽、喉痹咽痛、津伤口渴等症。

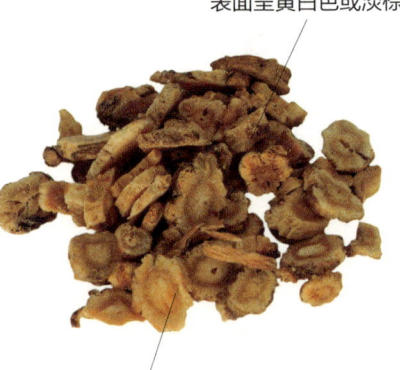

表面呈黄白色或淡棕色

断面不平坦，呈黄白色

📖 实用妙方

治燥伤肺胃阴分、津液亏损、咽干口渴： 南沙参、麦冬各9克，玉竹6克，甘草3克，冬桑叶、生白扁豆、天花粉各4.5克。将以上药材加水煎服，每日2次。

治感冒咳嗽、肺热咳喘、痰中带血、胸胁刺痛： 南沙参25克，甘草、紫草、拳参各15克。将以上药材研成细末，搅拌均匀，分装，每袋5克。口服，每次1袋，每日2次，小儿酌减。

别名 生百合、大百合、山丹、倒仙、番韭、蜜炙百合　　**来源** 卷丹、山丹以及百合等的干燥肉质鳞茎

百合

性味归经
- 性寒，味甘；归心、肺经。

用法用量
- 煎汤，5~12克，蒸食、煮粥或入丸、散；外用适量，捣烂敷。

功效主治
- 润肺止咳，清心安神。用于肺痨久嗽、咳唾痰血、虚烦惊悸、神志恍惚、脚气、水肿等症。

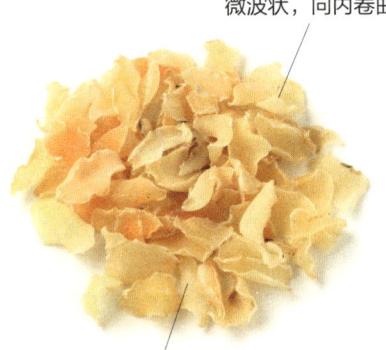

微波状，向内卷曲

表面呈白色或淡黄色

📖 实用妙方

治肺肾阴虚所致咽干咳嗽等症： 熟地黄9克，生地黄6克，麦冬4.5克，贝母、百合、当归、炒芍药、生甘草各3克，玄参、桔梗各2.4克。将以上药材加水煎服，每服6~9克，日服2次。

治支气管炎等： 贝母、百合、麦冬各45克，紫菀、桑白皮、桔梗各30克，大黄22.5克，炙甘草15克。将上药共研为末，每服9克，加水煎服。（《圣济总录》贝母饮）

别名 麦门冬、寸麦冬、沿阶草、阶前草、山韭菜　　**来源** 百合科植物麦冬的干燥块根

麦冬

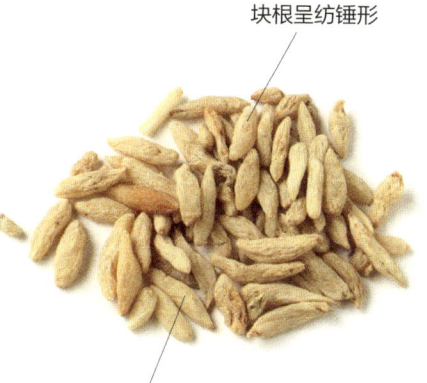

块根呈纺锤形

表面呈土黄色或黄白色

性味归经
- 性微寒，味甘、微苦；归心、肺、脾、胃经。

用法用量
- 煎汤，6~15克，熬膏或入丸、散；外用适量，研末敷或捣汁搽。

功效主治
- 止咳化痰，生津润肺，清心。用于阴虚肺燥所致的鼻咽干燥、干咳痰少及心阴虚所致的失眠多梦等症。

实用妙方

治肝气郁结、精神恍惚、形瘦面红等： 生地黄12克，麦冬、白芍、石菖蒲、石斛、牡丹皮、茯神、陈皮、木通、知母各9克。以上药材加水煎服。(《景岳全书》服蛮煎)

治阴虚燥咳、咯血等： 麦冬、天冬、川贝母各9克，沙参、生地黄各15克。以上药材加水煎服。

别名 天文冬、大当门根、三百棒、丝冬、天门冬　　**来源** 百合科植物天门冬的块根

天冬

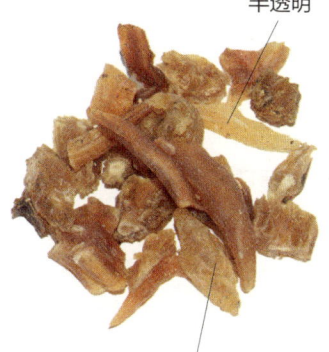

半透明

质坚韧或柔润，角质样，有黏性

性味归经
- 性寒，味甘、微苦；归肺、肾经。

用法用量
- 煎汤，6~15克，熬膏或入丸、散；外用适量，捣敷或绞汁涂。

功效主治
- 润燥清肺，清热，化痰。用于阴虚肺热、阴虚发热、干咳、咯血、百日咳、糖尿病等症。

实用妙方

治肺虚劳热、老人精血亏损及便秘等： 熟地黄、生地黄、麦冬、天冬各30克，人参15克。将以上药材研为细末，炼蜜为丸，如梧桐子大，每服6~9克，以淡盐汤送服。(《瑞竹堂经验方》人参固本丸)

治伤阴耗血、血虚风燥而致的皮肤干燥及瘙痒等： 生地黄、熟地黄各15克，天冬、麦冬、天花粉、当归、黄芪、黄芩、桃仁、红花各9克，升麻6克。上药加水煎服。(《外科证治》养血润肤汤)

别名 金石斛、金钗石斛、石兰、杜兰　　**来源** 兰科植物金钗石斛、铁皮石斛、黄草石斛等的干燥茎

石斛

性味归经
- 性微寒，味甘；归胃、肾经。

用法用量
- 煎汤，6～15 克，鲜品加倍，或入丸、散，熬膏。

功效主治
- 养胃生津，滋阴清热。用于阴伤津亏、口干烦渴、食少干呕、病后虚热、目暗不明等症。

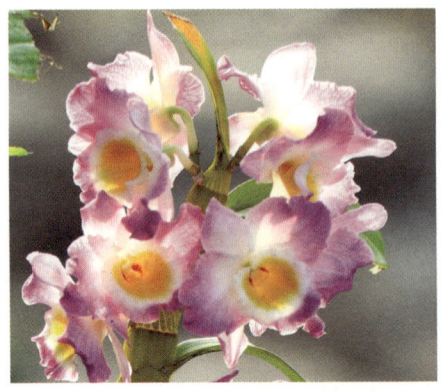

采收：栽后 2～3 年可采收，全年均可

实用妙方

治虚劳消瘦： 石斛、麦冬、牛膝、杜仲、党参、枸杞子、白芍各 9 克，炙甘草、五味子各 6 克。将以上药材加水煎煮，去渣温服。可长期服用。

治老年人肝肾不足、两目昏花、视物模糊等： 石斛、熟地黄各 15 克，山茱萸、枸杞子、山药各 12 克，白菊花 6 克。以上药材加水煎服，每日 1 剂。

别名 肥玉竹、萎蕤、葳参、葳蕤、黄芝、地节、尾参　　**来源** 百合科植物玉竹的根茎

玉竹

呈圆柱形，有时有分枝

性味归经
- 性微寒，味甘；归肺、胃经。

用法用量
- 煎汤，6～12 克，熬膏、浸酒或入丸、散；外用适量，捣敷或熬膏涂。

功效主治
- 润燥养阴，生津除烦。用于眼热病、阴伤咳嗽、烦渴、虚劳发热、小便频数、自汗盗汗等症。

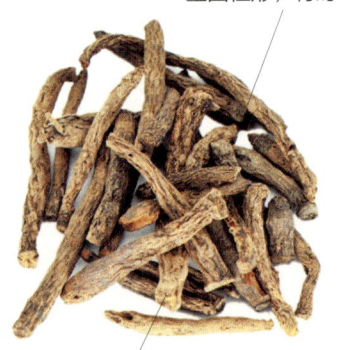

表面呈黄白色至土黄色

实用妙方

治咳嗽、咽干痰结： 玉竹 9 克，葱白 6 克，桔梗 3 克，东白薇 2 克，淡豆豉 10 克，薄荷 4 克，炙甘草 1.5 克，大枣 2 枚。将以上药材加水煎服。

治心悸、口干、气短、胸痛或心绞痛： 玉竹、党参、丹参各 15 克，川芎 10 克。水煎服，每日 1 剂。

别名 黑刺、酸刺、醋刺、酸刺柳、黄酸柳、醋柳果　　**来源** 胡颓子科植物沙棘的干燥成熟果实

沙棘

性味归经
- 性温，味酸、涩；归脾、胃、肺、心经。

用法用量
- 煎汤，3～9克，或入丸、散；外用适量，捣敷或研末撒。

功效主治
- 止咳祛痰，健脾消食，活血祛瘀。用于脾胃气阴两伤、脘腹胀痛、体倦乏力、月经不调等症。

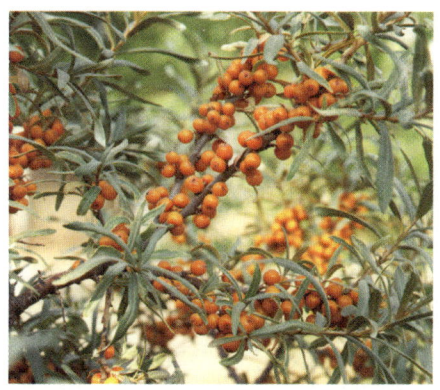

采收：9～10月果实成熟时采收

实用妙方

治肺热久咳、喘促痰多、胸中满闷：沙棘、栀子、木香、甘草、葡萄干各适量。将以上药材研成粉末，每次1.5～3克，每日2次，温水送服。

防治癌症、降压：鲜沙棘果100克，白糖适量。将沙棘果去杂洗净，放入铝锅中，加适量水，煎煮约1小时，加入白糖拌匀，即可饮服。

别名 扁菜子、长生草子、韭菜仁、韭子、草钟乳子　　**来源** 百合科植物韭菜的干燥成熟种子

韭菜子

性味归经
- 性温，味辛、甘；归肝、肾经。

用法用量
- 煎汤，3～9克，或入丸、散。

功效主治
- 壮阳补虚，固精，补肝肾，强腰膝。用于阳痿、遗精、小便频数、腰膝酸软、白带过多等。

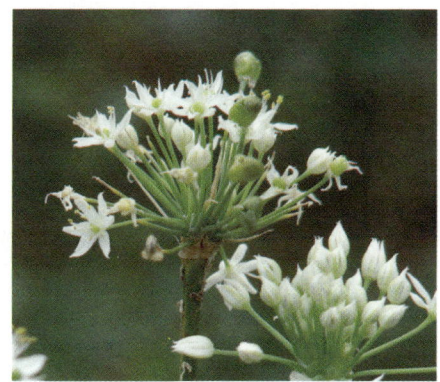

采收：秋季果实成熟时采收果序

实用妙方

治阳痿：韭菜子、党参、炒白术、枸杞子、冬虫夏草、熟地黄、阳起石各12克，炙鳖甲、生龟甲各30克，杜仲、制锁阳、淫羊藿、当归、续断、肉苁蓉、补骨脂、紫河车、炙甘草各6克，菟丝子15克。以上药材研细末，炼蜜为丸，如梧桐子大，每次3～6克，每日3次，1个月为1个疗程，第1个疗程期间严禁房事。（《新中医》壮阳起痿丸）

第十八章 补虚药

别名 女贞实、冬青子、鼠梓子、蜡树、白蜡树子　**来源** 木犀科植物女贞的干燥成熟果实

女贞子

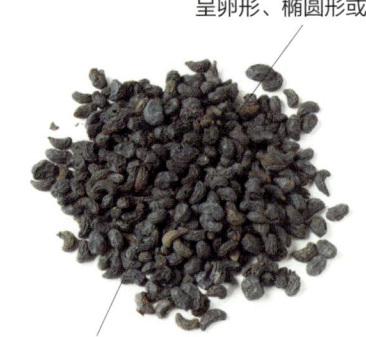

呈卵形、椭圆形或肾形

表面呈黑紫色或棕黑色

性味归经
- 性凉，味甘、苦；归肝、肾经。

用法用量
- 煎汤，6～15克，或入丸剂；外用适量，熬膏点眼。

功效主治
- 降低血糖，补肝滋肾，清热明目。用于眩晕耳鸣、腰膝酸软、目暗不明、须发早白等症。

实用妙方

治肾阴虚燥热、淋浊溺痛、腰脚无力：女贞子20克，生地黄、龟甲各30克，当归、茯苓、石斛、天花粉、萆薢、牛膝、车前子各10克，大淡菜3枚。以上药材加水煎煮，去渣温服。（《医醇胜义》女贞汤）

治肝肾阴虚所致眼目干涩、视物昏花、视力减退：女贞子、枸杞子各15克，菊花10克。将以上药材加水煎服。

别名 桑葚子、桑椹、桑椹子、桑实、桑果　**来源** 桑科植物桑的果穗

桑葚

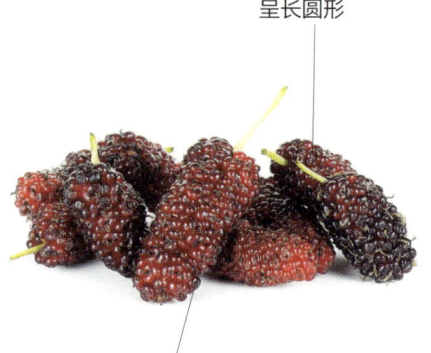

呈长圆形

呈黄棕色、棕红色至暗紫色

性味归经
- 性寒，味甘、酸；归心、肝、肾经。

用法用量
- 煎汤，10～15克，熬膏、浸酒、生吃或入丸、散；外用适量，浸水洗。

功效主治
- 补血滋阴，生津止渴，滋补肝肾。用于肝肾阴虚所致的头晕眼花、须发早白、失眠等症。

实用妙方

治老年人头晕目眩、视力减弱、耳聋耳鸣、腰膝酸软：干桑葚30～60克，大米50克。将以上材料分别洗干净，共煮成粥，加适量冰糖，即可服用。

治心肾衰弱所致不寐、习惯性便秘：鲜桑葚30～60克，加水煎服。（《闽南民间草药》）

别名 胡麻、巨胜、脂麻、小胡麻、油麻　　**来源** 胡麻科植物胡麻的干燥成熟种子

黑芝麻

性味归经
- 性平，味甘；归大肠、肝、肾经。

用法用量
- 煎汤，6～100克，或入丸、散；外用适量，煎水洗或捣烂外敷。

功效主治
- 润肠，补虚，通乳，补肝肾，壮骨，乌发。用于精血亏虚、头晕眼花、须发早白、女性乳闭等症。

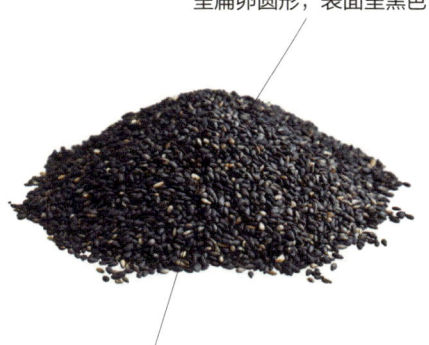

呈扁卵圆形，表面呈黑色

压碎后有麻油香气

📚 实用妙方

治高血压： 炒黑芝麻30克，何首乌18.8克，槐花15克。将何首乌及槐花加水煎煮，去渣，混合炒黑芝麻捣碎，调匀食用。

治血虚便秘、头晕眼花： 黑芝麻粉200克，制黄精300克，制女贞子400克。先将黄精及女贞子煎汤，取汁加入芝麻粉成膏。每次服3匙，每日2次，以开水送服。

别名 龟板、乌龟壳、龟版、龟壳　　**来源** 乌龟的背甲

龟甲

性味归经
- 性微寒，味甘、咸；归肝、肾、心经。

用法用量
- 煎汤，9～24克，熬膏或入丸、散；外用适量，烧灰研末。

功效主治
- 滋阴补虚，益肾健骨，养血补心，退虚热。用于阴虚潮热、头晕目眩、筋痿软、心虚健忘等症。

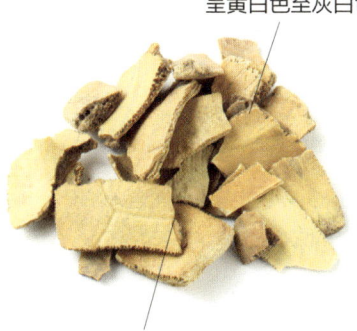

呈黄白色至灰白色

呈板片状，质坚硬

📚 实用妙方

降阴火、补肾水： 龟甲（酥炙）、熟地黄（酒蒸）各300克，黄柏（炒褐色）、知母（酒浸，炒）各200克。以上药材研为末，猪脊髓蜜丸，每服70丸，空腹以盐白汤服下。（《丹溪心法》大补丸）

治崩中漏下： 侧柏叶、续断、川芎、当归、龟甲、鳖甲各45克，禹余粮75克，艾叶、阿胶、赤石脂、牡蛎、地榆、生地黄、鹿茸各30克。以上药材共研细末，每服6克，空腹时以粥饮调下。

第十八章 补虚药

别名 上甲、鳖壳、鳖盖子、团鱼盖、团鱼壳、团鱼甲　　**来源** 鳖科动物鳖的背甲

鳖甲

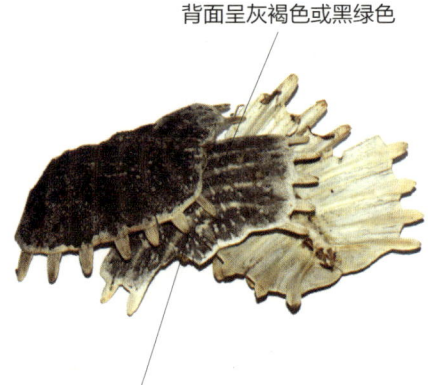

背面呈灰褐色或黑绿色

质坚硬，衔接缝处易断裂

性味归经
- 性微寒，味咸；归肝、肾经。

用法用量
- 熬膏，8～20克，或入丸、散；外用适量，研末撒或调敷。

功效主治
- 清热，补虚，滋阴潜阳，平肝息风，软坚散结。用于阴虚发热、骨蒸劳热、经闭经漏、小儿惊痫等症。

📖 实用妙方

治月经不利、腹胁烦闷等：鳖甲（涂醋炙令黄，去裙襕）100克，川大黄（锉，微炒）50克，琥珀75克。以上药材捣罗为末，炼蜜和丸，如梧桐子大，以温酒送下20丸。（《太平圣惠方》鳖甲丸）

治产后受风、泄痢、带下：鳖甲如手大，当归、黄连、干姜各60克，黄柏30克。将以上药材细切，水煎后去渣，分3份，每日早、中、晚各1次。

别名 墨斗草、墨菜、旱莲草、黑墨草、水旱莲、墨水草　　**来源** 菊科植物鳢肠的全草

墨旱莲

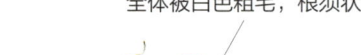

全体被白色粗毛，根须状

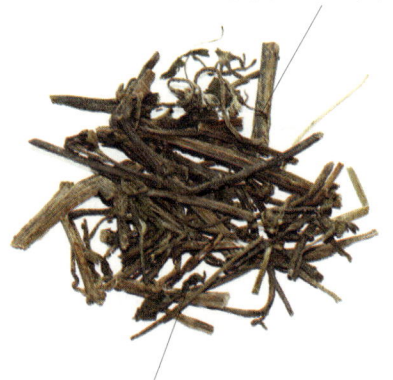

表面呈灰绿色或稍带紫色

性味归经
- 性寒，味酸、甘；归肝、肾经。

用法用量
- 煎汤，9～30克，或熬膏，捣汁，入丸、散；外用适量，捣敷或研末敷。

功效主治
- 滋补肝肾，凉血止血。用于阴虚血热、须发早白、眩晕耳鸣、腰膝酸软、吐血、外伤出血等症。

📖 实用妙方

治赤白带下：墨旱莲30克，老母鸡1只，盐适量。以上材料入砂锅，加水煮熟，加盐，喝汤食肉。

治腰膝酸软：冬青子、墨旱莲各适量。冬青子阴干，加蜜、酒蒸，过1夜，粗袋擦去皮，晒干为末；墨旱莲捣汁熬膏，和前药为丸。睡前以酒送服。

别名 鹿角白霜　**来源** 鹿科动物梅花鹿或马鹿的角熬制鹿角胶后剩余的骨渣

鹿角霜

性味归经
- 性温，味咸；归肝、肾经。

用法用量
- 煎汤，5~10克，或入丸、散；外用适量，研末敷。

功效主治
- 补虚，温肾助阳，收敛止血。用于脾肾阳虚、食少口渴、白带异常、遗尿、尿频、崩漏下血等症。

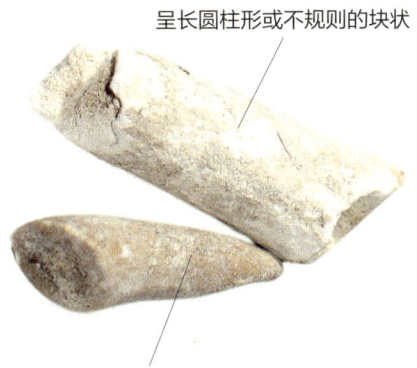

呈长圆柱形或不规则的块状

表面呈灰白色，显粉性

实用妙方

治肾寒羸瘦：鹿角霜、肉苁蓉、附子、巴戟天、花椒各50克。将以上药材研成细末，酒煮面糊为丸，如梧桐子大，每服20丸，以温酒送服。

治小便频数：鹿角霜、茯苓各等份。将以上药材研成细末，酒糊为丸，如梧桐子大，每服30丸，以盐汤送服。

别名 紫霄花、花子　**来源** 简骨海绵科动物脆针海绵的干燥群体

紫梢花

性味归经
- 性温，味甘；归肾经。

用法用量
- 研末，1.5~4.5克，或入丸、散；外用适量，煎汤温洗。

功效主治
- 补肾助阳，固精缩尿。用于阳痿、遗精、虚寒带下、阴囊湿痒、小便失禁等症。

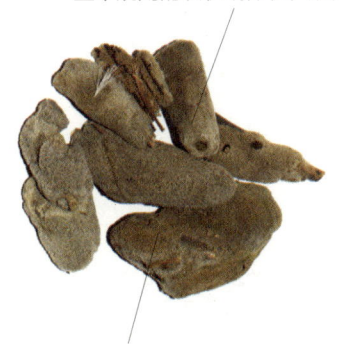

呈不规则的块状或棒状，形似蒲棒

表面呈灰绿色、灰白色或灰黄色

实用妙方

治阳事痿弱：紫梢花、生龙骨各6克，麝香适量。将以上药材研为末，炼蜜为丸，如梧桐子大，每服20丸，以烧酒下。（《濒湖集简方》）

治子宫久冷、赤白带下：牡蛎（煅）、黄狗头骨（煅）、紫梢花、樟脑、母丁香、蛇床子、补骨脂、桂心各等份。以上药材研为细末，炼蜜为丸，如鸡头大，临事用1粒。（《妇人良方》搐鼻香）

别名 九层楼、盘龙七、山糜子、偏头七、螃蟹七、狮子七　　**来源** 百合科植物鹿药的根茎

鹿药

性味归经
- 性温，味甘、苦；归肝、肾经。

用法用量
- 煎汤，6～15克，或浸酒；外用适量，捣敷或加热熨。

功效主治
- 补气益肾，祛风湿，活血调经。用于肾虚阳痿、风湿骨痛、神经性头痛、月经不调、跌打损伤等。

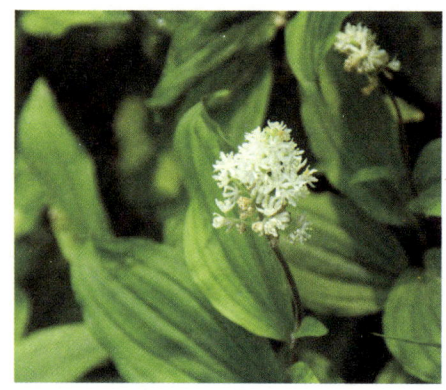

采收：春、秋季采挖，洗净

实用妙方

治阳痿、劳伤：鹿药15～30克，白酒适量。将鹿药泡白酒服用。（《华山药物志》）

治头痛、偏头痛：鹿药、当归、川芎、升麻、连翘各0.6克。将以上药材加水煎，饭后服。（《陕西中草药》）

治跌打损伤、无名肿毒：鹿药适量，捣烂，敷于患处。（《陕甘宁青中草药选》）

别名 水人参、福参、参草、紫人参、土高丽参、假人参、土参　　**来源** 马齿苋科植物栌兰的根

土人参

性味归经
- 性平，味甘；归脾、肾经。

用法用量
- 煎汤，30～60克；外用适量，捣敷。

功效主治
- 补脾益气，健脾，润肺止咳，调经。用于脾虚劳倦、泄泻、肺虚咳痰带血、盗汗自汗、带下异常等。

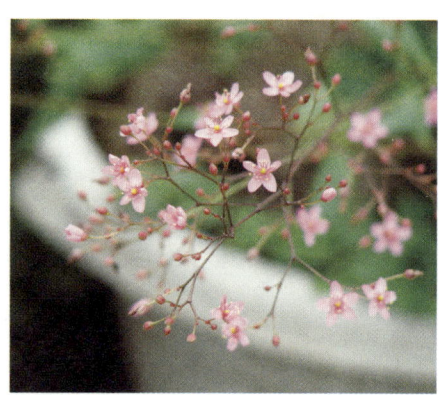

炮制：洗净，除去细根，刮去表皮，蒸熟晒干

实用妙方

治虚劳咳嗽：土人参、隔山消、通花根、鸡肉、冰糖各适量。以上材料加水炖汤服。

治劳倦乏力：土人参1.5克～30克，或加墨鱼干1只。以上材料加酒水炖服。

治脾虚泄泻：土人参1.5克～30克，大枣2枚。以上药材加水煎服。

治肺痨虚热、咯血：鲜土人参37.5克，冰糖56.3克。以上材料加水3碗，共同炖烂，分2次服。

第十九章
攻毒杀虫止痒药

　　以攻毒疗疮、杀虫止痒为主要功效的药物，分别称为攻毒药和杀虫止痒药。这类药物的外用方法因病因而异，或研末外撒，或煎汤洗渍，或制成软膏涂抹，或作成药捻和栓剂栓塞等。本类药物内服使用时，宜作丸、散剂用。它们大多有不同程度的毒性，不管是外用或内服，都应严格掌握剂量及用法，以防引起毒副反应。其代表药有雄黄、硫黄、木鳖子等。

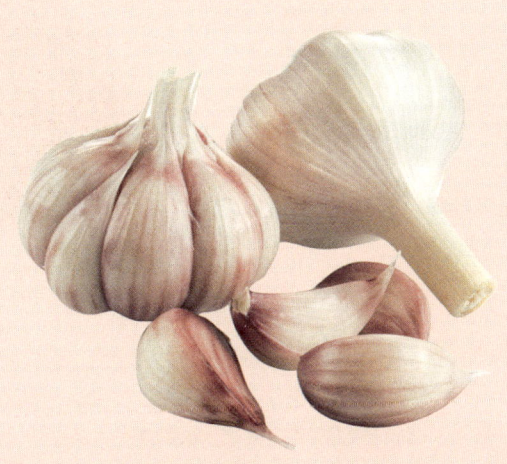

别名 明矾、石涅、矾石、羽涅、涅石、云母矾、生矾　　**来源** 矿物明矾石，经加工提炼而成的结晶

白矾

性味归经
- 性寒，味酸、涩；归肺、脾、肝、大肠经。

用法用量
- 煎汤，0.5～1.5克；外用适量，研末涂抹或水清洗。

功效主治
- 燥湿化痰，止泻，止血，解毒杀虫。用于癫痫、肝炎、泻痢、衄血、口舌生疮、疮疡疥癣等症。

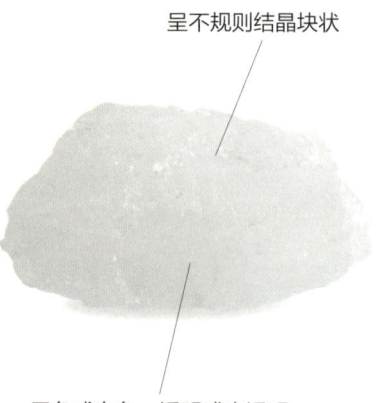

呈不规则结晶块状

无色或白色，透明或半透明

实用妙方

治久泻、久痢、日渐黄瘦： 白矾120克，硫黄60克，消石30克。将以上药材火上融成汁，候冷，研成细末，用饭和丸，如赤小豆大，每服10丸，饭前稀粥送服。

治疮疡疥癣： 白矾、硫黄、胡粉、黄连、雄黄各30克，蛇床子0.9克。将以上药材研成细末，以猪膏和如稀面糊。将患处清洗干净，再用药膏涂抹患处，每日早、晚各1次。

别名 蛇米、蛇珠、蛇粟、蛇床实、野茴香、气果、双肾子　　**来源** 伞形科植物蛇床的果实

蛇床子

性味归经
- 性温，味辛、苦，有小毒；归肾经。

用法用量
- 煎汤，3～8克；外用适量，煎水熏洗或研末调敷。

功效主治
- 祛风燥湿，杀虫止痒，温肾壮阳。用于男子阳痿、阴囊湿痒、女子带下阴痒、疥癣湿疮等症。

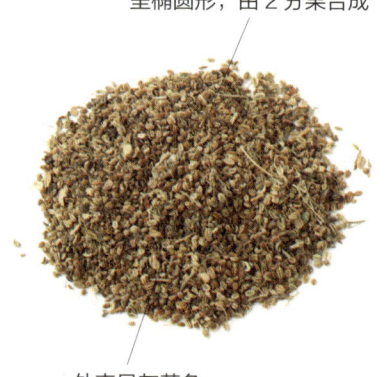

呈椭圆形，由2分果合成

外表呈灰黄色

实用妙方

治疥疮、白屑风等： 苦参、黄柏、烟胶各500克，枯矾、木鳖肉、大风子肉、蛇床子、点红椒、樟脑、硫黄、明矾、土银、轻粉各60克，白砒15克，熟猪油120克。将熟猪油以外的材料研成细末，以熟猪油化开，作丸如龙眼大，烤热后搽擦在疮上。（《外科正宗》一扫光）

治女性阴痒： 蛇床子30克，白矾6克。以上药材水煎，去渣取汁。用药汁频频清洗患处，每日1剂。

别名 韶脑、潮脑、树脑、油脑　　**来源** 樟树的根、干、枝、叶经提炼制成的颗粒状结晶

樟脑

性味归经
- 性热，味辛，有毒；归心、脾经。

用法用量
- 煎汤，0.1～0.2克；外用适量，研末涂抹或调敷。

功效主治
- 通窍，杀虫，解毒，止痛，辟秽，除湿。用于心腹胀痛、脚气、疮疡疥癣、跌打损伤等症。

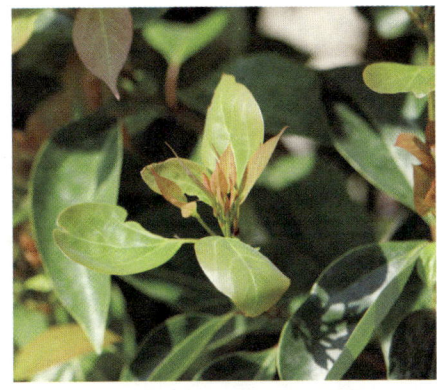

叶片革质，互生，呈卵状椭圆形至卵形

🗒 实用妙方

治脚气：樟脑50克，乌头80克。将以上药材研成细末，醋糊为丸，如黄豆大，每用1丸，将药用胶布贴敷于足底涌泉穴处，用小火微微烘热，汗出即可。15日为1个疗程。

治冻疮：樟脑8克，猪膏30克。将猪膏溶化，放入樟脑煮10分钟，冷为膏，用密闭瓶子装好，用棉签蘸取少许，涂抹于患处，每日3次。

别名 木蟹、土木鳖、木鳖瓜、漏苓子、藤桐子、糯饭果　　**来源** 葫芦科植物木鳖子的成熟种子

木鳖子

性味归经
- 性温，味甘，有毒；归胃、脾、肝经。

用法用量
- 入丸、散，0.6～1.2克；外用适量，研末外敷。

功效主治
- 解毒消肿，散结止痛，疗疮。用于痈肿、疔疮、痔疮、无名肿毒、风湿痹痛、筋脉拘挛等症。

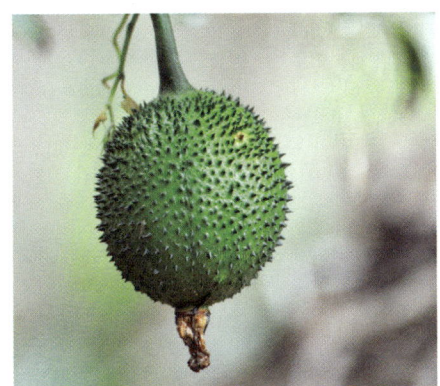

炮制：沤烂果肉，洗净种子，晒干

🗒 实用妙方

治疮疡肿毒：木鳖子、半夏各100克，草乌25克，小麦粉200克。将以上药材用小火炒焦，黑色为度，研成细末，用水搅拌均匀，用棉签蘸取适量，涂抹于患处，每日1次。

治瘰疬、脓血淋漓：木鳖子15克，乌鸡蛋2个。木鳖子研成细末；鸡蛋打入瓷碗中，加入木鳖子末搅拌均匀，上锅蒸熟。每日饭后服用，连服15日。

第十九章　攻毒杀虫止痒药

别名 麻风子、大枫油、大枫子、驱虫大风子　　**来源** 大风子科植物大风子、海南大风子的成熟种子

大风子

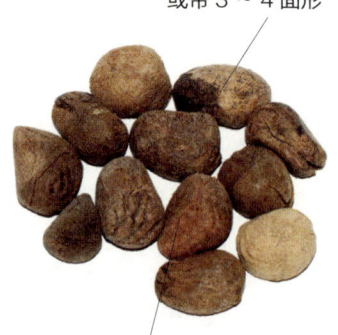

略呈不规则卵圆形，或带 3～4 面形

表面呈灰棕色至黑棕色

性味归经
- 性热，味辛，有毒；归脾、肝、肾经。

用法用量
- 入丸、散，0.3～1 克；外用适量，捣敷或煅存性研末敷。

功效主治
- 解毒，杀虫，祛风燥湿。用于麻风、疥癣、杨梅疮、痤疮等症。

实用妙方
治麻风： 大风子 60 克，防风、川芎各 10 克，蝉蜕、羌活、细辛、何首乌、独活、苦参、当归、牛膝、全蝎、黄芪、薄荷各 30 克，白芷、狗脊、牛黄、血竭各 15 克。将以上药材研成细末，米糊为丸，如梧桐子大，每服 15 丸，以茶汤送服，每日 3 次。

治疥癣： 大风子、白矾各 60 克，轻粉 30 克。以上药材研成细末，加柏油搅拌均匀，涂抹于患处。

别名 硫磺、磺牙、磺英、石流黄、昆仑黄、黄硇砂、石硫黄　　**来源** 硫黄矿或含硫矿物冶炼而成

硫黄

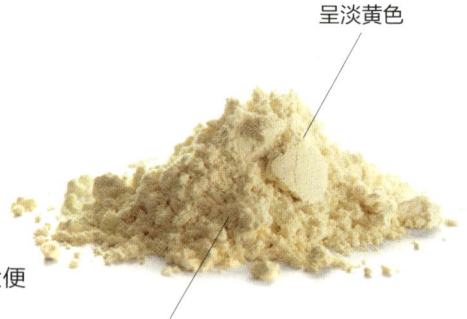

呈淡黄色

脆性结晶或粉末状

性味归经
- 性温，味酸，有毒；归脾、肾经。

用法用量
- 入丸、散，1～3 克；外用适量，研末调敷。

功效主治
- 壮阳，杀虫，燥湿止痒，通便。用于虚寒泻痢、大便冷秘、疥癣、湿疹、癞疮、阳痿等症。

实用妙方
治疥癣、湿疹、阴疽疮疡： 硫黄、芝麻油各适量。将硫黄研成细末，加芝麻油搅拌均匀，用棉签蘸取适量，涂抹于患处即可。

治带下异常： 硫黄 25 克，乌梅 15 克。将乌梅去核，硫黄研成细末，加入乌梅肉和为丸，如黄豆大。每服 5 丸，以温酒送服。

别名 鸡冠石、黄金石、石黄、天阳石、黄石　　**来源** 硫化物类矿物雄黄的矿石

雄黄

性味归经
- 性温，味辛，有毒；归大肠、肝经。

用法用量
- 入丸、散，0.05～0.1克；外用适量，研末外敷。

功效主治
- 杀虫，解毒，燥湿祛风，消炎退肿截疟。用于疥癣、秃疮、痈疽、破伤风、蛇虫咬伤、腋臭、哮喘、喉痹等症。

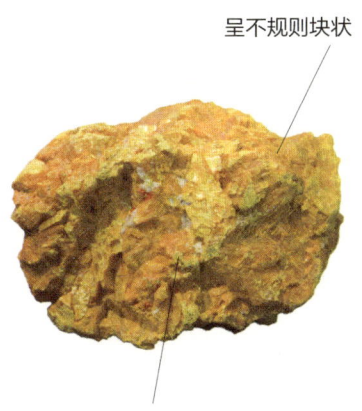

呈不规则块状

质脆，易碎

🔺 实用妙方

治痈疽坏烂及诸疮发毒： 雄黄15克，滑石30克。将以上药材研成细末，患处清洗干净，用棉签蘸取少许药末涂抹于患处。

治蛇咬伤： 雄黄1克，五灵脂3克。以上药材研成细末，分成10份，每日4次，以温水送服。另取雄黄12克，研成细末，麻油搅拌均匀后，用棉签蘸取适量涂抹于患处，每日3次。

别名 露蜂房、蜂肠、革蜂窠、马蜂窝、野蜂房、纸蜂巢　　**来源** 胡蜂科昆虫大黄蜂或同属近缘昆虫的巢

蜂房

性味归经
- 性平，味甘；归肝、胃、肾经。

用法用量
- 煎汤，5～10克，或研末；外用适量，煎水洗或研末敷。

功效主治
- 祛瘀，止痒，祛风止痛，攻毒消肿。用于风虫牙痛、喉舌肿痛、痔瘘、风疹瘙痒、皮肤顽癣等症。

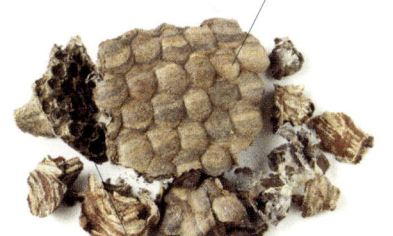

表面呈灰白色或灰褐色

腹面有多数整齐的六角形房孔

🔺 实用妙方

治乳痈结硬疼痛： 蜂房250克，醋5升。将蜂房放进钵内捣碎，加醋煎至3升，倾在瓷瓶子内，趁热熏在乳房上，凉后将其再加热，直至病情好转。（《圣济总录》露蜂房熏方）

治手足风痹： 蜂房（烧灰）大者1个，小者3个，大蒜1碗，百草霜7.5克。将大蒜去皮，和剩余药材一起捣碎，敷在患处，治疗期间忌生冷荤腥的食物。（《乾坤生意秘韫》）

第十九章 攻毒杀虫止痒药

别名 蒜、蒜头、胡蒜、独头蒜、独蒜　　**来源** 百合科植物大蒜的鳞茎

大蒜

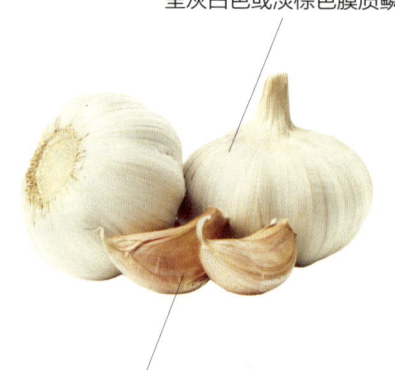

呈灰白色或淡棕色膜质鳞皮

鳞茎瓣略呈卵圆形，一面弓状隆起

性味归经
- 性温，味辛；归脾、肺、胃经。

用法用量
- 煎汤、生食、煨食或捣泥为丸，4.5～9克；外用适量，捣敷或作栓剂。

功效主治
- 行气消积，消肿解毒，杀虫，暖脾胃。用于饮食积滞、脘腹冷痛、泄泻、百日咳、痈疽肿毒等症。

实用妙方

治疟疾多痰及胃脘疼痛等： 大蒜50头，铅丹适量。将大蒜去衣后捣烂，铅丹翻炒，研成末，经飞水法取得细末；然后将两味药和匀为丸，如芡实大，每次服1丸，用淡醋汤调下。

治脏毒： 鸡爪黄连末适量，大蒜1头。将以上药材煨香烂熟，共研和，制成丸，如梧桐子大，每服30丸，以陈小米粥送服。（《本事方》蒜连丸）

别名 满天星、土白头翁、清水胆、铁蒿、打破碗花花　　**来源** 毛茛科植物野棉花的根

野棉花

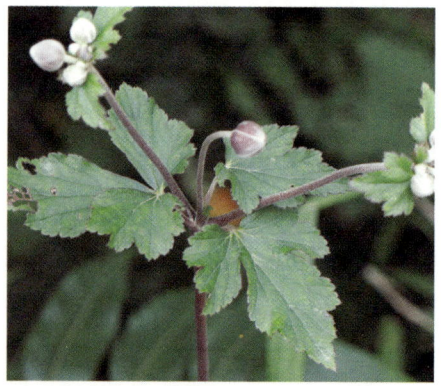

采收、炮制：全年均可，洗净切片，晒干

性味归经
- 性寒，味苦、辛，有毒；归肺、肝、胆经。

用法用量
- 煎汤，6～12克，或入丸、散；外用适量，捣敷。

功效主治
- 祛风湿，解毒杀虫，理气散瘀。用于泄泻、痢疾、疟疾、脚气肿痛、风湿骨痛、痈疽肿毒等。

实用妙方

治鼻疽： 野棉花全草适量，捣烂，以布包塞鼻。

治痈疽不溃： 野棉花根、叶各0.6～0.9克，加水煎服。

治对口疮： 野棉花根适量，捣烂敷于患处。

治脚气病： 野棉花根、猪脚各适量，加水炖汤食用。